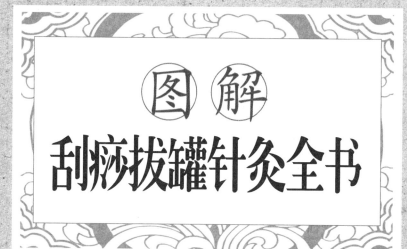

刮痧拔罐针灸全书

杨克新　编著

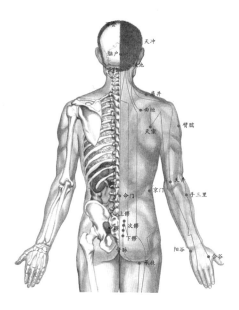

天津出版传媒集团

天津科学技术出版社

图书在版编目（CIP）数据

图解刮痧拔罐针灸全书 / 杨克新编著 . –– 天津：
天津科学技术出版社，2017.7（2024.1 重印）

ISBN 978-7-5576-2534-4

Ⅰ . ①图… Ⅱ . ①杨… Ⅲ . ①刮搓疗法—图解 ②拔罐
疗法—图解 ③针灸疗法—图解 Ⅳ . ① R24-64

中国版本图书馆 CIP 数据核字（2017）第 056173 号

图解刮痧拔罐针灸全书
TUJIE GUASHA BAGUAN ZHENJIU QUANSHU
策划编辑：杨　譞
责任编辑：孟祥刚
责任印制：兰　毅
出　　版：天津出版传媒集团
　　　　　天津科学技术出版社
地　　址：天津市西康路 35 号
邮　　编：300051
电　　话：（022）23332490
网　　址：www.tjkjcbs.com.cn
发　　行：新华书店经销
印　　刷：河北松源印刷有限公司

开本 720×1 020　1/16　印张 29　字数 590 000
2024 年 1 月第 1 版第 2 次印刷
定价：68.00 元

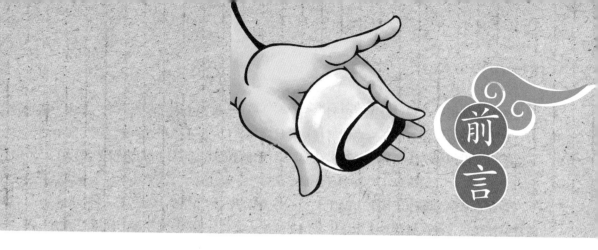

随着现代社会的发展、生活节奏的加快，人们生活紧张，工作压力大，身心处在亚健康状态而不自知，不是腰酸背痛、颈肩疼痛，就是浑身没劲，但是去医院检查又没有什么病。这时，人们需要一些简单方便的方法来调理身体、放松身心。刮痧、拔罐和针灸正是很好的选择。针灸、拔罐、刮痧疗法皆为中医外治法中的重要手段，并都以中医针灸学知识为基础，自古以来广泛应用于临床各科疾病的治疗。现代科学研究也在很多方面证实了它们具有良好的临床疗效。它们以简单、方便、廉价、效验等特点，受到广大群众的欢迎。刮痧、拔罐和针灸疗法作为自然疗法的重要组成部分，是人类医学领域的瑰宝。它们均是以中医的脏腑、经络、气血等理论为基础的医术，都采用"内病外治"的方法，是基于民族文化和科学传统产生的宝贵遗产，历史悠久，源远流长，千百年来广泛流传于民间。

刮痧疗法的起源可追溯到旧石器时代，先人在长期的生活与实践中，逐步摸索并积累经验而形成了刮痧疗法。刮痧一般是用光滑的硬物器具或刮痧板等工具在人体皮肤的特定部位，进行反复摩擦等一系列良性的物理刺激，通过刮拭经络，造成皮肤表面瘀血点、瘀血斑或点状出血，从而改善局部气血循环，达到祛除邪气、活血散瘀、舒筋理气、清热解毒、开窍益神等功效。刮痧以中医的脏腑经络学说为理论基础，在疾病未起或初起的时候，刮痧可以帮助身体排出毒素、激发人体的"正气"，达到防病、治病的目的。在疾病比较严重时，刮痧也可以帮助人体疏通经络，促进病邪排出，起到辅助治疗的作用。不仅可用于临床各科疾病的防治，还适用于美容养颜和预防衰老。

拔罐疗法是我国劳动人民在几千年与疾病的坚强抗争中总结出来的一种绿色健康疗法。它是以罐为工具，利用燃烧、挤压等方法排出罐内空气，使罐吸附于体表特定部位，产生刺激，形成局部充血或瘀血现象，而达到防病治病、强壮身体为目的的一种治疗方法。拔罐疗法通过拔罐对皮肤、毛孔、经络、穴位的吸拔作用，可以引导营卫之气始行输布，鼓动经脉气血，濡养脏腑组织器官、温煦皮毛，同时使虚衰的脏腑功能得以振奋，畅通经络，调整机体的阴阳平衡，使气血得以调整，从而达到健身祛病疗疾的目的。因为拔罐疗法对人体是一种全身的综合性疗法，所以无论什么样的疾病，根据病情选用不同的拔罐手法，都会起到很好的治疗和辅助治疗作用。尤其对失眠、疲劳综合征、亚健康状态、颈椎病、肩周炎、腰椎病等常见疾病有很好的缓解和治疗效果。

针灸也是一门源远流长的中医疗法，是祖国医学的重要组成部分。针灸疗法是一种以针刺艾灸来防治疾病的方法。针法是用金属制成的针，刺入人体一定的穴位，运用手法，以调整营卫气血；灸法是用艾绒搓成艾条或艾炷，点燃以温灼穴位的皮肤表面，达到温通经脉、调和气血的目的。针灸疗法通过经络、穴位的传导作用，以及运用一定的操作法，来治疗全身疾病。在临床上按中医的诊疗方法诊断出病因，找出疾病的关键，辨别疾病的性质，确定病变，做出诊断。然后进行相应的配穴处方，进行治疗。以通经脉，调气血，使阴阳平衡，脏腑调和，从而达到防治疾病的目的。针灸疗法适应证很广，可用于内、外、妇、儿、五官等科多种疾病的治疗和预防；治疗疾病的效果比较迅速和显著，特别是具有良好的兴奋身体功能，提高抗病能力和镇静、镇痛等作用。

本书用通俗易懂的语言讲解了刮痧、拔罐和针灸的中医理论基础，如经络、穴位的基本知识，全息理论，各种穴位的适应证。并分别介绍了各种刮痧用具，常见疾病的刮痧治疗方法，不同体质的刮痧方案，刮痧的注意事项及禁忌证等；拔罐的理论基础，各种拔罐用具，常见疾病的拔罐方案，拔罐的注意事项及禁忌证等；针灸的理论基础、各种针灸器具，常见疾病的针灸治疗方案，针灸的适应证及注意事项，还有其他常见的针灸疗法，如三棱针针灸、皮肤针、耳内针、艾灸等。本书教给你简便、实用又有效的防病、保健、治疗方法，让你掌握让潜藏疾病无所遁形的刮痧术；学会扶正人体阳气，驱除体内寒邪、瘀滞的拔罐法；认识内病外治的针灸术。这些疗法简单易学，疗效显著，不仅适用于生病的人，健康人也可以进行刮痧、拔罐和针灸，特别是当前亚健康状态的人群。现在，你只需一步一步跟着本书的讲解，就可以进行自我诊断和保健。无论有无医学基础，都可以轻松入门，为自己、为家人解急时之需，疗身体之疾。

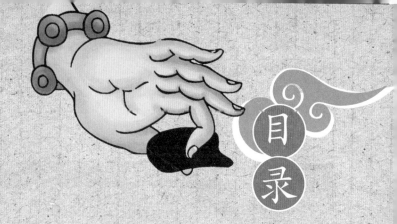

目录

上篇 | 刮痧

第一章 了解刮痧及其基本原理

底蕴深厚的刮痧疗法 ……………………………………………………… 2

刮痧疗法的历史与发展 …………………………………………………… 3

刮痧疗法的作用机理 ……………………………………………………… 7

刮痧保健的五大特点 ……………………………………………………… 11

刮痧是适合现代人体质特点的养生绝技 ………………………………… 12

刮痧是自我诊断治疗和自我美容的妙法 ………………………………… 13

刮痧疗法与其他疗法的关系 ……………………………………………… 14

刮痧疗法的现实意义和应用现状 ………………………………………… 15

第二章 刮痧时必须要做的准备

刮痧的器具 ………………………………………………………………… 16

刮痧疗法的种类 …………………………………………………………… 18

刮痧的疗程及实施步骤 …………………………………………………… 20

刮痧保健运板方法 ………………………………………………………… 21

刮痧的补泻手法 …………………………………………………………… 24

刮拭要领与技巧 …………………………………………………………… 25

刮拭后的反应 ……………………………………………………………… 26

刮痧板的清洗和保存 ……………………………………………………… 27

刮痧保健的方式 27

刮痧操作步骤 28

第三章　刮痧的注意事项

刮痧前的注意事项 29

刮痧时的注意事项 30

刮痧后的注意事项 33

第四章　经络系统与刮痧疗法

经络的基本概念和功能 36

经络全息刮痧法治病保健的机理 45

掌握了经络，养生便可不费吹灰之力 48

第五章　人体不同部位的刮痧方法

头部刮痧法 49

面部刮痧法 50

颈部刮痧法 51

背部刮痧法 54

胸部刮痧法 58

腹部刮痧法 59

四肢刮痧法 60

耳部刮痧法 63

第六章　常见疾病的刮痧疗法

内科疾病的刮痧疗法 64

外科疾病的刮痧疗法 73

泌尿生殖疾病的刮痧疗法——妇科疾病 76

泌尿生殖疾病的刮痧疗法——男科疾病 79

皮肤疾病的刮痧疗法 82

五官科疾病的刮痧疗法 85

小儿疾病的刮痧疗法 88

刮痧调理亚健康 90

第七章　根据自己的体质来刮痧

辨析你的体质类型 99

七种体质类型的人的调养方式 100

气虚体质保健刮痧：益气健脾，增强抵抗力 102

阳虚体质保健刮痧：温阳益气，增强能量原动力 103

阴虚体质保健刮痧：清泻虚热，益气养阴 103

阳盛体质保健刮痧：清热泻火，润燥通便 104

气郁体质保健刮痧：疏肝利胆，解郁除烦 105

血瘀体质保健刮痧：疏通经络，活血化瘀 105

痰湿体质保健刮痧：益气健脾，利湿化痰 106

第八章　不一样的四季刮痧法

春季保健刮痧：畅达气血，缓解春困 108

夏季保健刮痧：养心健脾，安然度夏 109

秋季保健刮痧：养肺润燥，平安度秋 111

冬季保健刮痧：护卫肾阳，抵御冬寒 113

第九章　常见的刮痧美容保健法

刮痧美容保健的原理 115

面部美白 116

面部去皱 116

消除面部瑕疵 117

减肥 118

美目 119

美颈 120

丰胸 122

纤腰 122

美腿 124

乌发美发 125

美唇 126

第十章　常见的刮痧保健法

皮肤保健 127

肌肉保健 128

筋脉保健 128

毛发保健 129

第十一章　全息经络手诊法

全息经络手诊法概述 130

全息经络手诊法的基础知识 132

手部生物全息诊病法 134

中篇｜拔罐

第一章　了解拔罐的概念和原理

走进神奇的拔罐世界 140

绵延千年经久不衰的神奇疗法——拔罐 140

拔罐的现代概况 143

拔罐的作用 146

拔罐疗法的治病机理 147

小罐如何发挥大疗效 149

拔罐养生常用方法 150

第二章　拔罐前必须了解这些事

拔罐常用的"罐"介绍 152

选择拔罐器具的原则 154

拔罐的几大辅助工具 155

拔罐的方法与过程 155

掌握拔罐的适当时间 157

拔罐的注意事项 158

拔罐的适用人群 159

拔罐中遇到异常反应怎么办 160

罐斑暗示着什么 161

第三章　拔罐的取穴原则和操作方法

拔罐的取穴原则 162

了解人体经络系统：气血运行的通道 163

拔罐疏通经络之原理 164

拔罐疗法必选腧穴 165

经络学说的应用 166

常用的取穴方法 167

特定穴 171

第四章　拔罐的速成操作方法

拔罐疗法的分类 172

起罐时的注意事项 179

拔罐后皮肤变化的临床意义 179

拔罐过程中的常见误区 180

四季拔罐有学问 181

在家拔罐有讲究 182

夏季拔罐的好处 183

第五章　常见疾病的拔罐疗法

内科疾病 184

皮肤科疾病 208

外科疾病 218

男科疾病..225

妇科疾病..228

儿科疾病..243

耳鼻喉科疾病...248

拔罐美容法...253

拔罐治疗亚健康症状......................................258

下 篇 | 针 灸

第一章　了解针灸的概念和原理

什么是针灸...260

针灸的历史与演进..262

了解针灸的保健功效......................................266

针灸是如何治病的..269

第二章　掌握针刺疗法

针刺的施治器具..270

选择体位...271

针刺的过程...272

针刺的方向、角度和深度..................................275

针刺的金针法...279

第三章　针法的基本操作方法

行针与得气...284

得气及其表现...286

行针的基本手法..287

行针的辅助手法..287

常用针刺的补泻手法......................................288

影响针灸治疗效果的因素 289

留针法 290

出针法 291

晕针 292

滞针 293

弯针 293

断针 294

血肿 295

三棱针疗法 295

皮肤针疗法 297

皮内针法 299

耳针疗法 301

第四章　了解灸法的原理与方法

什么是灸法 311

灸法的历史 313

灸法的作用 314

施灸的操作要求 316

施灸的补泻手法 318

施灸的注意事项与禁忌 324

第五章　灸法的种类和应用

艾炷灸 328

艾条灸 334

实按灸 336

温针灸 337

温灸器灸 337

其他灸法 339

第六章　常见病的针灸治疗方法与操作

内科疾病 340

外科疾病 361

男科疾病 373

妇科疾病 378

皮肤科疾病 391

五官科疾病 405

附　录　人体主要穴位详解

手太阴肺经的穴位 414

手阳明大肠经的穴位 415

足阳明胃经的穴位 417

足太阴脾经的穴位 421

手少阴心经的穴位 424

手太阳小肠经的穴位 425

足太阳膀胱经的穴位 427

足少阴肾经的穴位 433

手厥阴心包经的穴位 435

手少阳三焦经的穴位 437

足少阳胆经的穴位 439

足厥阴肝经的穴位 443

督脉的穴位 444

任脉的穴位 447

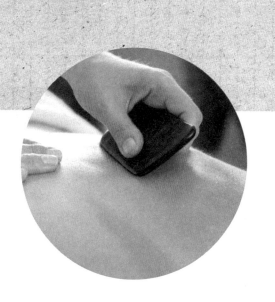

刮痧

●刮痧，是用刮痧板蘸刮痧油反复刮动、摩擦患者某处皮肤，以治疗疾病的一种方法。刮痧是根据中医十二经脉及奇经八脉理论，遵循"急则治其标"的原则，运用手法强刺激经络，使局部皮肤发红充血，从而起到醒神救厥、行气止痛作用的一种中医自然疗法，其对于高血压、肌肉酸痛等所致的风寒痹症都有立竿见影之效。

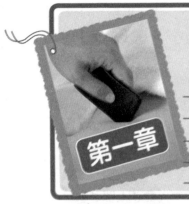

了解刮痧及其基本原理

第一章

◎刮痧以中医理论为基础，历史悠久，源远流长。明朝时期的郭志邃著有《痧胀玉衡》一书，完整地记录了各类痧症百余种。刮痧通过刮拭经络穴位，改善局部微循环，起到疏通经络、活血化瘀等功效，是防病治病的好方法。

底蕴深厚的刮痧疗法

刮痧疗法雏形可追溯到旧石器时代，人们患病时往往会本能地用手或石片抚摩、捶击体表某一部位，竟使疾病获得缓解。通过长期的发展与积累，逐步形成砭石治病的方法。砭石是针刺术、刮痧法的萌芽阶段，刮痧疗法可以说是砭石疗法的延续、发展或另一种存在形式。随着历史的演变和发展，医学书籍中逐渐出现了刮痧的记载。

传统的刮痧疗法主要适应证为痧病，所用工具有瓷器类（碗盘勺杯之边缘）、金属类（铜银铝币及金属板）、生物类（麻毛棉线团、蚌壳）等，刮痧部位为脊背、颈部、胸腹、肘窝。所用润滑剂为植物油类、酒类、滑石粉和水，是在皮肤特定部位进行刮、挤、拍等手法，至出现紫黑色瘀点为度的一种民间疗法。

随着刮痧技术的发展，中国刮痧健康法逐步兴起发展起来，它是在古代传统刮痧疗法的基础上发展演变而来的。中国刮痧健康法以中医脏腑经络学说为理论指导，集针灸、按摩、点穴、拔罐等中医非药物疗法之所长，所用工具是以水牛角为材料制作的刮痧板，对人体具有活血化瘀、调节阴阳、舒筋通络、调整信息、排出毒素、自家溶血等作用，是既可保健又可治疗的一种自然疗法。它是中医学的重要组成部分，其内容包括刮痧方法、经络、腧穴及临床治疗等部分。刮痧由于具有适应证广、疗效明显、操作方便、经济安全等优点，已经越来越多地受到广大患者的欢迎。

中国刮痧健康法是对传统刮痧疗法的继承和发展。现代科技的发展使刮拭工具外部构造、表面光洁等方面更加适合人体各部位刮痧的需要，而且以水牛角为材料的刮痧板更加体现了刮痧自然之法的特点。水牛角质地坚韧、光滑耐用、加工简便，避免了金属类器械所造成的疼痛、易伤皮肤、产生静电等不良反应，亦避免了瓷器类、生物类器械易碎、不易携带等因素，还避免了现代化工制品如塑料品给人体皮肤上造成的危害。

刮痧健康法不仅在刮痧工具选择上更为合理，更在刮痧手法上结合按摩、点穴、杵针等手法，使刮痧不直接用手便有按摩、点穴的作用，不用针刺入肉便可起到针刺的效果，不用拔罐器便有和拔罐类似的疗效。由于不断地完善和改进，中国刮痧健康法的治疗范围在传统刮痧疗法主要治疗痧病的基础上大大地扩大，已能治疗内科、妇科、男科、儿科、外科、皮肤科、伤科、眼科等十一大类400多种病症。在理论方面中国刮痧健康法是以中医脏腑经络学说为理论指导，较传统刮痧疗法之经验方法亦有系统性的提高。

刮痧疗法经过漫长的历史发展，已由原来粗浅直观单一经验的治疗方法发展成为有系统中医理论指导，有完整手法和改良工具，适应病种广泛，既可预防保健又可治疗的一种自然疗法。

刮痧疗法的历史与发展

刮痧疗法，起于民间，其确切的发明年代及发明人，难以考证。元代医家危亦林在公元1337年较早地记载了这一疗法，他在撰写的《世医得效方》卷二"沙证"（当时用"沙"字而未用"痧"字）一节中说："沙证，古方不载……所感如伤寒，头痛呕恶，浑身壮热，手足指末微

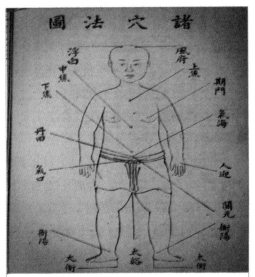

◎刮痧疗法起于民间，以中医脏腑经络学说为理论指导。

厥，或腹痛闷乱，须臾能杀人"，又说："心腹绞痛，冷汗出，胀闷欲绝，俗谓搅肠沙，今考之，此证乃名干霍乱，此亦由山岚瘴气，或因饥饱失时、阴阳暴乱而致。""沙"从这段来看是指一种病症，具体地说"搅肠沙"就是指心腹绞痛、高热头痛、吐泻不得、烦闷难耐、冷汗自出、手足发凉，在较短时间内就可以致人死命的霍乱证。类似于现代医学所说的细菌性食物中毒、沙门氏菌属感染，乃至烈性传染病霍乱、副霍乱等病症。到了明代"沙"字在医书里就都作"痧"字了。

对于"痧证"的治疗，除药物治疗外，在《世医得效方》里提到了3种外治法。

一是"近世只看头额上、胸前两边，有小红点在于皮肤者，用纸捻或大灯草，微蘸香油，灯上点烧，于红点上，焠爆者是。"是说痧证病人，往往在头额和胸胁出现散在的小出血点或小充血点（这应该就是把这些证候叫作痧证的原因），用纸

捻或大个的灯草蘸上少量香油点燃，然后用火头直接淬到痧点上，火头爆出一声响即熄灭，再点燃去淬烧其他痧点。这就是后世所说的"淬痧法"。

二是"如腹痛不止，又用针于两下十指近甲，稍针出血即愈""两足坠痛，亦名水沙，可于两脚屈膝内两筋两骨，间刺出血愈，名委中穴。"是说痧证腹痛不止的，可以在十指尖放血，两腿沉重疼痛的，可以在委中穴处放血。这就是后世所说的"放痧法"，也叫刺血疗法或放血疗法。

三是"又法治沙证，但用苎麻蘸水，于颈项两肘臂两膝腕等处戛掠，见得血凝皮肤中，红点如粟粒状，然后盖复衣被，吃少粥汤或葱豉汤，或清油个葱茶，得汗即愈""此皆使皮肤腠理开发松利，诚不药之良法也。"是说治痧证，可以用苎麻纤维团，蘸水在颈项、肘臂、膝腕等部位进行"戛掠"。唐朝人李周翰注说："戛，历刮也。"可见"戛掠"就是刮掠，直到刮出皮下出血凝结成像米粒样的红点为上，然后通过盖衣被保暖、喝粥、汤、茶等发汗，使汗孔张开、痧毒外泄。

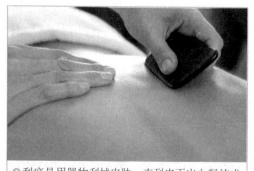

◎刮痧是用器物刮拭皮肤，直到皮下出血凝结成像米粒样的红点。

这就是后来所说的"刮痧法"。

以后在明清的医学著作中，不仅继承了危亦林《世医得效方》在痧证及刮痧疗法方面的知识，而且有了进一步的发展。清代康熙十四年（公元1675年）郭右陶所撰的《痧胀玉衡》为其中具有代表性的痧证辨治专著。该书对刮痧疗法进行了比较系统的论述，包括痧证的病因、病机分类、症状表现及治法用方，还包括刮痧、放痧、淬痧等的具体方法和适应证。

从痧证的病因病机和症状来看，《痧胀玉衡》认为："痧胀（因痧证有遍身肿胀、疼痛难忍的症状，故郭氏也称其为痧胀）或因秽气所触，或因暑气所感，或动时行不正之气，或乘伏寒伏热过时而来，总不外于外伤风热，故肌表必实，实则热毒之气既胀于胸腹肠胃之中，若更用热饮用热气，适助其肿胀，元从而泄。故犯此者，有立时胀死之害""痧证先吐泻而心腹绞痛者，从秽气痧发者多；先心腹绞痛而吐泻者，从暑气痧发者多；心胸昏闷，痰涎胶结，从伤暑伏热痧发者多；遍身肿胀，疼痛难忍，四肢不举，舌强不言，从寒气冰伏，过时郁为火毒而发痧者多"。可见这里所说的"痧"，是指人体感受风寒暑湿燥火、疫气、秽浊之气后，毒邪内郁外发所造成的多种证候，主要可以包括现代医学所说的病毒或细菌所引起的多种传染性疾病和感染性疾病。除前面提到的细菌性食物中毒、沙门氏菌属感染、霍乱、副霍乱外，像病毒性感冒、细菌性痢疾、伤寒、副伤寒、斑疹伤寒、猩红热、败血症、白喉、流行性出血热、流脑、乙脑等，还有气候因素所导致的疾病如中暑，以及误吸毒气、秽气所造成的肺水肿、晕厥等，都可以归属痧证的范畴。

这些疾病在其病程中，由于病毒的侵害、细菌毒素或毒物毒性的作用，大多可见到黏膜、肌肤之下呈现出血点或充血点，状如沙粒，或散在，或密集，或聚积成片，或融合成斑块，因此中医就以"痧"字来命名这些病症，并统称"痧证"，还把这些毒素叫"痧毒"。由于痧证是包含了许多疾病的一个统称，所以根据不同疾病有不同症状表现，在《痧胀玉衡》及其后的一些医书中，就有了许多痧证名称，像暑痧、瘟痧、斑痧、乌痧、丹痧、疫痧、烂喉痧、抽筋痧、吊脚痧等等。只不过随着科学和医学的发展，人们对疾病的认识和辨别更加精确，像"痧证"这样笼统的、包括范围很广的病症名称，才渐渐淘汰不用了。但治疗痧证的一些外治法，如淬痧法、放痧法、刮痧法等，却被保留了下来。

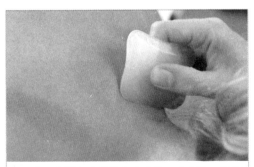

◎ "痧证"是包含了许多疾病的一个统称，根据不同疾病有不同症状表现。

痧证是很重的病症，并不是单靠上述外治法就可以治愈的，在什么情况下使用这些外治法，《痧胀玉衡》说："痧在肌肤者，刮之而愈；痧在血肉者，放之而愈" "凡气分有痧，宜用刮；血分有痧，宜用放，此不易之法，至脏腑经络有痧，若昏迷不醒等症，非放刮所得治，兼用药疗之，无足怪也"。也就是说，刮痧疗法适用于痧证初起，痧毒表浅，在肌肤、气分的病症；而放痧疗法则适用于痧毒在血肉、血分的病症。若痧毒深入脏腑，就必须靠药物来治疗了。

刮痧、放痧的目的，《痧胀玉衡》说得也很清楚，这就是"肌肤痧，用油盐刮之，则痧毒不内攻，血肉痧有青紫筋（主要指肘弯、膝弯部的青紫筋，也叫痧筋），刺之则痧毒有所泄，"也就是说，刮痧、放痧的目的为了排泄体内的痧毒或说是毒素，使体内毒素得以外排，从而达到治愈痧证的目的。

刮痧所用的工具和刮拭的部位，《痧胀玉衡》载："背脊颈骨上下及胸前胁肋两背肩臂痧症，用铜钱蘸香油刮之，或用刮舌刨子脚蘸香油刮之。头额腿上之痧，用棉纱线或麻线蘸香油刮之。大小腹软肉内之痧，用食盐以手擦之。"可见所刮拭的部位，涉及头额项背胸腹及上、下肢全身，所用工具则根据皮肤粗厚、柔嫩的不同，肌肉脂肪丰厚、寡薄的差别，分别选用坚硬、柔软的刮具，并且还可以用手指做刮具。

刮痧法作为一种简便易行的外治法，或说是物理疗法，以其有立竿见影的疗效，既在民间流传不衰，也被医家广泛重视。明清直至近代，许多医书中都收载了这一方法，而且还有专门的《刮痧疗法》

一类的小册子问世。主要用于治疗感冒、发热、中暑、急性胃肠炎、其他传染性疾病和感染性疾病的初起，肩、背、臂肘、腿膝疼痛等一类病症。所用刮具及润滑剂也有发展，刮具用到了瓷器类如瓷勺、瓷碗边、瓷盘边、瓷酒杯；金属类如铜板、铜币、银元圆铜勺、铝合金硬币；动植物类如光滑的嫩竹板、小蚌壳、毛发团、棉纱团、麻线团，鹿、牛、羊的角等。润滑剂则用到了香油和其他植物油以及水、白酒等。这都可以看成是对刮痧疗法的继承和发展。

淬痧疗法也流传了下来，被收入了许多医书中。近代曾有人专门对这一方法进行了研究和发掘，并在有关杂志上撰文进行了介绍和推广。

放痧疗法，实际是流传久远的放血疗法在痧证治疗方面的应用。作为人类医学史上最古老的一种疗法，放血疗法在古代也叫"启脉"法或"刺络"法。远在石器时代华夏先人就学会了使用专门制作的石制放血器具——砭石来治病，随着金属的冶炼和应用，才使用了金属的针具来放血。《痧胀玉衡》将放血疗法用于治痧证，并改名叫"放痧"，除了在十指指尖点刺挤血的方法外，主要突出了在肘弯、腿弯（即肘窝、膝窝）静脉处放血的方法。书中把痧证病程中，在肘窝、腿窝出现的怒张的静脉叫"痧筋"，或呈深青色，或呈紫色，或呈暗红色。并认为痧筋现者，毒入血分者多；乍隐乍现者，毒入营分者多；微现者，毒阻于气分者多；伏而不现者，毒结于血分者多。用三棱针刺痧筋出血，可以达到排泄痧毒的效果。所以民间医生或是医院大夫，在治疗此类痧证时，总是刮痧疗法和放痧疗法并用的。

其实放血疗法并不仅仅局限在治疗痧证，在古代和现代都广泛用于治疗各种外感病和内科、妇科、儿科、外科、五官科等病症。放血的部位也不仅仅局限在十指尖和肘窝、腿窝，而是引入了经络腧穴和经外奇穴主治知识，运用了辨证、辨病选穴方法，在所选穴位的部位寻找表浅的或比较隐伏的怒张的静脉或小静脉团。局部严格消毒后，用锋利的三棱针刺破静脉，放出适量的瘀紫的静脉血。当血流将止时，再用火罐拔吸在针孔处，使渗入皮下的瘀血尽皆排出体外。

另外在按摩手法中，有撮、拧、提、拉等法，即用手指撮捏提患者的皮肉，使局部充血或出现出血点，此法若用于治疗痧症，则叫撮痧法。直到今日，人们仍常用此法治疗头痛、咽痛、实证的胃脘痛等证症因这种撮法可以归属按摩推拿等手法中，故本书不详加介绍。

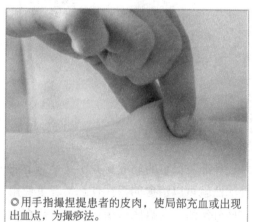

◎用手指撮捏提患者的皮肉，使局部充血或出现出血点，为撮痧法。

刮痧疗法的作用机理

刮痧，是用刮痧板蘸刮痧油在人体选取一定的部位反复刮动，摩擦患者皮肤，以治疗疾病的一种方法。

刮痧是根据中医十二经脉及奇经八脉、遵循"急则治其标"的原则，运用手法强刺激经络，使局部皮肤发红充血，从而起到醒神救逆、解毒祛邪、清热解表、行气止痛、健脾和胃的效用。

刮痧施术于皮部对机体的作用大致可分为两大类，一是预防保健作用，二是治疗作用。

❶ 刮痧是如何预防保健的

刮痧疗法的预防保健作用又包括健康保健预防与疾病防变两类。刮痧疗法作用部位是体表皮肤，皮肤是机体暴露于外的最表浅部分，直接接触外界，对外界的湿、热、风、寒等毒邪起适应与防卫作用。皮肤之所以具有这些功能，主要依靠机体内卫气的作用。卫气出于上焦，由肺气推送，先循行于皮肤之中，卫气调和，则"皮肤调柔，腠理致密"（《灵枢·本脏》）。健康人常做刮痧（如取背俞穴、足三里穴等）可增强卫气，卫气强则抵御外邪能力强，外邪不易侵表，机体自可安康。若外邪侵表，出现恶寒、发热、鼻塞、流涕等表证，及时刮痧（如取肺俞、中府等）可将表邪及时祛除，以免表邪不祛，蔓延进入五脏六腑而生大病。

痧是什么？刮痧时，刮板向下的压力会使微循环障碍部位瘀滞的血液从毛细血管壁的间隙渗出于血脉之外，暂留在皮下组织和肌肉组织之间，这些含有体内毒素的离经之血就是我们看到的痧。

刮拭瞬间所出现的痧迅速改变了血管腔内血液的瘀滞状态，减轻了血管腔内的压力，使含有营养物质的新鲜血液畅行无阻，也将代谢废物及时带走。局部组织不再受代谢废物瘀滞和新鲜营养无法获得之苦，就可维持良好的内循环和生命活力，远离疾病了。

机体在亚健康的未病状态或脏腑器官有病理改变时，相关部位的微循环均会有异常改变。只要出现微循环障碍，无论有无自觉症状，刮痧都可起到保健作用。

刮出之痧颜色逐渐变浅，最后消失，皮肤恢复正常颜色。刮出的痧哪里去了？用现代医学免疫学的理论来分析退痧的现象和过程：痧的消失不是毒素被身体吸收了，而是毒素被身体内具有免疫功能的细

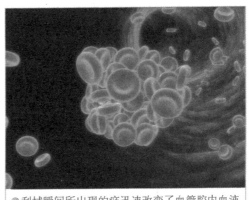

◎刮拭瞬间所出现的痧迅速改变了血管腔内血液的瘀滞状态，减轻了血管腔内的压力。

胞分解排出体外了。

痧是渗透到血脉之外，存在于组织之间、皮肤之下的离经之血。这些离经之血被身体视为异物，交给具有免疫功能的淋巴细胞及血液中的吞噬细胞来识别、化解，最终通过呼吸、汗液、尿液等途径排出体外。

免疫系统是身体的防卫部队，免疫力低下是身体生病的主要原因之一。而刮痧可以增强免疫力，经常刮痧，清除痧的过程可以激发免疫系统的功能，使体内免疫细胞得到锻炼，排异能力增强，可以有效、快速清除病理产物，提高机体的应激能力和组织创伤的修复能力。这是刮痧的另一个重要的保健作用，这一点对免疫机能逐渐下降的现代人尤为重要。

② 刮痧治病的科学机理

"痧症"是中医书上常见的病名。现代认为"痧"，就是用特定的工具在病人身上循经走穴刮拭后，皮肤很快出现一些紫红颜色，类似细沙粒的点，人们据此将其取名为"痧症"。"痧"是体内毒素淤积、阻塞形成的，一旦"不通"，病症便随之而来。"痧毒"由无法消化的食物或无法排出的代谢废物累积而成，人体痧毒淤积到一定程度，除了血液循环可能受阻外，还有许多液体的循环也可能受阻，如淋巴液、细胞外液、组织间液等。用西方医学的观点解释，一旦液体流动受阻，就容易产生慢性筋膜炎，会感觉局部肌肉僵硬。而刮痧就如同按摩，可以促进体内液体的循环，避免阻塞。

早在明代医学家张凤逵的《伤暑全书》中，对于"痧症"这个病的病因、病机、症状都有具体的描述。他认为，毒邪由皮毛而入，可以阻塞人体的脉络，阻塞气血，使气血流通不畅，毒邪由口鼻吸入的时候，就阻塞络脉，使络脉的气血不通。这些毒邪越深，郁积得越厉害，发病就越剧烈，对于这种情况，就必须采取急救的措施，即可以用刮痧放血的办法来治疗。

刮痧疗法就是将刮痧器皿在表皮经络穴位上进行刮治，刮出皮下出血凝结成像米粒样的红点为止，通过这种出痧的方式来排出体内毒素。刮痧后通过发汗使毛孔张开，痧毒（也就是体内毒素）随即排出体外，从而达到预防和治愈疾病、增强体质的目的。

小贴士

微循环与微循环障碍

机体仅靠心脏的收缩力是不可能将心脏内的血液送到组织细胞的，必须依靠遍布全身的微血管进行调节。因此，微循环是否通畅从根本上决定着人体的健康状况，危害现代人健康的许多慢性疾病，如糖尿病、动脉硬化等都与微循环不畅有密切关系。

微循环的理论从微观的角度解释了中医"经络不通""气血不畅"的现象，并形象、生动地揭示了刮痧保健之谜。

③ 刮痧疗法的六大治疗作用

刮痧疗法的治病作用可表现在以下六个方面。

活血祛瘀

刮痧可调节肌肉的收缩和舒张，使组织间压力得到调节，以促进刮拭组织周围的血液循环。增加组织的血液流量，从而起到"活血化瘀""祛瘀生新"的作用。

调整阴阳

刮痧对内脏功能有明显的调整阴阳平衡的双向作用，如肠蠕动亢进者，在腹部和背部等处使用刮痧手法可使亢进者受到抑制而恢复正常。反之，肠蠕动功能减退者，则可促进其蠕动恢复正常。这说明刮痧可以调整脏腑阴阳的偏盛偏衰，使脏腑阴阳得到平衡，恢复其正常的生理功能。

舒筋通络

肌肉附着点和筋膜、韧带、关节囊等软组织受损伤后，可发出疼痛信号，通过神经的反射作用，使相关组织处于警觉状态，肌肉的收缩、紧张甚至痉挛便是这一警觉状态的反映，其目的是减少肢体活动，从而减轻疼痛，这是人体自然的保护反应。此时，若不及时治疗，或是治疗不彻底，损伤组织可形成不同程度的粘连、纤维化或瘢痕化，以致不断地发出有害的刺激，加重疼痛、压痛和肌肉收缩紧张，继而又可在周围组织引起继发性疼痛病灶，形成新陈代谢障碍，进一步加重"不通则痛"的病理变化。

临床经验得知，凡有疼痛则肌肉必紧张；凡有肌肉紧张又势必疼痛。它们常互为因果关系，刮痧治疗中我们看到，消除了疼痛病灶，肌肉紧张也就消除；如果使紧张的肌肉得以松弛，则疼痛和压迫症状也可以明显减轻或消失，同时有利于病灶修复。

刮痧是消除疼痛和肌肉紧张、痉挛的有效方法，主要机理有：

一是加强局部循环，使局部组织温度升高，增加组织血液循环；

二是在以刮痧板为工具配合多种手法的直接刺激作用下，提高了身体局部组织的痛阈；

三是经脉的分支为络脉，皮部又可说是络脉的分区，故《素问·皮部论》又说："凡十二经络脉者，皮之部也。"皮部之经络的关系对诊断、治疗疾病有重要意义。《素问·皮部论》中说："皮者脉之部也，邪客于皮则腠理开，开则邪客于络脉，络脉满则注于经脉，经脉满则舍于府藏也。"这是指出病邪由外入内，经皮部积聚于经脉之中。通过以刮痧板为工具配用多种手法刺激皮部，刺激通过皮部传导到深部静脉之中，从而解除深部肌肉的紧张痉挛，以消除疼痛。

小贴士

认识身体里的清道夫

人体血液、淋巴液和组织间液中有多种防御因素，能对体内异物，即非正常组织、外来组织有识别能力和排除能力。免疫系统中的淋巴细胞及血液中的吞噬细胞就有这样的功能。它们将识别出来的异物中和、吞噬、分解，通过复杂的生化过程排出体外，因此有净化体内环境的作用，被称为体内的清道夫。

信息调整

人体的各个脏器都有其特定的生物信息（各脏器的固有频率及生物电等），当脏器发生病变时有关的生物信息也会随之发生变化，而脏器生物信息的改变可影响整个脏器系统乃至全身的功能平衡。

刮痧可以产生各种刺激或各种能量，并传递的形式作用于体表的特定部位，产生一定的生物信息，通过信息传递系统输入到相关脏器，对失常的生物信息加以调整，从而起到对病变脏器的调整作用。这是刮痧治病和保健的依据之一。如用刮法、点法、按法刺激内关穴，输入调整信息，可调整冠状动脉血液循环，延长左心室射血时间，使心绞痛患者的心肌收缩力增强，心输排血增加，改善冠心病心电图的ST段和T波，增加冠脉流量和血氧供给等。如用刮法、点法、按法刺激足三里穴，输入调整信息，可对垂体、肾上腺髓质功能有良性调节作用，提高免疫能力和调整肠运动等作用。

排出毒素

刮痧过程（用刮法使皮肤出痧）可使局部组织形成高度充血，血管神经受到刺激使血管扩张，血液及淋巴液流动增快，吞噬作用及清除力量加强，使体内包含毒素和废物的离经之血加速排出，组织细胞进一步得到营养，从而使血液得到净化，全身抵抗力得到增强，从而达到减轻病势，促进康复的目的。

行气活血

气血通过经络系统的传输对人体起着濡养、温煦等作用。刮痧作用于肌表，使经络通畅，气血通达，则瘀血化散，凝滞固塞得以崩解消除，全身气血通达无碍，局部疼痛得以减轻或消失。

现代医学认为，刮痧可使局部皮肤充血，毛细血管扩张，血液循环加快；另外刮痧的刺激可通过神经—内分泌调节系统改变血管舒、缩功能和血管壁的通透性，增强局部血液供应而改善全身血液循环。刮痧出痧的过程是一种血管扩张渐至毛细血管破裂，血流外溢，皮下局部形成瘀血斑的现象，血凝块（出痧）不久即能溃散，起到自体家血作用，这时候便形成一种新的刺激素，能加强局部的新陈代谢，有消炎的作用。

自家溶血是一个延缓的良性弱刺激过程，其不但可以刺激免疫机能，使其得到调整，还可以通过向心性神经作用于大脑皮质，继续起到调节大脑的兴奋与抑制过程和内分泌系统的平衡。

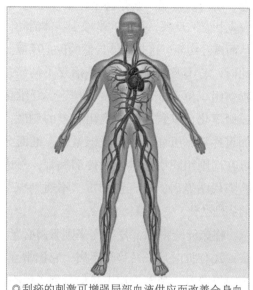

◎刮痧的刺激可增强局部血液供应而改善全身血液循环。

刮痧保健的五大特点

用刮痧治疗常见病有五大特点：简便；安全；疗效迅速；性价比高；应用范围广。下面逐一介绍。

❶ 简便

所用工具简单：只需一块薄厚合适、材质无害、表面光滑、使用起来顺手的小刮痧板和适量润滑剂。操作方法简单：只需掌握人体各部位的基本刮拭操作，随时随地可以进行，受限少。

❷ 安全

俗话说"是药三分毒"，刮痧不用针药，只需在皮肤表面刮拭身体的特定部位，就可达到改善微循环、活血化瘀、防治疾病的效果，对身体没有任何损伤，更不会出现由某些药物导致的副作用。

❸ 疗效迅速

"不通则痛，通则不痛"，这是中医对疼痛病理变化认识的名言。"不通"指经络气血不通畅，实践证明，经络气血不通畅不仅可以引起疼痛，也是众多病症的原因。刮痧以出痧速通经脉的治疗方法可以形象地感知这句至理名言。刮拭过程中随着痧的排出，经脉瞬间通畅，疼痛及其他不适感立刻减轻，甚至消失。人们常常用立竿见影来形容刮痧的效果。

❹ 性价比高

刮痧只需一块板、一小瓶刮痧油即可，花费不过百元，疗效却很显著。特别是对于疼痛性疾病和神经血管功能失调的病症，效果迅速，对各种急、慢性病也有很好的辅助治疗效果。而且一次投资，多次享用。

❺ 适应范围广

目前刮痧已广泛用于治疗各种常见病，凡适用于针灸、按摩、放血疗法的病症均适应于刮痧疗法，以血液循环瘀滞为特征的各种病症更是刮痧的最佳适应证，而且对某些疑难杂症也有意想不到的疗效。

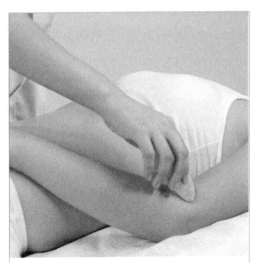

◎刮痧已广泛用于治疗各种常见病，如崩漏可以刮曲池穴来得到治疗和缓解。

刮痧是适合现代人体质特点的养生绝技

"因瘀致虚"是现代人的体质特点。现代人常常摄入过量肥甘油腻的食物而使肠胃负担过重，加之生活不规律、工作压力大、用脑过度、体力活动少、睡眠不足等，身体很容易出现疲劳、内分泌紊乱、代谢紊乱，使体内环境代谢废物积聚过多瘀滞脉络而阻碍气血运行，导致微循环障碍。久而久之不仅影响人体健康，甚至可诱发疾病。刮痧可以快速排毒解毒，改善微循环，活血化瘀，增强免疫调节功能，清洁体内环境，是适合现代人体质特点的养生绝技。

❶ 快速排毒解毒，预防各种慢性病

体内毒素是导致脏腑功能失调的病理产物，既污染体内环境，又阻滞经络气血运行，也是疾病发生、发展的重要诱因，

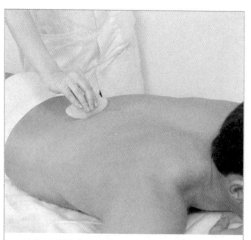

◎刮痧可以促进新陈代谢，改善微循环，促使体内废物、毒素加速排泄。

如不及时治疗，会出现严重的微循环障碍、代谢异常而产生各种疾病。

体内毒素引起的症状或疾病：机体各种亚健康症状以及高脂血症、糖尿病、心脑血管疾病、乳腺增生、痛经、肠胃病、骨关节疼痛、免疫功能异常、炎症等。

在体内毒素积聚的部位刮痧就会有痧出现。刮拭出痧可将含有毒素的血液以痧的形式排出血管之外。出痧还有消炎杀菌的作用。与药物不同，刮痧的消炎杀菌作用是通过调整机体气血运行，改善微循环，增强淋巴细胞、白细胞的吞噬能力，促使体内废物、毒素加速排泄，使自身新陈代谢能力和调节能力增强而消炎杀菌的。

❷ 快速清洁体内环境，抗衰美容

当某脏腑器官处于亚健康或出现病理改变时，新陈代谢速度随之减慢，代谢产物不能及时通过正常渠道排出，就会污染内环境导致早衰。

内环境污染引起的症状或疾病：面色晦暗、口渴、口臭、便秘、尿黄、急躁易怒、食欲减退或头晕、疲劳、失眠健忘等。

刮痧使皮肤汗孔开泄并出痧，可直接快速地排出血液中的代谢产物，推动经络气血的运行，促进新陈代谢，改善微循环，清洁、净化肌肤和脏腑内环境。刮

拭躯干四肢部位经穴，可以调理脏腑，恢复和增强机体自身的排泄功能，通过利尿、通便、发汗等途径，及时排泄代谢产物。

③ 增强免疫调节功能，提高抗病能力

竞争压力，吸烟、酗酒、熬夜等不良的生活方式严重影响了现代人的免疫调节功能。舒适的生活环境，使肌肉的收缩力减弱，自身的应激能力和调节功能下降；精加工的食物，使胃肠的蠕动能力降低；严重的空气污染刺激呼吸道，污染血液。由此带来的结果是人们易患感冒、哮喘、过敏性疾病、传染性疾病以及免疫调节功能异常。

人体血液、淋巴液和组织间液中有许多具有免疫功能的淋巴细胞及血液中的吞噬细胞，对体内异物（非正常组织、外来组织）有识别和排除的能力，被称为体内的"清道夫"。刮拭所出的痧会很快被它们识别出来并排出体外。经常刮痧，出痧和退痧的过程可以激活机体的免疫细胞，使体内清道夫的排异能力增强，有效、快速清除病理产物。

④ 快速活血化瘀、消除身体疼痛

中医认为，经络气血"不通则痛"，气滞血瘀是引发疼痛性疾病的重要原因。比如头痛、颈肩腰腿痛、胃肠痉挛性疼痛、神经痛等各种疼痛性疾病。气滞血瘀还可以引起头晕目眩、疲乏无力、气短胸闷、痤疮、黄褐斑、面色萎黄或晦暗等各种亚健康症状。

刮痧疗法的特点是"以通为补""以泄为补"，而不是从外部向体内补充营养物质。刮拭刺激皮肤，使汗孔开泄，迅速出痧，疏通经脉，活血化瘀，排毒解毒。血脉畅通，气血运行通达五脏六腑，即可以及时为细胞补充氧气和各种营养素。

刮痧是自我诊断治疗和自我美容的妙法

刮痧之所以在民间广泛流传，经久不衰，除了它具有安全速效、好学好用、操作简便的特点以外，还和它能帮助人们自我诊断健康状况、自我防病治病、自我养颜美容分不开。

① 自我诊断健康状况

刮痧可以根据痧象（出痧的多少、所在的部位、颜色深浅）和刮拭过程中的阳性反应（局部有无疼痛、疼痛轻重、疼痛性质，刮痧时刮板下有无障碍和阻力）诊断对应脏腑器官的健康状况，具有操作简便、超前诊断、诊断和治疗同步进行、无毒副作用等特点。

② 自我防病治病

气血是构成人体和维持生命活动的基本物质之一。气血运行通畅，人体就能保

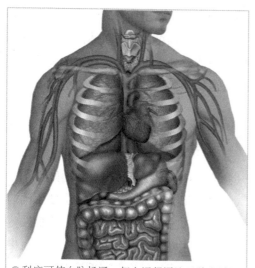

◎刮痧可使血脉畅通，气血运行通达五脏六腑，及时为细胞补充氧气和各种营养素。

持健康；气血运行不畅，则组织器官缺氧，细胞早衰，影响人体健康。刮痧具有疏通经络、畅达气血、营养细胞等作用，有预防疾病、防衰抗老的效果。

❸ 自我养颜美容

刮痧有活血化瘀、排出体内毒素、清洁净化内环境的作用。刮痧使肌肤局部的毛细血管扩张，局部组织血容量增多，血液循环加快而产生热效应。这种热效应使皮肤新陈代谢活跃，有利于受损组织的修复、更新与功能恢复，从而达到养颜美容、延缓面部皮肤衰老的目的。

刮痧疗法与其他疗法的关系

刮痧是中医治疗的方法之一，属非药物的自然疗法，可根据病情与其他疗法配合应用，更好地发挥其保健治疗作用。

❶ 药物治疗与食品调理

急性传染性疾病、感染性疾病引起的发热，应配合抗菌药物治疗。心脑血管疾病急性期、各种急重症、急腹症，一定要采用综合疗法。

因先天不足，后天失调导致的各种慢性病或久治不愈的疑难病症，进行药物治疗或饮食营养调理的同时，配合本法有助于扶正祛邪。

医学认为，长期便秘者肠道中的代谢产物不能及时排出体外，肠道内的细菌能将未被消化的蛋白质分解为氨、硫化氢等有毒物质。这些毒素被人体吸收后，使机体产生慢性中毒，从而导致多种疾病的发生，并加速人体衰老的进程。因此刮痧法防治疾病时，注意保持大便通畅，有利于减少和消除致病因素，增强防病治病的效果。

❷ 针灸、按摩、推拿、拔罐术

针灸、推拿、按摩、拔罐与刮痧法在某些病症的治疗中配合应用，可产生协同配合、疗效互补的作用。例如治疗关节错位或腰椎间盘突出症，先以按摩推拿的方法进行手法复位后，再用本法治疗，使阻滞经络的代谢产物直接呈现于体表，加快疏通气血的速度，效果更佳。膝关节痛患者，可先在膝眼穴拔罐使局部充血，祛除病变部位寒邪，再用本法治疗可增强疗效。这是因为两种疗法的综合作用加快了疏通调整经络的速度，有利于调和阴阳、扶正祛邪。

刮痧疗法的现实意义和应用现状

近些年来，众多的医务工作者、科技工作者及其他有识之士，在发掘弘扬自然疗法的领域中，做了许多有意义的工作，诸如对饮食疗法、气功疗法、体育疗法、音乐疗法、耳穴疗法、手足按摩疗法等，都进行了整理弘扬、普及推广，使广大民众受到了许多益处。专家对刮痧工具、刮痧油及刮痧手法进行了全面革新。使用水牛角精工制作的刮痧板，涂布具有疏经活络、消炎镇痛、活血化瘀的刮痧活血剂，依据患者的病变和体质实施补泻手法，刮拭经络腧穴，起到调血行气、疏通经络、活血祛瘀的作用，恢复人体自身的愈病能力，使民间的传统刮痧，发展成为现代的循经走穴的经络刮痧。经络刮痧法对一些常见病，如高热、心绞痛、哮喘、颈椎病、高血压、神经性头痛、肩关节周围炎、坐骨神经痛等有立竿见影的疗效。经络刮痧法的普及推广，使古老的刮痧疗法焕发了新的青春，可以说这标志着刮痧疗法进入了发展的新阶段。

由于革新后的刮痧疗法，不但适应证广泛，疗效明显，而且简便易行，人人可学，利于普及，所以很快就被迫切寻求自然疗法的广大民众所接受和认可，同时也引起一些专业医务工作者的重视，并对这一自然疗法进行了理论研究和临床实践。我们在大量经络刮痧的临床实践中，体会到经络刮痧适应证广，临床效果显著，但也发现按经络理论选经配穴，刮拭部位多、面积大，体质虚弱者和环境温度较低时，治疗受到一定的限制。另外，第一次治疗结束后，要等到局部痧消退后才能进行第二次治疗，两次间隔时间较长。为进一步丰富、发展和完善这一疗法，根据生物全息理论，我们将全息诊疗法的一些知识借鉴到刮痧疗法中，从而总结出刮拭局部器官的全息穴区，防治全身疾病的"全息刮痧法"。

全息刮痧法拓宽了刮痧法选区配穴的思路。实践证明，全息刮痧法可供选择的刮拭部位灵活多样，刮拭面积小，刮拭时间短，与疾病部位对应性强，疗效显著，又可通过在刮拭过程中所发现的敏感点和出痧形态，察知内脏健康损害的部位和程度。全息刮痧法与经络刮痧法根据病情交叉或重叠使用，不仅增强了治疗效果，还可使刮痧治疗连续进行。当刮拭头、耳、手等暴露部位的全息穴区时，可不必脱衣服，简便易行，不受环境的限制，更容易推广普及。

在刮拭手法上，除传统刮法外，我们借鉴推拿按摩中的点、按、揉、理等手法，总结出适合于经络全息刮痧法特点的有效手法。

刮痧疗法的迅速普及，使不同形状、不同质地，便于操作、便于刮拭不同部位的各种多功能的刮痧板、刮痧梳子、刮痧棒相继问世。在刮痧润滑剂方面，也研制出了不同配方、多种效能的新产品，从而使刮痧疗法进入了一个更新的发展阶段。

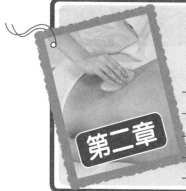

刮痧时必须要做的准备

◎刮痧前要做好充分的准备，除了要把刮痧的工具准备齐全，还要仔细了解操作步骤。只要方法得当，刮痧疗法不仅能治病，而且还可以起保健作用，是一种操作方便、疗效显著的治疗方法。

第二章

刮痧的器具

刮痧器具可使用的工具很多，诸如：黄牛角刮痧板、苎麻、麻线、棉纱线团；铜钱、银圆；瓷碗、瓷调羹、木梳背；小蚌壳；檀香木、沉木香刮板、小水牛角板等。另外，还有水、油、润肤剂等辅助材料。

❶ 选择刮痧的工具

刮痧工具包括刮痧板和润滑剂。工具的选择直接关系刮痧治病保健的效果。古代用汤勺、铜钱、嫩竹板等作为刮痧工具，用麻油、水、酒作为润滑剂。这些工具虽然取材方便，能起到一些刮痧治疗作用，但因其简陋、本身无药物治疗作用，均已很少应用。现多选用经过加工的有药物治疗作用并且没有副作用的工具。这样的工具能发挥双重的作用，既能作为刮痧工具使用，其本身又有治疗作用，可以明显提高刮痧的疗效。

刮痧板

刮痧板是刮痧的主要工具。目前各种形状的刮痧板、集多种功能的刮痧梳子相继问世，其中有水牛角制品，也有玉制品和玛瑙制品。水牛角质地坚韧，光滑耐用，药源丰富，加工简便。药性与犀牛角相似，只药力稍逊，常为犀牛角之代用品。水牛角味辛、咸、寒。辛可发散行气、活血润养；咸能软坚润下；寒能清热解毒。因此水牛角具有发散行气、清热解毒、活血化瘀的作用。玉性味甘平，入肺经，润心肺，清肺热。据《本草纲目》介绍：玉具有清音哑、止烦渴、定虚喘、安神明、滋养五脏六腑的作用，是具有清纯之气的良药，可避秽浊之病气。水牛角及玉质刮痧板均有助于行气活血、疏通经络而没有副作用。

刮痧板一般加工为长方形，边缘光滑，四角钝圆，弧度自然。刮板的两长边，一边稍厚，一边稍薄。薄面用于人体平坦部位的治疗刮痧，凹陷的厚面适合于按摩保健刮痧，刮板的角适合于人体凹陷部位刮拭。

为避免交叉感染，使用时最好专人专

板。水牛角刮痧板可以使用1：1000的新洁尔灭、75%的酒精或者0.5%的碘附擦拭消毒。玛瑙和玉制品的刮痧板，除了擦拭消毒还可以使用高压或者煮沸消毒。

润滑剂

刮痧治疗的润滑剂应为有药物治疗作用的润滑剂，这种润滑剂应由具有清热解毒、活血化瘀、消炎镇痛作用，同时又没有毒副作用的药物及渗透性强、润滑性好的植物油加工而成。药物的治疗作用有助于疏通经络、宣通气血、活血化瘀。植物油有滋润保护皮肤的作用。刮痧时涂以润滑剂不但减轻疼痛，加速病邪外排，还可保护皮肤，预防感染，使刮痧安全有效。润滑剂主要有活血润肤脂和刮痧活血剂两种。活血润肤脂的作用较为广泛，因为活血润肤脂为软膏制剂，不但润滑性好，涂抹时不会向下流滴而弄脏衣服，易被皮肤吸收，活血润肤作用持久，特别适合于面部美容刮痧，可作刮痧和美容护肤两用。

❷ 刮痧板什么材质最好

常用的刮痧板主要材料为砭石与水牛角两种，其结构包括面、厚边、薄边和棱角部分。治疗疾病用刮法时多用薄边，保健多用厚边，关节附近穴位和需要点按穴位时多用棱角刮拭。

砭石刮痧板

（1）砭石质感非常细腻、柔和，摩擦皮肤时有很好的皮肤亲和力，受术者感觉非常舒服。

（2）砭石具有极佳的远红外辐射能力，可增强人体细胞的正常机能，提高吞

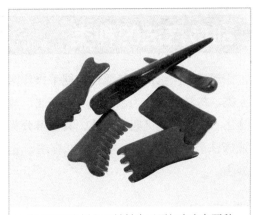

◎常用的刮痧板主要材料为砭石与水牛角两种，其结构包括面、厚边、薄边和棱角部分。

噬细胞的吞噬功能，使杀菌力、免疫力等均有所提高，能改善各种疾病引起的病变、延缓衰老；同时能改善人体血液微循环，从而可防治冠心病、高血压、肿瘤、关节炎、四肢发凉等病症的发生；砭石还能促进新陈代谢，使新陈代谢产生的毒素和废物迅速排出体外，减轻肝脏及肾脏的负担；砭石刮痧还具有能降低血液黏度，防止血栓形成的作用，可减轻胸闷、心悸、头昏、麻木等症状。

水牛角刮痧板

（1）以天然水牛角为材料，水牛角本身是一种中药，水牛角味辛、苦、寒，所以水牛角具有清热解毒、凉血、定惊、行气等功效，对人体肌表无毒性刺激和化学不良反应。

（2）水牛角的角质蛋白和人体肌肤蛋白大致相同，水牛角做成的刮痧板光滑柔润，皮肤感觉舒适。使用水牛角刮痧板刮痧时，与人体体表摩擦生热，可使水牛角刮痧板蛋白轻微溶解，还可起到滋养皮肤的作用。

刮痧疗法的种类

刮痧方法包括持具操作和徒手操作两大类。持具操作分为刮痧法、挑痧法、放痧法。徒手操作又叫撮痧法，具体可分为扯痧法、挤痧法、揪痧法、焠痧法、拍痧法。

❶ 刮痧法

刮痧法可以分为直接刮法和间接刮法两种。

直接刮法：指在施术部位涂上刮痧介质后，然后用刮痧工具直接接触患者皮肤，在体表的特定部位反复进行刮拭，至皮下呈现痧痕为止。

具体操作为：病人取坐位或俯伏位，术者用热毛巾擦洗病人被刮部位的皮肤，均匀地涂上刮痧介质。术者持刮痧工具，在刮拭部位进行刮拭，以刮出出血点为止。

间接刮法：先在病人将要刮拭的部位放一层薄布，然后再用刮拭工具在布上刮

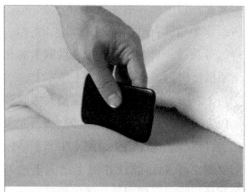

◎直刮法即是用刮痧工具直接接触患者皮肤，在体表的特定部位反复进行刮拭。

拭，称为间接刮法。此法可保护皮肤。适用于儿童、年老体弱、高热、中枢神经系统感染、抽搐、某些皮肤病患者。

❷ 挑痧法

术者用针挑病人体表的一定部位，以治疗疾病的方法。具体方法为：术者用酒精棉球消毒挑刺部位，左手捏起挑刺部位的皮肉，右手持三棱针，对准部位，将针横向刺入皮肤，挑破皮肤0.2～0.3厘米，然后再深入皮下，挑断皮下白色纤维组织或青筋，有白色纤维组织的地方，挑尽为止。如有青筋的地方，挑3下，同时用双手挤出瘀血。术后碘酒消毒，敷上无菌纱布，胶布固定。

❸ 放痧法

放痧法又分为"点刺法"和"泻血疗法"两种。

泻血疗法具体为：常规消毒，左手拇指压在被刺部位下端，上端用橡皮管结扎，右手持三棱针对准被刺部位静脉，迅速刺入脉中0.5～1分深，然后出针，使其流出少量血液，出血停止后，以消毒棉球按压针孔。当出血时，也可轻按静脉上端，以助瘀血排出，毒邪得泄。此法适用于肘窝、腘窝及太阳穴等处的浅表静脉，用以治疗中暑、急性腰扭伤、急性淋巴管炎等病。

点刺法，即针刺前先推按被刺部位，

使血液积聚于针刺部位，经常规消毒后，左手拇、食、中三指夹紧被刺部位或穴位，右手持针，对准穴位迅速刺入1～2分深，随即将针退出，轻轻挤压针孔周围，使出血少量，然后用消毒棉球按压针孔。此法多用于手指或足趾末端穴位，如十宣穴、十二井穴或头面部的太阳穴、印堂穴、攒竹穴、上星穴等。

挑痧法及放痧法必须灭菌操作，以防止感染，针刺前消除患者紧张心理，点刺时手法宜轻宜快宜浅，出血不宜过多，以数滴为宜。注意勿刺伤深部动脉。另外，病后体弱、明显贫血、孕妇和有自发性出血倾向者不宜使用。为防止晕针，患者最好采取卧位，术后休息后再走。

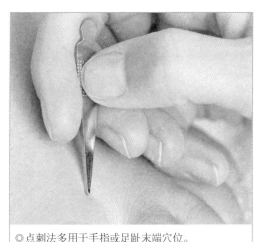

◎点刺法多用于手指或足趾末端穴位。

④ 扯痧法

扯痧疗法是医者用自己的食指、大拇指提扯病者的皮肤和一定的部位，使表浅的皮肤和部位出现紫红色或暗红色的痧点。此法主要应用于头部、颈项、背部、面部的太阳穴和印堂穴。

⑤ 挤痧法

医者用大拇指和食指在施术部位用力挤压，连续操作4～5次，挤出一块块或一小块紫红痧斑为止。此种方法一般用于头额部位的腧穴。

⑥ 揪痧法

揪痧法指在施术部位涂上刮痧介质后，然后施术者五指屈曲，用自己食、中指的第二指节对准施术部位，把皮肤与肌肉揪起，然后瞬间用力向外滑动再松开，这样一揪一放，反复进行，并连续发出"巴巴"声响。

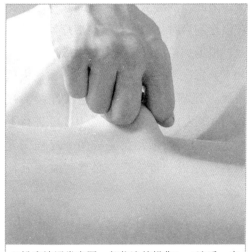

◎揪痧法通常在同一部位连续操作6～7遍后，皮肤会出现痧点。

⑦ 焠痧法

用灯芯草蘸油，点燃后，在病人皮肤表面上的红点处烧燃，手法要快，一接触到病人皮肤，立即离开皮肤，往往可听见十分清脆的灯火燃烧皮肤的爆响声。适用于寒证，如腹痛、手足发冷等。

❽ 拍痧法

用虚掌拍打或用刮痧板拍打体表施术

部位，主要拍双肘关节内侧和膝盖或大腿内侧，或者是发病有异常感觉的身体部位，比如痛痒、胀麻的部位。

刮痧的疗程及实施步骤

❶ 刮痧的疗程

刮痧疗法属自然疗法。用刮痧板在皮肤表面进行治疗，刮痧板和润滑剂虽然有一定的药物作用，但二者只接触皮肤表面，起保护滋润皮肤、加强疏通经络、刺激穴区的效果，进入体内的药量微乎其微。因此，刮痧治疗无严格的疗程之分。在治疗刮痧时，为便于观察治疗反应及疗效，根据病情的轻重缓急，大致确定疗程如下：每次治疗间隔5～7日，痧象消失后或患处无痛感时再实施。通常连续治疗7～10次为1个疗程，间隔10日再进行下一个疗程。如果刮拭完成两个疗程仍无效者，应进一步检查，必要时改用其他疗法。

❷ 治疗刮痧实施步骤

选择工具

刮痧器具与用品准备齐全。检查刮具边缘是否光滑，有无裂纹及粗糙处，以免伤及皮肤。做好必要的消毒工作。

解释说明工作

初诊病人刮痧时，应先向病人介绍刮痧的一般常识。对精神紧张、疼痛敏感者，更应做好解释安抚工作，以便取得病人的积极配合。

选择体位

先根据病人所患疾病的性质与病情，并结合病人的体质，确定治疗部位。然后选择既能充分暴露所刮的部位，便于刮痧者操作，又能使病人感到舒适，有利于刮拭部位肌肉放松，可以持久配合的体位。

涂刮痧润滑剂

暴露出所刮拭的部位，用毛巾擦洗干净，在被刮拭部位处均匀地涂刮痧润滑剂。润滑剂用量宜薄不宜厚，否则不利于刮拭，还会顺皮肤流下弄脏衣服。

刮拭

手持刮板，灵活利用腕力、臂力，使刮具的边缘与皮肤之间角度呈45度，沿经络部位自上向下，或由内向外多次向同一方向刮拭，不要来回刮。应刮完一处之后，再刮相邻部位，不要无序地东刮一下，西刮一下。注意每次刮拭开始至结束力量要均匀一致。

刮拭顺序

刮痧时，对人体的整体刮拭顺序应该为先头颈部、背部、腰部，然后腹部、胸部，最后刮上肢、下肢。刮拭的方向都是从上往下刮拭，胸部处由内向外刮拭。每个部位先刮阳经，后刮阴经。先刮人体左侧，再刮人体右侧。

刮痧时间

刮痧时间应根据不同疾病的性质及病人体质状况等因素灵活掌握。一般每个部位刮20次左右，以使病人能耐受或出痧为度。在刮痧治疗时，汗孔开泄，为了有利于扶正祛邪，防止耗散正气，或祛邪而不伤正，因此每次刮治时间以20~25分钟为宜。初次治疗时间不宜过长、手法不宜太重，不可一味片面强求出痧。

结束刮痧

刮痧以皮下出轻现微紫红或紫黑色痧点、斑块即可。刮完后，擦干水渍、油渍。让病人穿好衣服，休息一会儿，再适当饮用一些姜汁糖水或白开水，病人会感到异常轻松和舒畅。

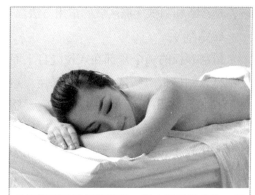

◎根据刮拭部位的需要，病人可采用坐位、仰卧、俯卧或侧卧等体位。

刮痧保健运板方法

❶ 刮痧的运板方法

刮痧的运板方法有几十种之多，但是最常用的主要有以下几种。

面刮法

面刮法是刮痧最常用、最基本的刮拭方法。手持刮痧板，向刮拭的方向倾斜30度至60度，以45度角应用最为广泛，根据部位的需要，将刮痧板的1/2长边或整个长边接触皮肤，自上而下或从内到外均匀地向同一方向直线刮拭。面刮法适用于身体比较平坦部位的经络和穴位。

平刮法

操作方法与面刮法相似，只是刮痧板向刮拭的方向倾斜的角度小于15度，并且向下的渗透力比较大，刮拭速度缓慢。平刮法是诊断和刮拭疼痛区域的常用方法。

推刮法

操作方法与面刮法相似，刮痧板向刮拭的方向倾斜的角度小于45度（面部刮痧

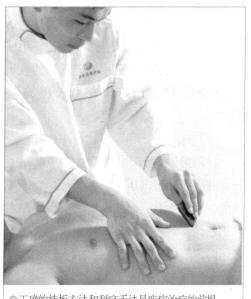

◎正确的持板方法和刮痧手法是疾病治疗的前提。

小于15度），刮拭的按压力大于平刮法，刮拭的速度也慢于平刮法，每次刮拭的长度要短。推刮法可以发现细小的阳性反应，是诊断和刮拭疼痛区域的常用方法。

单角刮法

用刮痧板的一个角部在穴位处自上而下刮拭，刮痧板向刮拭方向倾斜45度。这种刮拭方法多用于肩部肩贞穴，胸部膻中、中府、云门穴，颈部风池等穴。因接触面积比较小，所以要特别注意不要用力过猛而损伤皮肤。

双角刮法

用刮痧板凹槽处的两角部刮拭，以凹槽部位对准脊椎棘突，凹槽两侧的双角放在脊椎棘突和两侧横突之间的部位，刮痧板向下倾斜45度，自上而下地刮拭。这种刮拭方法常用于脊椎部位的诊断、保健和治疗。

点按法

将刮痧板角部与穴位呈90度角垂直，向下按压，由轻到重，逐渐加力，片刻后迅速抬起，使肌肉复原，多次重复，手法连贯。这种刮拭方法适用于无骨骼的软组织处和骨骼缝隙、凹陷部位，如人中穴、膝眼穴。

厉刮法

将刮痧板角部与刮拭区呈90度角垂直，并施以一定的压力，刮痧板始终不离皮肤，做短距离（约1寸长）前后或左右摩擦刮拭。这种刮拭方法适用于头部全息穴区的诊断和治疗。

平面按揉法

用刮痧板角部的平面以小于20度角按压在穴位上，做柔和、缓慢的旋转运动，刮痧板角部平面始终不离开所接触的皮肤，按揉压力应渗透至皮下组织或肌肉。这种刮拭方法常用于对脏腑有强壮作用的穴位，如合谷、足三里、内关穴以及手足全息穴区、后颈、背腰部全息穴区中疼痛敏感点的诊断和治疗。

垂直按揉法

垂直按揉法将刮痧板的边缘以90度角按压在穴区上，刮痧板始终不离开所接触的皮肤，做柔和的慢速按揉。垂直按揉法适用于骨缝部穴位，以及第二掌骨桡侧全息穴区的诊断和治疗。

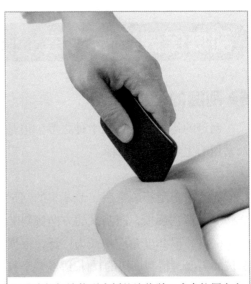

◎垂直按揉法将刮痧板的边缘以90度角按压在穴区上，做柔和地慢速按揉。

❷ 特殊刮痧方法

揉刮法

根据刮拭范围的大小，以刮痧板整个长度的一半长边接触皮肤，刮痧板向刮拭的方向倾斜，倾斜的角度尽量小于15度，

人体各部位的刮拭方向和顺序表

顺序	人体	刮拭部位	方法	功效	防治	注意事项
①	头部	头部两侧 前头部 后头部 全头部	用刮板薄面边缘或刮板角部刮拭	改善头部血液循环，疏通全身阳气	中风、头痛、脱发、失眠、感冒等	每个部位刮30次左右即可
②	面部	前额部 两颧部 下颌部	补法，刮拭方向为由内向外	养颜祛斑美容	眼病、鼻病、耳病、面瘫、雀斑、痤疮等	手法轻柔，以不出痧为度
③	颈部	颈部后面正中线	泻法	育阴潜阳、补益正气	颈椎病、肩周炎	用力轻柔 一气呵成，中间不停顿
		颈部两侧到肩部	平补平泻			
④	背部	背部正中线	补法	预防脏腑疾病	黄疸、胆囊炎、肝炎、肠鸣、泄泻、便秘、脱肛、痢疾、肠痈	用力轻柔
		背部两侧	补法或平补平泻法			一气呵成，中间不停顿
⑤	胸部	胸部正中线	从上向下，平补平泻	预防脏腑疾病	冠心病、慢性支气管炎、支气管哮喘、乳腺炎、乳腺癌	用力要轻柔，乳头处禁刮
		胸部两侧	从内向外，平补平泻			
⑥	腹部	腹部正中线	从上往下	预防脏腑疾病	胆囊炎、慢性肝炎、胃及十二指肠溃疡、呕吐、胃痛、慢性肾炎、前列腺炎、便秘、泄泻、月经不调、不孕	空腹或饱餐后禁刮，急腹症忌刮，神阙穴禁刮，有内脏下垂的患者在刮拭时应从下往上
		腹部两侧				
⑦	四肢	上肢内侧 上肢外侧 下肢内侧 下肢外侧	从上往下	通经活络	全身疾病	关节部位不可重刮，感染、破溃、痣瘤等处刮拭时应避开
⑧	膝关节	膝眼 膝关节前部 膝关节内侧 膝关节外侧 膝关节后部	用刮板棱角刮拭	舒筋理气	膝关节的病变、腰背部疾病、胃肠疾病	刮拭关节时动作应轻柔

自上而下或从内向外均匀地连续做缓慢、柔和的旋转刮拭，即边刮拭边缓慢向前旋转移动，向前移动的推动力小于向下按压的力量。

摩刮法

两手各持一块刮痧板，将刮痧板平面置于手掌心或四指部位，手指不接触皮肤，两块刮痧板平面紧贴面部两侧皮肤，以掌心或四指力量按压刮痧板的平面，将按压力渗透进肌肉深部，两块刮痧板在面部两侧同时自下而上或从外向内均匀连续做缓慢、柔和的旋转移动，即边按压边缓慢向前旋转移动，向前移动的推动力小于向下按压的力量。

刮痧的补泻手法

刮痧疗法以刮板为工具进行治疗，对不同体质与不同病症者应采用不同的刮拭手法。临床分为三种手法：补法、泻法和平补平泻法。刮拭手法是根据刮拭力量和速度两种因素决定的。

根据患者的体质和病情确定刮拭手法。但不论何种证型，均应以补刮开始，然后根据体质和部位决定按压力的大小，再逐渐向平刮、泻刮法过渡，使患者有适应的过程。

刮痧的补泻手法是由按压力大小、时间长短、刮拭方向和速度快慢等多个因素决定的。根据刮拭时的力量和速度，刮拭手法可以分为补法、泻法和平补平泻法。

一般中医外治法均认为速度快、按压力大、刺激时间短为泻；速度慢、按压力小、刺激时间长为补；速度适中、按压力适中、时间介于补泻之间为平补平泻，亦称平刮法。具体应用时可根据患者病情和体质而灵活选用。其中按压力中等，速度适中的手法易于被患者接受。平补平泻法介于补法和泻法之间，常用于正常人保健或虚实兼见证的治疗。此外，皮下脂肪少的部位，应用按压力小、速度慢的补法刮拭；肌肉丰厚部位应用按压力大、速度慢的手法。

补、泻效果是由机体状态、腧穴特性和刮拭手法几种因素决定的。

机体状态与补泻效果有直接的关系，当机体正气充足时，经气易于激发，刮拭补泻调节作用显著；当机体正气不足，经气不易激发，刮拭补泻调节作用缓慢。腧穴的特性也是一种因素，有些腧穴有强壮作用，如足三里、关元，刮拭这些腧穴可以补虚。有些腧穴有泻实作用，如肩井、曲池，刮拭这些腧穴可以泻实。中医经络的理论认为"顺经气而行则补，逆经气而行则泻"。在刮痧疗法中，保健刮痧和一般病症治疗不必拘泥于这一理论，主要以刮拭手法的速度和力量进行补虚和泻实。对于体质较弱的虚证，可参考这一理论按经气的运行方向刮拭进行补泻。

刮拭要领与技巧

一个刮痧治疗的成功与否，刮拭要领是至关重要的，一次刮痧的疗效如何和刮拭要领是紧密联系的，我们主要介绍常用刮痧手法的刮拭要领。

❶ 按压力

刮痧时除向刮拭方向用力外，更重要的是要有对肌肤向下的按压力，须使刮拭的作用力传导到深层组织，才能达到刺激经脉和穴区的深度，这样才有治疗作用。刮板作用力透及的深度应达到皮下组织或肌肉，如作用力大，可达到骨骼和内肌。刮痧最忌不使用按力，仅在皮肤表面摩擦，这种刮法，不但没有治疗效果，还会形成表皮水肿。但人的体质、病情不同，治疗时按压力强度也不同。各部位的局部解剖结构不同，所能承受的压力强度也不相同，在骨骼凸起部位按压力应较其他部位适当减轻。力度大小可根据患者体质、病情及承受能力决定。正确的刮拭手法，应始终保持稳定的按压力。每次刮拭应速度均匀，力度平稳。

❷ 点、面、线相结合

点即穴位，穴位是人体脏腑经络之气输注于体表的部位。面即指刮痧治疗时刮板边缘接触皮肤的部分，约有1寸宽。这个面，在经络来说是其皮部；在全息穴区来说，即为其穴区。线即指经脉，是经络系统中的主干线，循行于体

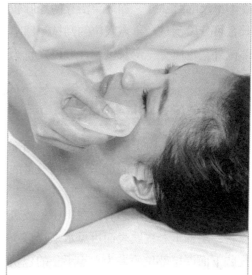

◎点即穴位，面即皮部，线即经脉。刮痧的特点为点、面、线相结合。

表并连及深部，约有1毫米宽。点、面、线相结合的刮拭方法，是在疏通经脉的同时，加强重点穴位的刺激，并掌握一定的刮拭宽度。因为刮拭的范围在经脉皮部的范围之内，经脉线就在皮部范围之下，刮拭有一定的宽度，便于准确地包含经络，而穴区，更是具有一定面积的区域。

刮痧法，以疏通调整经络为主，重点穴位加强为辅。经络、穴位相比较，重在经络，刮拭时重点是找准经络，宁失其穴，不失其经。只要经络的位置准确，穴位就在其中，始终重视经脉整体疏通调节的效果。点、面、线相结合的方法是刮痧的特点，也是刮痧简便易学、疗效显著的原因之一。

❸ 刮拭长度

在刮拭经络时，应有一定的刮拭长度，市尺的4至5寸，如需要治疗的经脉较长，可分段刮拭。重点穴位的刮拭除凹陷部位外，也应有一定长度。一般以穴位为中心，上下总长度为4至5寸，在穴位处重点用力。在刮拭过程中，一般须一个部位刮拭完毕后，再刮拭另一个部位。遇到病变反应较严重的经穴或穴区，刮拭反应较大时，为缓解疼痛，可先刮拭其他经穴处。让此处稍事休息后，再继续治疗。

刮拭后的反应

刮痧治疗，由于病情不同，治疗局部可出现不同颜色、不同形态、不同数量的痧。皮肤表面的痧有鲜红色、暗红色、紫色及青黑色。痧的形态有散在、密集或斑块状，湿邪重者皮肤表面可见水疱样痧。皮肤下面深层部位的多为大小不一的包块状或结节状。深层痧表面皮肤隐约可见青紫色。刮痧治疗时，出痧局部皮肤有明显发热的感觉。

刮痧治疗半小时左右，皮肤表面的痧逐渐融合成片。深部包块样痧慢慢消失，并逐渐由深部向体表扩散。在12小时左右，包块样痧表面皮肤逐渐呈青紫色或青黑色。深部结节状痧消退缓慢，皮肤表面12小时左右亦逐渐呈青紫色或青黑色。

刮痧后24至48小时内，出痧严重者局部皮肤表面微微发热，出痧表面的皮肤在触摸时有疼痛感。如刮拭手法过重或刮拭时间过长，体质虚弱者会出现短时间的疲劳反应，严重者24小时以内会出现低热，休息后即可恢复正常。

刮出的痧一般5至7天即可消退。痧消退的时间与出痧部位、痧的颜色和深浅有密切的关系。阴经所出的痧，较阳经所出的痧消退得慢，慢者一般延迟至2周左右消退。胸背部的痧、上肢的痧、颜色浅的痧及皮肤表面的痧消退较快，下肢的痧、腹部的痧、颜色深的痧及皮下深部的痧消退较慢。

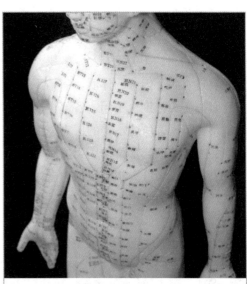

◎刮拭时重点是找准经络，原则是宁失其穴，不失其经。

痧痕对疾病的诊断、治疗、病程、预后判断方面有一定的临床指导意义。痧色鲜红，呈点状多为表证，病程短，病情轻，预后好；痧色暗红，呈斑片状或痧块，痧粒密集，多为里证，病程长，病情重，预后差。随着刮痧的治疗，痧象颜色由暗变红，由斑块变成散点，说明病情在好转，治疗是有效的。一般说来，无病者或属于减肥、美容或保健刮拭者，一般无明显痧象。

刮痧板的清洗和保存

水牛角和玉石制的刮痧板，刮拭完毕可用肥皂洗净擦干或以酒精擦拭消毒，绝对不可高温消毒。

水牛角刮痧板长时间置于潮湿之处或浸泡在水里，或长期置于干燥的空气中，均会产生裂纹，影响使用寿命。因此刮毕洗净后应立即擦干，最好放在塑料袋或皮套内密封保存。

玉质刮痧板不怕水泡，也不忌干燥。但是容易碎裂，所以在保存时要避免磕碰。

有些刮痧板的上端有小孔，可以穿入线绳，随身携带，但在携带中要注意避免磕碰。

刮痧保健的方式

保健刮痧有两种方式，涂刮痧油刮拭和不涂刮痧油刮拭。这两种刮痧的目的不同，所以在刮拭时间、用力程度和保健效果等方面也各有不同。

涂刮痧油刮拭适用于定期保健刮痧（如1~2周或1~2月刮拭一次），亚健康的诊断和治疗。它具有行经活血、疏通经络、排毒解毒、化瘀止痛、净化血液和体内环境、调理脏腑的作用。

涂刮痧油刮拭必须涂刮痧油，使用刮痧油在皮肤上进行刮拭。根据体质和病症，用轻力，或介于轻重之间，局部适当用重力。刮痧后一般情况下皮肤会出痧或者毛孔张开。每次刮拭不超过30分钟。它的间隔期为同一部位的痧消退后再进行第二次刮痧。

不涂刮痧油刮拭适用于短时间刮痧保健，它有激发经气运行、疏通经络、舒筋活血的作用。

刮拭时不必涂刮痧油，直接在皮肤上刮拭，也可隔衣刮拭。根据健康状况，刮拭时用轻力或介于重力和轻力之间。刮拭到皮肤出现局部的潮红或有热感即可。每次刮拭同一部位不超过两分钟。不涂刮痧油刮拭可以每天进行。

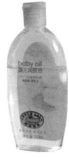

◎当手边没有刮痧专用活血润滑剂时，也可以用婴儿润肤油代替。

刮痧操作步骤

（1）首先要向患者做简要解释，以消除其紧张恐惧心，取得信任、合作与配合。

（2）准备齐全刮痧器具与用品。检查刮具边缘是否光滑、安全并做好必要的消毒工作。

（3）根据病人所患疾病的性质与病情，并结合患者的体质。确定治疗部位，用毛巾擦洗干净，选择合适的体位。

（4）在刮拭部位均匀地涂布刮痧介质，用量宜薄不宜厚。

（5）一般右手持刮痧工具，灵活利用腕力、臂力，切忌生硬用蛮力，硬质刮具的平面与皮肤之间角度以45度为宜，切不可成推、削之势。

（6）用力要均匀、适中，由轻渐重，力度要均匀，并保持一定的按压力，以病人能耐受为度，使刮拭的作用力传达到深层组织，而不是在皮肤表面进行摩擦。刮拭面尽量拉长，点、线、面三者兼顾，综合运用，点是刺激穴位，线是循经走络，面是作用皮部。

（7）刮痧时要顺一个方向刮，不要来回刮，以皮下出现轻微紫红或紫黑色痧点、斑块即可。应刮完一处之后，再刮相邻部位，不要无序地东刮一下，西刮一下。

（8）保健刮须和头部刮治，可不用刮溶介质，亦可隔衣刮拭。

（9）任何病症，宜先刮拭颈项部，再刮其他患处。一般原则是先刮头颈部、背部，再刮胸腹部，最后刮四肢和关节。关节部位应按其结构，采用点揉或挤压手法。

（10）如刮取头、额、肘、腕、膝、踝及小儿皮肤时，可用棉纱线、八棱麻等刮擦之。腔部柔软处，还可用食盐以手擦之。

（11）刮拭方向原则按由上而下、由内而外的顺序刮拭。

（12）刮完后，擦干水渍、油渍。让病人穿好衣服，休息一会儿，再适当饮用一些姜汁糖水或白开水。

（13）一般刮拭后半小时左右，皮肤表面的痧点会逐渐融合成片，刮痧后24~48小时出痧表面的皮肤触摸时有痛感或自觉局部皮肤有微微发热。这些都属于正常反应，休息后即可恢复正常。一般深部出现的包块样痧或结节样痧在皮肤表面逐渐呈现紫色或青黑色，消退也较缓。

（14）刮痧时限与疗程，应根据不同疾病之间的性质及病人体质状况等因素灵活掌握。一般每个部位刮20次左右，以使病人能耐受或出痧为度。在刮痧治疗时，汗孔开泄，为了有利于扶正祛邪，防止耗散正气，或祛邪而不伤正，所以每次刮治时间以20~25分钟为宜。初次治疗时间不宜过长、手法不宜太重，不可一味片面强求出痧。第二次间隔5~7日痧象消失后或患处无痛感时再实施，直到原处清平无斑块，病症自然就痊愈了。通常连续治疗7~10次为1个疗程，间隔10日再进行下一个疗程。如果刮拭完成两个疗程仍无效者，应进一步检查，必要时改用其他疗法。

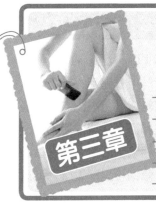

刮痧的注意事项

第三章

◎刮痧虽然是一种很好的治疗方法，但是毕竟要接触肌肤，不可马虎对待。那么，刮痧前需要注意哪些事项？刮痧有什么慎用证或者禁忌证？弄清楚注意事项，不仅可以规避操作时的失误，更能让患者更加放心，使整个治疗流程更加安全。

刮痧前的注意事项

刮痧疗法临床应用范围较广。以往主要用于痧症，现扩展用于呼吸系统和消化系统等疾病，涉及内外妇儿各科疾病，我们在后面会一一提到其刮痧治疗的方法。然而，刮痧并非适用于所有的病症，以下为大家介绍刮痧疗法的慎用证和禁忌证。

❶ 刮痧疗法的慎用证

（1）有出血倾向的疾病，如血小板减少症、白血病、过敏性紫癜症等不宜用泻刮手法，宜用补刮或平刮法。如出血倾向严重者应暂不用此法。

（2）新发生的骨折患部不宜刮痧，外科手术瘢痕处亦应在两个月以后方可局部刮痧。恶性肿瘤患者手术后，瘢痕局部处慎刮。

（3）化脓性炎症、渗液溃烂的局部皮肤表面（如湿疹、疱疹、疔、疖、痈、疮等病症），以及传染性皮肤病的病变局部禁刮。

（4）原因不明的肿块及恶性肿瘤部位禁刮，可在肿瘤部位周围进行补刮。

（5）下肢静脉曲张者，宜由下而上采取适当手法，手法要轻；血小板低下者（容易出血不止）、病危的人要谨慎刮拭。

❷ 刮痧疗法的禁忌证

严禁给有刮痧禁忌证者刮痧，常见的刮痧禁忌证有以下几种：

（1）病人身体瘦弱，皮肤失去弹力，或背部脊骨凸起者，最好不要除痧，或不宜在背部除痧。

（2）患者有心脏病，如心肌梗死、心绞痛时，或水肿病者，或血友病，或出血倾向者，均不宜用除痧法。

（3）少儿体弱患者，老年体弱多病者，不可用本法。

（4）皮肤有感染疮疗、溃疡、瘢痕或有肿瘤的部位禁刮。

（5）经期、妊娠期下腹部要慎刮或禁刮；极度虚弱、消瘦者慎刮；心血管疾患者慎刮；过饥、过饱、过度疲劳者禁刮。

刮痧时的注意事项

治疗刮痧时，皮肤局部汗孔开泄，出现不同形色的痧，病邪、病气随之外排，同时人体正气也有少量消耗。为有利于扶正祛邪，增强治疗效果，治疗刮痧时应选择环境，根据病症选择适当的手法，注意掌握刮拭的时间，防止发生晕刮。危重病人应采用综合治疗。

① 应对晕刮

晕刮，即在治疗刮痧过程中出现的晕厥现象。经络刮痧法虽然安全、无副作用，但个别患者有时因其本身在某个时刻不具备接受治疗刮痧的条件，或治疗刮痧时操作者的刮拭手法不当、刮拭时间过长、患者过度紧张，则会出现晕刮现象。

晕刮的原因

（1）患者对治疗刮痧缺乏了解，精神过度紧张或对疼痛特别敏感者。

（2）空腹、熬夜及过度疲劳者。

（3）刮拭手法不当，如体质虚弱、出汗、吐泻过多或失血过多等虚证，采用了力度过重的刮拭手法。

（4）刮拭部位过多，时间过长，超过25分钟者。

晕刮的症状

发生晕刮时，轻者出现休克晕厥的征兆，比如精神疲倦、头晕目眩、面色苍白、恶心欲吐、出冷汗、心慌、四肢发凉，重者血压下降，神志昏迷，出现休克晕厥。

晕刮的治疗

应立即停止原来的刮痧治疗。抚慰患者勿紧张，帮助其平卧，注意保暖，饮温开水或糖水。重者马上拿起刮板用角部点按人中穴，力量宜轻，避免重力点按后局部水肿。对百会穴和涌泉穴施以泻刮法，患者病情好转后，继续刮内关、足三里。采取以上措施后，晕刮可立即缓解。如患者晕刮现象仍然不缓解则需要立即采取急救措施。

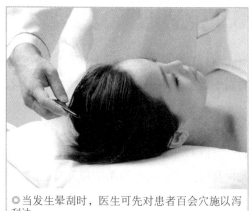

◎当发生晕刮时，医生可先对患者百会穴施以泻刮法。

晕刮的预防

（1）对初次接受刮痧治疗者，应作好说明解释工作，以消除患者不必要的顾虑。

（2）选择舒适的体位以便配合刮痧治疗。

（3）空腹、过度疲劳、熬夜后不宜用治疗刮痧法。

（4）根据患者体质选用适当的刮拭手法。对体质虚弱、出汗、吐泻过多、失血过多等虚证，宜用补刮手法。

（5）治疗刮痧部位宜少而精，掌握好刮痧时间，不超过25分钟。当夏季室温过高时，患者出汗过多，加之刮痧时汗孔升泄，体力消耗，易出现疲劳，因此要适当缩短刮拭的时间。

（6）在治疗刮拭过程中，要经常询问病人的感觉和观察病人的反应，及时发现晕刮的先兆。做到以上几条，完全可以防止晕刮的发生。

❷ 除痧手法

除痧时手法要均匀一致，防止刮破皮肤，以免引起感染。除痧过程中，应询问病人的感觉情况，以便随时调整病人体位和改进施术的手法。除痧使用的用具必须清洗消毒，特别是给乙肝病人或乙型肝炎表面抗原阳性携带者除痧时，由于皮下渗血，肝炎病毒可能污染用具，刮痧后，用具一定要经高压消毒，以防止血源性传播。

❸ 冬日刮痧

在冬天刮痧时，室内一定要暖和，注意刮痧部位刮痧结束后及时覆盖保暖，防止着凉，加重病情，也不要对着空调，要尽量避风。刮痧时尽量使用专用刮痧用具，不要使用其他的代用品刮痧（如铜钱、塑料品、瓷器、红花油等）。前一次刮痧部位的痧斑未退之前，不宜在原处进行再次刮拭出痧。再次刮痧时间需间隔3～6天，以皮肤上痧退为标准。

❹ 避风保暖

治疗刮痧时应避风，注意保暖。室温较低时应尽量减少暴露部位，夏季高温时

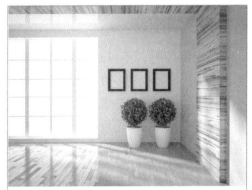

◎刮痧场所应尽量选择空气清新、环境舒适的室内，注意避风保暖。

不可在电扇处或有对流风处刮痧。因刮痧时皮肤汗孔开泄，如遇风寒之邪，邪气可通过开泄的毛孔直接入里，不但影响刮痧的疗效，还会因感受风寒引发新的疾病。

❺ 不同部位的刮痧

头部、面部可不必抹刮痧油，保健刮痧可以隔着衣服刮拭；治病出痧，必须使用专门的刮痧油。刮完一次，应在痧退以后再在同一部位刮痧，平时可以用轻手法补刮，促进微循环，以加强退痧作用。

❻ 不同皮肤的刮痧

皮肤病患者，皮损处干燥、无炎症、渗液、溃烂者（如神经性皮炎、白癜风、牛皮癣等病症），可直接在皮损处刮拭，皮肤及皮下无痛性的良性结节部位亦可直接刮拭。如皮损处有化脓性炎症、渗液溃烂的，以及急性炎症红、肿、热、痛者（如湿疹、疱疹、疔、疖、痈、疮等病症），不可在皮损处或炎症局部直接刮拭，可在皮损处周围刮拭。

❼ 不必强出痧

刮痧治疗时，不可过分追求痧的出现。因为出痧多少受多方面因素的影响。患者体质、病情、寒热虚实状态、平时服用药物多少及室内的温度都是影响出痧的因素。

一般情况下，实证、热证比虚证、寒证容易出痧；血瘀之证出痧多；虚证出痧少；服药多者特别是服用激素类药物后，不易出痧；肥胖之人与肌肉丰满发达者不易出痧；阴经和阳经比较，阴经不易出痧；室温较低时不易出痧。出痧多少与治疗效果不完全成正比。如实证、热证出痧多少与疗效关系密切，而对不易出痧的病证和部位只要刮拭方法和部位正确，就有治疗效果。

实证、热证比虚证、寒证容易出痧；刮痧时，会有少许毛细血管出血，渗到附近组织，然后再吸收，会产生疼痛的感觉，这是增加抵抗力的一种方法，属于正常情况。怕疼的人，可先泡热水澡或热敷再刮痧，可减少疼痛。刮痧治疗后，会使汗孔扩张，半小时内不要冲冷水澡，不要吹冷风，可洗热水澡。刮痧后喝一杯温开水，以补充体内消耗的津液，促进新陈代谢，加速体内毒素排泄。

❽ 痧症太严重时的处理

"刮痧"的"痧"指痧病。在炎热季节，冒暑远行，贪凉，大量饮冷水，或者淋了雨，或是暴食暴饮，接触了秽物臭气等，都会发痧。它使人一时气血阻滞，发

病猛烈，必须急救。

危重病人，用经络全息刮痧法紧急救治后，有条件者应去医院由医务人员采取其他疗法综合治疗。

各种急性传染性疾病、急性感染性疾病、心脑血管病急性期、各种急腹症、危重症或诊断不明确的疑难病症，须在专业医务人员指导下，结合其他治疗方法来应用本法治疗。

轻度发痧，常见头晕、头闷胀痛、两目发花、周身不适、胸中郁闷、四肢发凉、脉迟治缓等。要马上用瓷调羹蘸清水在两肘窝或两腘窝，或在脊椎、颈部两侧，由上而下地刮，使皮肤变红，出现紫点为止。也可以用食指和中指蘸清水轻轻捏提上述皮肉，使之产生痧点。同时服用金灵丹。

当痧病发作重时，有腹部绞痛、欲吐不吐、欲泻不泻、头汗较多、烦躁闷乱、

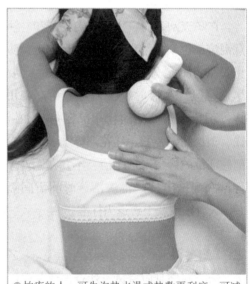

◎怕疼的人，可先泡热水澡或热敷再刮痧，可减少疼痛。

面白肢冷、脉沉伏等。要先用三棱针或空针头，常规消毒后，在腘窝部表浅发紫的小脉管上刺入放血。同时口服十滴水或玉枢丹、无极丹等。

痧病极重症时，病人已经昏迷，要送医院抢救。

⑨ 刮痧力度的掌握

刮痧手法中的力度，犹如中药处方之药量。一个中药方中药与药之间剂量发生改变，其方剂的功能就可能大为不同。说明中药方中不但药物配伍重要，药量也是很重要的。刮痧、按摩也一样，施术的部位（经络穴位）好像是方剂中的药，其力度好像是方剂中的药物的剂量。只知道经络穴位，而力度掌握不好，其效果也相差甚远。

有人问了，刮痧、按摩是不是力度越大越好？这是不正确的。力度太轻达不到一定力度，起不了效果；但力度太重了会使人肌肉组织受伤，甚至加重病情。刮痧有效的力度应该是既要有一定力量，但又不能太重，在这之间找到一个合适的力度，用此力度进行保健治疗才会有效。合适的力度是对病人使用刮痧、按摩进行保健治疗时，病人既能有酸、麻、胀、痛的感觉，又能忍受得住，这时的力度就是有效的，只有找到这种力度才会有好的效果。

⑩ 不要用红花油作应急刮痧油

古代人们一直用水、酒、植物油作刮痧用润滑油，所以在没有专用刮痧油的时候，也可以用这些传统材料作应急代替。但并不是所有油剂都适合的，比如红花油就最好不要用。因为红花油里面含有的辣椒素会刺激皮肤，当反复刮拭时会使皮肤变得粗糙，引起皮肤过敏或生成黑斑。长期保健最好用专用刮痧油，治疗作用比较好，还没有副作用。

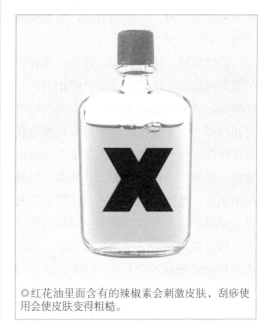

◎红花油里面含有的辣椒素会刺激皮肤，刮痧使用会使皮肤变得粗糙。

刮痧后的注意事项

❶ 刮痧后饮用一杯开水

治疗刮痧使毛孔打开，邪气外排，要消耗部分体内的津液，刮痧后饮热水一杯，不但可以补充消耗的部分水分，还能促进新陈代谢，加速代谢产物的排出。

❷ 刮痧3小时后可洗浴

治疗刮痧后，为避免风寒之邪侵袭，须待大概3小时皮肤毛孔闭合恢复原状后，方可洗热水浴。但在洗浴过程中，水渍未干时，可以刮痧。因洗浴时毛孔微微开泄，此时刮痧用时少，效果显著，但应注意保暖。

❸ 每次刮多长时间以及两次刮痧应间隔多久

保健刮痧：刮拭按压力度较小，每个部位刮拭时间短，刮至皮肤微有热感或皮肤微微发红即可，不需刮出痧，亦无间隔之说。

治疗刮痧：体质虚弱，容易出痧者，只要有痧出现，疼痛减轻即可停止刮拭。体质强壮者，可以刮至没有新痧出现时再停止刮拭。在不易出痧的部位，只要毛孔微微张开即可停止刮拭。在有结节、肌肉紧张、僵硬的部位，只要毛孔开泄或局部结节稍软，肌肉紧张、僵硬有所缓解即可停止刮拭。头部治疗刮痧只要局部有热感即可停止刮拭。面部保健治疗刮痧，每个部位根据皮肤状况刮拭5～15下，或者刮至局部有热感即可。

每次治疗刮痧不应超过30～40分钟（指用速度缓慢的平补平泻法刮拭）。初次治疗刮痧时间应适当缩短。体质弱或形体瘦弱者总体刮痧时间应当少于20分钟。同一部位两次治疗刮痧应间隔5～7天，原则是皮肤无痧斑、被刮处用手轻触无痛感时方可进行第二次治疗刮痧。

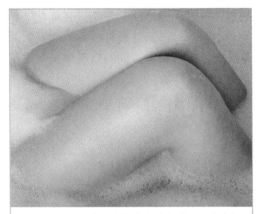

◎治疗刮痧后，为避免风寒之邪侵袭，须待大概3小时后方可洗热水浴。

❹ 提高刮痧疗效的要素

刮拭经络穴位和全息穴区是刮痧治疗的方法。因此注意准确地选经取穴，掌握正确的刮拭方法，提高经络穴位的敏感度，是提高刮痧疗效的要素。同时也应注意综合调养，巩固增强治疗效果。

选经配穴与疗效的关系

疾病定位准确，经穴配伍适当，是决定疗效的关键。在选经配穴前，首先应确定疾病的部位，根据疾病的病因、病位、病性以及标本缓急选经配穴。在选经配穴时，参考体质类型的特点，更能提高防病治病的效果。急性病邪气偏盛，正气不衰，多属实证。实证多从六腑治，以治阳经为主，阴经为辅。慢性病正气不足，多属虚证。虚证多从五脏治，以治阴经为主，阳经为辅。四肢关节或皮肤表面的病变，刮拭的范围应略大于病变局部。

交替变换刮拭部位、手法与疗效的关系

慢性病经常刮痧治疗，经络和全息穴

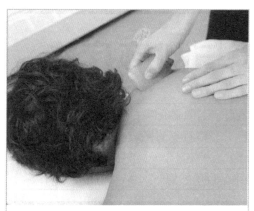

◎经常刮痧，可以起到调整经气、解除疲劳、增强免疫功能的作用。

区会产生一定的适应性，使疗效减低。经过治疗当病情平稳后，为巩固疗效，提高经络和穴区的敏感性，应交替变换刮拭的部位和手法。具体做法是：

（1）适当延长治疗的间隔时间。可把治疗的经穴和全息穴区分成两组，交替治疗，或采用左右肢体经络、穴区交替治疗。这样就使每条经络和穴区治疗的间隔时间延长。

（2）交替变换刮拭部位和手法。经过几次治疗刮痧后，出痧明显减少或不出痧时，为巩固疗效，避免损伤正气，不宜再用泻法。改为以重点穴位和穴区的治疗为主，对经络的整体治疗为辅，适当减轻刮拭的按压力，重点穴位和穴区可用面刮法、点按法和按揉法相结合。

室温与疗效的关系

刮痧时，环境温度适宜，有助于提高疗效。研究证实室温过低时，皮肤汗孔紧闭，经络反应力下降，不易激发经气，治疗效果差。冬天室温过低或病人体质虚弱，可先进行局部热敷，待皮肤毛孔舒

张后再刮痧治疗，易于激发经气，提高疗效。

综合调养与疗效的关系

中医认为，人体发生疾病，主要原因有三个方面。第一为内因：包括体质因素、情志所伤均可使人体正气不足，经络受邪，侵及脏腑。第二为外因：包括风、寒、暑、湿、燥、火等不正常的气候因素和各种生物性致病因素，如细菌病毒等在人体正气不足时乘虚而入。第三为外因：包括房事劳伤、饮食不节、劳逸过度，也包括金刃、虫兽、跌仆等外伤。人体疾病的发生是多方面因素综合作用的结果，疾病的痊愈同样也是多方面因素综合作用的结果。为提高和巩固刮痧的疗效，应从以上三方面采取有效的措施，比如加强锻炼、增强免疫力、饮食调养、改变不良习惯等。这几点对扶助人体正气、增强体质的作用是任何医疗手段所不能替代的，同时又是使疾病痊愈的必要条件。

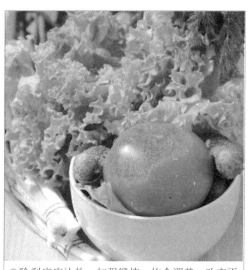

◎除刮痧疗法外，加强锻炼、饮食调养、改变不良习惯，这几点是使疾病痊愈的必要条件。

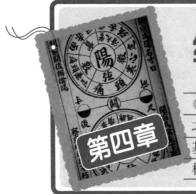

经络系统与刮痧疗法

第四章

◎《黄帝内经》载："经脉者，人之所以生，病之所以成，人之所以治，病之所以起。" 东汉的张仲景在《黄帝内经》的基础上又发展了经络学说，一直到今天，它都是中医研究的核心之一。可以说，经络学说虽然源于远古，却服务至今。

经络的基本概念和功能

经络是经脉和络脉的总称。中医认为，人体是一个有机的统一整体，内在的五脏六腑和外在的四肢五体九窍，都通过经络的网络和气血津液的流布，密切地联系成一个统一的整体，经络是运行全身气血、网络各个脏腑器官、沟通人体内外环境的通路。《黄帝内经》把经络的功能归纳为行血气、营阴阳、决死生、处百病、调虚实。此外中医在临床诊断辨证上、在中药作用归经上、在针灸推拿刮痧选穴选区上、在气功导引行气运气上，都用到经络理论。

近年来，国内外科学工作者运用声、光、热、电、磁、核等生物物理学方法，测得经络在体表部位的循行线具有高振动音、高冷光、高红外辐射、低阻抗、显性或隐性传感等特性，并和同位素原子的优势扩散线中相一致。用生物化学的方法，测得经络循行线还具有高钙离子浓度，高二氧化碳释放等特性，而且研究发现经络现象在动植物体上普遍存在。进一步的

形态学研究认为，经络是人体纵行的一种多层次、多结构的立体空间系统，在这一立体空间系统中，正是生理、病理各种信息传播的优势通道，也是人体最大的调控系统。

关于人体经络的生理功能，具体有以下几点：

一是沟通表里上下，联系脏腑器官。如沟通脏腑和外周肢行、五官九窍之间的联系，脏腑与脏腑之间多途径的联系，经络与经络之间的联系。

二是运行气血，濡养脏腑组织。这也就是《黄帝内经·灵枢·本脏》中所说的"经脉者，所以行血气而营阴阳，濡筋骨，利关节者也"。

三是感应传导针刺或是其他刺激，比如刮痧刺激、艾灸刺激等，并可以将药物传导传输至病变部位。

四是调节人体机能平衡，在通常情况下，经络系统处于自动化优化调控状态，随时识别并自动调整机体阴阳气血的失衡

倾向，使机体随时保持着阴阳气血的相对协调平衡，一旦机体阴阳气血失衡，人体就处于病态了，在这种情况下，就可以在经络理论的指导下通过针刺、按摩、刮痧、艾灸，以及药物来激发或提高经络系统的调节机能，使机体的阴阳气血重归平衡协调，从而达到恢复健康的目的。经络的这一功能，在《黄帝内经》里叫"调虚实""处百病"。

❶ 经络系统的组成

经络系统是由经脉、络脉、十二经筋、十二皮部所组成的。

经脉分正经和奇经两大类。正经即十二经脉，有手足三阴经、手足三阳经，直接和五脏六腑相连，是全身气血运行的主要通道。奇经有八个，这就是督脉、任脉、冲脉、带脉、阴跷脉、阳跷脉、阴维脉、阳维脉，有统率、联络十二经脉和调节经脉气血盈亏的作用。但十二正经都有阴阳经表里相合的关系，奇经没有阴阳经表里相合的关系，十二经别是从十二经脉别出的经脉，可加强十二经脉表里两经之间的联系，并弥补十二经脉和其未能达到的器官之间的联系，经脉中的十二正经和奇经中的督、任二脉，合称"十四经"，是针灸、推拿、刮痧疗法中应重点掌握的内容。

络脉是经脉的细小分支。分为十五别络、浮络、孙络，十五别络是较大的主要络脉，可加强相表里的阴阳两经在体表的联系。浮络是浮现于体表的络脉。孙络是最细小的络脉的分支，它遍布全身。孙络

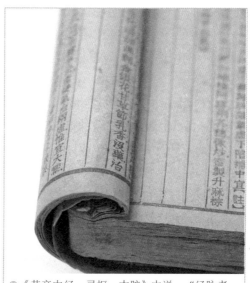

◎《黄帝内经·灵枢·本脏》中说："经脉者，所以行血气而营阴阳，濡筋骨，利关节者也。"

不仅使营卫气血通行敷布于体表，而且也是邪气出入的通路，刮痧疗法主要刺激的部位即是孙络和浮络，刮后所出现的痧，即出自孙络，出痧后则提示邪气已从孙络外泄。

经筋是十二经脉与筋肉之间的联络通路，有连缀四肢百骸、管理关节屈伸运动的作用。

皮部是十二经脉功能活动在体表的反映部位，或说是十二经脉在体表的势力范围，也叫十二皮部。某经的皮部，就是该经在体表的作用区域，刮痧法刮拭面积较大，在刮拭某经时，除了刮拭到经脉主干线外，也刮拭了其皮部的孙络，或说是主要刮拭了其皮部的孙络而起到治疗作用的。由于刮痧法是直接在十二经脉的皮部刮拭，所以这里再说明一下皮部的范围，生理功能和它在诊断、治疗上的意义。

（1）关于十二皮部在体表的部位，

尚未见到古代文献的明确记载，一般认为，每条经脉的皮部，应以该经脉循行线为中心，向两侧对称拓宽至相邻经脉的皮部为止。

（2）十二皮部的生理功能。一是充养皮毛，脏腑精气通过经脉而布达到皮部，从而起到营养皮毛的作用，所以皮毛的润泽与枯槁，可反映皮部气血的盈亏，并间接反映脏腑精气的盛衰。二是防御外邪，外邪侵犯人体，首先侵及皮毛，进而是络脉，经脉，直至脏腑。所以十二经表之部，也就是十二皮部，显然是防御外邪的第一道屏障。如果皮部气血失和、功能衰弱，邪气就易于由皮部入侵而逐渐深入。

（3）十二皮部在诊断及治疗方面的意义。因脏腑通过经脉、络脉、皮部和体表建立了联系，所以脏腑的功能活动和气血盛衰，可以在皮部反映出来。这也是

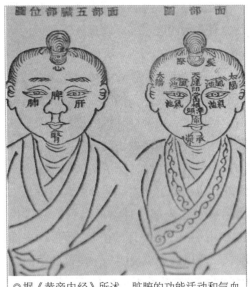

◎据《黄帝内经》所述，脏腑的功能活动和气血盛衰可在皮部反映出来。

《黄帝内经》所说的"有诸内，必形诸外"的意思。于是在诊断上就可以从人体外表的变化，加面色、舌象、体表的寒热等，测知内在脏腑的功能状况。特别是刮痧疗法中，在某经皮部刮出痧后，可以依据痧色的深浅、痧粒的疏密、痧位的深浅来诊断病位的深浅、病情的轻重、病性的寒热、病程的久暂。在治疗方面，刮痧疗法是通过刮拭或点压的方式，直接作用于十二皮部的孙络，使细小的络脉充血或出血，使皮部的汗孔开张，从而达到排泄邪气、调整经络和脏腑功能的目的，使机体恢复健康。可见十二皮部在刮痧疗法中的意义是不可轻视的。

② 十二经脉的概况

十二经脉命名

十二经脉对称地分布在人体左右，每侧都有十二条，所以全身实际是二十四条经脉。

十二经脉分为阴阳两大类，阴经有六、阳经也有六。通过手的经脉叫手经，通过足的经脉叫足经。每经都有固定的连属内脏。这样经脉的名称就综合了手足、阴阳、脏腑的内容而确立下来，如"手太阴肺经"，即是通过手，连属肺的阴经。

十二经脉分布、走向和交接规律

十二经脉分布规律：如一人双手触地取爬行姿势，并仰头面向前方，那么太阳照得着的部位大体是阳经的循行部位，太阳照不着的部位，大体是阴经的循行部位。在头部，足太阳经行头项，足少阳经行头侧，足阳明经行面额。在躯干，足太

阳经行后背，足少阳经行两侧，足阳明经及足三阴经行胸腹。在上肢，阳经行伸侧（外侧）、阴经行屈侧（内侧）。在下肢，阳经行于外侧、后侧，阴经行于内侧。而且阳明、太阴经在前缘，少阳、厥阴经在中间，太阳、少阴经在后缘，形成阴阳表里两经两两相对的分布。

十二经脉的走向和交接：手三阴经从胸走手，手三阳经从手走头，足三阳经从头走足，足三阴经从足走腹胸。手之阴阳经交接于手，足之阴阳经交接于足，手足阳经交于头，手足阴经交于胸腹。

十二经脉的表里关系

手足三阴三阳经，通过经别和别络互相沟通，组合成六对表里相合的关系。凡相表里的两经，则在四肢末端交接，分别循行于四肢内外两个侧面的相对应位置，分别属于相表里的两个脏腑，经络相

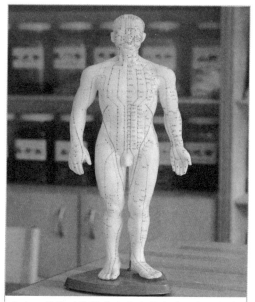

◎十二经脉对称地分布在人体左右，每侧都有十二条，全身实则二十四条经脉。

表里和脏腑相表里是一致的。刮痧法中的阴阳对刮原则，就是指对刮相表里的两经。

十二经脉气血流注次序

十二经脉气血的运行是首尾相贯，如环无端的。按照"手太阴肺经－手阳明大肠经－足阳明胃经－足太阴脾经－手少阴心经－手太阳小肠经－足太阳膀胱经－足少阴肾经－手厥阴心包经－手少阳三焦经－足少阳胆经－足厥阴肝经－手太阴肺经"这一流注次序。

❸ 任、督二脉的循行和功能

（1）督脉起于胞中，下出会阴，行于人体后正中线，上经头正中线，经头顶、额部、鼻及上唇，终于上唇系带处。有统率全身阳经的功能。多次和手足三阳经及阳维脉交会，可以调节全身阳经的经气，所以也叫"阳脉之海"。它的分支入脑、属肾，主干行于脊里，因此和脑、髓、肾的功能关系密切。

（2）任脉起于胞中，下出会阴，行于人体前正中线，上行至下颌部，环绕口唇，沿面颊分行至眼眶下。有总任全身阴经的功能，多次和手足三阴经及阴维脉交会，可以调节全身阴经经气，所以也叫"阴脉之海"，而且和女子妊娠有关，因此又有"任主胞胎"的说法。

❹ 十二经脉所属脏腑的功能

手足阴经，皆分别和脏相连属；手足阳经，皆分别和腑相连属。脏具有化生和贮藏精气的功能，属阴，其为病多虚证；

腑具有传送和消化饮食物、排泄糟粕的功能，属阳，其为病多实证。中医对脏腑的认识，除了和古代的人体解剖知识有关外，主要是从人体内脏的功能角度来进行论述的。

（1）肺。肺属五脏之一，在胸腔，手太阴经和它相连属，在五行属金，和大肠相表里。它的主要生理功能是：主气、司呼吸，主宣发肃降，通调水道，朝百脉而主治节，以辅佐心脏调节气血的运行。肺上通喉咙，外合皮毛，开窍于鼻，在液为涕，在志为忧。

（2）心。心属五脏之一，在胸腔，横膈膜之上，手少阴经和它相连属，五行属火，和小肠相表里，起着主宰生命活动的作用。它的主要生理功能一是主血脉，二是主神志。心开窍于舌，其华在面，在液为汗，在志为喜。

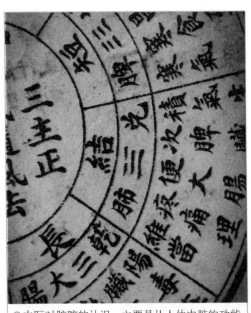

◎中医对脏腑的认识，主要是从人体内脏的功能角度来进行论述的。

（3）心包。心包也叫心包络，是包在心脏外面的包膜，具有保护心脏的作用，外邪侵袭于心，首先由心包受病，手厥阴经和它相连属，没有五行配属和表里配合的说法。

（4）脾。脾属五脏之一，在中焦膈下，足太阴经和它相连属，在五行属土，和胃相表里，脾胃同属消化系统的主要脏器，是气血化生之源，人体"后天之本"。它的主要生理功能是：主运化水谷精微和水液，主升清，主统摄血液。脾开窍于口，其华在唇，在液为涎，在体合肌肉，主四肢，在志为思。

（5）肝。肝为五脏之一，在横膈之下，右胁之内，足厥阴经和它相连属，在五行属木，和胆相表里。它的主要生理功能是主疏泄和主藏血，其主疏泄的功能，对全身气机的畅达、饮食物的消化吸收及情志的调畅皆有重大影响。肝开窍于目，在液为泪，在体主筋，其华在爪，在志为怒。

（6）肾。肾为五脏之一，在腰部脊柱两旁，左右各一，足少阴肾经和它相连属，在五行属水，和膀胱相表里。它的主要生理功能是：藏精，主生长发育和生殖，主水液代谢。由于肾藏有先天之精，为脏腑阴阳之根本，生命之源，故称其为"先天之本"。肾主骨生髓，外荣于发，开窍于耳和二阴，在液为唾，在志为恐和惊。

（7）胆。胆为六腑之一，与肝相连，足少阳经和它相连属，在五行属木，和肝相表里。它的主要生理功能是贮存和排泄胆汁，胆汁进入小肠，直接有助于饮食物的消化。胆又有主决断的功能。

（8）胃。胃为六腑之一，在上腹部，足阳明经和它相连属，在五行属土，和脾相表里。它的主要生理功能是接受容纳并腐熟饮食物，其气以降为和，主通降。和脾共称后天之本。

（9）小肠。小肠为六腑之一，上接胃，下通大肠，为一个相当长的管道器官，手太阳经和它相连属，在五行属火，和心相表里。它的主要生理功能是接受盛容饮食物和消化饮食物，这叫主受盛和化物。还可以分别出水谷精微、水液和食物残渣，这叫泌别清浊。

（10）大肠。大肠为六腑之一，上接小肠、下通肛门，手阳明经和它相连属，在五行属金，和肺相表里。它的主要生理功能是传化糟粕，也就是将小肠泌别清浊后所剩余的食物残渣，再吸收其多余水分，变化为粪便，排出体外。

（11）膀胱。膀胱为六腑之一，在小腹中央，足太阳经和它相连属，在五行属水，和肾相表里并直接和肾相通。它的主要生理功能是贮尿和排尿。

（12）三焦。三焦为六腑之一，手少阳经和它相连属，但没有五行配属和相表里的脏器。三焦是气的升降出入的通道，又是气化的场所，故其功能之一是主持诸气，总司全身气机和气化。三焦还是水液升降出入的道路，有疏通水道，运行水液的作用。在中医学里还有上焦、中焦、下焦的划分。

横膈以上，心肺头面为上焦，主气的升发和宣散。膈下脐上为中焦，包括脾胃肝胆，为升降的枢纽，气血化生之源。胃以下的部位和脏器，包括小肠、大肠、肾和膀胱等，为下焦，主泌别清浊、排泄糟粕和尿液。后世医家，将肝肾精血、命门原气等也都归属于下焦。

⑤ 奇经八脉

奇经八脉是任脉、督脉、冲脉、带脉、阴跷脉、阳跷脉、阴维脉、阳维脉的总称。它们与十二正经不同，既不直属脏腑，又无表里配合关系，其循行别道奇行，故称奇经。其功能有二：一是沟通十二经脉之间的联系；二是对十二经气血有蓄积渗灌等调节作用。

任脉，行于身体的腹面正中线，其脉多次与手足三阴及阴维脉交会，能总任一身之阴经，故称"阴脉之海"。任脉起于胞中，与女子妊娠有关，故有"任主胞胎"之说。

督脉，行于背部正中，其脉多次与手足三阳经及阳维脉交会，能总督一身之阳

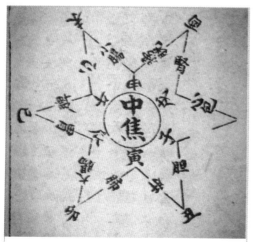

◎三焦为六腑之一，其功能之一是主持诸气，总司全身气机和气化。

人体经络系统的组成

经络系统总体上由经脉和络脉组成，其中又可以细分为若干种，具体如下表。

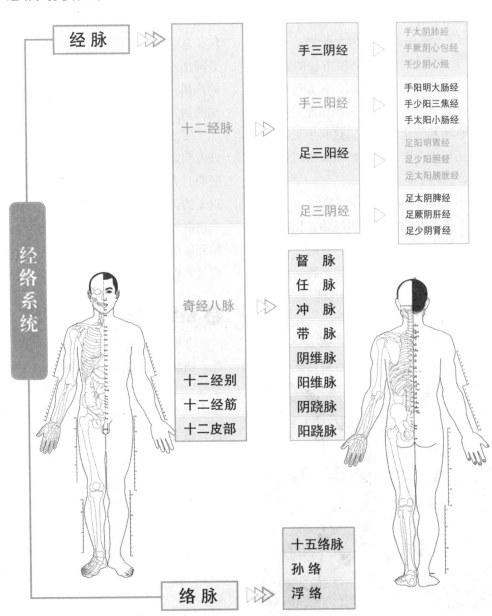

经脉 ▷▷	十二经脉 ▷▷	手三阴经 ▷	手太阴肺经 手厥阴心包经 手少阴心经
		手三阳经 ▷	手阳明大肠经 手少阳三焦经 手太阳小肠经
		足三阳经 ▷	足阳明胃经 足少阳胆经 足太阳膀胱经
		足三阴经 ▷	足太阴脾经 足厥阴肝经 足少阴肾经
	奇经八脉 ▷▷	督　脉 任　脉 冲　脉 带　脉 阴维脉 阳维脉 阴跷脉 阳跷脉	
	十二经别 十二经筋 十二皮部		

经络系统

络脉 ▷▷ 十五络脉 / 孙络 / 浮络

十二经脉的交接规律和流注顺序

十二经脉交接规律表

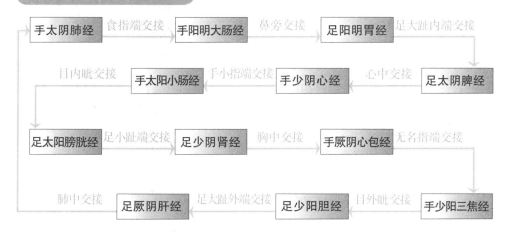

手太阴肺经 —食指端交接→ 手阳明大肠经 —鼻旁交接→ 足阳明胃经 —足大趾内端交接→

目内眦交接← 手太阳小肠经 ←手小指端交接— 手少阴心经 ←心中交接— 足太阴脾经

足太阳膀胱经 —足小趾端交接→ 足少阴肾经 —胸中交接→ 手厥阴心包经 —无名指端交接→

肺中交接← 足厥阴肝经 ←足大趾外端交接— 足少阳胆经 ←目外眦交接— 手少阳三焦经

十二经脉循环流注顺序表

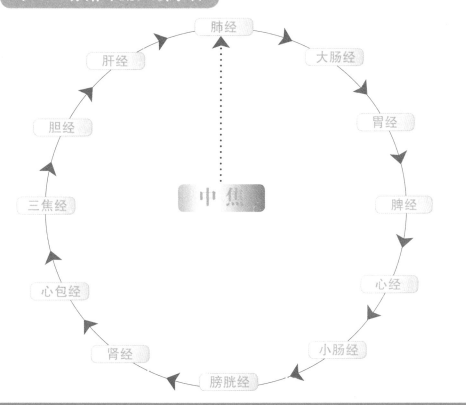

肺经 / 大肠经 / 胃经 / 脾经 / 心经 / 小肠经 / 膀胱经 / 肾经 / 心包经 / 三焦经 / 胆经 / 肝经

中焦

经，故称为"阳脉之海"。督脉行于脊里，上行入脑，并从脊里分出属肾，它与脑、脊髓、肾又有密切联系。

冲脉，上至于头，下至于足，贯穿全身；成为气血的要冲，能调节十二经气血，故称"十二经脉之海"，又称"血海"。同妇女的月经有关。

带脉，起于季胁，斜向下行到带脉穴，绕身一周，如腰带，能约束纵行的诸脉。

阴跷脉、阳跷脉：跷，有轻健跷捷之意。有濡养眼目、司眼睑开合和下肢运动的功能。

阴维脉、阳维脉：维，有维系之意。阴维脉的功能是"维络诸阴"；阳维脉的功能是"维络诸阳"。

❻ 十二经别

十二经别是十二正经离、入、出、合的别行部分，是正经别行深入体腔的支脉。十二经别都是从十二经脉的四肢部位别出，阳经经别合于本经，阴经经别合于相表里的阳经。它有三个方面的生理功能：一是加强了十二经脉中相为表里的两条经脉在体内的联系；二是别络对其他络脉有统率作用，加强了人体的内部联系；三是灌注气血濡养全身。

❼ 十二经筋

十二经筋是十二经脉之气结聚于筋肉、关节的体系，是十二经脉的外周连属部分。其功能活动有赖于经络气血的濡养，并受十二经脉的调节，故将其划分

十二个系统，称为"十二经筋"。经筋的作用主要是约束人体的骨骼，利于身体的关节屈伸活动，以保持人体正常的运动功能。

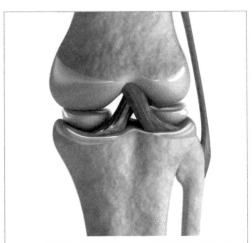

◎十二经筋的主要作用是在人体正常运动的状态下保护骨骼并利于关节屈伸。

❽ 十五络脉

十二经脉和任督二脉各自别出一络，加上脾之大络，共计十五条，称为十五络，分别以十五络所发出的腧穴命名。其主要作用是加强阴阳、表里经之间在体表的联系。

在十五络脉中，十二经脉的络脉都是从四肢肘、膝以下分出，络于相互表里的阴阳两经之间，从阳走阴或从阴走阳，为十二经在四肢互相传注的纽带。

任脉之络脉分布在腹部，络于冲脉；督脉之络脉分布在背部，除别走太阳之外，并能联络任脉和足少阴经脉；脾之大络分布在侧身部，能统率阴阳诸络。这三者在躯干部发挥其联络作用，从而加强了人体前、后、侧的统一联系。

经络全息刮痧法治病保健的机理

经络全息刮痧法可以预防和治疗疾病，强身健体，对疼痛类疾病有立竿见影的效果，对内脏功能失调引发的各种常见病也有显著疗效。刮痧为什么会有这样的作用呢？主要是因为经络全息刮痧法以经络学说和全息诊疗学说为理论基础，刮拭的是经脉功能活动反应于体表的部位及内脏对应于体表的全息穴区。刮拭后的局部汗孔开泄，促进邪气外排，同时又可以疏通经络、宣通气血、振奋阳气、调理脏腑、提高机体的抗病能力。

经络全息刮痧法治病的机理可以从以下四个方面认识。

❶ 恢复和提高经络的整体调控功能

经络的纵横交错和沟通联络作用，使机体各脏腑组织器官有机地联系起来，通过这种联系主宰着全身气血运行，经络即是全息穴区和内脏器官的联系途径，又是调节生命活动的信息反馈系统。这种整体调控作用，使机体各脏腑器官组织在功能上能协调共济，成为一个统一的有机整体。

现代医学认为，人体功能活动的调节，包括运动系统与内脏功能活动的调节，以三种调节机制完成，即：神经调节、体液调节与器官组织细胞的自身调节。反射是神经调节的基本方式，体液调节是随血液和组织液到达相应部位起作用。经脉的皮部角质层变薄，经络循行部位含有较其

他部位数量更多的神经末梢、神经束、血管、肥大细胞和结缔组织束。对于经络多年的研究进一步证实刺激经络可以调整神经，改善血液和组织间液的循环，加强器官组织细胞的新陈代谢，因此有调节人体功能活动的作用。这说明遍布全身的经络系统是人体最高层次的综合调控体系，有其组织结构基础。

由于刮拭经络和全息穴区的刺激作用，使肌肉收缩舒张，其张力变化的突然刺激以及肌肉收缩而产生的热能和代谢产物（如乳酸、二氧化碳、递质等）的化学刺激，鼓舞和激发了经气，再经过经脉所特有的能量传导作用，并通过多层次的连接，发挥经络整体性、双向性的良性调控功能。其调控作用通过经络系统可达到全身各脏腑器官，使其气机通畅，阴阳气血平衡，功能活动正常。

另外，由于全息穴区与同名脏腑器官

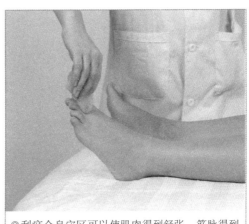

◎刮痧全息穴区可以使肌得到舒张，筋脉得到锻炼。

之间的内在联系，内脏及各器官组织发生病理改变，其相应的全息穴区会出现敏感、疼痛、结节，刮拭时会有痧的出现。刮拭的刺激和机体免疫系统清除痧的过程，通过神经-体液和经络的传导作用，使全息穴区相对应的脏腑组织器官的疾病也得到了治疗。

❷ 宣通气血、活血化瘀、改善微循环

中医认为气血是构成人体和维持生命活动的基本物质之一，是脏腑功能活动的物质基础，又是脏腑生理活动的产物。经络是气血运行的通路。

现代医学认为，血液循环的主要功能是完成体内的物质运输，即运送氧气、营养物质和代谢产物。组织器官中氧气、营养物质和代谢产物的交换是在微循环的部分实现的。微循环是指微动脉与微静脉之间的血液循环。脏腑功能障碍、代谢产物潴留、免疫功能异常、炎症与结缔组织病变均可以形成微循环障碍。当病变部位气机不畅、血液循环不良、代谢产物潴留、缺乏氧气和各种营养素时，血液流动速度明显减慢，血管腔扩张，通透性紊乱。刮拭后造成毛细血管破裂，血液渗出脉外，由于皮肤的屏障作用，"痧"在皮肤和肌肉之间形成。含有大量代谢产物的血液渗出后，改变了局部经脉的瘀滞状况，促使气血畅通，而含有丰富营养素和氧气的血液会使凝血机制正常发挥，毛细血管的通透性恢复正常，配合刮拭后血管的瞬间收缩反应，出"痧"会很快停止。由于这种治疗方式迅速改变了局部经络的瘀滞状态，变阻滞为通畅，促进了血液、淋巴液和组织间液的循环，使病变器官组织细胞得到充足的氧气和营养素的供应，改变了缺氧状态，活化了细胞，激发和调节了脏腑的功能活动，恢复了患者自身的愈病能力，对脏腑器官产生了治疗和保健作用。

❸ 排毒解毒、促进新陈代谢

机体的代谢产物通常通过呼吸、汗液、大小便等形式排出体外。当代谢产物

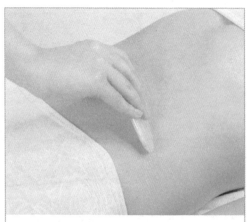

◎合理的刮痧部位可以使脏腑功能得到加强，更能促进血液良性循环。

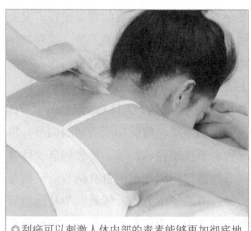

◎刮痧可以刺激人体内部的毒素能够更加彻底地排出体外。

不能通过正常渠道排出体外，在体内存留时间过长时，就会形成对机体有害的毒素。这些毒素包括细菌、病毒以及它们的代谢产物和氧在体内代谢过程中生成的危害细胞的氧自由基和其他活性物质。它们使经络瘀滞，气机不畅，造成细胞缺氧老化，是形成疾病的主要原因之一。

刮痧可以有效地排出体内毒素，补氧祛瘀，活化细胞，加强新陈代谢。在临床观察中发现，完全健康的人，刮拭经络无痧出现；病情较轻，病程较短者，刮出之痧，部位表浅，痧色鲜红；病情重，病程长者，痧色暗红或青紫，出痧部位较深。可以说病情越重，病程越长，痧色越重，部位越深。这是因为健康的人体内代谢产物能及时排出体外，体内无代谢产物潴留，毛细血管通透性正常，故刮拭后无痧出现。当机体脏腑功能减退，发生疾病时，代谢产物不能及时排出体外，在体内出现不同程度的潴留，造成血液微循环障碍，成为危害机体健康。这些使体内环境失衡的内毒素造成毛细血管通透性异常，刮拭时造成毛细血管破裂，故有痧的出现。

"痧"即是渗出于脉外的含有大量代谢产物的离经之血（也可以理解为内毒素）。出痧的过程就是排出体内毒素的过程，刮拭过程刺激局部皮肤和组织可以激发经气，调整经气运行，亦能通过经络的联系作用改善与之相连的脏腑器官的功能活动，促进毒素的排出。如刮拭膀胱经的肺俞及手太阴肺经，可以改善肺的呼吸功能和调整皮肤脂腺的分泌，促进毒素从呼吸道和皮肤排出；刮拭胃经的天枢、足三里穴和手阳明大肠经可以调节大肠蠕动，促进宿便排出；刮拭膀胱经的肾俞、三焦俞和任脉的关元、中极穴可以利尿。经常保健刮痧，能及时排出气血组织的代谢产物，调整脏腑功能，促进经气运行，加强机体新陈代谢，从而达到防病治病的目的。

刮痧可以改善和加强皮肤局部的代谢功能。皮肤有丰富的血管网和神经丛，对表皮细胞的刮拭刺激，使皮肤表层和真皮层微循环畅通，细胞活化，可以加速体内毒素从皮肤排出的过程，加强皮肤的新陈代谢。

④ 增强机体免疫功能

机体的免疫功能，中医称之为正气。正气代表机体的调节适应能力、防御疾病能力和病后的康复能力。一切阻碍机体正常生长和导致疾病的因素，中医称之为邪气。正气充足，抗病能力强，则邪气不能侵犯。而经络系统就是人体的保健系统，经络系统运行正常，是人体正气充足的基础。经常保健刮痧，可以疏通经络，清除邪气，调整脏腑阴阳气血，激发和加强人体的保健系统，扶植正气，增强抗御病邪

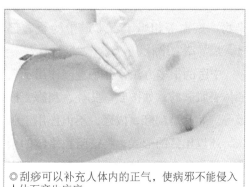

◎刮痧可以补充人体内的正气，使病邪不能侵入人体而产生病痛。

的能力。

现代医学认为，清除机体有害异物的过程可以激发免疫系统的功能。人体清除有害异物的天然防御机能是由淋巴系统及血液中的吞噬细胞完成的。刮拭时经络各部位所出现的"痧"，在皮肤与肌肉之间成为异物，从而激发免疫系统的功能。经常刮痧可以使淋巴细胞活力增强，提高机体的应激能力和组织创伤的修复能力，从而加强了机体的免疫功能。

掌握了经络，养生便可不费吹灰之力

《黄帝内经》有两部分：一部分叫《素问》，另一部分称《灵枢》。为什么叫《灵枢》？"灵"指神灵。"枢"是枢纽之意。"枢纽"是指重要的部分，事物相互联系的中心环节。灵枢就是神灵的关键，生命的枢纽。

《灵枢》主要讲的是经络，以及针灸、砭石等作用于经络的治疗方法。这说明什么？说明经络是神气与形体相互联系的中心环节，是生命的枢纽，健康的关键。所以，《灵枢》也被称为《针经》。所以，把握住了经络这个生命的枢纽，才能健康，才能长寿。

人体内的经络系统就类似于城市中的下水道，经脉是主干，类似于下水道的主干管道。络脉是分支，类似于下水道里的坑。气血在经络中运行，其中的杂质、污染物、瘀血等相当于下水道中的重着部分，最易堵塞络脉。

中医的很多方法，都是直接作用于人的体表肌肤的，如按摩、艾灸、刮痧、拔罐等。尤其是刮痧、拔罐，不但作用于肌肤，还以出痧的形式，将瘀阻在络脉的杂质、污染物、瘀血等从毛细血管中排泄出来，以达到净化血液的作用。

使用过刮痧、拔罐的人都有体会，刮痧、拔罐对疼痛性疾病，如肩周炎、腰腿膝关节疼痛效果非常好，其原因就是刮痧、拔罐能迅速将络脉中的瘀血和代谢产物等废物以出痧的形式排出体外。瘀血等废物一经排出，气血运行就通畅了，人会感觉到轻松、灵便很多。中医讲"痛则不通""通则不痛"，经络气血不通则会发生疼痛。经络气血通畅，疼痛就会消失。

经络一旦通畅，气血就会快速有效地将营养输送到全身，不仅疼痛会消除，而且"正气存内，邪不可干"，人体的健康状态就有了保证。这跟成语讲的"流水不腐"是一个道理。

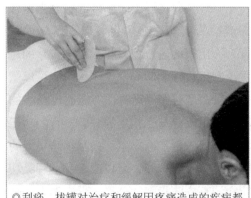

◎刮痧、拔罐对治疗和缓解因疼痛造成的疾病都能起到很好的效果。

人体不同部位的刮痧方法

第五章

◎针对人体的不同部位，要用不同的刮痧方法，这样才能使治疗达到更好的效果。比如，脸部刮痧手法最好要轻柔，而背部刮痧则要按照不同的情况，适当考虑加大力度。不同的刮痧方法可以更好地针对不同的病症情况，达到事半功倍的效果。

头部刮痧法

元明时期，已有较多的疗法记载，以瓷勺刮背，驱散邪气。至清代，不仅在《理浴骈文》等著作中记载着有关刮痧症的内容，而且还出现了刮痧专著，比如《七十二种痧症救治法》对刮痧疗法的理论和操作做了全面系统的描述。

头部刮痧所用的刮痧板用有活血润养功效的天然牛角做成，一端为梳形，可用于头部经络的疏通，另一端为波浪形，可作用于点按头部相应的穴位。头部有头发覆盖，须在头发上面用面刮法刮拭，不必涂刮痧润滑剂。为增强刮拭效果可使用刮板薄面边缘或刮板角部刮拭，每个部位刮30次左右，刮至头皮有发热感为宜。如果有出血性疾病，比如血小板减小症者无论头部还是其他部位都不能刮痧。如果有神经衰弱，最好选择在白天进行头部刮痧。

经常做头部刮痧可以促进头部血液循环，消除疲劳、消除头疼、改善大脑供

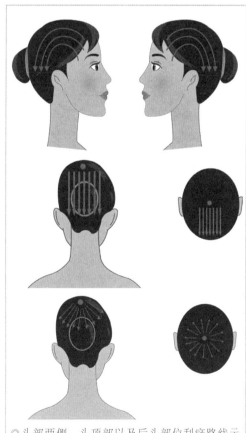

◎头部两侧、头顶部以及后头部位刮痧路线示意图。

血。长期做头部刮痧还有利于改善头发干燥、脱发的现象，可预防和治疗脑血栓、神经衰弱、各种类型的头痛、高血压、眩晕、记忆力衰退、阿尔茨海默病、感冒、脱发等。

头部刮痧的选穴与具体操作方法

太阳穴：太阳穴用刮板角部从前向后或从上向下刮拭。头部两侧：刮板竖放在头维穴至下鬓角处，沿耳上发际向后下方刮至后发际处。

头顶部：头顶部以百会穴为界，向前额发际处或从前额发际处向百会穴处，由左至右依次刮拭。

后头部：后头部从百会穴向下刮至后颈部发际处，从左至右依次刮拭。风池穴处可用刮板角部刮拭。

头部也可采取以百会穴为中心，向四周呈放射状刮拭。

面部刮痧法

面部刮痧对提升面部皮肤有显著功效，尤其是对眼袋、黑眼圈，斑点痘痘等常见问题有良好的治疗效果，还可防治眼病、鼻病、耳病、面瘫、雀斑等五官科疾病。面部经络穴位受刮拭刺激而产生热效反应，使颜面局部血容量和血流量增加，将受损部位、弱细胞激活，促使代谢产物交换排出，氧化、修复、更新而发挥正常作用，最终达到排毒养颜、舒缓皱纹、活血除疮、抗氧嫩白、行气消斑、保肤健美的效果。

面部刮痧根据面部生理结构，宜选用S形刮痧板或小的多功能刮痧板，沿面部特定的经络穴位，实施一定的手法，使面部经络穴位因刮拭刺激而血脉畅通，达到行气活血、疏通毛孔腠理、排出痧气、调整面部生物信息、平衡阴阳的目的。

脸部刮痧时需注意：手法一定要轻柔，不可用力过猛。面部属暴露的皮肤，与身体各部位肌肤有所不同，因此面部刮痧不必追求刮出"痧斑"，以刮至有热效应刮出痧气为宜。一般受术者感觉面部微热，好像是刚蒸脸或热敷面一样，个别人会在脸周或面颊、发际处感到轻微的跳动感或蚁行感，一部分人还因血流循环加快而有心情舒畅的惬意感。80%的人红热瞬间就恢复正常，过后脸部即感轻松、清爽、舒适，露出白里透红的自然肤色。

对于眼、耳、口、鼻等部位可以用手指刮摩来代替刮痧板。

面部刮痧的选穴与具体操作方法

（1）均匀上面部精油。

（2）用刮痧板轻按面部穴位，由下往上：承浆、两地仓、两迎香、巨髎、颧髎、两鼻通、睛明、印堂、攒竹、鱼腰、丝竹空、瞳子髎、球后、承泣、四白、太阳。

（3）用刮痧板点按面部穴位：印堂、发际、攒竹、发际、鱼腰、发际、丝竹空、发际、太阳、听会、听宫、耳门。

（4）开始刮痧，刮痧路线起止点及顺序如下：

①承浆——听会；②地仓——听会；

③人中——听会；④迎香——听会；

⑤鼻通——耳门；⑥睛明——耳门；

⑦攒竹以下——太阳穴；

⑧额头分三段——太阳穴。

（5）用刮痧板轻轻按抚全脸。

（6）按（4）所述刮痧路线，再由额头刮至下颌，即由8线至1线。提拉左边脸颊，提拉右边脸颊。

（7）用刮痧板轻轻按抚全脸。

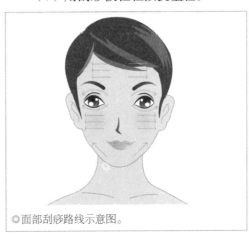

◎面部刮痧路线示意图。

颈部刮痧法

颈部是连接头部和躯干的桥梁，非常重要。我们可以用刮痧的方法把颈部的经络疏通，把颈椎、颈部的肌肉群调顺，包括中间的督脉、两端的膀胱经、胆经，它们都与头部相连。我们把它们疏通了，头部的很多症状也就迎刃而解了。我们可以刮一刮颈部，然后观察出痧的位置，看看是中间出痧多还是两侧出痧多，是督脉有瘀滞还是膀胱经或是胆经有瘀滞。任何一条经脉有瘀滞都会影响到躯干的一系列的问题。颈部的不同区段分别对应着大脑、咽喉、五官、颈肩，观察出痧的位置，可以判断出头部及肩颈哪个位置出现了问题。比如最上边的颈椎出现病变说明头部供血不足、容易出现头晕等症状。我们还可以根据出痧的颜色深浅来判断病变的时间的长短。出痧的颜色越深，说明瘀血的时间越久，代谢的产物越多。出痧很多，但是颜色鲜红，并无大碍，说明经脉瘀滞的时间很短，如果出痧很稀疏，那就更没什么问题了，根本不用担心。颜色发紫就说明病情比较严重。有些人气血不足，就不容易出痧，那怎样判断他是否身体有问题呢？这就要依赖刮痧时的手感了。气血供应不足的人，血液的营养供给和供氧量都不足，皮下就会有一些结节。这时因为人体组织在缺氧的情况下会增生，局部的肌肉长期处于紧张状态就会粘连。这时候进行刮拭，手感就会不一样，会感到不顺畅，被刮的人也会感觉到疼痛或是有个包。这时，尽管没有起痧，也说明这个地方气血有瘀滞，经脉不顺畅，也会引发一系列的问题。

刮拭颈部能很好地解决头晕、头痛等头部问题，还可治疗感冒、头痛、近视、咽炎、颈椎病，以及治疗癫痫、脑震荡后遗症、失眠等。颈部刮痧适宜采用多功能牛角刮痧板或者方形牛角刮痧板。

面部刮痧测健康

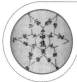

名词解释

❶ 亚健康

世界卫生组织将机体无器质性病变，但有一些功能发生改变的状态称为"第三状态"，我国称为"亚健康状态"。

❷ 痤疮

英文为pimple，是美容皮肤科最常见的病种之一，在生活中被叫作青春痘、面疱或粉刺。

面部的皮肤、血脉、肌肉、筋骨分别受五脏的支配。面部形态、皮肤的变化与内脏有着密切的关联，无论哪个脏腑气血失调都会在面部留下痕迹。所以，刮拭面部检查经脉穴位及全息穴区的阳性反应，可以帮助我们了解全身健康状况，发现亚健康❶的部位。而且，刮拭面部不仅可以预测身体的健康状况，还可以美容和间接保健全身。

▌面部经络全息分布

大脑与咽喉：反射区在额头部位。

下肢：反射区在口唇两侧。

上肢：反射区在两颧上方。

心脏区：反射区在两眼角之间的鼻梁处。

头面区：反射区在额头正中点。

肺区：反射区在两眉端连线的中点。

胸乳区：反射区在眼内眦稍上方。

肝区：反射区在外耳道与鼻中线交叉处。

胆区：反射区在肝区的外侧。

肾区：反射区在颊部，鼻翼水平线与太阳穴的垂直线交叉处。

膀胱区：反射区在鼻下人中处的鼻下缘部位。

脾区：反射区在鼻头。

胃区：反射区在鼻翼。

小肠区：反射区在颧骨内侧，肝胆区的水平线上。

大肠区：反射区在颧骨下方偏外侧部位。

生殖系统区：反射区在人中及嘴唇四周部位。

▎刮拭要点

①先在面部均匀涂敷刮痧乳。

②刮拭时角度小于15°，用推刮法，从面部中间慢慢向外刮拭。

③刮拭速度要缓慢，力度要柔和，避免出痧。

④刮拭时要避开痤疮❷的部位。

刮痧测健康

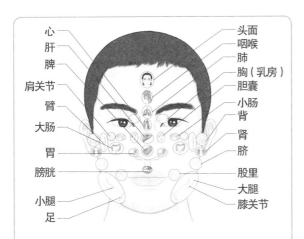

心
肝
脾
肩关节
臂
大肠
胃
膀胱
小腿
足

头面
咽喉
肺
胸（乳房）
胆囊
小肠
背
肾
脐
股里
大腿
膝关节

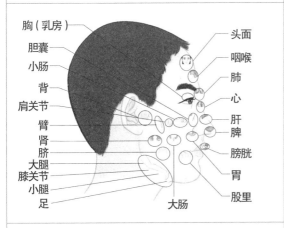

胸（乳房）
胆囊
小肠
背
肩关节
臂
肾
脐
大腿
膝关节
小腿
足

头面
咽喉
肺
心
肝
脾
膀胱
胃
股里

大肠

刮拭顺序：由内向外按肌肉走向刮拭。

刺激程度：轻度（以不出痧为度）。

次数：每天一次。

健康分析报告

健康：刮拭顺畅、肌肉弹性好，无不适感觉。

亚健康：皮肤有涩感、疼痛、结节、沙砾，或者出现肌肉紧张僵硬或松弛等反应，都是气血运行失调的征兆。

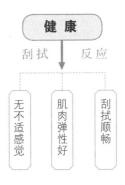

健康

刮拭　　反应

| 无不适感觉 | 肌肉弹性好 | 刮拭顺畅 |

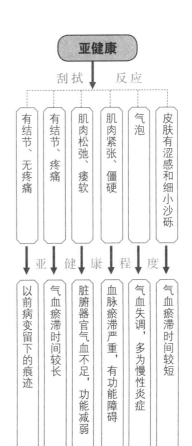

亚健康

刮拭　　反应

| 有结节、无疼痛 | 有结节、疼痛 | 肌肉松弛、痿软 | 肌肉紧张、僵硬 | 气泡 | 皮肤有涩感和细小沙砾 |

亚　健　康　程　度

| 以前病变留下的痕迹 | 气血瘀滞时间较长 | 脏腑器官气血不足，功能减弱 | 血脉瘀滞严重，有功能障碍 | 气血失调，多为慢性炎症 | 气血瘀滞时间较短 |

53

颈部刮痧的具体操作方法

首先被刮痧人面部朝下，肌肉放松。可在胸前垫一个枕头，这样有利于刮痧板和颈部穴位的接触。

在刮痧部位涂刮痧油，并用刮板把油涂匀。

颈部的刮痧要先刮中间（督脉），并且一定要从发髻里面开始刮，因为颈椎的第一节位置比较高，特别是头部不舒服的人，一定要从比较高的位置刮起，才能刮到第一节颈椎，才能真正有效。左手托住

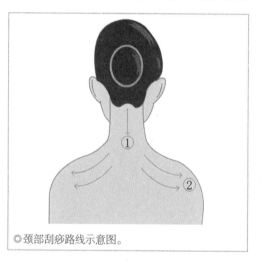

◎颈部刮痧路线示意图。

被刮者的额头，右手从上向下刮拭颈部，压力逐渐增大，可以根据每个人的承受能力来决定刮痧的力度，但是一定要压下去。毛孔张开或者没有新的痧出现就可以停止刮痧了。这一段就算刮完了，就可以换下一段继续刮。低头是最高的凸起部位是大椎，也就是第七颈椎。我们做颈部刮痧，刮过第七颈椎就可以了。然后再刮两边（膀胱经）。中指放在刮痧板的两个角中间，然后用两个角同时刮拭颈部的两侧，一定要压下去，要有力度。最后用单角从上向下刮最外面的两侧（胆经）。先刮风池穴，很多人刮这个位置都会感到疼痛。凡是有头部不舒服的，感冒头疼，血压高头疼，颈椎问题引起的头晕，刮拭这个部位时都会感到疼痛。再向下刮两侧的胆经，这个地方的肌肉容易紧张、僵硬，不要使劲硬刮，可以用按揉的方式轻刮。每次刮完痧之后要等待五到七天，等痧完全消退才能再刮第二次。大概一周一次。等到不再出痧，症状完全消失，可以每天刮一刮，这时就不必使用刮痧油，隔着衣服刮就可以。

背部刮痧法

背部保健十分重要。传统刮痧保健里最重要的就是背部刮痧。刮背既有诊断作用，又有治疗作用、保健作用，它需要一定的方法、技巧和规律。五脏六腑都由神经连接在脊柱上，这些神经都走在脊柱之内，穿透在背部的肌肉之间，支配体内的脏腑器官。不同的脏腑器官在脊椎上有不同的区段。这些和不同器官对应的区段叫"脊椎对应区"。比如心脏的脊椎对应区，肺的脊椎对应区，肝脏的、脾脏的、胰腺的脊椎对应区。

背部刮痧的范围是以脊柱为中心，左右延伸各三寸，这样可以调节背部的肌肉，背部的肌肉如果紧张、僵硬，会影响

背部血管和神经的运行，从而影响脏腑的健康。所以刮得宽一点儿，把背部肌肉的紧张、僵硬、痉挛舒缓，脏腑的亚健康问题就会得以解决。背部的最中间是督脉，督脉两边是膀胱经。刮拭之后，我们就能够根据出痧的情况，即阳性反应的情况，对五脏六腑的健康状况做一个判断。背部与脏腑的关系更为紧密，背部刮痧是对脏腑进行保健治疗的捷径。因为背部刮痧的面积最大，离脏腑最近，所以对脏腑保健的效果最好，是调理亚健康体质的捷径。如果同一个部位反复地出现同样的痧就说明相应的脏腑功能比较薄弱，就要警惕了。一个人生命的终结肯定是一个脏器先衰竭了，而不是所有脏器同时衰竭。这个最先出问题最先衰竭的脏器一定是功能比较弱的部位。通过背部刮痧发现自己的薄弱器官，重点呵护它，就会延缓它出现问题的时间，延长寿命。

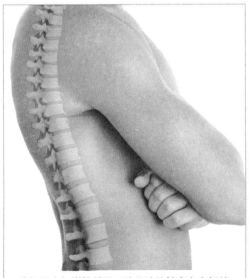

◎背部肌肉与脊椎以及五脏六腑的健康息息相关，因此背部刮痧是对脏腑进行保健治疗的捷径。

❶ 背部刮痧的适应证与禁忌证

有心、肺、肝、胆、脾、胃亚健康的人群，比如经常有胸闷、气短、爱咳嗽、咽喉炎等慢性疾患的人，或者莫名其妙脾气不好，老是有股无名怒火，老是爱发脾气，抑郁，那就是肝火太旺。或者消化功能不好、没有胃口，吃完以后肚子胀，或者"喝凉水都长肉"，这就是脾的运化功能不好。这些都可以通过刮痧保健来调理。对脏器已经发生的病变，背部刮痧也会有辅助治疗的作用。但是，心脏功能很差的人，心力衰竭等严重的疾病不可以做刮痧，需要到医院在医生的指导下做综合的治疗。背部有痤疮，皮肤有感染的人，刮痧时要额外小心。还有，刮痧的手法要有"度"。有的人瘦到皮包骨头，刮痧时就要轻刮，以免伤到骨头。

❷ 背部刮痧的具体操作方法

背部刮痧时，被刮痧者倒坐在椅子上，两臂张开趴到椅背上，这样肌肉就会比较放松、不紧张。涂上刮痧油。

背部的刮拭方向一般是从上到下，先刮中间，再刮两边。骶部的刮拭方向是自下而上，由轻至重进行刮拭。

以两个肩胛骨下角的连线为界，把背部分为上下两段，上段主要对应心和肺，下段主要对应肝、胆、脾、胃。先刮上段，先中间后两边。刮的时候刮痧板应该稍微翘起来一点儿，从颈部大椎开始从上往下刮。每次刮痧，拉的线条不要太长，五寸左右即可。再往下刮肝胆脾胃的部

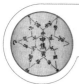

背部刮痧测健康

名词解释

名词解释

❶ 腧穴

也叫"俞穴"或"输穴"。即广泛地指穴的总称，也即穴的别名。

❷ 腰骶部

是从第一腰椎到尾骨以上的区域。平时所说的腰骶部疼痛多指第四、五腰椎和第一骶椎疼痛。腰骶部疼痛多见于腰椎间盘突出症。

背俞穴是足太阳膀胱经行于背部两侧的腧穴❶。心肺之气流注于上背部，肝胆、胰腺、脾胃之气流注于中背部，肾、膀胱、大肠、小肠、生殖器官之气流注于腰部、腰骶部❷。

▌背部经络全息分布

 心

心俞→第五胸椎棘突下，旁开1.5寸
神堂→第五胸椎棘突下，旁开3寸

 肝

肝俞→第九胸椎棘突下，旁开1.5寸
魂门→第九胸椎棘突下，旁开3寸

 脾

脾俞→第十一胸椎棘突下，旁开1.5寸
意舍→第十一胸椎棘突下，旁开3寸

 肺

肺俞→第三胸椎棘突下，旁开1.5寸
魄户→第三胸椎棘突下，旁开3寸

 肾

肾俞→第二腰椎棘突下，旁开1.5寸
志室→第二腰椎棘突下，旁开3寸

 胆

胆俞→第十胸椎棘突下，旁开1.5寸
阳纲→第十胸椎棘突下，旁开3寸

 胃

胃俞→第十二胸椎棘突下，旁开1.5寸
胃仓→第十二胸椎棘突下，旁开3寸

 肠

大肠俞→第四腰椎棘突下，旁开1.5寸
小肠俞→第一骶椎棘突下，旁开1.5寸

刮拭要点

① 刮痧时，刮拭的范围是以腧穴为中心，上下延长4~5寸。

② 背部刮痧可配合拔罐来进行，可以先刮痧，后拔罐（留罐5分钟）。

刮痧测健康

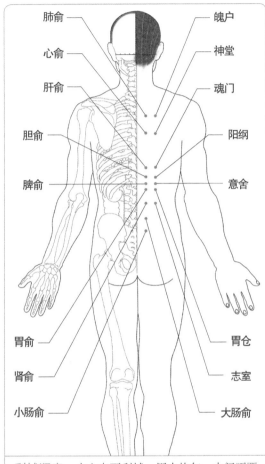

肺俞
魄户
心俞
神堂
肝俞
魂门
胆俞
阳纲
脾俞
意舍
胃俞
胃仓
肾俞
志室
小肠俞
大肠俞

刮拭顺序：由上向下刮拭，用力均匀，中间不要停顿。

刺激程度：轻度或中度（因人而异）。

次数：30～40次。

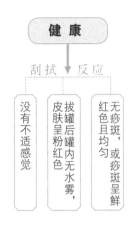

健 康

刮拭 反应

- 没有不适感觉
- 拔罐后罐内无水雾，皮肤呈粉红色
- 无痧斑，或痧斑呈鲜红色且均匀

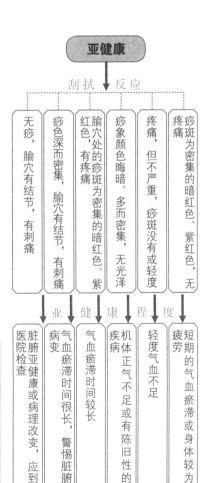

亚健康

刮拭 反应

- 无痧，腧穴有结节，有刺痛
- 痧色深而密集，腧穴有结节，有刺痛
- 腧穴处的痧斑为密集的暗红色、紫红色，有疼痛
- 痧象颜色晦暗、多而密集，无光泽
- 疼痛，但不严重，痧斑没有或轻度
- 痧斑为密集的暗红色、紫红色，无疼痛

亚 健 康 程 度

- 脏腑亚健康或病理改变，应到医院检查
- 气血瘀滞时间很长，警惕脏腑病变
- 气血瘀滞时间较长
- 机体正气不足或有陈旧性的疾病
- 轻度气血不足
- 短期的气血瘀滞或身体较为疲劳

健康分析报告

健康： 刮拭背俞穴后，无痧斑，或仅有少量鲜红色、均匀的痧点，没有出现不适感觉，拔罐后罐内无水雾，皮肤为粉红色，为健康状态。

亚健康： 刮拭背俞穴后，背部出现密集的暗红色、紫红色痧斑或伴有疼痛的结节，拔罐后罐内有水雾，皮肤出现水疱，均提示该部位的脏腑出现了亚健康状态。

分。然后用刮痧板的两角刮外侧。最后沿着肋骨的走势从里往外刮，这时刮痧板的角度要很小，几乎贴着皮肤。左边这部分是脾胃和胰腺的体表投影区，经常刮拭这部分有健脾和预防糖尿病的作用。右边这部分是肝胆的体表投影区，现代人生活压力很大，抑郁、容易发脾气都是肝郁气滞的表现。经常地刮一刮，有疏肝解郁的作用。刮的时候压力要大，这样才能引起经脉的传导，从而调理肺腑。

刮完之后擦掉刮痧油，要一边揉一边擦，有助于张开的毛孔快速地闭合。

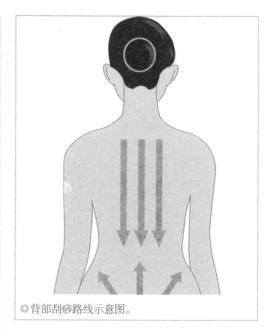

◎背部刮痧路线示意图。

❸ 背部刮痧时的注意事项

（1）刮痧时应避风和注意保暖，防止风寒直接进入体内。

（2）刮痧时间应在20分钟内，所需治疗穴位较多时，可以分次刮痧。

（3）体质虚弱者禁用泻刮法，空腹、过度疲劳后不宜刮痧。

（4）刮痧后饮水1杯，可以加快代谢产物排出，忌食生冷食物，刮痧后4小时即可用热水洗浴。

（5）对初次刮痧者，着力要轻，尽量不出太重的痧。

（6）对月经期、怀孕期、严重心脏病、体弱者慎做（要使用轻、柔、慢的手法），操作中不要受风、受寒（空调、风扇），经络疏通后需在4小时之内不洗澡。护理期间不吃辛辣刺激性食品、少喝酒。做背部刮痧法的人须多饮水，以助排毒。

胸部刮痧法

胸部刮痧在传统的刮痧保健中应用得比较少。其实它运用起来比较方便，因为是我们可以自己进行的。它主要是刮拭有肋骨的区域。胸部刮痧同样对心、肺、肝、胆、脾、胃有治疗和保健作用，可预防支气管炎、哮喘、乳腺炎、乳腺癌等。胸部是很多脏腑器官的体表投影区，有非常重要的经脉。胸部的正中是任脉，任脉是否通畅，关系到人体整个的脏腑器官。任脉是阴经的主脉，阴虚容易上火的人比较适合刮拭任脉以补阴。胸部是阴经的总的领导，刮拭胸部对滋阴补肾的效果非常好。

刮痧操作的要求部位并不是很精准，这就要求刮痧的面积要超过所要刮拭的范围。比如我们刮心脏的体表投影区，很多人并不能准确地找到心脏的位置，这没有关系，可以尽量在上下左右扩大刮痧的范围，超过心脏的体表投影区即可。

胸部是肋骨所在的地方，一般刮痧都是从上向下，但是在胸部，只有中间是从上向下的，其他有肋骨的地方都要横着大面积地刮拭。对于比较瘦的人，刮拭时力度要轻，时间不宜过长，否则会伤害骨膜。对于正常人，肋骨的区域也不要刮太长时间，刮到毛孔微微张开即可，不可刮过度，会造成局部软组织的损伤。另外，胸部的乳头区域也不可以刮拭。如果刮拭过度，在12小时之内可以做局部的热

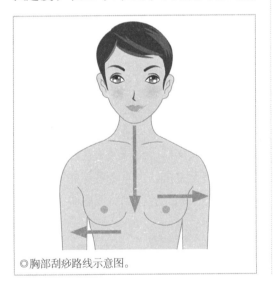

◎胸部刮痧路线示意图。

敷，疼痛就会慢慢消退。还有空腹时、熬夜后、剧烈运动和大量出汗之后不宜刮拭。这时身体十分疲惫，容易产生晕刮的现象。

胸部刮痧的具体操作方法

胸部刮痧可采用多功能牛角刮痧板或者肾形牛角刮痧板等。涂好刮痧油后，先刮中间的任脉。这时采用单角刮痧法，用刮痧板的一个角从上向下刮拭。胸部的皮肤比较薄比较娇嫩，对疼痛的感受比较敏感，所以刮拭时要慢要轻。上面的区域对应器官、心肺等。可以重点刮一下膻中穴，刮这里可以补气。气息不调、胸闷气短时刮这里都可以调整。膻中穴下面的区域是胃的体表投影区。中间刮完刮两侧。被刮者左侧是心脏的体表投影区，右边是肺的体表投影区，要从内向外横着刮。这时要采用平刮法顺着肋骨的走形来刮拭，刮痧板的角度要小，速度要慢，同时注意避开乳头。被刮者左边下半部分是脾脏胰腺的体表投影区，要从里到外分段横着刮，一直刮到胸部和腹部分界的中线，和背部刮痧连接，就是完整的健脾健胃法。右边是肝胆的体表投影区，也采用同样的方法刮拭，可起到疏肝利胆的作用。

腹部刮痧法

现代人热衷于减肥。其实很多人并不胖，只是胖在肚子上，所以腹部的减肥很重要。但是对于腹部的肥胖，减肥并不是唯一的目的。有句话叫"腰带长寿命短"。这是因为腰腹部穿行的经脉特别多，经脉管理的权限相应地也就非常大，遍布全身。这里是人体的中枢枢纽部位。如果一个人很胖，肚子很大，腹部脂肪很

多，就会对穿行于腹部的经脉产生压迫，使得经脉的气血运行阻力加大，容易产生瘀滞。中枢枢纽发生瘀滞，身体上半部和下半部都会气血不足，废物也运不走。所以胖人容易头晕，有心脏病、脂肪肝，腿和膝关节也容易发生疼痛。

腹部刮痧的具体操作方法

腹部刮痧基本上是从上向下刮。但是有些情况正好相反，比如有些人有胃下垂等内脏下垂的症状，就要从下向上刮。有些特别顽固的便秘，要顺着大肠的走向刮。刮升结肠这段的时候，就要从下向上刮，刮横结肠的时候，要从右往左上刮。腹部刮痧操作简便，如果要减肥的话，可以每天刮拭。刮拭的关键是腹部要收缩，反复刮拭可以帮助脂肪的燃烧，同时还起到保健的作用。

四肢刮痧法

中医认为，人体的四肢和五脏是紧密相连的，是一体的。一个人的脏腑如果出现了问题，四肢关节也会有所反应。刮拭和调理四肢关节可以保健内脏。经络有"连接脏腑，网络肢节"的作用，把整个身体连为一体。所以，我们可以"查外而治内"，身体内部的问题会表现在外部。通过对身体外部的治疗可以作用于身体内部。所以，对四肢进行刮拭可以对内脏起到保健的作用。

如果四肢出现问题，会在面部有所表现。左右两边的上肢分别对应左右两边的两颊。很多人两颊上容易长斑，而且很难消除。按照全息经络的原理，这是上肢出现了问题。上肢和颈部、颈椎相连。所以，两颊长斑的人，往往颈肩会有问题。实际上，两颊的斑是颈肩部气血瘀滞的一个表现。现代女性两颊上长斑的越来越多，这和她们的生活习惯、穿衣戴帽的习惯密切相关。现代人使用电脑过多，不注意肩颈的保养。尤其是办公室的白领，工作时颈肩部长期保持同一姿势，肩颈的肌肉就会紧张、僵硬、痉挛，长此以往，这里的经络气血穿过时的阻力就会加大，就容易产生气血的瘀滞。反映在脸上，两颊上的斑就长出来了。

面部的嘴角两侧区域对应着人的下肢。看一个人腿脚好不好其实不用看腿，只要观察这个区域即可。很多人这两个部位黯淡没有光泽，这样的人往往腿部酸软无力，甚至发沉，严重者可能患有膝关节的疼痛等问题。这些都可以在脸上体现出

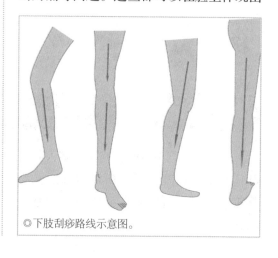

◎下肢刮痧路线示意图。

来。所以，想要消除两颊上的斑，想要面颊下部红润起来，只要疏通四肢的气血经络，脸上的问题就会迎刃而解。也就是说，想要美容，首先要关心我们自己的身体，同时调理面部和身体。

四肢和脏腑的关系也十分密切。手臂内侧有三条经络，手臂外侧也有三条经络，上肢总共六条经络，下肢也有六条经络。它们分别连接人体的五脏六腑。所以，刮拭四肢，通过经脉线的传导，就可以达到调节脏腑的作用。手臂和下肢的内侧都走阴经，外侧都走阳经。阴经和五脏相连，阳经和六腑相连。

刮拭上肢内侧上边到大拇指的一条线可以检查肺的健康状况。刮拭中间到中指的线、下边到小指的线可以检查心脏的健康状况。刮拭上肢外侧上面到食指的一条线可以检查大肠，中间到无名指这条线可以查三焦，下面到小指外侧这条线可以查

小肠。刮拭上肢时要特别注意肘窝。因为关节处活动很多，能量消耗很大，稍有气血不足的人，在这里气血通过就会很艰难，就会产生瘀滞。气血不足的人这里特别容易出现问题。我们可以在这里涂上刮痧油以后拍打肘窝。拍打肘窝时，手臂要先挺直，再放松，放在桌上或者床上，把刮痧油抹匀，然后手臂弯曲为弧状，用另一只手掌握住刮痧板拍打肘窝。

同样，拍打膝窝也很重要。膝窝的经脉贯穿全身，如果瘀滞，会影响很多部位的健康。什么样的人适合经常拍打膝窝呢？比如有黑眼圈的人、头容易不舒服，有高血压、头晕、头疼、脖子后面疼的人，还有背疼、腰疼、腿疼的人，腿爱抽筋的人。膝窝和肘窝都是很重要的部位，两处的穴位称为合穴，它就像河流汇入大海的闸门，如果这些穴位瘀阻了，闸门关上了，精气就无法汇入五脏六腑。

人体衰老的很重要的表现是肢体灵活性变差、变僵硬，这是因为筋骨不再柔软。人的衰老是从"筋"开始的。那么哪

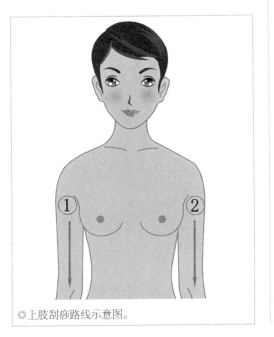

◎上肢刮痧路线示意图。

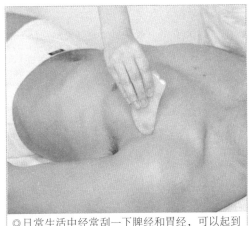

◎日常生活中经常刮一下脾经和胃经，可以起到增强抵抗力、延缓衰老的作用。

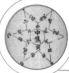

四肢刮痧测健康

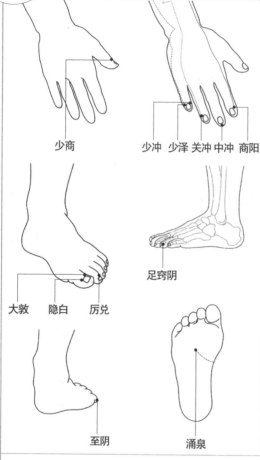

大肠

少商

少冲 少泽 关冲 中冲 商阳

足窍阴

大敦 隐白 厉兑

至阴 涌泉

刮拭顺序：根据刮拭要点提示刮拭，也可用平面按揉法。

刺激程度：轻度或中度（因人而异）。

次数：30~40次。

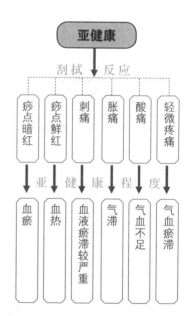

健康

刮拭 反应

没有痧斑或痧斑极少、颜色浅而分散

没有疼痛

没有不适感觉

亚健康

刮拭 反应

痧点暗红 → 血瘀

痧点鲜红 → 血热

刺痛 → 血液瘀滞较严重

胀痛 → 气滞

酸痛 → 气血不足

轻微疼痛 → 气血瘀滞

亚 健 康 程 度

健康分析报告

健康：刮痧后没有痧斑，或痧斑极少而且色浅、分散，没有出现不适感觉，为健康状态。

亚健康：有疼痛感觉，或出现少量痧点，均提示相连经脉气血失调。

个经脉哪个脏腑主筋呢？肝主筋，肝胆相连，肝经是腿的内侧的中线，也就是和裤子内侧裤线平行的一条线。胆经位于腿的外侧的中线，也就是和裤子外侧裤线平行的一条线。几乎全身的疼痛都和胆囊有关。胆经和胆经都与人体的衰老有关。做好这两条经脉的保健可以延缓衰老。

肾和膀胱的经脉在下肢后面。想要补肾，提高免疫力，可以刮一刮腿的后面。

脾经和胃经与消化有关，脾胃是后天之本，想要提高身体抵抗力，病后加快恢复，脸部更紧致，延缓衰老，肌肉紧实，可以常常刮一下脾经和胃经。

对四肢刮痧时，要注意的是，四肢上有些关节的部位，脂肪较少，骨骼凸起，要根据骨骼的形态顺时减轻力度。肌肉丰满的地方，比如三角肌等，轻刮并不会起作用，就要用点力。

耳部刮痧法

耳是人整体的一部分，对耳部进行刮拭，刺激耳郭的有关穴位时，可通过耳郭-经络-脏腑通路，传达到脏腑，调节脏腑功能。

面颊：在耳垂5、6区交界线之周围。

主治三叉神经、腮腺炎、痤疮及疖肿。

心：在耳甲中心最凹陷处。

通过刮拭，可宁心安神，调和气血，清心泻火。

肝：在耳甲艇部位。

舒肝利胆，驱除风邪，调和气血，明目健胃。

脾：耳甲腔的外上方。

生气血，营养肌肉，健脾补气。

肺：耳甲腔内，心穴的上、下、外三面。

利小便，补虚清热，主治皮肤疾患。

肾：在对耳轮下脚的下缘，小肠穴直上方。

壮阳气，益精液，强腰脊、补脑髓，利水道，明目聪耳。

胃：在耳轮脚消失处。

主治胃痛、胃炎、消化不良、牙痛等。

大肠：在耳轮脚上方内1/3处。

肠炎、痢疾、腹泻、阑尾炎、便秘、消化不良等。

小肠：在耳轮脚上方中1/3处。

主治消化不良、腹泻、腹胀、肠结核等。

三焦：在屏间切迹的上方。

综合体内五脏六腑的作用，如水肿。

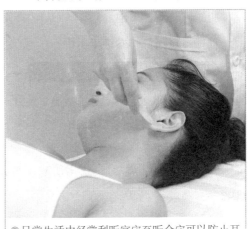

◎日常生活中经常刮听宫穴至听会穴可以防止耳鸣、耳聋的发生。

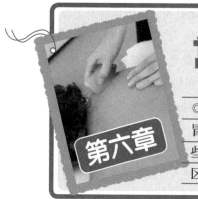

常见疾病的刮痧疗法

第六章

◎人体病症有千千万万种，而有一些疾病是常见的，比如感冒、中暑等等，人们对此总结出了一些常用规律，而针对这些常见疾病，也有着相应的刮痧疗法。找准相应的全息穴区，加上治疗时的一些小提示，便可以很好地缓解病情。

内科疾病的刮痧疗法

❶ 发热

发热是指体温升高超过正常范围，可见于多种疾病，诸如病毒、细菌、立克次体、原虫、寄生虫所引起的各种传染病，身体局部感染，组织破坏或坏死等感染性疾病；药物反应，甲状腺功能亢进，神经性低热等非感染性疾病。经医生明确诊断、指导用药后，可用刮痧辅助退热。

【刮痧治疗】

胆经——双侧风池。

背部：督脉——大椎至至阳。

小贴士

刮痧后，饮2～3杯热水，以协助发汗退烧。刮痧后半小时内不宜洗澡。

勿暴露出痧部位，御寒为主。

如高热不退，需送医院就诊，以查明是否其他原因。

饮食宜选用清淡而易于消化的流食或半流食，禁食高脂肪油煎熏烤炒炸的食物。

膀胱经——双侧大杼至肺俞。

上肢：大肠经——双侧曲池、合谷。

三焦经——双侧外关。

肺经——双侧列缺。

下肢：肾经——双侧复溜。

❷ 头痛

头痛是很多疾病都可以引起的一种自觉症状，局部疾病如颅内脑实质疾患、脑水肿、脑血管病后遗症、脑炎后遗症、脑血管疾患、脑膜疾患、近颅腔的眼耳鼻咽疾患；感染中毒性疾病如流感、肺炎、疟疾、伤寒、煤气中毒、尿毒症、菌血症；心血管系统疾病如高血压、动脉硬化、贫血、心脏病；机能性疾病如神经衰弱、偏头痛、精神紧张性头痛、癔症和癫痫后头痛。明确诊断后，均可照此刮痧治疗。

【刮痧治疗】

经外奇穴——双侧太阳。

胆经——双侧曲鬓、风池。

胃经——双侧头维。

督脉——百会。以其为中心，分别向前至神庭、向左右至耳上区、向后至哑门。

疼痛重者加阿是穴。

肩部：胆经——双侧肩井。

上肢：大肠经——双侧曲池、合谷。

❸ 感冒

感冒是四季常见外感病，中医又有风寒外感、风热外感和暑湿外感之分。常见有头痛、发热、畏寒、乏力、鼻塞、流涕、打喷嚏、咽痛、干咳、全身酸痛等症状，部分患者还可出现食欲缺乏、恶心、便秘或呕吐、腹泻等消化道症状。

【刮痧治疗】

督脉——百会至哑门。

胆经——双侧风池。

大肠经——双侧迎香。

背部：督脉——大椎至至阳。

胸部：肺经——双侧中府。

上肢：大肠经——双侧曲池、合谷。

肺经——双侧列缺、尺泽。

下肢：胃经——双侧足三里。

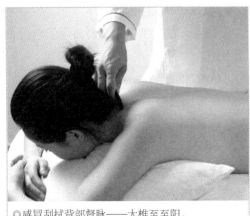
◎感冒刮拭背部督脉——大椎至至阳。

❹ 中暑

中暑是由于盛夏感受暑热所致，由于病情轻重程度之不同而症状表现各异。临床可见大量汗出、口渴、头昏耳鸣、胸闷、心悸、恶心、四肢无力、皮肤灼热，甚则猝然昏倒、不省人事。高温作业如出现类似症状可照此刮痧治疗。

【刮痧治疗】

督脉——人中。

背部：督脉——大椎至至阳。

膀胱经——双侧肺俞至心俞。

小肠经——双侧天宗。

上肢：心包经——双侧曲泽至内关。

大肠经——双侧曲池、合谷。

下肢：膀胱经——双侧委中。

【药物辅助治疗参考】

（1）藿香正气水，十滴水，仁丹，千金消暑丸。

（2）口服补充淡盐水至少300至500毫升。

❺ 失音

失音是指声音不畅，甚至嘶哑不能发音。各种原因引起的急慢性喉炎、咽炎、声带疲劳、声带小结等，均可照此法刮痧治疗。

【刮痧治疗】

督脉——哑门至大椎。

任脉——廉泉、天突。

胃经——双侧人迎。

大肠经——双侧天鼎。

上肢：肺经——双侧列缺。

下肢：肾经——双侧照海。

⑥ 咳嗽

咳嗽是呼吸系统疾病的主要症状之一。根据其发病原因，可概括分为外感咳嗽和内伤咳嗽两大类。外感咳嗽起病急、病程短，同时往往伴随上呼吸道感染的症状。内伤咳嗽病程长，时轻时重。本症常见于急慢性支气管炎、肺炎、支气管扩张、肺气肿、肺结核等疾病。

【刮痧治疗】

背部：督脉——大椎至至阳。

膀胱经——双侧大杼至肺俞。

胸部：任脉——天突至膻中。

前胸——由内向外刮拭。

肺经——双侧中府。

上肢：肺经——双侧尺泽、列缺。

大肠经——双侧合谷。

【药物辅助治疗参考】

（1）二陈丸：用于痰湿内停引起的咳嗽。

（2）二母宁嗽九：用于痰热壅肺引起的咳嗽。

（3）蛇胆川贝末：用于风热咳嗽、久咳痰多。

（4）枇杷止咳糖浆：用于伤风感冒咳嗽痰多。

⑦ 哮喘

哮喘是一种常见的反复发作性的呼吸系统疾病。喉中痰鸣声谓之哮，呼吸急促困难谓之喘。哮和喘常相伴发生，难以严格划分，故称为哮喘。支气管哮喘、喘息

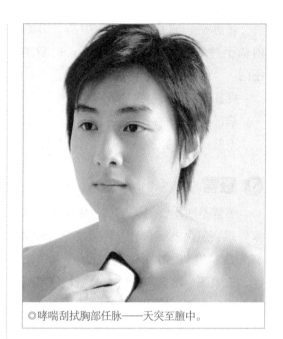

◎哮喘刮拭胸部任脉——天突至膻中。

性慢性支气管炎、阻塞性肺气肿以及其他疾病所见的呼吸困难皆可照此刮痧治疗。

【刮痧治疗】

背部：督脉——大椎至至阳。

膀胱经——双侧大杼至膈俞。

奇穴——双侧定喘、气喘。

膀胱经——补刮双侧志室、肾俞。

胸部：任脉——天突至膻中。

前胸——由内向外刮拭。

肺经——双侧中府。

上肢：心包经——双侧曲泽经内关直至中指尖。

咳嗽加肺经——双侧尺泽至太渊。

痰多加胃经——双侧足三里至丰隆。

⑧ 肺炎

肺炎发病急剧，最常见的症状为寒战、高热、胸痛、咳嗽、咳吐铁锈色痰。体温可在数小时内升达39～40℃，持续高热，

同时伴头痛、疲乏、全身肌肉酸痛。若病变范围广泛，可因缺氧引起气急和发绀。部分肺炎患者伴有明显的消化道症状，如恶心、呕吐、腹胀、腹泻、黄疸等。

【刮痧治疗】

背部：督脉——大椎至至阳。

膀胱经——双侧风门、肺俞、心俞。

胸部：任脉——天突至膻中。

前胸——由内向外刮拭。

上肢：肺经——双侧尺泽、孔最。

大肠经——双侧曲池。

下肢：胃经——双侧丰隆。

【药物辅助治疗参考】

（1）清开灵：主治各种高热症，可清热解毒。

（2）清肺抑火丸：用于肺胃实热引起的咳吐黄痰、大便秘结。

（3）牛黄清肺丸：用于肺热咳嗽，喘促胸满，大便燥结。

⑨ 胃脘痛

胃脘痛是指疼痛在上腹心窝处及其邻近部位，故古代又有心痛之称。本证常见于急慢性胃炎，胃及十二指肠溃疡，以及胃痉挛或胃神经症等。食欲缺乏、胃扩张可参考此症刮痧治疗。

【刮痧治疗】

背部：膀胱经——双侧胆俞、脾俞、胃俞。

腹部：任脉——上脘、中脘。

上肢：心包经——双侧内关。

下肢：胃经——双侧梁丘、足三里。

【药物辅助治疗参考】

（1）胃气止痛丸：用于热胃寒证。

（2）九气拈痛丸：用于脘腹、两胁胀满疼痛。

（3）活胃散：用于胃寒作痛。

（4）气滞胃痛冲剂：用于治疗胃痛、腹痛、胁痛等诸种疼痛。

⑩ 呃逆

呃逆是一种气逆上冲胸膈，致喉间呃逆连声，声短而频，不能自制的症状。常见于胃肠神经症，或某些胃肠、腹膜、纵隔、食道的疾病。

【刮痧治疗】

背部：膀胱经——双侧膈俞、膈关。

腹部：任脉——中脘，奇穴——双侧呃逆。

上肢：心包经——双侧内关。

下肢：胃经——双侧足三里。

久呃不止者加刮任脉——气海、关

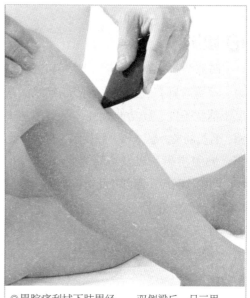

◎胃脘痛刮拭下肢胃经——双侧梁丘、足三里。

元。肾经——双侧太溪，用补刮法。

⑪ 呕吐

呕吐是一种反射性动作，借以将胃中的内容物从口腔中突然排出，对人体是一种保护作用。中医认为因胃失和降、胃气上逆而导致的。

常见的神经性呕吐、急慢性胃炎、幽门痉挛或狭窄、先天性肥厚性幽门梗阻、不完全性幽门梗阻、胆囊炎、肝炎、腹膜炎、胰腺炎、百日咳、晕车晕船、耳源性眩晕等所出现的呕吐，在明确病因后，皆可照此对症刮痧治疗。

【刮痧治疗】

背部：督脉——至阳至脊中。膀胱经——双侧膈俞至胃俞。

腹部：任脉——天突、中脘。

上肢：心包经——双侧内关。

下肢：胃经——双侧足三里。脾经——双侧公孙。

⑫ 腹胀

腹胀为自觉腹部胀满、嗳气和矢气不爽，严重时则有腹部鼓胀膨隆的症状。常见于消化不良、肠功能紊乱、肠道菌丛失调、各类肠炎、肠结核、肠梗阻，慢性肝、胆、胰腺疾患，以及心肾功能不全等疾病。明确诊断后，皆可照此对症刮痧治疗。

【刮痧治疗】

背部：督脉——大椎至命门。

膀胱经——双侧肝俞至胃俞，大肠俞至小肠俞。

腹部：任脉——上脘至下脘、气海。

胃经——双侧天枢。

下肢：胃经——双侧足三里。

肝经——双侧太冲。

⑬ 腹痛

腹痛是泛指胃脘以下，耻骨以上部位发生的疼痛，多与脾、胃、大肠、肝、胆等脏器有密切关系，诸如急慢性胰腺炎、急慢性肠胃炎、胃肠痉挛等皆可见此症。临床症状可由疾病的性质、部位的不同而表现各异。或腹痛剧烈，或腹痛绵绵，或脘腹胀痛等。在明确诊断后，均可照此对症刮痧治疗。

【刮痧治疗】

背部：膀胱经——双侧脾俞至大肠俞。

腹部：任脉——中脘至关元。

胃经——双侧天枢。

上肢：心包经——双侧内关。

下肢：胃经——双侧梁丘、足三里至上巨虚。

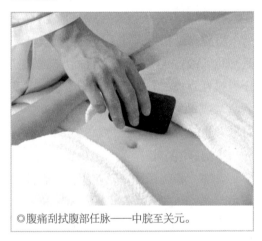

◎腹痛刮拭腹部任脉——中脘至关元。

⑭ 胃下垂

胃下垂多见于瘦长体形的人。胃下垂至

脐腹乃至小腹部，食后脐腹或小腹饱胀，胃排空迟缓，嗳气嘈杂，气短乏力，也可伴有其他脏器下垂。多因饮食失节，劳倦过度，导致中气下陷，升降失常所引起。

【刮痧治疗】

督脉——百会。

背部：膀胱经——双侧脾俞至肾俞。

腹部：任脉——下脘至上脘，中极、关元、中脘等穴位。

奇穴——双侧胃上。

下肢：胃经——双侧足三里。

脾经——双侧地机、公孙。

【药物辅助治疗参考】

（1）补中益气丸。

（2）枳壳30克水煎，送服补中益气丸6克，每日2次。

⑮ 腹泻

腹泻也称泄泻，主要表现是大便次数增多，便质稀薄如糜，可像浆水样。秋冬季节多见。急慢性肠炎、肠结核、肠功能紊乱、慢性结肠炎、直肠炎、伤食泄、结肠过敏等，都可有腹泻出现，均可照此刮痧治疗。

【刮痧治疗】

背部：膀胱经——双侧脾俞至大肠俞。

腹部：任脉——中脘至气海。

胃经——双侧天枢。

下肢：胃经——双侧足三里至上巨虚。

脾经——双侧阴陵泉、公孙。

【药物辅助治疗参考】

（1）附子理中丸：用于虚寒性泄泻，受寒或进冷食发作加重者。

（2）艾条灸长强穴、神阙穴。每穴灸15分钟，每天灸1次。

⑯ 便秘

凡大便干燥，排便困难，秘结不通超过3天以上者称为便秘。如大便秘结不通，多日一解，排便时间延长，或虽有便意而排便困难者均可照此刮痧治疗。

【刮痧治疗】

背部：膀胱经——双侧大肠俞。

腹部：胃经——双侧天枢。

脾经——双侧腹结。

上肢：三焦经——双侧支沟。

大肠经——双侧手三里。

下肢：胃经——双侧足三里至上巨虚。

【药物辅助治疗参考】

（1）麻仁润肠丸：用于津液不足、肠道失润所致的习惯性便秘。

（2）胡桃肉5枚，每晚临睡吃，开水送下。大便通后可每日食3至5枚，连服1至2个月。

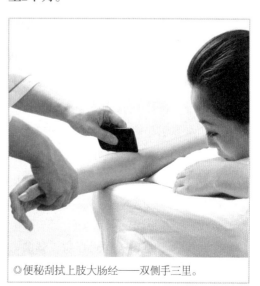

◎便秘刮拭上肢大肠经——双侧手三里。

⑰ 心悸

心悸是指病人自觉心慌不安，不能自主，或伴见脉象不调。一般呈阵发性，每因情绪波动或劳累过度而发作。本症可见于各种原因引起的心律失常，如各类心脏病、甲亢、贫血、神经症等。

【刮痧治疗】

背部：督脉——大椎至至阳。

膀胱经——双侧心俞、胆俞。

胸部：任脉——膻中至巨阙。

上肢：心经——双侧阴郄至神门。

心包经——双侧郄门至内关。

下肢：心神不宁加胆经——双侧阳陵泉。

胃经——双侧足三里。

【药物辅助治疗参考】

可用天王补心丹，柏子养心丸，安神定志丸。

⑱ 失眠、多梦

失眠是指经常不能获得正常的睡眠而言。轻者入睡困难，或睡而不实，或醒后不能入睡；重者可彻夜不眠。本症可单独出现，也可与头痛、头晕、心悸、健忘等症同时出现。神经衰弱、神经症以及因高血压、贫血等引起的失眠、多梦均可参照本症刮痧治疗。

【刮痧治疗】

胆经——双侧风池。

奇穴——四神聪、双侧安眠。

背部：膀胱经——双侧心俞、脾俞、肾俞。

上肢：心经——双侧神门。

下肢：脾经——双侧三阴交。

【药物辅助治疗参考】

（1）朱砂安神丸，天王补心丹。

（2）酸枣仁15克，焙焦为末，睡前顿服。

⑲ 眩晕

眩晕以头晕眼花、恶心呕吐、耳鸣等为特征。可见于高血压病、脑动脉硬化、贫血、内耳性眩晕、神经衰弱等多种疾病。

【刮痧治疗】

奇穴——四神聪。

督脉——百会至风府。

胆经——双侧头临泣、风池至肩井。

背部：膀胱经——双侧肝俞、肾俞。

下肢：胃经——双侧足三里。

脾经——双侧三阴交。

肝经——双侧太冲。

肾经——双侧涌泉。

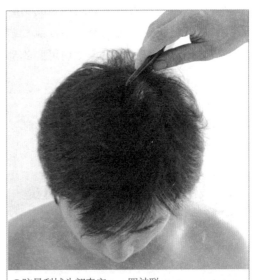

◎眩晕刮拭头部奇穴——四神聪。

⑳ 高血压

凡动脉血压长期持续超过140/90毫米汞柱（18.7/12.0kPa）则称为高血压，分为原发性和继发性。原发性高血压占高血压患者的大多数，发病原因不明确；继发性高血压是指由某些明确疾病引起的高血压。

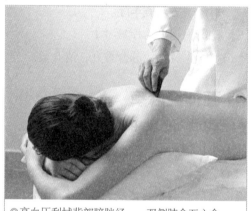

◎高血压刮拭背部膀胱经——双侧肺俞至心俞。

高血压常见头痛、头晕、耳鸣、失眠、心烦易激动、腰腿酸软等症。日久可导致心脏与心、脑、肾及眼底血管发生病变。无论是原发性高血压或继发性高血压，皆可照此刮痧治疗。

【刮痧治疗】

督脉——百会至风府。

胆经——双侧头临泣至风池、肩井。

奇穴——双侧太阳、血压点。

背部：督脉——大椎至长强。

膀胱经——双侧肺俞至心俞。

上肢：大肠经——双侧曲池。

下肢：胆经——双侧风市。

胃经——双侧足三里。

肾经——双侧太溪。

肝经——双侧太冲。

【药物辅助治疗参考】

（1）牛黄降压丸，降压片，脑立清。

（2）夏枯草20克水煎，每日1剂，分3次服。

（3）决明子炒黄捣成粗粉，每次用3克，加糖、开水冲泡服用，1日3次。

㉑ 低血压

凡血压偏低，自觉头晕、四肢乏力、心悸气短、不耐劳作者，皆可照此法刮痧治疗。

【刮痧治疗】

督脉——百会。

奇穴——双侧血压点。

背部：膀胱经——双侧厥阴俞至膈俞、肾俞、志室。

胸部：任脉——膻中至中脘。

上肢：心包经——双侧内关。

下肢：胃经——双侧足三里。

脾经——双侧三阴交。

肾经——双侧涌泉。

【药物辅助治疗参考】

（1）生脉饮口服液。

（2）人参或西洋参3至5克，水煎连渣服。

㉒ 水肿

下肢肿胀，甚至腰以下皆肿，按之凹陷，或头面浮肿，可见于慢性肾炎、慢性肾盂肾炎、尿毒症、各类心脏病、心功能不全、心力衰竭等病症。

【刮痧治疗】

背部：膀胱经——双侧肺俞、三焦俞

至膀胱俞。

腹部：任脉——水分至关元。

肾经——双侧肓俞至大赫。

头面先肿者：加刮大肠经——双侧偏历至合谷。

三焦经——双侧支沟至阳池。

下肢先肿者：加刮肾经——双侧复溜至太溪、涌泉。

【药物辅助治疗参考】

（1）五苓散，己椒苈黄丸，六味地黄丸。杞菊地黄丸或其口服液。

（2）冬瓜皮（干者）60克至90克，加水煎浓汤口服，每日2至3次。

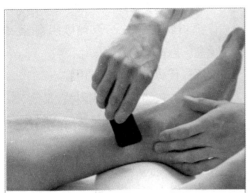

◎下肢先水肿者加刮下肢肾经——双侧复溜至太溪、涌泉。

㉓ 中风

中风包括西医所说的脑梗死、脑出血、短暂性缺血性脑血管病等。其轻者神志尚清，口眼歪斜，舌强语涩，半身不遂，情绪不稳。重者则见突然昏仆，神志不清，半身瘫痪，口歪流涎，舌强失语，并有生命危险。

【刮痧治疗】

督脉——百会至风府。

胆经——双侧风池至肩井。

背部：督脉——大椎、神道至至阳。

膀胱经——双侧风门至心俞。

胸腹部：任脉——膻中至鸠尾。

上肢：心包经——双侧曲泽至内关。

下肢：肝经——双侧太冲。

膀胱经——双侧京骨。

胃经——双侧丰隆。

【药物辅助治疗参考】

安宫牛黄丸，苏合香丸，清开灵。

㉔ 面神经麻痹

本病有中枢性和周围性之分，可见一侧面部板滞、麻木、瘫痪，不能做蹙额、皱眉、露齿、鼓颊等动作，口角向健侧歪斜，漱口侧漏水，进食常有食物停留于齿颊间，或眼睑闭合不全，迎风流泪。本病初起可见耳后、耳下及面部疼痛。周围性面神经麻痹、面肌痉挛可照此刮痧治疗。

【刮痧治疗】

奇穴——患侧太阳、牵正。

胆经——患侧阳白、风池。

大肠经——患侧迎香。

三焦经——患侧翳风。

胃经——患侧地仓至颊车。

上肢：大肠经——对侧合谷。

小肠经——对侧养老。

下肢：胃经——对侧内庭。

膀胱经——对侧昆仑。

【药物辅助治疗参考】

（1）葛根汤，天麻丸。

（2）活鳝鱼血外涂患侧。

（3）将白芥子捣为细末，蜜调制成

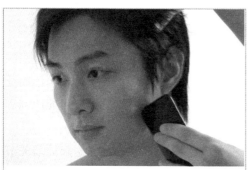

◎面神经麻痹可以刮拭面部胃经——患侧地仓至颊车。

膏药，贴敷于患侧太阳穴上。

㉕ 三叉神经痛

三叉神经痛主要表现为顽固性头痛，或面颊部疼痛。常突然发作，呈阵发性放射性电击样剧痛，如撕裂、针刺、火烧一般，极难忍受，可伴恶心呕吐，面色苍白，畏光厌声等。刮痧治疗时，可根据三叉神经眼支、上颌支和下颌支所支配不同区域的疼痛来选经穴区。

【刮痧治疗】

眼支：奇穴——患侧太阳。

膀胱经——患侧攒竹。

胃经——患侧头维。

胆经——患侧阳白。

上颌支：胃经——患侧四白。

大肠经——患侧迎香。

胆经——患侧上关。

下颌支：任脉——承浆。

胃经——患侧颊车、下关。

三焦经——患侧翳风。

上肢：小肠经——眼支加对侧后溪，上颌支加对侧阳谷。

下肢：胆经——下颌支加对侧侠溪。

【药物辅助治疗参考】

（1）麦角胺1片，每日3次，适宜发作时服用，不宜久服。

（2）镇脑宁，正天丸，复方羊角冲剂。

（3）全蝎2克，蚯蚓干3克，甘草2克，共研细末，分2次早晚口服。

（4）茶叶，生姜，红糖，先将茶叶，生姜水煎取汁，再兑入红糖，口服。

外科疾病的刮痧疗法

❶ 颈椎病

颈椎病是一种慢性、复发性的中老年疾病，表现为在生理退行性变化过程中，因颈椎骨质增生、椎管狭窄等颈椎病变使颈椎逐渐发生一系列解剖病理变化，从而引起颈神经根椎体周围软组织、颈脊髓受刺激或压迫，出现颈项、肩臂、肩胛上部、上胸壁及上肢疼痛或麻痛、头晕恶心，甚或呕吐等症状。这些症状常随颈部的活动位置而减轻或加重。

【刮痧治疗】

颈肩部：督脉——风府至身柱。

胆经——双侧风池至肩井。

膀胱经——双侧天柱至大杼。

背部：小肠经——双侧天宗。

上肢：大肠经——双侧曲池。

三焦经——双侧外关、中渚。

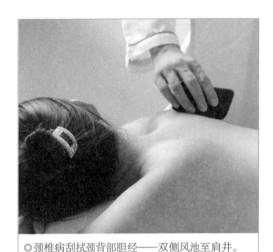

◎颈椎病刮拭颈背部胆经——双侧风池至肩井。

阿是穴——疼痛局部。

下肢：胆经——双侧阳陵泉至悬钟。

【药物辅助治疗参考】

（1）尪痹冲剂，颈复康。

（2）菊花、槐花、绿茶，沏水频服。

② 落枕

落枕是指起床后突感一侧颈项强直，不能俯仰转侧，患侧肌肉痉挛，酸楚疼痛，并向同侧肩背及上臂扩散，或兼有头痛怕冷等症状。可见于颈肌劳损、颈项纤维组织炎、颈肌风湿、枕后神经痛、颈椎肥大等疾病。

【刮痧治疗】

胆经——患侧风池至肩井。

阿是穴——疼痛局部。

背部：督脉——风府至至阳。

膀胱经——患侧大杼至膈俞。

上肢：三焦经——患侧中渚。

小肠经——患侧后溪。

奇穴——患侧落枕穴。

下肢：胆经——患侧阳陵泉至悬钟。

③ 肩关节炎

本病是肩关节囊及关节周围软组织的慢性炎症反应，造成肩关节疼痛、活动受限。凡肩关节扭伤、疼痛等皆可照此刮痧治疗。

肩周炎是指由多种因素引起的肩关节囊和关节周围软组织的一种退行性、慢性的病理变化。以肩周围疼痛、活动功能障碍为主要表现，其名称较多，如本病好发于50岁左右患者而称"五十肩"，因患者局部常畏寒怕冷，且功能活动明显受限，形同冰冷而固结，故称"冻结肩"，此外还有漏肩风、肩凝症等称谓。

肩周炎的发病特点为慢性过程。初期为炎症期，肩部疼痛难忍，尤以夜间为甚。睡觉时常因肩部怕压而取特定卧位，翻身困难，疼痛不止，不能入睡。如果初期治疗不当，将逐渐发展为肩关节活动受限，不能上举，呈冻结状。常影响日常生活，吃饭穿衣、洗脸梳头均感困难。严重时生活不能自理，肩臂局部肌肉也会萎缩，患者极为痛苦。

【刮痧治疗】

背部：督脉——大椎至至阳。

膀胱经——患侧大杼至膈俞。

小肠经——患侧天宗。

胸背部：胆经——患侧肩井。患侧腋前线、腋后线。

大肠经——患侧肩髃

小肠经——患侧肩贞，分别至大肠经臂臑。

肺经——患侧云门。

上肢：大肠经——患侧曲池。

三焦经——患侧外关、中渚。

阿是穴——疼痛局部。

④ 网球肘

本症是由于劳累或外伤后引起肘关节的局部疼痛，屈伸或旋转等功能受限或障碍的一种疾病，因最早多见于网球运动员，故名网球肘。凡肘关节疼痛皆可照此刮痧治疗。

【刮痧治疗】

上肢：大肠经——患侧肘髎至曲池，肺经——患侧尺泽。

三焦经——患侧消泺至天井、外关。

小肠经——患侧小海、后溪。

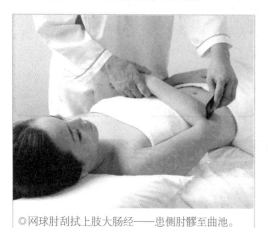

◎网球肘刮拭上肢大肠经——患侧肘髎至曲池。

⑤ 腕关节痛

由于劳累、外伤、风湿、类风湿及其他各种原因所造成的腕关节疼痛，皆可照此刮痧治疗。

【刮痧治疗】

上肢：大肠经——患侧曲池、偏历至阳溪、合谷。

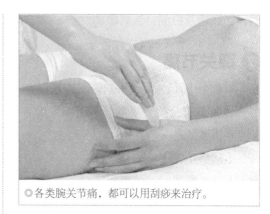

◎各类腕关节痛，都可以用刮痧来治疗。

三焦经——患侧外关至阳池、中渚。

肺经——患侧列缺至鱼际。

心包经——间使至大陵。

阿是穴——疼痛局部。

⑥ 腰痛

由于劳累、外伤、风湿、受寒等各种原因引起的腰部一侧、两侧或正中部位疼痛。如腰肌劳损、腰椎骨质增生、腰椎椎管狭窄、骶髂关节炎、腰部扭伤等各种病症引起的急慢性腰痛等，可照此刮痧治疗。

【刮痧治疗】

背部：督脉——悬枢至腰俞。

膀胱经——双侧肾俞、志室。

奇穴——双侧腰眼。

下肢：膀胱经——双侧委中至承山。

因扭伤所致腰痛加：小肠经——患侧后溪。

督脉——人中。

阿是穴——疼痛局部。

【药物辅助治疗参考】

（1）大秦艽丸，尪痹冲剂。

（2）鲜丝瓜藤煎水服。

（3）核桃仁9份，生姜1份，共煮

烂，加红糖及白酒，饭后服。

❼ 踝关节痛

本症指因风湿、类风湿、劳累、扭伤、骨关节炎及关节周围纤维组织炎等各种因素所致的踝关节疼痛。

【刮痧治疗】

下肢：膀胱经——患侧昆仑至京骨。

胃经——患侧足三里、解溪。

肾经——患侧太溪至照海。

胆经——患侧丘墟至侠溪。

阿是穴——疼痛局部。

❽ 下肢静脉曲张

下肢静脉曲张是指下肢浅表静脉发生扩张延长成蚯蚓状、弯曲成团状，晚期可并发慢性溃疡的病变。本病多见中年男性，或长时间负重或站立工作者。本病未破溃前属中医"筋瘤"范畴，破溃后属"臁疮"范畴。下肢静脉曲张是静脉系统最重要的疾病，也是四肢血管疾患中最常见的疾病之一。站立过久或走远路后患肢发胀、易疲劳。

【刮痧治疗】

背部：膀胱经——双侧心俞。

上肢：肺经——双侧太渊。

下肢：膀胱经——患侧承山至委中。

胆经——患侧外丘至阳陵泉。

胃经——患侧足三里。

阿是穴——自下而上补刮静脉曲张处局部皮肤。

小贴士

下肢静脉复健法

避免长期站或坐，应常让脚做抬高、放下运动，或可能的话小走一番。

应养成每日穿弹力袜运动腿部一小时之习惯，如散步、快走、骑脚踏车、跑步或跑步机等。

应养成一日数次躺下将腿抬高高过心脏的姿势，如此可促进腿部静脉循环。

泌尿生殖疾病的刮痧疗法——妇科疾病

❶ 月经不调

月经的周期或经量出现异常，都称为月经不调。包括月经先期、月经后期、月经先后无定期、经期延长、月经过多、月经过少等。不孕症可参考本病刮痧治疗。

【刮痧治疗】

背部：膀胱经——双侧肝俞、脾俞至肾俞。

腹部：任脉——气海至关元。

胃经——双侧归来。

下肢：脾经——双侧血海、三阴交。

肝经——双侧中都、太冲。

肾经——双侧交信、太溪。

经早：太冲、太溪为重点。

经迟：血海、归来为重点。

经乱：肾俞、交信为重点。

【药物辅助治疗参考】

（1）益母草膏，归脾丸，加味逍遥丸。

（2）枸杞子15克，大枣10枚，猪肝30克，水煎服，每日1至2次。

❷ 痛经

痛经也称行经腹痛，是指妇女在行经前后或正值行经期间，小腹及腰部疼痛，甚至剧痛难忍，常伴有面色苍白，头面冷汗淋漓，手足厥冷，泛恶呕吐，并随着月经周期而发作。痛经可见于子宫发育不良，或子宫过于前屈和后倾，子宫颈管狭窄，子宫内膜异位症等。

【刮痧治疗】

背部：膀胱经——双侧肝俞至肾俞、次俞。

腹部：任脉——气海至中极。

肾经——双侧中注至横骨。

下肢：脾经——双侧阴陵泉至地机、三阴交。

肝经——双侧太冲。

【药物辅助治疗参考】

（1）益母草膏，异位痛经丸，良附丸，加味逍遥丸。

（2）大枣10枚，小茴香10克，干姜6克，水煎服，每日1至2次。

❸ 闭经

闭经或称经闭，是指女子如果超过18岁还没有来月经，或未婚女青年有过正常月经，但已停经3个月以上，都叫闭经。前者叫原发生闭经，后者叫继发生闭经。

【刮痧治疗】

背部：膀胱经——双侧膈俞至脾俞、肾俞、次髎。

腹部：任脉——气海至中极。

下肢：脾经——双侧血海、地机至三阴交。

肝经——双侧太冲。

胃经——双侧足三里至丰隆。

❹ 绝经前后诸症

妇女在绝经前后，出现经行紊乱，头晕耳鸣，心悸失眠，烦躁易怒，烘热汗出，或浮肿便溏，腰背酸楚，倦怠乏力，甚或情志异常，诸症轻重不一，有的可延续二三年之久，名为"绝经前后诸症"，西医称之为"更年期综合征"。

【刮痧治疗】

背部：督脉——命门。

膀胱经——双侧肝俞至肾俞。

腹部：肾经——双侧中注至大赫。

上肢：心经——双侧神门。

心包经——双侧内关。

下肢：胃经——双侧足三里。

脾经——双侧三阴交、公孙。

肝经——双侧太冲。

肾经——双侧太溪。

【药物辅助治疗参考】

（1）更年安，补心丹，右归丸，金匮肾气丸，加味逍遥丸。

（2）莲子10克，百合10克，丹皮15克，共研末，每次2至3克，每日2次，黄酒送服。

❺ 带下病

妇女阴道内流出的一种黏稠液体，如涕如唾，绵绵不断，通常称白带。若带下量多，或色、质、气味发生变化，或伴有全身症状者，则称带下病。可见于阴道炎、宫颈炎、盆腔炎等。

【刮痧治疗】

背部：膀胱经——双侧脾俞至肾俞，次髎至下髎，白环俞。

腹部：任脉——气海至关元。

胆经——双侧带脉。

下肢：胃经——双侧足三里。

脾经——双侧阴陵泉至三阴交。

肾经——双侧复溜。

【药物辅助治疗参考】

（1）金樱子30克，和冰糖炖服。

（2）千金止带丸。

（3）白扁豆250克（研末），红糖120克，白糖120克，同煮至扁豆熟为度，分2次早晚口服。

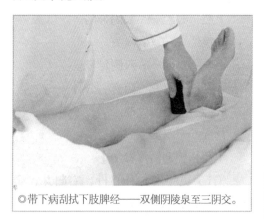

◎带下病刮拭下肢脾经——双侧阴陵泉至三阴交。

❻ 产后乳少

产后乳汁甚少或全无，不能满足婴儿需要称"乳少"或"缺乳"，也叫"乳汁不足"。此现象哺乳期也可出现。

【刮痧治疗】

背部：膀胱经——双侧肝俞至胃俞。

小肠经——双侧天宗。

胸腹部：任脉——膻中。

肾经——双侧气穴。

胃经——双侧乳根（乳头直下，在第五肋间隙）。

上肢：心经——双侧极泉（腋窝正中）。

小肠经——双侧少泽。

下肢：胃经——双侧足三里。

【药物辅助治疗参考】

（1）王不留行30克，用水煎服，每日2次。

（2）赤小豆50克，红糖30克，水煎服，每日2次。

❼ 乳腺增生

乳腺增生即乳房出现片块状、结节状、条索状、砂粒状等数目不一、形状不规则、质地中等、活动、不粘连、边界与周围组织分界不清楚或比较清楚的非炎性肿块。

【刮痧治疗】

背部：膀胱经——双侧膈俞至胆俞、膏肓。

胆经——患侧肩井。

小肠经——患侧天宗。

胸部：任脉——膻中。

胃经——患侧屋翳。

阿是穴——乳腺增生局部。

肝经——患侧期门（乳头直下，第六肋间隙）。

下肢：胃经——患侧丰隆。

胆经——患侧侠溪。

脾经——患侧血海。

肝经——患侧太冲。

⑧ 子宫下垂

子宫下垂为子宫从正常位置沿阴道下降到坐骨棘水平以下，甚至脱出阴道以外，形如鸡冠、鹅卵，色淡红，中医叫"阴挺"。胃肾下垂可参照本病刮痧治疗。

【刮痧治疗】

督脉——百会。

背部：督脉——命门。

膀胱经——双侧肾俞。

腹部：任脉——关元至气海。

胆经——双侧维道。

肾经——双侧大赫。

奇穴——双侧提托。

下肢：胃经——双侧足三里。

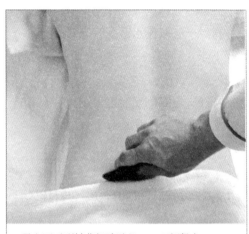

◎子宫下垂刮拭背部膀胱经——双侧肾俞。

泌尿生殖疾病的刮痧疗法——男科疾病

① 泌尿系感染

泌尿系感染是指因细菌等感染所造成的泌尿系急性炎症，包括尿道炎、膀胱炎、肾盂肾炎等。主要表现为尿频、尿急、尿痛，可伴有发热、畏寒，炎症侵及肾盂时可伴腰痛。尿液镜检有白细胞或脓球。慢性泌尿系感染、泌尿系统结石、尿毒症、尿潴留、尿血皆可照此刮痧治疗。

【刮痧治疗】

背部：膀胱经——双侧三焦俞至膀胱俞。

腹部：任脉——气海至中极。

肾经——双侧水道至归来。

上肢：三焦经——双侧会宗。

下肢：肾经——双侧筑宾、太溪、水泉。

【药物辅助治疗参考】

（1）知柏地黄丸。

（2）糯稻根须30克，用水煎，取汁服，次数不限。

② 泌尿系结石

本病包括肾结石、输尿管结石、膀胱结石和尿道结石。肾结石绞痛发作多自腰部沿大腿内侧向下放射，输管结石绞痛多在下腹部，向肛门周围放射，并可伴有恶心、呕吐、痛后血尿、活动加重；膀胱结石可出现排尿中断；尿道结石多见于男性，表现尿道疼痛、尿流不畅，有时成滴排尿。本病属中医的淋证范畴。

【刮痧治疗】

背部：膀胱经——双侧肾俞至膀胱俞。

腹部：任脉——关元至中极。

胃经——双侧水道至归来。

下肢：脾经——双侧阴陵泉至三阴交。

肾经——双侧复溜至太溪。

【药物辅助治疗参考】

（1）金钱草30克，水煎服。

（2）芹菜末30克，绿豆芽50克，共用开水泡2分钟后，饭前服用，每日2次。

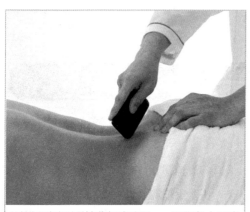

◎泌尿系结石刮拭背部膀胱经——双侧肾俞至膀胱俞。

❸ 前列腺炎、前列腺肥大

此二病均属中医淋证范畴。主要以小便频急，余沥不尽为主症，可见于老年男性。大小便不爽、不利者，皆可照此刮痧治疗。

【刮痧治疗】

背部：督脉——命门。

膀胱经——双侧肾俞至膀胱俞，志室至胞肓。

腹部：任脉——神阙至中极。

胃经——双侧大巨至归来。

下肢：肝经——双侧曲泉。

脾经——双侧三阴交。

【药物辅助治疗参考】

（1）前列康，六味地黄丸。

（2）糯米粉适量和成面团，做成小圆饼烤熟，睡前黄酒送服，连服3个月。

（3）芡实30克炒黄，加米酒30毫升及适量水煎取汁，睡前服，每晚1次。

❹ 阳痿、早泄

阳痿、早泄均指男性性功能低下而言。以阳事痿弱不举，或举而不坚，或坚而早泄，不能进行正常性生活为主要表现。凡男女性功能低下或亢进、不育症、不孕症、习惯性流产，皆可照此刮痧治疗。

【刮痧治疗】

督脉——百会。

背部：督脉——大椎至命门。

膀胱经——双侧肾俞、关元俞至下髎，志室。

腹部：任脉——关元至中极。

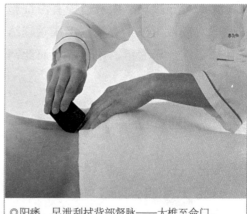

◎阳痿、早泄刮拭背部督脉——大椎至命门。

下肢：胃经——双侧足三里。

脾经——双侧阴陵泉至三阴交。

肝经——双侧蠡沟。

【药物辅助治疗参考】

（1）金匮肾气丸，健阳片。

（2）五味子10克，水煎取汁冲蜂蜜30克口服，每日1次。

❺ 遗精

遗精是指在无性生活状态下发生的精液遗泄，正常未婚男子或婚后夫妻分居者，每月遗精1~2次，或偶尔稍多，属正常生理现象。若未婚成年男子遗精次数频繁，每周2次以上，或已婚有正常性生活而经常遗精，则属于病理状态。

梦遗为夜间有淫梦，精随梦泄；滑精为无梦而滑泄，甚或清醒时精液自流，或有所思慕而精液自流，或见色而精液自流。梦遗和滑精均有各自的特征，相比较而言，遗精病轻，滑精病重。患者多伴有头昏失眠、精神萎靡、腰腿酸软等症状。

梦遗

【症状】

以心烦不寐、梦中遗精阳兴不举、头晕目眩、心悸健忘为主要症状。

【治法】

（1）选穴。关元、太溪、神门、三阴交。

（2）定位。关元：位于脐下3寸处。

太溪：内踝后方，当内踝尖与跟腱之间的中点凹陷处。

神门：腕横纹尺侧端，尺侧腕屈肌腱的桡侧凹陷处。

三阴交：在小腿内侧，当足内踝尖上3寸，胫骨内侧缘后方。

（3）刮拭顺序。先刮腹部关元穴，再刮前臂神门穴，然后刮下肢内侧三阴交，最后刮太溪。

（4）刮拭方法。补泻兼施。在需刮痧部位涂抹适量刮痧油。先刮拭腹部关元穴，不宜重刮，自上而下来回刮动，至皮肤发红、皮下紫色痧斑痧痕形成为止。再刮拭前臂内侧神门穴，不宜重刮，自上而下来回刮动，至皮肤发红、皮下紫色痧斑痧痕形成为止。然后重刮下肢内侧三阴交穴，30次，出痧。最后重刮足部太溪，用刮板角部，30次，出痧。

滑精

【症状】

以遗精遇思虑或劳累而作，头晕失眠，心悸健忘，面黄神倦为主要症状。

【治法】

（1）选穴。心俞、脾俞、肾俞、关元、足三里、三阴交。

（2）定位。心俞：在背部，当第五胸椎棘突下，旁开1.5寸。

脾俞：在背部，当第十一胸椎棘突下，旁开1.5寸。

肾俞：在腰部，当第二腰椎棘突下，旁开1.5寸。

关元：位于脐下3寸处。

足三里：膝盖下3寸，胫骨外侧一横指处。

三阴交：在小腿内侧，当足内踝尖上3寸，胫骨内侧缘后方。

（3）刮拭顺序。先刮背部心俞至肾

俞，再刮腹部关元，然后刮下肢内侧三阴交，最后刮足三里。

（4）刮拭方法。补法。在需刮痧部位涂抹适量刮痧油。先刮拭背部心俞经脾俞至肾俞穴，宜重刮，自上而下来回刮动，至皮肤发红、皮下紫色痧斑痧痕形成为止。然后刮拭腹部关元穴，不宜重刮，自上而下来回刮动，至皮肤发红、皮下紫色痧斑痧痕形成为止。最后重刮下肢内侧三阴交穴和外侧足三里穴，各30次，出痧。

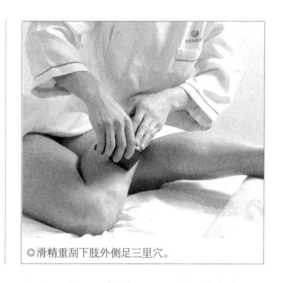

◎滑精重刮下肢外侧足三里穴。

皮肤疾病的刮痧疗法

❶ 疗、疖、痈、疽

疗、疖、痈、疽是急性化脓性疾病。其特征是病变局部皮肤红肿、疼痛、皮肤灼热，严重者伴全身发热。因其发生部位不同，又有不同名称，但皆可照此刮痧治疗。

疗：其形小、根深，坚硬如钉子状；患处皮肤麻木或痒痛并伴有寒热交作。多因饮食不节，外感风邪火毒及四时不正之气而发。发病较急，变化迅速，初起如栗，坚硬根深，继则焮红发热，肿势渐增，疼痛剧烈，待脓溃疗根出，则肿消痛止而愈。治疗宜清热解毒。

疖：即毛囊和皮脂腺的急性炎症。由内蕴热毒或外触暑热而发，疖长于肌表，肿势局限，形小色红、热痛、根浅，出脓即愈。治宜清热解毒。

痈：疮面浅红肿而高大。有肿胀、焮

热、光泽无头、疼痛及成脓等。多由外感六淫，外伤感染等，导致营卫不和，邪热壅聚，气血凝滞而成。痈分为内痈、外痈两类。属急性化脓性疾患。

疽：漫肿而皮色不变，疮面较深。由于气血为邪毒所阻滞，发于肌肉、筋骨间的疮肿。分为有头疽和无头疽两类。

【刮痧治疗】

督脉——百会。

背部：督脉——身柱至灵台。膀胱经——双侧心俞至膈俞。

上肢：心包经——双侧郄门至内关。

下肢：膀胱经——双侧委中。

阿是穴——沿患部周围呈放射状刮拭。

❷ 带状疱疹

本病多发于春秋季节。发疹前常有发热、倦怠、食欲缺乏等轻重不等的前驱症

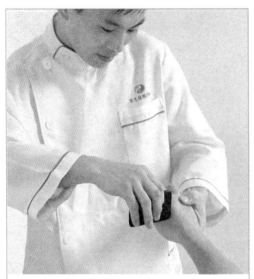

◎带状疱疹刮拭上肢大肠经——患侧曲池、合谷至二间。

状，局部先感皮肤灼热，感觉过敏和疼痛，继则皮肤潮红，在红斑上出现簇集性粟粒大小丘疹，迅速变为小疱，疱膜紧张发亮，中心凹陷，呈脐窝状，不相融合，一般数日后干燥结痂，不留斑痕，仅有暂时性色素沉着，附近往往有淋巴结肿大，好发于腰部，中医称"缠腰龙"。

【刮痧治疗】

背部：夹脊——疱疹所在部位相对应的夹脊穴。

上肢：大肠经——患侧曲池、合谷至二间。

下肢：胆经——患侧阳陵泉至外丘。

❸ 湿疹

急性湿疹，属变态反应性皮肤病。初起时可局限于某部位，很快发展为对称性，甚至泛发全身。皮肤损害为多形性、有红斑、丘疹、水疱等。常集簇成片状，

边缘不清，由于搔抓可引起糜烂、渗液、结痂等继发性损害，剧痒。迁延不愈可转变为亚急性和慢性湿疹，此时皮疹渗出液减少，出现浸润肥厚，反复发作。

【刮痧治疗】

背部：膀胱经——双侧肺俞至心俞，肝俞至脾俞。

上肢：大肠经——双侧曲池至手三里。

下肢：脾经——双侧阴陵泉至三阴交。

❹ 扁平疣

扁平疣大多突然出现，为芝麻或粟米大，扁平，稍高起皮面的小疣，表面光滑，呈浅褐色或正常肤色，小圆形、椭圆形或多边形，境界清楚，多数密集。用手抠掉可扩散分布排列成条状。偶有微痒，好发于颜面、手背及前臂处。

【刮痧治疗】

胆经——双侧风池。

背部：督脉——大椎至陶道。

上肢：大肠经——双侧曲池至手三里。

下肢：胆经——双侧中渎、阳陵泉。胃经——双侧丰隆。

【药物辅助治疗参考】

薏仁米50克煮粥，每日服1次，亦可薏仁米水煎外洗患部。

❺ 牛皮癣

牛皮癣是一种皮肤红斑上反复出现多层银白色干燥鳞屑的慢性复发性皮肤病，

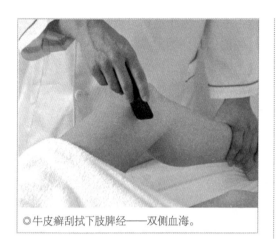

◎牛皮癣刮拭下肢脾经——双侧血海。

◎荨麻疹跟人体的肺脏关系最大，肺的功能出了毛病，肌肤表面就会被禁锢。

病因不明。初起为大小不等的红色丘疹或斑片，以后渐大，部分相互融合，形状不一，界限明显。红斑上覆以多层银白色鳞屑，有不同程度的瘙痒，将鳞屑刮去后有发亮薄膜，再刮去薄膜，即有点状出血。神经性皮炎可照此刮痧治疗。

【刮痧治疗】

背部：督脉——大椎至陶道。

上肢：肺经——双侧列缺至太渊。

下肢：脾经——双侧血海、三阴交。

阿是穴——直接刮拭皮肤病损处。

【药物辅助治疗参考】

（1）复合维生素B。

（2）肤氢松软膏，涂患处。

❻ 荨麻疹

本病是指皮肤常突然发生局限性红色或苍白色大小不等的风团，界面清楚，形态不一，可为圆形或不规则形，随搔抓而增多、增大。肩觉灼热、剧痒。皮损大多持续半小时至数小时自然消退，消退后不留痕迹。除皮肤外，亦可发于胃肠，可有恶心呕吐，腹痛、腹泻，发于喉头黏膜则

呼吸困难、胸闷，甚则窒息而危及生命。风疹可照此刮痧治疗。

【刮痧治疗】

胆经——双侧风池。

背部：膀胱经——双侧膈俞至肝俞、大肠俞。

上肢：大肠经——双侧曲池至手三里。

奇穴——双侧治痒穴。

下肢：脾经——双侧血海、三阴交。

【药物辅助治疗参考】

（1）维生素B₁，克感敏，氯苯那敏（扑尔敏），防风通圣丸。

（2）荆芥45克，防风45克，白菊花45克，开水冲泡，外洗，不拘时。

❼ 皮肤瘙痒症

皮肤瘙痒症是指无原发皮疹，但有瘙痒的一种皮肤病，中医称之为风瘙痒，属于神经精神性皮肤病，是一种皮肤神经症疾患。表现为只有皮肤瘙痒而无原发性皮肤损害，夜间尤甚，难以遏止。常因极度瘙痒而连续强烈搔抓，致皮肤残破造

成血痂，渗液，色素沉着，皮肤增厚等。

【刮痧治疗】

背部：督脉——大椎至身柱。

上肢：大肠经——双侧曲池至手三里。

奇穴——双侧治痒穴。

下肢：脾经——双侧漏谷至商丘。

❽ 痤疮

痤疮也叫"粉刺"，好发于颜面、胸背等处，皮肤起丘疹如刺，可挤出碎米样白色粉质物。常形成丘疹、脓疱或结节等，好发于青年男女，除儿童外，人群中有80%～90%的人患本病或曾经患过本病。

【刮痧治疗】

背部：督脉——大椎至命门。

奇穴——与大椎至命门相平行的双侧夹脊穴。

膀胱经——双侧肺俞、肝俞、脾俞、大肠俞至小肠俞。

上肢：大肠经——双侧曲池、合谷。

下肢：胃经——双侧足三里至丰隆。

脾经——双侧三阴交。

小贴士

痤疮患者在饮食方面要注意"四少一多"，即少吃辛辣食物（如辣椒、葱、蒜等），少吃油腻食物（如动物油、植物油等），少吃甜食（如糖类、咖啡类），少吃"发物"（如狗肉、羊肉等），适当吃一些凉性蔬菜、水果，但也要防止过量后引起胃病。

五官科疾病的刮痧疗法

❶ 目赤肿痛

目赤肿痛为多种眼科疾患中的一个急性症状，俗称火眼或红眼，常见目睛红赤、畏光、流泪、目涩难睁、眼睑肿胀，可伴头痛、发热、口苦、咽痛，常见于结核性结膜炎、急性流行性结膜炎、急性出血性结膜炎。

【刮痧治疗】

督脉——上星。奇穴——患侧太阳。

胆经——双侧风池。

背部：膀胱经——双侧肺俞、肝俞至脾俞。

上肢：大肠经——双侧合谷至商阳。

肺经——双侧少商。

下肢：胆经——患侧光明至阳辅、侠溪。

❷ 睑腺炎

睑腺炎为眼睑发生局限性硬结，状如麦粒，痒痛并作的病症，俗称针眼，是一种普通的眼病，人人可以罹患，多发于青年人。此病顽固，而且容易复发，严重时可遗留眼睑瘢痕。睑腺炎是皮脂腺和睑板腺发生急性化脓性感染的一种病症，分为外睑腺炎和内睑腺炎。

【刮痧治疗】

胃经——患侧承泣、四白。

膀胱经——患侧睛明、攒竹。

奇穴——患侧太阳。

胆经——患侧瞳子髎、风池。

背部：膀胱经——双侧肺俞、胃俞。

上肢：大肠经——双侧曲池、合谷。

③ 眼底出血

眼底出血是由外伤、结核病、高血压、糖尿病、贫血、视网膜血行障碍、视网膜静脉周围炎等病引起的一种眼病。特征为视力突然减退，轻者如隔云雾视物，重者仅辨明暗，或时见红光满目，或一片乌黑。

【刮痧治疗】

督脉——百会。

膀胱经——患侧睛明、攒竹。

奇穴——患侧太阳。

胆经——患侧瞳子髎、风池。

背部：督脉——大椎至陶道。

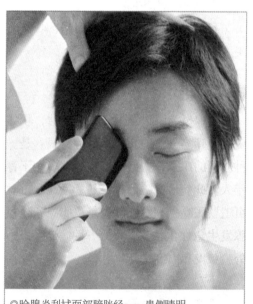

◎睑腺炎刮拭面部膀胱经——患侧睛明。

膀胱经——双侧肝俞至肾俞。

下肢：脾经——双侧血海、三阴交。

肝经——双侧太冲。

【药物辅助治疗参考】

六味地黄丸，知柏地黄丸，龙胆泻肝丸。

④ 近视

近视为远看不清楚，喜欢把书报置近于眼前处阅读。如不戴眼镜，在近距离工作或阅读时，易产生肌性眼疲劳，出现视物双影、眼肌痛、头痛恶心等症。假性近视、远视及各种原因引起的视力减退，皆可照此刮痧治疗。

【刮痧治疗】

胆经——双侧瞳子髎。

奇穴——印堂、双侧太阳。

胆经——双侧风池。

三焦经——双侧翳风。

背部：膀胱经——双侧肝俞至肾俞。

上肢：大肠经——双侧合谷。

下肢：胆经——双侧光明至阳辅。

⑤ 耳鸣、耳聋

耳鸣的表现为经常的或间歇性的自觉耳内鸣响，声调多种，或如蝉鸣，或如潮涌，或如雷鸣，难以忍受。鸣响或有短暂，或间歇出现，或持续不息。耳鸣对听力多有影响，但在早期或神经衰弱及全身疾病引起的耳鸣、常不影响听力。耳聋表现为听力减退，或完全丧失。根据发病原因的不同，有由听力逐渐减退而至全聋者，有突然发生耳聋者，有发于双侧者，有只发一侧者。神经性耳鸣、神经性耳聋、中耳炎皆可照此刮痧治疗。

【刮痧治疗】

胆经——患侧悬颅至听会、风池。

三焦经——患侧角孙至翳风。

背部：膀胱经——双侧肾俞至气海俞。

腹部：任脉——气海至关元。

上肢：三焦经——患侧外关、中渚。

⑥ 过敏性鼻炎

过敏性鼻炎常阵发性鼻软腭局部发痒，或连续反复发作性喷嚏，分泌物多，出现大量清水涕。如继发感染，分泌物可呈黏脓性，间歇性，发作性鼻塞。暂时性或持久性嗅觉减退和消失。可伴头昏、头痛、慢性咳嗽、注意力不集中、精神不振等。

【刮痧治疗】

大肠经——双侧禾髎至迎香。

奇穴——印堂、双侧上迎香。

胆经——双侧风池。

督脉——风府至大椎。

背部：膀胱经——双侧肺俞至脾俞。

上肢：大肠经——双侧合谷。

肺经——双侧尺泽至列缺。

下肢：胃经——双侧足三里至条口。

⑦ 鼻出血

鼻出血又称鼻衄，是临床常见症状之一，多因鼻腔病变引起，也可由全身疾病所引起，偶有因鼻腔邻近病变出血经鼻腔流出者。鼻出血多为单侧，亦可为双侧；可间歇反复出血，亦可持续出血；出血量多少不一，轻者仅鼻涕中带血，重者可引起失血性休克；反复出血则可导致贫血。多数出血可自止。

【刮痧治疗】

督脉——上星。

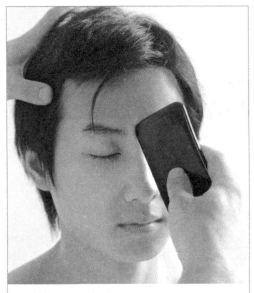

◎过敏性鼻炎刮拭面部奇穴——印堂。

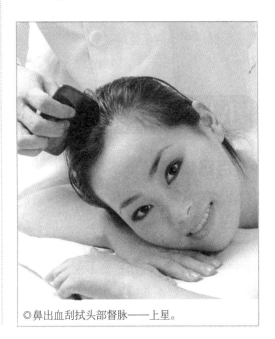

◎鼻出血刮拭头部督脉——上星。

胆经——双侧风池。

大肠经——患侧迎香至禾髎（出血时禁用，平时用于预防）。

背部：膀胱经——双侧肺俞至胃俞。

上肢：大肠经——双侧三间至二间。

下肢：脾经——双侧血海、三阴交。

肝经——双侧太冲至行间。

【药物辅助治疗参考】

（1）用棉球蘸1％麻黄素生理盐水塞入鼻腔，适用于出血较少者。

（2）云南白药。

❽ 牙痛

牙痛为牙齿疼痛，咀嚼困难，遇冷、热、酸、甜等刺激，则疼痛加重，或伴龋齿，或兼牙龈肿胀，或有龈肉萎缩，牙齿松动，牙龈出血等症状。牙神经痛，牙龈炎，下颌关节炎皆可照此刮痧治疗。

【刮痧治疗】

胃经——患侧下关、大迎至颊车。

督脉——水沟至兑端。

上肢：大肠——对侧温溜、合谷至二间。

下肢：肾经——双侧太溪至水泉。

胃经——双侧内庭。

【药物辅助治疗参考】

西瓜霜外敷患处。

❾ 咽喉肿痛

咽喉肿痛是指咽喉部红肿疼痛的症状。在多种外感及咽喉部的疾病中可出现此症，本症又有"喉痹""喉喑"等名，急慢性喉炎、扁桃体炎、咽炎可照此刮痧治疗。

【刮痧治疗】

胆经——双侧风池。

任脉——廉泉、天突。

胃经——双侧人迎。

背部：督脉——大椎。

膀胱经——双侧大杼至肺俞。

上肢：大肠经——双侧曲池、合谷。

肺经——双侧尺泽、列缺。

下肢：胃经——双侧丰隆、冲阳。

肾经——双侧太溪至水泉。

小儿疾病的刮痧疗法

❶ 百日咳

百日咳是小儿常见的一种急性呼吸道传染病。病程较长，缠绵难愈，以阵发性发作，连续性咳嗽，咳后伴有吸气性吼声为特征。每日发作数次至数十次不等，故亦名"顿咳"。小儿感冒咳嗽，肺炎、支气管炎咳嗽可照此刮痧治疗。

【刮痧治疗】

奇穴——双侧百劳。

背部：督脉——大椎至身柱。

膀胱经——双侧风门至肺俞。

胸部：任脉——天突至膻中。

前胸——由内向外刮。

肺经——双侧中府。

上肢：肺经——双侧尺泽至太渊。

大肠经——双侧合谷。

下肢：胃经——双侧丰隆。

肝经——双侧蠡沟。

② 小儿腹泻

小儿腹泻是指小儿大便次数增多，便下稀薄，或如水样，多由于饮食不当或肠道内感染所致。小儿腹泻四季皆可发生，尤以夏秋两季为多见。

【刮痧治疗】

背部：膀胱经——双侧脾俞、肾俞、大肠俞至小肠俞。

腹部：任脉——建里至水分。

胃经——双侧天枢。

肝经——双侧章门。

下肢：胃经——双侧足三里、内庭。

【药物辅助治疗参考】

（1）肉豆蔻3克研细末，每次取0.3克，开水冲服。

（2）胡萝卜煮烂捣泥加水服。

（3）绿豆面适量，用鸡蛋清和成面饼状，贴敷囟门处。每晚贴1次，次晨取下。

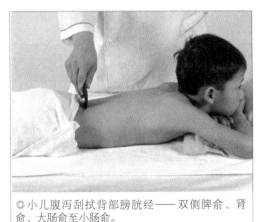

◎小儿腹泻刮拭背部膀胱经——双侧脾俞、肾俞、大肠俞至小肠俞。

③ 小儿消化不良

小儿消化不良主要表现为纳呆厌食、饮食不化、腹满胀痛、嗳腐呕吐乳食、大便腥臭。小儿营养不良、生长发育缓慢、肠寄生虫病可照此刮痧治疗。

【刮痧治疗】

背部：督脉——大椎至悬枢。

膀胱经——双侧脾俞至三焦俞。

腹部：任脉——中脘至气海。

胃经——双侧天枢。

肝经——双侧章门。

上肢：奇穴——双侧四缝。

下肢：胃经——双侧足三里。脾经——双侧公孙。

④ 小儿遗尿

小儿遗尿指3周岁以上的小儿，睡眠中小便自遗。俗称尿床。多因肾气不足，膀胱寒冷，下元虚寒，或病后体质虚弱，脾肺气虚，或不良习惯所致。仰面平卧体位睡觉这种不良习惯引起遗尿的，不需服药，纠正办法是用布带于小儿腰背后做一大结以使仰卧时不适而转为侧卧。

【刮痧治疗】

督脉——百会。

背部：督脉——身柱至命门。

膀胱经——双侧肾俞至膀胱俞。

腹部：任脉——关元至曲骨。

下肢：胃经——双侧足三里。

脾经——双侧三阴交。

肾经——双侧太溪。

❺ 小儿腮腺炎

腮腺炎是由腮腺炎病毒引起的一种急性传染病，可见发热，耳下腮部肿胀疼痛，故又有"蛤蟆瘟""大头瘟""痄腮"之称。好发于冬春季，故中医也叫"温毒发颐"。

【刮痧治疗】

背部：膀胱经——双侧肺俞至胃俞。

上肢：大肠经——患侧曲池、合谷。三焦经——患侧外关。

肺经——双侧少商。

下肢：胃经——双侧丰隆。

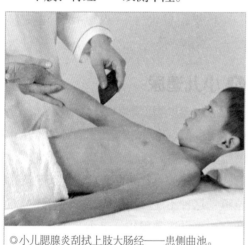

◎小儿腮腺炎刮拭上肢大肠经——患侧曲池。

【药物辅助治疗参考】

（1）板蓝根冲剂。

（2）仙人掌去净刺及皮，捣烂敷患处。

（3）夏枯草，板蓝根适量水煎频服，连服2~4天。

❻ 小儿抽搐

小儿抽搐中医叫"小儿惊厥"或"小儿惊风"。发病时四肢抽搐，伴高热、神昏。发病急骤的叫"急惊风"，可见于脑炎及其他传染性或感染性疾病。手足徐动，发病缓慢，不伴高热神昏的叫"慢惊风"，见于缺钙、脱水、营养不良等。凡抽搐病因已明确诊断者，及大脑发育不全、脑性瘫痪皆可照此刮痧治疗。

【刮痧治疗】

上肢：大肠经——双侧合谷。

下肢：胆经——双侧阳陵泉。肝经——双侧太冲。肾经——双侧涌泉。

【药物辅助治疗参考】

（1）紫雪丹或安宫牛黄丸，清开灵，用于急惊风。

（2）理中丸，小儿健脾丸，活性钙等，用于慢惊风。

刮痧调理亚健康

底蕴深厚、历史悠久的民间刮痧疗法广为人知，尤其是知道刮痧对头痛、颈椎病、肩周炎、腰腿痛、肠胃病等常见病疗效显著，但是很多人都不知道正确的刮痧方法还可以促进新陈代谢，给细胞补氧祛瘀，增加活力，对于改善亚健康状态是既简便又有效的好方法。

❶ 亚健康状态是疾病的预警信号

亚健康状态是人体处于健康和疾病之间的过渡阶段，这个阶段是一个从量变到质变的发展过程。此时脏腑器官活力逐渐降低，反应能力减退、适应能力下降，会出现各种各样的不适症状。有人经常感到全身乏力，头昏、头痛、胸闷、心慌、气短、容易疲倦、精力难集中，或者腰背颈肩酸痛、食欲减退、失眠多梦、耳鸣、体虚易感冒、出汗、心烦，到医院多次检查却无明显器质性改变，这个时候就可以判断为亚健康状态。

亚健康时所出现的症状是疾病的预警信号，亚健康是疾病的前期，如不及时治疗，其中半数以上可能会发展为高血压、冠心病、糖尿病等器质性疾病。

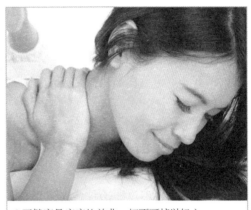

◎亚健康是疾病的前兆，切不可掉以轻心。

碍者不断增多，致使亚健康状态的人也越来越多，并已从中老年人群扩展到部分年轻人。

② 产生亚健康的原因

据国内专家研究，亚健康状态的产生可能与微循环紊乱有关，主要是因为血黏度增大，血液在流经微循环时速度减慢、流通不畅，营养物质交换不全，代谢产物淤积不出，造成微循环障碍，使组织器官的细胞得不到充足的氧气和营养素的供应，细胞活力减低，免疫功能下降，而引起身体上的各种不适及心理上的异常感觉。微循环障碍的部位不同，产生亚健康的原因和疾病的部位就有所区别。微循环障碍在中医上属于"经脉气血不通畅"，微循环障碍轻者出现亚健康状态，重者出现疼痛、发热，炎症反应或功能障碍等各种不同性质、不同脏腑的疾病。

现代人们饮食结构改变，肉、蛋、奶摄入量过多，再加，上生活节奏紧张，运动量减少，体内代谢产物排出缓慢，内热积聚，所以血黏度增大、微循环障

③ 刮痧改善亚健康状态的机理

我们知道，活血化瘀、活化细胞、排毒解毒、迅速改善微循环是刮痧疗法的特点。而活血化瘀、降低血液黏度，可以改善微循环障碍，避免由亚健康向疾病的转化，也是保持健康体魄的有效方法。

只要有微循环障碍，毛细血管的通透性就会出现紊乱，在微循环障碍的部位刮拭时，刮板向下的压力及摩擦会迫使淤积的有害代谢产物从毛细血管壁渗漏出来，存在于皮下肌肉组织之间，所以刮拭后就一定会有痧出现。微循环的程度和痧的颜色密切相关，轻度的微循环障碍会出少量的红色、紫红色的痧点；重度的微循环障碍会出较多的暗青色、青黑色的痧斑。刮拭出痧就是排出体内毒素，从而解除局部的血脉瘀滞，降低血液黏度，疏通经络，改善微循环。气血由阻滞变为通畅后，组织器官的细胞得到了充足的氧气和营养素

的供应，活力增强。

刮痧疗法能有效改善亚健康，如选择具有改善亚健康脏腑作用的相关经络穴位刮拭，则能更快地提高机体免疫力，使脏腑调节功能恢复正常。

❹ 刮痧改善亚健康状态的优势

经络刮痧法不仅能治疗各科常见病、多发病，对改善人体的亚健康状态也有独到之处。

首先，改善亚健康状态疗效迅速。用保健刮痧的方法选择刮拭人体皮肤上与各脏腑器官相连接或相对应的全息区域，可以活血化瘀、降低血液黏度、改善微循环状态。刮痧疗法排出内毒素，改善微循环是在刮拭的瞬间实现的，因此改善亚健康状态疗效迅速。而通常内服中西药物改善微循环，排出体内毒素，需要一个缓慢的过程。

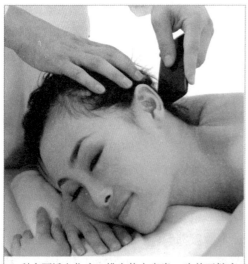

◎刮痧可活血化瘀，排出体内毒素，改善亚健康状态疗效迅速。

其次，可以根据出痧的颜色和面积的大小确定亚健康状态的轻重程度，还可以根据出痧的经络穴位和全息穴区判断出功能减弱的脏腑器官，这有助于针对每个人的特点刮拭不同的部位，提高免疫功能，调节脏腑功能，改善症状。

再次，刮痧治疗只在人体的皮肤表面进行，不需服用任何药物，没有什么副作用。

最后，刮痧操作简便易学，即使没有医学基础知识，只要认真学习，便可以掌握其中的技巧。

❺ 刮痧改善亚健康状态的具体方法

如果想用保健刮痧法来发现和改善亚健康状态，就需要经常刮拭头部、胸腹部、手足部位的经脉和各脏腑器官的穴区，定期刮拭背部脏腑器官的体表投影区和脊椎对应区。如发现刮拭后的区域出现异常的疼痛等感觉或者出痧明显，就可以根据出现疼痛和痧的部位来判断亚健康的有无和严重程度，然后进行重点区域的刮拭治疗，刮拭的时间和部位可以根据自己的生活工作情况灵活掌握。刮拭部位还可以参考教材，根据不同的症状，按图索骥找到有相关治疗作用的刮拭部位。然后就可以通过刮痧及时净化体内环境，清洁经络，促进新陈代谢，改善微循环，活化细胞，增强脏腑功能，提高人体免疫力，有效改善亚健康状态。

下面我们从亚健康的各种不适症状来了解刮痧预防和治疗亚健康的具体方法。

快速缓解大脑疲劳

中医认为疲劳与五脏失调密切相关，如腰腿酸软多与肾相关，气短乏力多与肺相关，不耐劳多与肝相关，神疲多与心相关，肢体疲劳多与脾相关。因此治疗亚健康疲劳应以调节五脏为关键。

刮头部：①以百会穴为起点分别向四神聪方向轻刮，每一方向刮拭10～20次，也可用梳刮法以百会为中心向四周放射刮拭。②以刮痧板的一个角点压按揉百会、太阳、天柱穴，每穴按揉1～3分钟。③用直线刮法自风府穴至身柱穴刮10～20次，重点刮拭大椎穴。④用弧线刮法刮拭颈部侧面的胆经，从风池穴刮至肩井穴，每侧刮拭20～30次。

刮背部：用直线法刮拭脊柱两侧的膀胱经，重点刮拭心俞、脾俞、胃俞、肾俞，每一侧刮拭10～20次。

刮四肢：①用直线法刮拭前臂外侧大肠循行区域，合谷穴、曲池穴、手三里穴可以用点压法、按揉法。②用直线法刮拭心包经的内关穴，然后刮拭小腿外侧胃经的足三里穴、脾经的血海穴、三阴交穴，每侧刮拭10～20次。

改善睡眠

中医将失眠归于"不寐""不得眠"的范围，认为多由七情所伤，即恼怒、忧思、悲恐等而致心肾不交、肝郁化火所致。刮痧可以养心安神、疏肝解郁、放松身心，从而改善失眠。

刮头颈部：①用双板从额头中部分别向左右两侧发际头维方向刮拭，用轻手法刮拭10～20次，用角点压按揉神庭、头维、印堂、鱼腰等穴位。②从太阳穴绕到耳上再向头侧后部乳突和风池方向刮拭，每一侧刮拭10～20次。③以百会穴为起点分别向四神聪方向刮拭，每一方向刮拭10～20次。④用刮痧板的角点压按揉风池穴、安眠穴等。

刮背部：①用直线法刮拭脊柱正中线督脉循行区域，从大椎穴刮至至阳穴10～20次。②用直线法刮拭大杼穴至膈俞，每侧刮20～30次，以出痧为宜。③刮拭神道、心俞穴。

刮拭四肢：①用直线法刮拭前臂内侧心经循行区域，每一侧刮拭10～20次，重

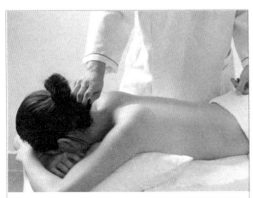

◎经常刮拭头部及颈肩穴位，可以有效缓解大脑疲劳。

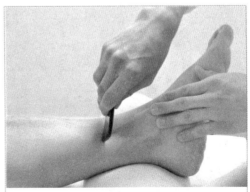

◎用直线法刮拭小腿内侧的脾经循行区域，从阴陵泉刮至三阴交，可改善失眠症状。

点刮神门穴。②用直线法刮拭小腿内侧的脾经循行区域，从阴陵泉刮至三阴交，每一侧10～20次，点压按揉三阴交穴。

缓解眼疲劳

眼疲劳是一种眼科常见病，主要是由于人们平时全神贯注看电脑屏幕时，眼睛眨眼次数减少，造成眼泪分泌相应减少，同时闪烁荧屏强烈刺激眼睛而引起的。它所引起的眼干、眼涩、眼酸胀，视物模糊甚至视力下降直接影响着人的工作与生活。

【缓解眼疲劳的刮痧方法】

刮拭后头部：用厉刮法刮拭后头部顶枕带下1/3视神经对应区。用单角刮法刮拭风池穴。

刮拭面部经穴：将少量美容刮痧乳涂在刮痧板边缘，用垂直按揉法按揉睛明穴后，用平刮法从内眼角沿上眼眶经攒竹穴，鱼腰穴缓慢向外刮至瞳子髎穴，再从内眼角沿下眼眶经承泣穴缓慢向外刮至瞳子髎穴，各刮拭5～10下，或以平面按揉法按揉各穴位5～10下。

常用眼部刮痧保健的穴位有鱼腰、攒竹、瞳子髎、睛明、承泣等。

【刮痧要点提示】

眼部刮痧不可用刮痧油，应少量使用美容刮痧乳，并避免刮痧乳进入眼内。

【护眼小提示】

（1）调整好光线

在微弱的灯光下阅读，不会伤害眼睛，但若光线未提供足够的明暗对比，将使眼睛容易疲劳。应该使用能提供明暗对比的柔和灯光，不要使用直接将光线反射入眼睛的电灯。

（2）适时休息

如果你连续在电脑前工作6～8小时，应每2～3小时休息一次。喝杯咖啡、上个厕所，或只是让眼睛离开电脑10～15分钟。

（3）调整电脑屏幕的亮度

电脑屏幕上的字体及数字就像小灯泡，直接将光线打入眼睛，容易引起眼睛疲劳。因此，需要调降屏幕的亮度，并调整明暗对比使字体清晰。

（4）让眼睛好好休息

缓解眼睛疲劳的最佳方式是让眼睛休息。比如一边打电话，一边闭着眼睛。用

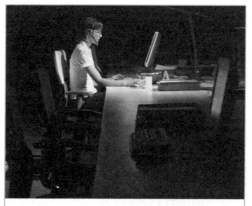

◎过度使用电脑是造成眼部疲劳的重要因素。

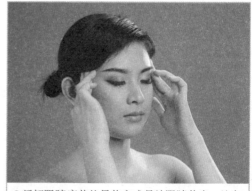

◎缓解眼睛疲劳的最佳方式是让眼睛休息。比如按摩眼睛周围可以很好地缓解疲劳症状。

茶水敷眼部，将毛巾浸入小米草茶中，躺平，将此温暖的毛巾敷在眼部10～15分钟。这将消除眼睛的疲劳，但小心勿将茶水流眼睛。同时在浸入毛巾前，先让小米草茶冷却一会儿。

（5）用手热敷眼部

摩擦双手，直至它们发热为止。然后，闭上双眼，用手掌盖住眼圈，勿压迫双眼，盖住即可。深缓地呼吸，并想象黑暗。每天这样做20分钟，有助于减轻眼部疲劳。

（6）经常眨眼

每天特意地眨眼300下，有助于清洁眼睛，并给眼睛小小的按摩。

（7）危险警讯

当你眼睛痛或对光敏感时，应立即去看眼科医生。

心慌气短

心慌气短中医又称之为"惊悸""怔忡"，是自觉心中跳动不安的一种症状，可见之于冠心病、高血压、风心病、肺心病、心功能不全、各种心律失常、心脏神经症等多种功能性或器质性心脏病以

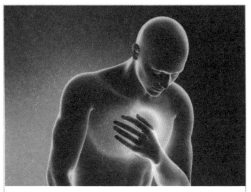

◎心慌气短：自觉心中跳动不安的一种症状，俗称"心慌""心跳"。

及贫血、甲亢患者。

根据中医传统理论，心悸可分为心血不足，心气虚弱，阴虚火旺，痰火上扰，气滞血瘀五种类型，故其饮食宜忌的原则也应有所选择。 心血不足型：常表现为心悸不宁，面色少华或萎黄，夜寐不安，或多梦，胆小善惊。此类患者宜食具有养血安神作用的食物，忌食辛辣香燥食品。 心气虚弱型：常感心悸气短，动则出汗或自汗，面色㿠白、倦怠乏力、胃纳减少，或四肢不温，舌淡苔白。宜常食用温阳益气之物，忌食生冷滋腻物品。 阴虚火旺型：经常心悸而烦，咽痛口干，手足心热，夜寐不安而烦躁，或有盗汗，舌红少苔。宜食生津养阴安神食品，忌食香燥辛散之物。 痰火上扰型：常感心悸心慌，胸闷不安、烦躁不眠、头晕口苦，或痰多恶心、舌苔黄腻。

【改善心慌气短的刮痧方法】

（1）刮拭背部

用面刮法和双角刮法自上而下刮拭心脏在背部脊椎的对应区（第4至8胸椎及两侧3寸宽的范围），重点用面刮法刮拭心俞穴、神堂穴。

（2）刮拭胸部

用单角刮法从上向下缓慢刮拭胸部正中，从膻中穴至巨阙穴，再用平刮法从内向外刮拭心脏在左胸部体表投影区。

（3）刮拭肘窝经穴

用拍打法以适度的力量拍打肘窝少海穴（肘窝小指侧）、曲泽穴（肘窝正中）、尺泽穴（肘窝拇指侧）。用面刮法从上向下刮拭太渊穴，也可平面按揉内

关穴。

焦虑烦躁

当人体长期的高强度超负荷地工作，会使精神总是处于高度紧张的状态，当超过了神经承受的限度的时候，就会难以控制自己的情绪，出现焦虑、烦躁、忧郁。不良情绪长期不能缓解，会使体内分泌与神经系统失调，影响其他脏腑器官的生理功能。

焦虑、烦躁会导致胁肋胀痛、食物缺乏、免疫力下降，加速衰老；男性会出现性功能障碍，女性会引起月经不调和乳腺增生、更年期症状加重，面部出现黄褐斑等。

【缓解焦虑烦躁的刮痧方法】

（1）刮拭背部

用面刮法和双角刮法从上到下刮拭中背部肝胆同水平段的督脉、夹脊穴和膀胱经。重点刮拭肝俞、魂门、胆俞穴。

（2）刮拭胸胁部

用平刮法缓慢从内到外刮拭肝胆在右背部及右胁肋部的体表投影区，重点从内向外刮拭期门穴。

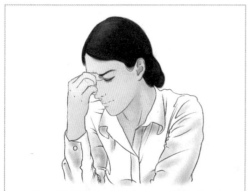

◎焦虑、烦躁会导致胁肋胀痛、食欲缺乏、免疫力下降，加速衰老。

【刮痧要点提示】

刮拭肝胆体表投影区要按压力大，速度缓慢，寻找并重点刮拭疼痛、结节等阳性反应部位。

颈肩酸痛、僵硬

中医认为颈肩酸痛是由于颈肩部气血瘀滞所致。刮痧疗法可以舒筋通络，活血化瘀，促进局部新陈代谢，使原本僵硬的肌肉放松，调整亚健康状态。

【颈肩酸痛、僵硬的刮痧方法】

刮颈肩部：

（1）用直线刮法刮拭督脉，从风府穴到大椎穴，刮膀胱经，从玉枕、天柱到大杼、风门，从后发际上，棘突双侧分别由上向下刮拭，每一侧刮15～20次。

（2）用弧线刮法刮拭足少阳胆经，由风池及乳突根部从上向下，经过肩井，刮向肩端，每侧刮15～20次。

刮背部：

用直线刮法刮拭膀胱经，从玉枕经天柱、大杼、风门、肺俞到厥阴俞。刮拭肩中俞、天髎至膏肓、天宗，每侧刮15～20次。

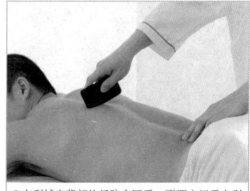

◎在刮拭完背部的经脉穴区后，不要忘记重点刮拭对症穴位。

刮四肢：

（1）沿手阳明大肠经，从肩髃过曲池到合谷，刮15～20次。点压按揉合谷穴。

（2）用直线刮法沿足阳明胃经循行线刮拭，从足三里到条口，每一侧刮15～20次。

腰酸背痛

在所有的慢性疼痛病患中，腰酸背痛的病患占了最高的比例，现代生活中，上班族最容易患腰酸背痛，罪魁祸首是坐的时间太久。久坐不动，使得整个躯体重量全部压在腰骶部，压力分布不均，会引起腰、腹、背部肌肉下垂或疼痛。另外，固定姿势或姿势不正也可引起腰酸背痛。

【腰酸背痛的刮痧方法】

刮痧时先涂刮痧油，让患者肌肉放松，使刮板的钝缘与皮肤之间呈45度夹角，用腕力和臂力，顺着一个方向刮。

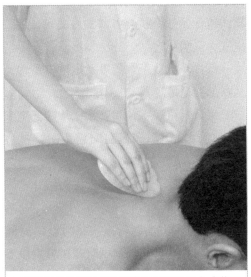

◎刮痧通常以刮痧部位出痧后呈现微红色或紫红色的痧点、斑块为度。

刮痧方向的一般原则是由上而下、由内而外。以刮痧部位出痧后呈现微红色或紫红色的痧点、斑块为度。

刮拭为督脉、足太阳膀胱经的循行部位为主。着重刮拭阿是穴、水沟、阳陵泉、委中、膈俞、次、夹脊。

下肢酸痛

膝关节是人体所有关节中负担最重且运动量很大的关节，最易劳损和出现运动损伤，所以下肢酸痛以膝关节酸痛最为多见。中医认为，膝为筋之府，肝主筋，肾主骨，下肢酸痛、沉重与肝肾不足，筋疲骨弱有关。肾阳不足，气血虚弱，不能抵御寒邪侵袭；肝血虚，血不荣筋，导致下肢膝关节筋脉气血不足或气滞血瘀而酸痛、沉重。

【改善下肢酸痛的刮痧方法】

用面刮法从上向下刮拭督脉命门穴，膀胱经肾俞穴、志室穴、髋部环跳穴。

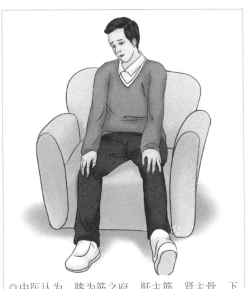

◎中医认为，膝为筋之府，肝主筋，肾主骨，下肢酸痛、沉重与肝肾不足，筋疲骨弱有关。

用点按法点按膝眼穴，用面刮法从上向下刮拭膝关节周围的6条经脉，从膝关节上3寸的部位刮至膝关节下3寸的部位。

手足怕冷

手足冰凉是机体亚健康的典型表现，同时还有身体怕冷、精力减退、易疲劳、气温低时容易出现手足冻疮等症状。中医认为手足发凉是体内阳气不足。阳虚者，心肾活力不足，气虚血弱，气血虚而血脉不充盈或气血运行不畅。因为手足距离心脏较远，故而手脚冰凉。手脚冰冷者平时应多吃温热活血的食物，多穿保暖的衣服，多做手脚的运动。

另外就是平时一定要注意保暖，忌食生冷油腻辛辣食物。

【手足怕冷的刮痧方法】

刮拭全手掌。用刮痧板凹槽刮拭各手指，由指根部至指尖，刮至手指发热。再用面刮法刮拭全手掌各全息穴区至手掌发热。并可用面刮法或用平面按揉法重点刮拭手腕部阳池穴、手掌心劳宫穴。

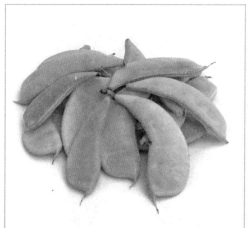

◎手脚冰冷者平时应多吃温热活血的食物，如扁豆、青菜、黄芽菜、芥菜、香菜、辣椒等。

刮拭全足掌。用面刮法刮拭足底的各全息穴区以及足趾，刮至足底发热。

注意：如手足掌皮肤干燥，可以先涂少量美容刮痧乳再刮拭，以保护皮肤。

小贴士

手足是整体的缩影，手掌、足掌部位有与全身各脏腑器官相对应的穴区。手足发凉、怕冷是体内脏腑阳气不足、血液流动缓慢的表现。当刮拭手掌和足掌感觉发热时，说明局部血流加速，血液循环畅通。经常刮拭手足不但可以促进手足部位的血液循环，还能促进各脏腑器官血液循环，有效增强各脏腑功能。

防病保健——增强免疫力

最简便的增强免疫力的方法就是经常刮痧，每日刮拭7个强壮穴位1～2次，可以增强免疫力。用单角刮法刮拭百会穴、涌泉穴，用点按法刮拭人中穴，用平面按揉法或面刮法刮拭合谷穴、内关穴、足三里穴、三阴交穴。

每日刮拭双足掌心以及足侧、足背，从踝部刮至足趾尖。

每日刮拭双手背和手掌，从腕部刮到手指尖，再用刮痧板的凹槽依次刮拭各手指。

每日刮耳，先刮耳窝，再刮拭耳轮以及耳背。

以上4种方法，可以根据自己的时间选择2～3种即可。如刮拭时间短暂可以不涂刮痧油，四肢穴位和手背、足背，如刮拭时间长，应涂刮痧油。

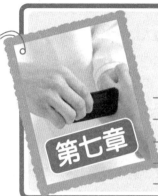

根据自己的体质来刮痧

第七章

◎人体体质有很多种类，比如气虚体质、阳虚体质等等，这些体质是由先天或后天的综合影响形成的。针对不同的体质，可以用不同的刮痧方法，再加上相应的要点提示，自然能使不同的体质得到更好的改善。

辨析你的体质类型

身体状况与体质特点有着密切的关系，决定了一生的健康趋向。我们想要找到更适合自己的保健方式，就要找到自己的体质类型。

中医所说的体质和我们日常提到的体质概念是有所不同的，究竟怎么不同呢？北宋的科学家，沈括在自己的《良方》自序中记载了人体对很多物质的反应有很大差异，比如对酒的反应，有的人酒量很大，有的人酒量很小。还有对油漆这种物质，有的人天天接触都没有什么反应，有的人稍微一粘油漆就会过敏。像这样的问题都是跟体质密切相关的。

所以日常提到的体质，主要是人体的健康状况和对外界的适应能力，但是含义与中医是不一样的。中医是按照人体整体的表现对体质进行评估。中医体质是指人体以先天禀赋为基础，在后天的生长发育和衰老过程中所形成的结构、功能和代谢上的个体特殊性。体质因素在发病学上有两个方面的意义：一是体质的特异性

决定着对致病因素或某些疾病的易感性；二是体质因素决定着疾病的发展过程。体质强壮或阳盛之体，患病多为热证实证，对清热、攻邪药物耐受性较强，而对温热药物特别敏感；体质虚弱或阴盛之体，患病多为虚寒证，对寒凉药物特别敏感。体质分型是按照中医理论评价人体的健康状况及其适应能力所获得的结论。

体质理论本身是中医认知论证的特色，依据中医病理表现特点来划分为7类病理体质，分型为气虚型、阳虚型、阴虚型、阳盛型、气郁型、血瘀型、痰湿型。

气虚型体质的人常无力、阴虚型最怕热、阳虚型最怕冷、气郁型爱失眠、痰湿型易肥胖、血瘀型易健忘、阳盛型易发怒。

气虚型的判断主要是根据一个人具体的一些表现：说话没劲，经常出虚汗，容易呼吸短促，疲乏无力，这就是气虚体质。这种人从性格上来说，一般性格内向，情绪不够稳定，比较胆儿小，做事不爱冒险。

阴虚型体质的人怕热，经常感到手脚心发

热，面颊潮红或偏红，皮肤干燥，口干舌燥，容易失眠，经常大便干结，那就是阴虚。

他们大部分都是性格比较外向好动的，性情是比较急躁的。即使再热的暑天，也不能在空调房间里多待，因为这些人比较怕冷。总是手脚发凉，不敢吃凉的东西。性格多沉静、内向。这些人属阳虚体质。

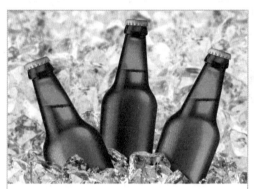

◎阳虚体质的人总是比较怕冷，即使在暑天，也不敢吃凉的东西。

气郁型体质的人一般比较消瘦，经常闷闷不乐，多愁善感，食欲缺乏，容易心慌，容易失眠。《红楼梦》中的林妹妹是气郁体质的代表，性格忧郁脆弱。

痰湿型体质的人最大特点是心宽体胖，腹部松软肥胖，皮肤出油，汗多，眼睛浮肿，容易困倦。性格温和稳重，善于忍耐。

血瘀型体质的人刷牙时牙龈容易出血，眼睛经常有红丝，皮肤常干燥、粗糙，一般肤色是发暗的，常常出现身体疼痛，容易烦躁，记忆力也不太好，容易健忘，性情急躁。

阳盛型体质的人形体壮实，面色红润而有光泽，精力充沛，怕热喜凉，食欲旺盛，易便干尿黄。易受热邪侵扰，患症多为热证、实证，或警惕心脑血管和代谢系统疾病。

不同体质的人各有自己的弱点：

气虚型易感冒、阴虚型易咳嗽、阳虚型易四肢冰冷，阳盛型易得口臭内热、气郁型易得抑郁症、痰湿型易患三高和糖尿病、血瘀型易中风。

气虚型：容易感冒，生病后抗病能力弱且难以痊愈。

阴虚型：易患咳嗽、干燥综合征、甲亢等。值得一提的是，这种人患的咳嗽是干咳、少痰。

阳盛型：不轻易生病，一旦患病，多为突发病、急性病，主要见于感染性和传染性疾病。

气郁型：容易得失眠、抑郁症、神经症等。

痰湿型：容易得眩晕、胸痹、痰饮等。易患冠心病、高血压、高脂血症、糖尿病等疾病。一般来说都是跟血液代谢有密切关系的代谢性疾病。

特禀型：凡是遗传性疾病患者多与亲代有相同疾病或缺陷。比如出现药物过敏、花粉症、哮喘等变态反应性疾病。

七种体质类型的人的调养方式

中医有一个概念就是药食同源，在中医看来有很多食物是有一定的药用功能的，

所以我们针对病理性体质的时候，所用的饮食内容，往往有一些是属于药，同时也

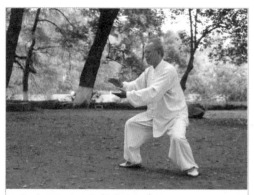

◎气虚型的人适合做小强度、柔缓的运动，如散步、打太极拳等。

属于食物。

气虚型

多吃具有益气健脾作用的药物，针对气虚型的人，可以吃一些如黄豆、白扁豆、鸡肉、泥鳅、香菇、大枣、桂圆、蜂蜜等。吃了这些食物有补气健脾的作用，平时要尽量避免食用有耗气作用的食物，如槟榔、空心菜、生萝卜等。以柔缓运动、散步、打太极拳等为主，不宜做大负荷消耗体力的运动和出大汗的运动。

阴虚型

多吃甘凉滋润的食物，比如猪瘦肉、鸭肉、龟、鳖、绿豆、冬瓜、芝麻、百合等。少食羊肉、狗肉、韭菜、辣椒、葱、蒜、葵花子等性温燥烈的食物。中午保持一定的午休时间。避免熬夜、剧烈运动和在高温酷暑下工作。宜节制房事，因为房事活动伤精耗液，对男女都一样。适合做中小强度、间断性的身体锻炼，可选择太极拳、太极剑等。锻炼时要控制出汗量，及时补充水分。不适合洗桑拿。平时宜克制情绪，遇事要冷静，正确对待顺境和逆境。平时多听一些曲调舒缓、轻柔、抒情的音乐，防止恼怒。

阳虚型

可多吃容易有甘温益气的食物，比如牛羊狗肉、葱、姜、蒜、花椒、鳝鱼、韭菜、辣椒、胡椒等。少食生冷寒凉食物，比如黄瓜、藕、梨、西瓜等。秋冬注意保暖，尤其是足下、背部及下腹部丹田部位的防寒保暖。夏季避免吹空调电扇。可做一些舒缓柔和的运动，如慢跑、散步、打太极拳、做广播操。自行按摩气海、足三里、涌泉等穴位，或经常灸足三里、关元，可适当洗桑拿、温泉浴。多与别人交谈，平时多听一些激扬、高亢、豪迈的音乐，调节一下情绪，稍稍兴奋一下。

阳盛型

精神修养上阳盛之人好动易发怒，故平日要加强道德修养和意志锻炼，培养良好的性格，遇到可怒之事，用理性克服情感上的冲动。

体育锻炼上积极参加体育活动，让多余阳气散发出去。游泳锻炼是首选项目，此外，跑步、武术、球类等，也可根据爱好选择进行。

饮食调理上忌辛辣燥烈食物，如辣椒、姜、葱等，对于牛肉、狗肉、鸡肉、鹿肉等温阳食物宜少食用。可多食水果、蔬菜，像香蕉、西瓜、柿子、苦瓜、番茄、莲藕，可常食之。酒性辛热上行，阳盛之人切忌酗酒。

药物调养上可以常用菊花、苦丁茶沸水泡服。大便干燥者，用麻子仁丸，或润肠丸；口干舌燥者，用麦门冬汤；心烦易怒者，宜服丹栀逍遥散。

气郁型

多吃小麦、蒿子秆、葱、蒜、海带、海藻、萝卜、金橘、山楂等，因为这些食物具有行气、解郁、消食、醒神的作用。睡前避免饮茶、咖啡等提神醒脑的饮料。尽量增加户外活动，可坚持较大量的运动锻炼，如跑步、登山、游泳、武术等。另外，这类人因为性格上有一些自我封闭的表现，要经常有意识地参加集体性的运动，多跟其他人交往，多交交朋友，才能够有一个比较好地对不良情绪的倾诉对象。

痰湿型

饮食清淡为原则，少食肥肉及甜、黏、油腻的食物。可多食葱、蒜、海藻、海带、冬瓜、萝卜、金橘、芥末等食物。平时多进行户外活动。衣着应透气散湿，容易把一些湿气散掉，经常晒太阳或进行日光浴。中医对痰湿型的人有一些常用的方药，比如用白术、苍术、黄芪、防己、泽泻、荷叶、橘红、生蒲黄、生大黄、鸡内金。用这些药物，有助于化痰去湿。

血瘀型

可多食黑豆、海藻、海带、紫菜、萝卜、胡萝卜、金橘、橙、柚、桃、李子、山楂、醋、玫瑰花、绿茶，因此这些物质有活血、散结、行气、疏肝解郁的作用，少食肥猪肉等。保持足够的睡眠，但不可过于安逸。可进行一些有助于促进气血运行的运动项目，如太极拳、太极剑、舞蹈、步行等。

保健按摩可使经络畅通，达到缓解疼痛、稳定情绪、增强人体功能的作用。血瘀体质的人在运动时如出现胸闷、呼吸困难、脉搏显著加快等不适症状，应去医院检查。

气虚体质保健刮痧：益气健脾，增强抵抗力

❶ 刮拭背部

用面刮法从上到下刮拭膀胱经肺俞穴、脾俞穴、胃俞穴、肾俞穴、志室穴。

❷ 刮拭胸部

用平刮法沿肋骨走向从内到外刮拭左侧肋胁部，尤其是脾脏的体表投影区。并用单角刮法从上到下刮拭任脉膻中穴、中庭穴。

❸ 刮拭四肢经穴

用面刮法从上到下刮拭上肢列缺穴、太渊穴、内关穴、下肢足三里穴、阴陵泉穴。

【气虚体质保健刮痧要点提示】

（1）气虚体质者身体较弱，肌肉松软，应用补法刮拭，重点穴区可短时间用平补平泻手法。

（2）每次刮拭部位不可过多，刮拭时间不可过长，每个部位只要局部有热感或少量出痧即可。

【保健刮痧的作用】

（1）益气健脾，增进食欲，有利于营养物质的消化吸收，促进新陈代谢。

（2）激发经气，促进血液循环，改善因正气不足而引起的体力和精力衰退、气短乏力等症状，消除疲劳。

阳虚体质保健刮痧：温阳益气，增强能量原动力

❶ 刮拭背部

用面刮法刮拭督脉大椎到至阳穴，命门穴；膀胱经刮拭心俞穴、神堂穴、肾俞穴、志室穴等。

❷ 刮拭胸部

用平刮法从胸部正中沿肋骨走向向左刮拭心脏体表投影区。用单角刮法从上向下刮拭任脉的膻中穴。

❸ 刮拭四肢经穴

用面刮法从上到下刮拭上肢三焦经阳池穴、心包经内关穴，下肢胃经足三里穴，脾经太白、公孙穴、肾经大钟。以上穴位也可用平面按揉法刮拭。

【阳虚体质保健刮痧要点提示】

（1）阳虚体质者身体较弱，肌肉松软，应用补法刮拭，重点穴区可短时间用平补平泻手法，禁用泻法。

（2）每次涂刮痧油不可过多，刮拭

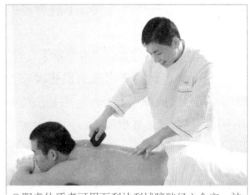

◎阳虚体质者可用面刮法刮拭膀胱经心俞穴、神堂穴、肾俞穴、志室穴等。

时间不可超过20分钟，每个部位只要局部有热感或少量出痧即可。

【保健刮痧的作用】

（1）保健刮痧带动皮下组织及深层的肌肉产生摩擦运动，通过运动产生热能，有温阳益气的作用。改善阳虚体质因热量不足引起的怕冷、手足不温、倦怠无力等症状。

（2）经常刮痧，可增强机体活力，使精力旺盛，预防阳虚体质的易发疾病，促进阳虚体征的康复。

阴虚体质保健刮痧：清泻虚热，益气养阴

阴虚体质就是由于体内津液精血等阴液亏少，以阴虚内热等表现为主要特征的体质状态。

❶ 刮拭背部

用面刮法和双角刮法从上到下刮拭心脏、肾脏的背部对应区。重点刮拭膀胱经心俞、厥阴俞、肾俞。

❷ 刮拭胸部

用平刮法从胸部正中沿肋骨走向向左刮拭心脏体表投影区。

❸ 刮拭四肢经穴

用面刮法从上到下刮拭上肢肾经列缺至太渊、心包经内关穴，下肢脾经三阴交。

【阴虚体质保健刮痧要点提示】

（1）阴虚体质者出现的燥热现象为阴精不足导致的虚火上升，宜用补法或平补平泻手法刮拭，禁用泻法。

（2）涂刮痧油，每个部位只要局部有热感或少量出痧即可，刮拭时间不宜过长，刮拭部位不可过多。

【保健刮痧的作用】

（1）清泻虚热，清除体内虚火，有益气养阴，促进体内津液的生长，平衡阴阳的作用。改善因机体阴液不足而引起的各脏腑器官干燥少津、虚热内扰的症状。

（2）经常刮痧，可调和阴阳，预防阴虚体质的易发疾病，促进阴虚体征的康复。

阳盛体质保健刮痧：清热泻火，润燥通便

❶ 刮拭头部

用泻法按梳头顺序刮拭全头，单角刮法重点刮拭督脉百会穴、头维穴、风池穴。

❷ 刮拭背部

用面刮法从内向外刮拭胆经肩井穴。用面刮法和双角刮法从上向下刮拭肝胆脊椎对应区。重点刮拭督脉从大椎到身柱穴的部分，以及膀胱经的心俞穴、肺俞穴、肝俞穴、胆俞穴和胃俞穴。

❸ 刮拭四肢经穴

面刮法从上到下刮拭上肢大肠经曲池、合谷、商阳穴，胆经阳陵泉、光明穴。

【阳盛体质保健刮痧要点提示】

（1）阳盛体质者出现的燥热现象为热量过盛的实火，宜采用泻法，按压力可

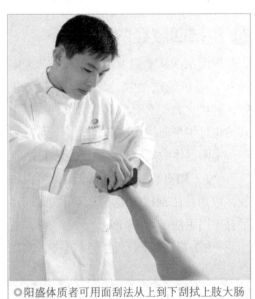

◎阳盛体质者可用面刮法从上到下刮拭上肢大肠经曲池穴、合谷穴、商阳穴。

适当加大。

（2）阳盛体质者刮痧过程中容易出痧，出痧的部位及多少，痧色是鲜红、暗红，还是紫红，常提示阳盛的经脉、肺腑及阳盛的程度，痧出则热与毒火得以宣泄。

【保健刮痧的作用】

（1）保健刮痧可清热泻火，降低其兴奋性，润燥通便，宣泄体内过盛的阳气，又不损伤正气，平衡阴阳。

（2）经常刮痧，可调和阴阳，预防阳盛体质的易发疾病，促进阳盛体征的康复。

气郁体质保健刮痧：疏肝利胆，解郁除烦

气郁体质者，多是容易郁闷的、抑郁的人。气郁体质者性格多内向，缺乏与外界的沟通，情志不达时精神便处于抑郁状态。

❶ 刮拭背部

用面刮法和双角刮法从上到下刮拭肝胆的脊椎对应区，重点刮拭膀胱经肝俞穴至胆俞穴、魂门穴至阳纲穴的部分。用平刮法从正中沿肋骨走形向右刮拭肝胆在体表投影区。

❷ 刮拭胸腹部

用平刮法从正中沿肋骨走行向右刮拭肝胆体表投影区。重点刮拭肝经的期门穴、章门穴。用单角刮法从上到下刮拭任脉膻中穴。

❸ 刮拭四肢经穴

用面刮法从上到下刮拭三焦经的支沟穴至外关穴部分，下肢胆经阳陵泉至外丘穴，肝经曲泉穴至蠡沟穴的部分。

【气郁体质保健刮痧要点提示】

气郁体质根据身体状况不同，出痧可多可少。对于不易出痧者，只要毛孔微微张开或局部有热感即可停止刮痧。

【保健刮痧的作用】

（1）保健刮痧可以疏肝利胆，解郁除烦，行气活血，促进体内气机调畅。

（2）改善气郁体质因机体气机郁滞而引起的各脏腑器官气机失调症状。

（3）经常刮痧，可预防气郁体质的易发疾病，促进气郁体征的康复。

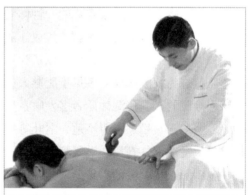

◎气郁体质者重点刮拭背部膀胱经肝俞穴至胆俞穴、魂门穴至阳纲穴的部分。

血瘀体质保健刮痧：疏通经络，活血化瘀

❶ 刮拭背部

用面刮法和双角刮法从上到下刮拭心脏、肝脏的脊椎对应区。重点刮拭大椎穴、心俞至膈俞穴部分以及肝俞穴、胆俞穴、天宗穴。

❷ 刮拭胸部

用平刮法从胸部正中沿肋骨走行向左刮拭心脏的体表投影区，向右刮拭胁肋部肝胆体表投影区。用单角法从上到下刮拭任脉的膻中穴至中庭穴部分。

❸ 刮拭四肢经穴

用面刮法从上到下刮拭上肢肘窝曲泽、少海、尺泽穴，或定期（3～6个月）用拍打法拍打此处。刮拭下肢脾经血海穴、胃经足三里穴。

【血瘀体质保健刮痧要点提示】

每次刮痧均为紫红、暗青色，伴有强烈疼痛时，应该及时到医院进行进一步的检查，警惕潜在的体内机理变化，必要时进行综合治理。

【保健刮痧的作用】

（1）活血化瘀，清洁、净化血液，改善各脏腑器官因血液循环不畅引起的气血瘀滞症状。

（2）经常刮痧，可疏通筋络、活血化瘀，预防血瘀体质的易发疾病，促进血瘀体征的康复。

痰湿体质保健刮痧：益气健脾，利湿化痰

痰湿体质亦称为迟冷质，多由饮食不当或疾病困扰而导致。

痰湿体质是目前比较常见的一种体质类型，当人体脏腑、阴阳失调，气血津液运化失调，易形成痰湿时，便可以认为这种体质状态为痰湿体质，多见于肥胖人，或素瘦今肥的人。痰湿体质者多发咳嗽、哮喘、痰多、头晕、肠胃不适、呕吐等症状，易生慢性支气管炎、支气管哮喘、肺气肿、动脉硬化、慢性胃炎、慢性肠炎、肥胖症等疾患。因此痰湿体质者可通过温燥化痰药物进行调养。

痰湿体质者体形大多肥胖，身重容易疲倦，喜食肥甘厚味的食物，并且食量大。食疗上首重戒除肥甘厚味，戒酒，且最忌暴饮暴食和进食速度过快。应常吃味淡性温平的食品，多吃些蔬菜、水果，尤其是一些具有健脾利湿、化痰祛痰的食物，更应多食。

适宜痰湿体质者食用的食物有芥菜、韭菜、大头菜、香椿、辣椒、大蒜、葱、生姜、木瓜、白萝卜、荸荠、紫菜、洋葱、白果、大枣、扁豆、红小豆、蚕豆、包菜、山药、薏米、冬瓜仁、牛肉、羊肉、狗肉、鸡肉、鲢鱼、鳟鱼、带鱼、泥鳅、黄鳝、河虾、海

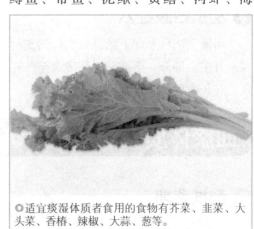

◎适宜痰湿体质者食用的食物有芥菜、韭菜、大头菜、香椿、辣椒、大蒜、葱等。

参、鲍鱼、杏子、荔枝、柠檬、樱桃、杨梅、槟榔、佛手、栗子等。应限制食盐的摄入，不宜多吃肥甘油腻、酸涩食品，如饴糖、石榴、柚子、枇杷、砂糖等。此外，杏仁霜、莲藕粉、茯苓饼对该体质者是不错的食补选择。

【虾马童子鸡】

原料：虾仁20克，海马10克，童子鸡1只。

制作方法：将虾仁与海马用温水洗净，泡10分钟后放在已洗干净的子公鸡上，加少许葱与姜，蒸熟到烂。虾仁、海马、鸡肉并汤都可吃完。

养生功效：温肾壮阳，益气补精，活血去痰湿。

痰湿体质日常采用刮痧也是不错的选择。

① 刮拭背部

用面刮法和双角刮法从上到下刮拭肺脏、脾脏的脊椎对应区。重点刮拭膀胱经的肺俞穴、脾俞穴、三焦俞穴、肾俞穴、膀胱俞穴。

② 刮拭胸腹部

用平刮法从正中沿肋骨走行向左刮拭脾脏在胁肋部的体表投影区。用面刮法从上到下刮拭中府穴，上脘穴至下脘穴部分，滑肉门穴至关元穴部分以及章门穴。

③ 刮拭四肢经穴

用面刮法从上到下刮拭上肢肺经列缺

穴至太渊穴部分，下肢胃经足三里穴、丰隆穴至脾经阴陵泉穴部分、三阴交穴、公孙穴。

【痰湿体质保健刮痧要点提示】

（1）痰湿体质在刮痧过程中不易出痧，不可为追求出痧，刮拭时间过长，刮拭力度过重，只要局部毛孔微微张开或局部有热感即可停止刮痧。

（2）用拔罐排出痰湿体质患者体内的湿气效果比价好，拔罐时罐内水雾的多少和皮肤是否出现水疱可以提示体内湿气的多少。

【保健刮痧的作用】

（1）保健刮痧可以振奋阳气，健脾益气，促进水液代谢，利湿化痰。改善痰湿体质因水湿内停积聚而引起的水湿内盛的症状。

（2）经常刮痧，可以健脾壮阳，化解水湿内停，可预防痰湿体质的易发疾病，促进痰湿体征的康复。

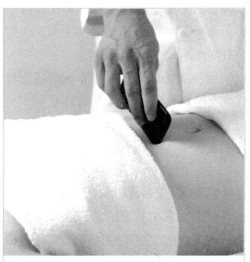

◎痰湿体质者用面刮法从上到下刮拭中府、上脘穴至下脘穴部分。

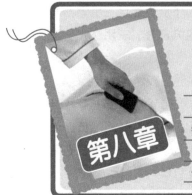

不一样的四季刮痧法

第八章

◎一年四季有着各自不同的特点，比如，中医认为，春季万物生发，阴消阳长；夏季气候炎热，阳极阴生；针对四季不同的特点，应该配以不同的刮痧法，这样才能起到更好的保健效果。

春季保健刮痧：畅达气血，缓解春困

人类生活在大自然中，自然界有四季气候的循环交替变化。中医认为，天人相应。人体内的气血运行和各脏腑的功能活动也会受自然界季节气候变化的影响而有着微妙的改变，不同的季节会影响与之关系密切的脏腑。养生保健就要顺应这种变化，在不同的季节，保护和激发相应脏腑的功能，有利于四季平安，健康每一年。

春季（从立春到谷雨）天气日益变暖，动物解除冬眠，植物发芽生长，人们户外活动逐渐增多，新陈代谢日趋旺盛，血液循环加快，更多的营养供给脏腑器官，适应身体各种生命活动的需要。

中医认为，春季是阳长阴消的开始，主生发。春天万物生发，与天时相应，春季内应于肝，人体肝胆经脉旺盛活跃，是肝脏发挥主要功能的季节。肝是贮藏血液、调节血量的重要脏器；肝又主管情志，调畅全身的气机。情绪的好坏，直接影响胆汁的分泌，食物的消化、吸收和各脏腑器官的功能。肝脏功能正常，可顺应

春季勃发的生机而畅达气血，调节血量；肝脏功能减弱，易肝郁气滞，影响全身血液供应，出现情绪抑郁或暴怒，各脏腑器官缺乏营养，人就容易春困。

春季养肝，肝血充足，肝气调达，情志舒畅；血量调节正常，心脑和各脏腑器官获得充足营养以适应春季气候的变化而身体健康，精力充沛，为一年健康打下良好基础。

春季养生，保持心情开朗，情绪平和，忌抑郁和暴怒；早起早睡；衣服要宽松舒适，利于气血流畅，又要慎避风寒之邪；注意食品卫生，适当食辛温发散的食品（如花生、葱、香菜等）；生冷黏杂之物少食，以免损伤脾胃；多选择适宜的室外活动，汲取大自然的生机。

❶ 春季刮痧要点提示

春季是刮痧的最佳季节，适合对脏腑进行定期涂刮痧油刮拭。春季刮痧采用平补平泻手法（按压力大、速度慢或按压力适中、速度适中），每次刮拭时间30分钟左右。

头部刮痧在每日晨起或疲劳时刮拭，不要在睡前刮拭。

方法一：刮拭头部

用水牛角刮痧梳以面刮法按梳头的顺序刮拭头顶部、侧头部，用单角刮法重点刮拭百会穴、风池穴。

方法二：刮拭背部

以面刮法和双角刮法刮拭肝胆脊椎对应区，重点刮拭背部膀胱经肝俞穴、魂门穴、胆俞穴、阳纲穴。

方法三：刮拭胸胁部

以平刮法沿肋骨走势从内向外刮拭右胸胁部肝胆体表投影区，重点刮拭期门穴、日月穴。

方法四：刮拭下肢经穴

用面刮法从上向下刮拭肝经曲泉穴、太冲穴、蠡沟穴，胆经阳陵泉穴、丘墟穴、光明穴。

❷ 春季保健刮痧的作用

（1）可疏肝利胆，畅达气血，助心肺气血畅达，使各脏腑器官气血充足，缓解春困。

（2）养肝血，益肝阴，保持旺盛的生理功能，适应春季气候的变化，促进肝胆疾病的康复。

（3）可行气解郁，调养肝阳，助脾胃消化，利于生长，预防肝胆、脾胃的疾病。

夏季保健刮痧：养心健脾，安然度夏

夏属火，与心相应。夏季养阳就是培养人体一种蓬勃向外发散的状态。因此人们应该和自然界的气候变化相应，夏天可以适当晚睡而早起，积极地参加户外的活动。不要为了躲避阳光而长时间待在房屋里。通过户外活动锻炼提高身体对暑热的耐受性，并使阳气得以宣发。暑热的气候容易使人烦躁，所以要注意养性，避免心急燥热，通过运动发汗等方式把体内的郁闷宣泄出去，使身体顺应夏季宣发生长的状态。

夏季气候炎热，阳极阴生，万物成实。夏季高温湿热，人的消化功能较弱，饮食宜清淡而不宜肥甘厚味，西瓜、绿豆汤、乌梅汤均为解暑佳品，但不宜冰镇。夏季服用冰镇食品有助于解暑是人们的保健误区，长期服用过冷食物极易损伤脾肾的阳气，导致脾肾阳虚。夏季人体的新陈代谢极其旺盛，毛孔开泄，易出汗，如果贪凉，汗出后受风或空调过凉都更易损伤人体阳气。长夏与五脏的脾相通应，脾脏的禀性是喜欢比较干燥而厌恶湿邪，一旦

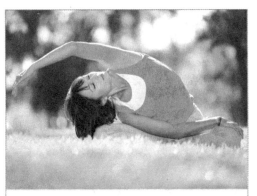
◎夏天应积极地参加户外的活动，不要为了躲避阳光而长时间待在房屋里。

脾的功能被湿邪所阻遏，则可能因为脾气不能正常运化、气机不畅导致体内水湿停聚，而出现脘腹胀满、食欲缺乏、大便溏泄、小便不利、皮肤渗液、水肿、四肢不温等各种症状。长夏的湿热本来易伤及脾阳，如果过时冷饮，则易导致吐、泻等肠道疾病的发生。

中医学认为："夏属火，其性热，通于心，主长养，暑邪当令。"说明火热之邪最容易损伤心，若心神失养，则易出现心神不安、心悸失眠、头昏目眩等症状。所以在夏季，要格外重视心神的调养，使志无怒，使气得泄，此夏季之应，养生之道也。"汗为心之液"，暑易伤气，过汗不仅会损伤心气，还会导致心阴虚，因此劳动或户外运动当避开烈日炽热之时，午饭后应安排午睡休息，有助于缓解疲劳。多吃一些清热解暑的食品，既能清解夏季高温天气带来的暑热，又能清泄身体产生的内热，也可服用辛凉散发或甘寒清暑的中药，如菊花、薄荷、荷叶、金银花、连翘，以利心火、散暑热。

夏季的最后一个月即长夏，长夏主

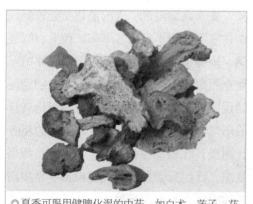

◎夏季可服用健脾化湿的中药，如白术、莲子、茯苓、藿香、白豆蔻之类，既健脾胃，又祛暑湿。

湿，与脾相应。这个季节特点是天气闷热，阴雨连绵，空气中湿度较大，人易感受湿邪，而脾喜燥而恶湿，一旦脾阳为湿邪所遏，就会出现食欲缺乏、大便稀溏、脘腹胀满、四肢不温等寒中洞泄一类的脾病。所以长夏饮食宜清淡，少食生冷油腻，脾虚的人可以少食多餐，根据自己的饮食习惯适当吃些辣椒，增加食欲，帮助消化，抵抗湿邪对脾脏的侵扰。也可以服用健脾化湿的中药，如白术、莲子、茯苓、藿香、白豆蔻之类，既健脾胃，又祛暑湿。

❶ 夏季刮痧要点提示

（1）夏季毛孔开泄，保健刮痧时间不宜过长，避免给邪气侵袭的通路，涂刮痧油刮拭时，可适当延长两次刮拭的间隔期。

（2）夏季刮痧前后宜多饮水。

（3）夏季刮痧是应注意避风保暖，勿在有对流风处或面对风扇、空调风口处刮痧。

方法一：刮拭背部

以面刮法刮拭背部膀胱经的心俞穴、神堂穴、脾俞穴、意舍穴、胃俞穴，以及小肠经的天宗穴。

方法二：刮拭胸胁部

以平刮法沿肋骨走向由内向外刮拭左胸部心脏体表投影区，左胸胁部脾脏、胰腺体表投影区。重点由上到下刮拭任脉的膻中穴、巨阙穴，腹部的中脘穴、章门穴。

方法三：刮拭四肢经穴

用面刮法从上向下刮拭少海穴、曲泽

穴、神门穴、通里穴、大陵穴、内关穴。下肢阴陵泉穴、足三里穴、公孙穴、太白穴。

❷ 夏季刮痧保健的作用

（1）可增强心脏机能，护卫心阳，滋养心阴，使精力充沛，预防心脏疾病发生，促进心脏疾病康复。

（2）长夏保健刮痧可健脾利湿，增强食欲，促进消化，避免湿邪伤脾，预防脾胃疾病，促进脾胃疾病的康复。

（3）可调养心脾两脏，保护体内阳气，助人安然度夏。

饮食养生：食物宜清淡，忌贪凉饮冷，养护脾阳。

情志养生：宜神清气和，胸怀宽阔，心静自然凉。

起居养生：环境宜清凉，宜晚睡早起，适当午睡。

运动养生：运动要清心，避开烈日，加强防晒，运动后宜温水擦身。

秋季保健刮痧：养肺润燥，平安度秋

秋季，是指从立秋之日起到立冬之日止。秋季气候由热转凉，阳气渐收，阴气渐长，是"阳消阴长"的过渡阶段，也是万物成熟收获的季节。《管子》指出："秋者阴气始下，故万物收"。"秋冬养阴"是秋季养生的原则，指秋冬宜养藏气，避免耗精伤阴，从而适应自然界阴气渐生而旺的规律，为来年阳气生发打下基础。

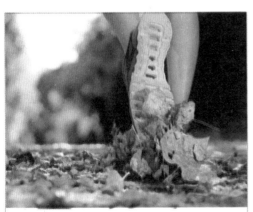

◎秋冬宜养藏气，避免耗精伤阴，为来年阳气生发打下基础。

秋季养生的关键在养肺润燥，"燥"为秋季的主气，故称"秋燥"，燥气易伤人体津液，因此秋季常易发生燥邪之患。秋季内应于肺，肺司呼吸，外合皮毛，与大肠相表里，当空气中湿度下降，就会出现肺、皮肤、大肠等部位以"燥"为特征的病理现象。

肺为娇脏，喜润而恶燥，无论是初秋温燥，还是深秋凉燥，都容易伤肺致病，调理进补当以滋阴润肺为主，并根据天气寒温及个人体质状况选择相应凉性、温性或平性食物或药物，以达到滋润益肺，祛邪强身之效。

❶ 秋季刮痧要点提示

（1）秋季刮痧时间不要超过30分钟。

（2）秋季宜用补法刮拭，阳性反应的部位可以应用平补平泻手法，不宜用泻法刮拭。

（3）秋季气候干燥，最好涂上刮痧

油之后再刮痧。

（4）秋季刮痧后一定要注意补充足够水分。

方法一：刮拭背部

以面刮法刮拭背部膀胱经的肺俞穴、魄户穴、意舍穴、胃俞穴。

方法二：刮拭胸胁部

以平刮法沿肋骨走向从内向外刮拭左右胸部肺脏体表投影区和左胸胁部脾脏、胰腺体表投影区。重点刮拭中府穴、膻中穴、章门穴。

方法三：刮拭上肢经穴

用面刮法从上向下刮拭肺经尺泽穴、列缺穴、太渊穴、少商穴，大肠经曲池穴。

❷ 秋季刮痧保健的作用

（1）可增强肺脏机能，滋阴润燥、顾护津液、预防秋燥。

（2）预防呼吸系统疾病发生，促进

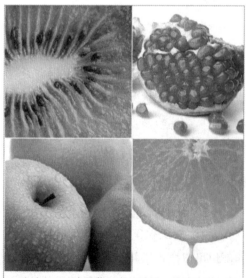

◎秋季多吃酸味果蔬，有补脾胃、养肺防燥、润肠通便的作用。

呼吸系统疾病的康复。

（3）肺主通调水道，滋养各脏腑器官，使体内阴阳气血平衡，既安然度秋，又增强冬季的御寒能力。

饮食养生方面，因肺主辛味、肝主酸味、辛能胜酸，故秋天要减辛味以平肝气，增强酸味以助肝气调达，防肺气太过胜肝，而致肝气郁结。秋季饮食要尽可能少食葱、姜、蒜、韭菜等辛味之品，多食些酸味果蔬，如山楂、柠檬、柚子、阳桃、葡萄、苹果等。还有蜂蜜、芝麻、杏仁、银耳、菠菜、豆浆等，有补脾胃、养肺防燥、润肠通便的作用。

秋季精神调养就是保持精神上的安宁，使志安宁，以缓秋刑，收敛神气，使秋气平；无外其志，使肺气清，此秋气之应，养生之道也。要达到这一点，首先要培养乐观情绪，保持心神稳定，收敛神气。心情愉悦能促进体内器官健康，尤其对肺部特别有益。人在笑时胸肌伸展，胸廓扩张，肺活量增大。可以消除疲劳、驱除抑郁、解除胸闷、恢复体力。自然微笑可使肺气布散全身，使面部、胸部及四肢肌群得到充分放松。另外，肺气下布还可使肝气平和，从而保持情绪稳定。开怀大笑时，生发肺气，使肺吸入足量的"清气"，呼出废气，加快血液循环，能达到心肺气血调和之目的。

秋季应更重视补水。秋季气候干燥，使人体大量丢失水分。因此这个季节要及时补足每日丢失的水分，秋天每日至少要比其他季节多喝水500毫升以上，以保持肺脏与呼吸道的正常湿度。

冬季保健刮痧：护卫肾阳，抵御冬寒

冬季的自然界阴盛阳衰，人体的阳气也随着自然界的转化而潜藏于内，冬季养生应顺应自然界闭藏的规律，护卫肾阳，抵御冬寒。

一些身体较弱的人，在冬天的时候往往手脚发冷，喜热怕冷，这就是阳气不足导致的，也就是我们常说的"火力不足"。

冬季养生重要的是养肾防寒助"火力"御冬寒。养肾不仅能助阳御寒，更能防老长寿。肾是先天之本，生命之源，有藏精主水、主骨生髓的功能。肾气充盈，则精力充沛，筋骨强健，神思敏捷；肾气亏损则阳气虚弱，腰膝酸软，易患疾病。冬季肾脏机能正常，可调节机体适应气候的变化，否则会引发疾病。

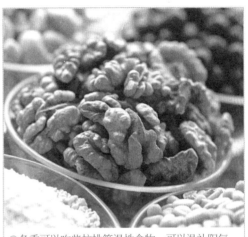

◎冬季可以吃些核桃等温性食物，可以温补阳气，帮助抵御冬寒。

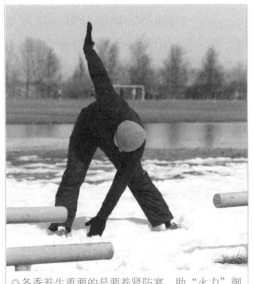

◎冬季养生重要的是要养肾防寒，助"火力"御冬寒。冬季做适量的运动可以补养肾气。

肾中的精气依赖于五谷的供养，通过食疗养肾效果较好。冬季饮食以"保阴潜阳"为原则，少咸增苦。《饮膳正要》记载："冬气寒，宜食以热性治其寒。"主张进热食，温补阳气，多选用板栗、核桃、枸杞、狗肉、羊肉、蛋类、黑芝麻、桂圆等温性食物，煮粥食用最为补养。忌食生冷黏硬之物，以免脾胃之阳受损。冬季肾经旺盛，肾主咸，心主苦，过食咸味会使偏亢的肾水更亢。多吃苦味食物，能助心阳，抗御过亢的肾水。

冬寒伤身，威胁人体阳气的莫过于寒邪。寒邪伤阳后，人体阳气虚弱，体内生理机能受到抑制，就会产生一派寒象，常见的情况有：

恶寒：就是怕冷。从中医上说，就是体内的卫气和体外的寒气争斗，卫气受到遏制而不得宣泄，就产生恶寒。在恶寒的同时亦可见到发热的症状，这是卫气郁结的缘故。

脘腹冷痛：就是胃部和腹部疼痛，同时还可出现呕吐清水，下利清谷，甚至四肢厥冷等症状。

疼痛：这是寒邪侵袭人体后最常见的症状之一。如寒邪侵袭肝脏经脉，阻碍肝经气血运行，引起气血凝滞，则见睾丸肿胀疼痛，即人们所说的"寒疝"；若寒邪客于四肢，则形成痹证，西医所说的风湿性关节炎即属此类。

此外，寒邪伤人在临床症状上还有一个特点，即排出物、分泌物往往澄澈清冷，如鼻流清涕、咳吐清痰、呕吐清水、小便清长、下利清谷等。倘若外感寒邪后郁久不解，则这些分泌物将转清为黄为赤，此已属由寒化热的征象了。

❶ 冬季刮痧要点提示

（1）冬主闭藏，保持气血通畅才能御寒，保健刮痧以皮肤温热为度，不以出痧为判断标准。

（2）冬季刮痧室温应在18摄氏度以上，要注意保暖。

（3）每次刮痧时间不要超过30分钟，涂抹刮痧油刮拭时，间隔期可酌情延长。

（4）冬季宜采用补法刮拭，阳性反应的部位可以短时间地用平刮平泻手法，不要用泻法刮拭。

方法一：刮拭背部

以面刮法和双角刮法刮拭心脏、肾脏脊椎对应区。重点刮拭督脉命门穴、膀胱

经心俞穴、厥阴俞穴、肾俞穴、志室穴、膀胱俞穴，胆经京门穴。

方法二：刮拭胸胁部

以单角刮法从上向下刮拭膻中穴、巨阙穴，用面刮法从内向外刮拭左胸部心脏体表投影区。

方法三：刮拭下肢经穴

拍打肘窝膝窝经穴，并用面刮法从上向下刮拭上肢神门穴、通里穴，下肢太溪穴、大钟穴。

方法四：刮拭手足

刮拭全手掌、全足底至发热，重点刮拭劳宫穴、涌泉穴。

❷ 刮痧保健的作用

（1）冬季刮痧保健以通为补，疏通膀胱经，畅达一身的阳气，激发生命的活力，抵御寒邪。

（2）预防泌尿生殖器官疾病，促进泌尿生殖器官疾病的康复。

（3）保健刮痧护卫肾阳，储藏精气，使体内阴阳气血平衡，精足气旺，不仅冬天精力旺盛，身体健康，还可为来年的健康打下坚实的基础。

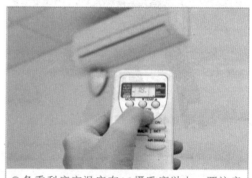

◎冬季刮痧室温应在18摄氏度以上，要注意保暖。

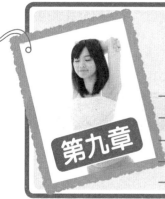

第九章

常见的刮痧美容保健法

◎美容方法有多种，渠道也很多。人们重视的面部美容，从根本上讲有两种方法，一种是西式美容，即皮肤纹理美容；一种是中式美容，就是穴位美容。刮痧，这原本是医疗方面的方法，却可将中西式美容合二为一。

刮痧美容保健的原理

刮痧，是盛行于我国民间的一种治疗、保健方法，刮痧美容借助刮痧板，通过一定的手法，将力作用于脸、颈部及其他部位的肌肤及深部组织，以达到美容、健体的目的，是一种特殊的物理疗法。其作用主要在以下几方面：

❶ 刮痧对皮肤的作用

刮痧的机械作用，使皮下充血，毛细孔扩张，秽浊之气由里出表，体内邪气宣泄，把阻经滞络的病源呈现于体表；使全身血脉畅通，汗孔张开，而达到痧毒从汗出而解。同时，可使皮脂分泌通畅，皮肤柔润而富有光泽，肤色红润，皱纹减少，还可以消耗过多的脂肪，加快代谢和有助于减肥。

❷ 刮痧对血管的作用

刮痧术通过经络腧穴刺激血管，改变血管内的血流运动，使人体周身气血迅速得以畅通，病变器官和受损伤的细胞得到

营养和氧气的补充，气血周流，通达五脏六腑，平衡阴阳，可以产生正本清源、恢复人体自身愈病能力的作用。

❸ 刮痧对人体免疫功能的作用

刮痧可以促进正常免疫细胞的生长、发育、提高其活性，同时刮痧出的痧象可趋向吸引淋巴细胞、白细胞和其他免疫细胞向出痧部位靠近，从而对病毒、细菌起到吞噬作用。此外，刮痧可使人体的组织胺、类组织胺及乙酰胆碱分泌增多，使其携带氧气和血红蛋白的数目相应增加，从而使免疫细胞得到足够的营养补给。这些都有助于人体自身免疫系统功能的提高。

❹ 刮痧对消除疲劳、增强体力的作用

在超负荷工作和大的活动量之后，人的肌肉由于过度紧张而收缩，使肌肉内代谢的中间产物——乳酸大量积聚，人就会

感到全身疲劳、肌肉酸疼。这时，通过刮痧可以转化部分这些中间产物，比如可使1/5的乳酸氧化成二氧化碳和水，4/5的乳酸还原成能量物质，从而使全身肌肉放松，肌张力降低，人因此消除疲劳和恢复机体的工作能力。

面部美白

美白从健康做起。以中医经络的观点来看，身体的健康状况会反映在脸部，若是体内经络的脉气不通，脸部皮肤自然暗沉、发黄、色块不均。一个不懂保养的人，在步入中年之后，会发觉脸色失去年少时的白净、光彩，成了名副其实的"黄脸婆"。脸部除了净白以外，还得要透亮，才是健康的表现。脸部要净白，要抓住两个重点：一是身体要健康，尤其是要保持脸上的穴道畅通；二是防晒要做好。

脸部美白方法除了搽防晒保养品，

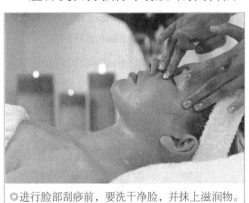

◎进行脸部刮痧前，要洗干净脸，并抹上滋润物。

搽美白精华液、美白霜，勤敷美白面膜，打美白针，吃美白食物以外，最快速、有效、易学、实用的方法，就是脸部刮痧、拍打、按摩。

操作方法

（1）脸上有6条阳经，可以整脸刮痧，刮到脸部酸痛感消失即可停止。脸部刮痧前，脸要洗干净，抹上滋润物。

（2）刮痧板与脸部呈90度角，轻轻地让力道下沉2~3厘米，力道不能浮。

（3）额头部位由下往上，从眉毛到发际刮，整个额头部位都要刮到。

（4）两颊以鼻子为中心点，横向刮痧，由上到下，由内往耳朵方向刮痧。

（5）人中也要刮痧，这里是子宫、卵巢的反射点，刮痧手法与刮脸颊部位相同。

（6）下巴同样横向刮痧，以下巴中间、鼻子下为中心点，往左、右两边单方向刮痧。

面部去皱

防皱去皱，是指预防或消除面部或颈部的皱纹。皱纹是皮肤老化最初的征兆，皱纹进一步发展，就要增加皮肤弹性，以保持皮肤的平滑。

传统的鱼形刮痧板刮按面部穴位，可以有韵律地刺激皮肤组织、肌肉和神经，促进血液循环。当血液循环变得顺畅，氧气和营养成分就会被及时运送到各个皮肤组织，新陈代谢也随之加快。因此刮痧可以增加皮肤与肌肉的弹性，改善局部的血液循环，增加皮肤光泽，保持皮肤水分，使皱纹平展。坚持使用神奇的刮痧板刮脸术，每天晚上用刮痧板进行1分钟的脸部刮拭，就能让护肤效果事半功倍。从而实现肌肤年轻的愿望。

操作方法

（1）紧致脸部轮廓

将鱼形刮痧板紧贴两颊，沿脸颊轮廓线轻轻向耳部刮按，反复10次。有助于提升脸部线条，不让双颊有下垂赘肉。

（2）顺畅血液循环

将瓷勺放在耳朵后面的凹陷处（耳下腺）轻轻敲打，反复40次。节奏轻快的敲打能让脸部血液和淋巴循环更顺畅。

（3）提升眼尾线条

将刮痧板自眼尾向太阳穴轻轻刮按，反复5次。有助于提拉眼角肌肤，避免眼角下垂、眼尾细纹丛生等问题。

（4）缓解压力

将刮痧板自印堂向神庭刮拭，再刮痧整个额头，可缓解因压力过大产生的头晕、头痛、抬头纹等。

消除面部瑕疵

❶ 酒渣鼻的刮痧方法

涂刮痧油后，用面刮法从至阳穴开始向下刮至命门穴。再用双角刮法刮拭两侧同水平段的夹脊穴。再刮膀胱经。每次刮拭10～15厘米长，每个部位刮15～20下，刮拭过程中遇到疼痛点、不顺畅处、有结节的部位做重点刮拭。中医认为酒渣鼻与

脾胃湿热有关。刮拭脾胃的脊椎对应区，可以调节脾胃功能，有健脾和胃、清热利湿的功效。

❷ 痤疮的刮痧方法

在督脉大椎穴均匀涂抹刮痧油。然后用面刮法先重点刮拭大椎穴，然后从大椎穴上面开始向下刮，一直刮到至阳穴（两肩胛骨下缘连线与背部正中线相交点）为止。最后用双角刮法刮拭椎穴到至阳穴两侧夹脊穴处，再用面刮法刮拭两侧同水平段的膀胱经。每次刮拭10～15厘米长，每个部位要刮15～20下，只要毛孔张开，或有痧出现就可以停止刮拭。刮拭过程中注意寻找疼痛点、不顺畅以及有结节的部位，并做重点刮拭。

中医认为痤疮与体内心肺热盛，热毒

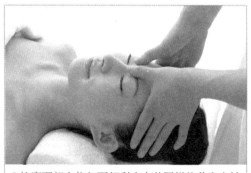

◎按摩面部穴位与面部刮痧有着同样的美容去皱功效。

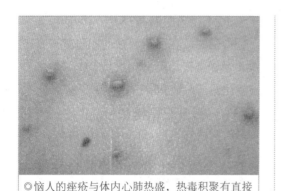

◎恼人的痤疮与体内心肺热盛，热毒积聚有直接的关系。

积聚有直接的关系。心肺脊椎对应区部位同时也是大椎穴、膈俞穴、心俞穴、肺俞穴所在的部位。刮拭心肺的脊椎对应区，可以调节心肺功能，对于体内热盛者有清肺活血解毒的功效，体内热毒清解，面部痤疮自然减轻或消失。

❸ 黄褐斑的刮痧方法

按照中医的基本理论，黄褐斑较常见的可分为三型，肝气郁结型、脾土亏虚型、肾水不足型。

刮痧时使用水牛角板，蘸取红花油进行。肝郁型选择肝俞、太冲、血海、足三里，脾虚型选择胃俞、脾俞、足三里、血海，肾虚型选择肾俞、照海、足三里、血海。黄褐斑是指颜面出现面积大小不等的斑片，小的如钱币大小，或蝴蝶状；大的满布颜面如地图。颜色呈黄褐色或淡黑色，平摊于皮肤上，摸之不碍手。黄褐斑多对称分布于颧、颊、额、鼻、口周、眼眶周围，界线明显，压之不褪色，表面光滑，无鳞屑，无痒痛感。引起黄褐斑的因素很多，主要有内分泌因素、物理性因素、化学性因素、炎症性因素、营养性因素等。长期的精神紧张、慢性肝功能不良、结核病、癌瘤、慢性酒精中毒等，均可诱发黄褐斑。

减肥

人体肥胖的原因，其一是食欲好、食量大、吸收佳，而运动量小；其二是脾气虚，运化功能减弱，致使运化水湿功能低下，能量代谢发生障碍，湿聚而成痰，湿和痰（即指多余的水分与脂肪）不断蓄积，则形成形体肥胖。中医认为脂肪为一种"痰"，即为一种湿气，因为肥胖的人多半喜欢吃甜食、饮料、冰品，导致湿气留驻，造成脂肪聚积。

刮痧的机械作用，使皮下充血，毛细孔扩张，秽浊之气由里出表，体内邪气宣泄，把阻经滞络的病源呈现于体表；使全身血脉畅通，汗腺充溢，而达到开泄腠理、痧毒从汗而解。同时，可使皮脂分泌通畅，皮肤柔润而富有光泽，肤色红润，皱纹减少，还可以减少脂肪，加快代谢和有助于减肥。坚持对肥胖的局部进行刮痧，对各种原因的局部肥胖均有减肥效果。

选穴与操作方法

减肥刮痧力度要适中，每天刮1至2次。若按力大、刮拭时间长，必须涂刮痧润滑剂保护皮肤，而且抹上少许的油膏或乳液以作为润滑剂，可以避免肌肤因过度摩擦而产生不适，甚至于出现破皮的状况，刮痧时力量也可以避免下得太重。

背部：膀胱经——双侧肺俞、脾俞、肾俞。

胸腹部：任脉——膻中、中脘、关元。

上肢：肺经——双侧孔最至列缺。

大肠经——双侧曲池。

下肢：胃经——双侧丰隆。脾经——双侧三阴交。

肥胖的局部：直接刮拭肥胖的局部，应使按压力传导到皮下组织，促其被动运动，有利于加强新陈代谢，消除局部的水分和脂肪，达到减肥目的。

脸部：①自头顶处直线往下刮至鼻尖处。②自鼻侧顺着法令纹往下刮。③自眼窝下方经过颧骨往下刮至颈部。

颈部：①自左右耳后下刮至肩膀。②自下巴下刮至喉结。

手臂：①自肩处往下刮至手掌。②自手腕往下刮至腋下。

背部：①由颈部由上往下，分三边刮至两肩及脊中。②自腋下多肉处往下刮至腰部。③从脊中与两侧脊骨分三次由上往下刮。

臀部：①自臀部多肉处往下刮。②自腰部往下刮至臀部底处。

腰围：①自腰部分前、侧、后三次往下刮。②小腹自肚脐往下刮。

大腿：①自大腿外侧多肉处往下刮至膝关节。②自大腿内侧关节往上刮。

小腿：①自膝关节外侧往下刮至脚踝。②自小腿内侧脚踝往上刮至膝关节。

手掌：①自拇指关节往下刮至腕关节。②自中指下方往下刮至手腕。③自小拇指顶端往下刮至腕关节。④掌中心顺时针方向刮。

脚底：①自脚掌凹处又外侧往内刮至脚掌中心。②自脚掌中心直线往下刮。

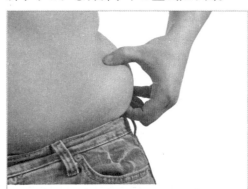

◎用刮痧疗法局部瘦身，告别以往一胖胖肚腰，一瘦瘦胸部的恶性减肥法。

美目

每个人都向往拥有一双年轻、美丽和动人的眼睛。然而，眼睛却是面部最容易衰老的部位。因为眼部皮下的皮脂腺与汗腺分布最少，是人体皮肤最薄的部位，极易产生皱纹。一旦皱纹形成，往日的那充满青春活力的神采便日渐消失，随之而来的是面容衰老无华。所以，平时要更加注意呵护自己的双眼。

眼部皱纹由浅至深分为三种：由角质层缺水引起的干燥纹；因角质层缺水引起有棘层细胞萎缩而产生的线状纹（通常称鱼尾纹）；由真皮层纤维老化所产生的深

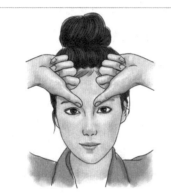

◎面部的衰老往往从眼睛开始，所以呵护双眼至关重要。

皱纹。

眼部刮痧可促进眼部血液循环，刺激穴位，帮助眼部气血运行，改善眼部黑眼圈、眼袋、皱纹、皮肤松弛，下垂现象，令眼部皮肤紧实、富有弹性。因此眼部刮痧适合有黑眼圈，眼袋、眼角下垂及鱼尾纹等表现的人群。

❶ 基本手法

（1）手握刮痧板，治疗时厚的一面朝向手掌，保健时薄的一面朝向手掌。

（2）刮痧板与刮试方向保持90～45度进行刮痧。

（3）刮痧时应用力均匀，刮痧部位应量拉长。

❷ 操作方法

（1）卸妆、洗脸。

（2）在眼部均匀涂抹精油 。

（3）眼部刮痧 。

（4）眼膜（根据眼部皮肤问题上膜）。

（5）洁面。

❸ 日常护理小建议

（1）脸部保养品有时会含强效的活性成分，对眼部可能会造成过敏现象，所以我们建议最好使用专为眼部设计的保养品。

（2）必须克服平时的一些不良习惯，如喜欢皱眉、眯眼、熬夜及面部表情过于丰富等。其次要多喝水，经常食用一些胶质性物质，如猪蹄、鸡爪等，以保持皮肤的滋润。

美颈

以斜方肌前缘为界，前为固有颈部，后为项区。颈部以胸锁乳突肌前后缘为界分为三区：（1）颈前区（颈前三角）其中二腹肌前、后腹和下颌骨下缘围成下颌下三角，二腹肌前腹、舌骨、颈前正中线围成颏下三角 ，二腹肌后腹、胸锁乳突肌、肩胛舌骨肌上腹围成颈动脉三角。（2）胸锁乳突肌区。（3）颈外侧区（颈后三角），颈后三角又被肩胛舌骨肌后腹分为枕三角和锁骨上大窝（肩锁三角）。

颈部是头颅连接躯干的枢纽，支撑着整个头部的重量，又经常暴露在外面，与人接触时，看见颜面，便会看见颈部。人们工作和休息时的不良姿势会使颈部较早地出现脂肪沉积和皱纹。此外，不当的肢体运动也会造成颈部皮肤的老化，激烈体育运动压迫脊椎也会造成颈部皮肤的纹理松弛。从40岁起，人体颈部皱纹会明显增多，皮肤脱水现象越来越明显。祖国医学认为颈部老化是由于脾胃亏虚，气血化生不足，颈部皮肤失于涵养，或由于过食肥甘味厚，聚湿生痰，阻塞脉络，气血不能荣养颈部肌肤，导致皮肤松弛老化。

刮痧美颈的选穴：大椎穴、大杼穴、人迎穴、足三里、扶突穴。

随症加减：脾胃亏虚者加足太阳膀胱经脾俞、胃俞穴。

❶ 操作方法

（1）患者取坐位，术者位于患者对面。嘱患者稍微仰头，在颈部涂抹刮痧介质，然后从上而下用平补平泻手法刮拭人迎穴、扶突穴，刮至皮肤出现红色痧痕为止。

（2）患者取俯卧位，术者站于患者侧面，在背部均匀涂抹刮痧介质后，自上而下刮拭大椎穴、大杼穴，刮至皮肤出现紫红色痧痕为止。

（3）患者取仰卧位，术者站于患者侧面，在小腿部均匀涂抹刮痧介质后，自上而下刮拭足三里穴，刮至皮肤出现紫红色痧痕为止。

颈部有长、短、粗、细之分，它和整个身材与头部必须协调相称，才能显得健康美丽。而颈部减肥健美操能使颈部的肌肉得到活动，祛除多余的脂肪并使之健美。

❷ 锻炼方法

（1）坐在凳子上，两臂自然下垂，头先向左摆，然后向右摆，这样左右摆动10次。

（2）坐在凳子上，挺起胸部，头先向下低，以下颌骨接触胸部为止，然后尽量向后仰头，脸朝上，停5秒钟后再低头，如此反复做10次。

（3）坐在凳子上，胸部挺起，向左右摇摆下颌，先轻后重，连续做10次。

（4）坐在凳子上，胸部挺起，先将颈部尽量向上伸，再将颈部尽量向下缩，使颈部肌肉先伸长后缩短，连续做10次。

（5）坐在凳子上，身体不动，头部先从左边尽量向后扭，扭至不能再扭为止，然后再从右边尽量向后扭，扭至不能再扭为止，这样连续做10次。

（6）身体俯卧在床上，将头部努力上抬，再慢慢降下来至平直状态，停留片刻再慢慢上抬，如此重复，直到不能坚持时止。

坚持练习颈部减肥健美操，可使脖子多余脂肪消除，皮肤富有弹性，并保持青春迷人的活力。同时，它能促使头皮血液畅通，对头发生长和脑髓的滋润都会产生良好的效果。

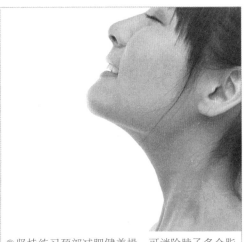

◎坚持练习颈部减肥健美操，可消除脖子多余脂肪，保持迷人魅力。

丰胸

丰胸是指丰满女性的乳房及增加胸部肌肉的健美。乳房是成熟女性的第二性征，丰满的胸部是构成女性曲线美的重要部分。女性的乳房以丰盈有弹性、两侧对称、大小适中为健美。

中国医学认为，乳房发育不良属于萎症范围，自古先贤强调治萎当先治脾，中医丰胸处理原则主要以调理气血循环，改善肠胃机能并滋养肝肾为主。乳头属足厥阴肝经，乳房属足阳明胃经，肝主气机疏泄，胃主运化水谷精微，所以乳房的发育、丰满与人的情志是否舒畅、气血运行是否通达有密切关系。肝气旺盛，乳头自然硬挺，脾胃功能好，乳房自然丰满，要治疗乳房萎缩疾病，自然要以注重脾胃功能及补气养血为先，此外，乳房发育不良

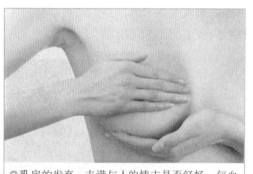

◎乳房的发育、丰满与人的情志是否舒畅、气血运行是否通达有密切关系。

与内分泌失调及激素的分泌有关，更须加以温补肾阳增强免疫功能，因此多方面的调理才能达到最理想的效果。如因产后哺乳而塌陷变形，需以补气回阳，活血通络为主，配合全身其他的症状，辨证论治对症下药，再配合施以针灸及物理能量经络理疗效果会更好。刮痧用于乳房的美容保健重在肝、肾、脾、胃等脏腑经络。

❶ 操作方法

刮痧时取经外奇穴乳四穴（在乳头为中心的垂直水平线上，分别距乳头二寸），足阳明胃经足三里穴，足太阴脾经三阴交穴，足厥阴肝经太冲穴。

患者取仰卧位，术者站于患者侧面，在刮拭部位均匀涂抹刮痧介质后，自外向内用泻法刮拭乳四穴，再刮足阳明胃经足三里穴，足太阴脾经三阴交穴，足厥阴肝经太冲穴。刮至局部皮肤出现红色斑点为止。刮拭乳四穴时手法应稍轻。

❷ 注意事项

患者应选用合适的文胸，过松会导致乳房下垂，过紧则会造成乳房附近的血液循环不良。

纤腰

腰部曲线是身体曲线美的关键，腰身若恰到好处，即使胸不够丰满，臀不够

翘，视觉上仍给人曲线玲珑、峰峦起伏的曲线美感。反之，就会显得粗笨。

正常情况下，腰围与臀围之比率应约为0.72。如果比率低于0.72，就属于标准的梨形身材，如果比率高于0.72，即为苹果型身材，若达到0.8，则是典型水桶腰了，用手轻轻一捏就会捏起赘肉，这时的体型已是"红灯"高悬，危险已在招手：苹果形腰身更易患心脏病，比率越高，危险越大，尤其是脂肪聚集在腰、腹部的人，该注意了。

女性腰、腹部最易囤积脂肪。使用腰部的刮痧方法，再加上正确的健美锻炼、控制饮食、良好的生活习惯等，就可以逐渐减轻体重，使人变得轻盈苗条。

❶ 选穴与操作方法

取穴：天枢穴、足三里穴、大横穴、腰阳关、脾俞穴、胃俞穴、腰俞穴。

（1）患者取俯卧位，术者站于患者侧面，在刮痧局部均匀涂抹刮痧介质后，采用泻法，自上而下刮拭脾俞穴、胃俞穴、腰阳关、腰俞穴，刮至皮肤出现紫红色痧痕为止。

（2）患者取仰卧位，术者站于患者侧面，在刮痧局部均匀涂抹刮痧介质后，自上而下刮拭天枢穴、大横穴、足三里穴，刮至皮肤出现痧痕为止。

❷ 其他纤腰的方法

法则一：纤腰运动——健身行动

加强腰部运动，锻炼腰肌，对抗腰部脂肪，并配合全身运动，消耗脂肪，就可以达到健美身形的目的。下面教你几招细腰动作，只要天天坚持，就会拥有迷人

身段。

躺卧屈膝：平躺，双手放两侧，膝盖呈90度，吐气并将膝盖拉往右肩，反复，再拉往左肩，重复10次，这种方法可以锻炼后腰肌肉。

仰卧支腰：仰躺，双手掌托盆骨，支起下身及腰部，足尖挺直，背、头及两臂着地；左右脚交替向头部屈下，膝盖不弯曲，重复进行。锻炼腰、腹部。

法则二：纤腰食法

合适的健身运动，再配合合理饮食，才能收到事半功倍之效果。

（1）多吃高纤维的食品。纤维可以减缓食品施放出能量，从而减弱脂肪在体内的聚集。每天纤维的摄入量应该为20～25克。水果，蔬菜，谷物都是很好的选择。

（2）多吃豆制食品。豆制类食品也是很好的低脂食物。并且富含维生素和蛋白质。每天应注意摄入适当的豆制品，如：豆腐、豆浆、豆奶等。

（3）多吃些蛋白质少吃些脂肪。蛋白质可以提高你的新陈代谢率，因为你的

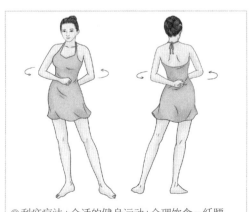

◎刮痧疗法+合适的健身运动+合理饮食＝纤腰。

身体在消化蛋白质的时候需要消耗能量。每摄入100克蛋白质，要消耗25克，实际摄入量为75克。否则，每100克脂肪只能消耗10克，将有90克留在体内。

（4）多吃富含B族维生素的食物。维生素被称为维持生命的营养素，可见维生素的作用，在维生素中有些维生素是机体脂肪代谢的必需参与者，如B族维生素，它在减肥过程中可发挥如下的作用：一是通过促进氧化和全身新陈代谢，来帮助实现控制体重的目的；二是直接调节和增强新陈代谢，全面提高骨骼、肌肉发育水平，促进脂肪代谢，直接具有减肥作用。

法则三：纤腰定律——良好生活习惯

平时保持挺胸收腹之态。看一看舞蹈演员的优美体型，她们平时走路都是这种姿势，让腰、腹部肌肉处于紧张状态，更好消耗脂肪，帮助锻炼体形。一有空就搓揉腰腹部，特别是晚上临睡前。

纤纤细腰是所有女性的渴望。炼出美丽腰际线，才能更好彰显你的靓丽身姿和窈窕身段。努力吧，为了迎接阳光下的美丽，多花点心思，杨柳小蛮腰就会追随着你。

美腿

小腿粗的女性烦恼都是一样的，夏天穿裙子不好看，冬天穿靴子也不好看。但是瘦腿那么难，搞不好，还会让腿越来越粗壮了。下面我们就和大家分享一种很流行的极其简单的瘦腿方法——"刮痧瘦腿法"。用这个方法坚持一个月以后小腿围开始变瘦，两三个月以后都能瘦3～6厘米。

❶ 刮痧美腿的工具

（1）瘦身精油：要想效果好，瘦腿的最快方法是用纤体瘦身精油，目前主流的瘦身精油是由杜松、葡萄柚、天竺葵、红花油、胡萝卜籽，这几种成分组成的，因为它们具有分解脂肪、排出体内毒素和去水肿的功效。

（2）刮痧板：水牛角或者其他材料制成的刮痧板。如果没有刮痧板，也可以用家用的饭勺、汤匙、木梳子的背面等来代替，只要边缘圆滑，不会刮破你的皮肤即可。

❷ 操作方法

先在腿上涂上瘦身精油，坐在床上或

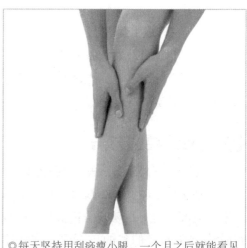

◎每天坚持用刮痧瘦小腿，一个月之后就能看见成效。

者沙发上，腿自然曲起，让小腿处于最自然放松的状态，然后用刮痧板从膝盖到脚跟，每天刮20分钟（或是左右腿各100下）。刮拭时注意方向和把握力度。

（1）方向：从膝盖开始，向下刮，每次只能刮一个方向。（如果有下肢静脉曲张或水肿，则必须从下往上刮，以改善血液循环，否则相反方向会越来越严重。没有地话，两个方向皆可，但是当然还是下至上好，使得疲惫了一天的腿放松，血液循环有所改善。）

（2）力度：一定要相对大力度快速地刮！（当然也是越使劲越好，要在自己能承受的范围，只要坚持刮了就能有效果。）

❸ 注意事项

（1）刮之前一定要涂抹润滑作用的油比如：刮痧油、橄榄油、精油（建议用瘦身精油，因为瘦身精油本身就有消脂的功效，配合刮痧就是事半功倍）。

（2）刮痧瘦腿刮完之后，用餐巾纸把没吸收的油擦拭干净。

（3）刮痧瘦腿后饮用热水一杯，可适当补充消耗的水分，防止头晕疲劳，还能促进新陈代谢，加快代谢物的排出。

（4）刮痧瘦腿时不要着凉，刮完后不要碰冷水，不要洗澡，最好是洗完澡刮痧之后就睡觉。

（5）刮痧瘦腿每天一次就可以了。

（6）如果出现紫点那是刮出痧来，说明身体有小小的毛病，稍稍停几天就会下去（个人体质不同，有些人是刮不出痧的）。

（7）不能带痧刮，出了痧后要至痧退才能再刮。

（8）来月经的前三天身体不宜刮痧瘦腿，可以暂缓。

（9）饮食注意：如果你不是全身肥胖想减肥的话，饮食上没有什么特别注意的，只要少吃油腻、含糖量高的食物就行，如果能配合晚餐少吃一些，可以瘦得更快。

（10）加强效果：本方法也可以用于瘦大腿（刮大腿部位就行），刮痧瘦腿以后，可以做一些瘦腿瑜伽动作，拉伸肌肉，或者是空中踩单车动作，或者是躺着，双腿靠墙高举10分钟左右，效果会更明显。

乌发美发

中医认为"发为血之余"，肾"其华在发"。头发的好坏与气血、脏腑功能密切相关。肾气充足，气血旺盛，则发润泽。经常做头部保健刮痧，可以直接改善头皮的微循环，使新陈代谢旺盛，头皮细胞活化，头部气血充盈畅达。发根得到充足的氧气和各种营养成分的补充，则毛发生长率加快、毛干粗壮、发根坚固、发质柔软而有光泽，并能减少脱发和头皮屑，促进白发转黑。

人体所有的阳经都上达于头部，头部经络对全身各系统有整体调控作用。经常

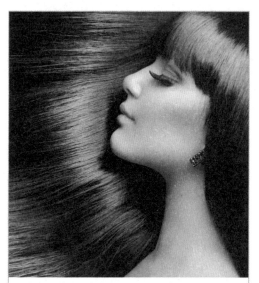

◎古时，美人的标志之一即是拥有一头乌黑浓密的长发。

刮拭全头部，刺激头部经络穴位，还可畅达全身的阳经，疏通全身的阳气。配合膀胱经和胃经、脾经有关腧穴的刮拭，可增强脏腑功能，以助化生精血，润泽毛发。

❶ 操作方法

全头：每天刮拭全头2至3次。

侧头部：刮板竖放在头维至下鬓角处，从前向后下方刮至耳后发际处。

前后头部：以百会穴为界，将头顶部分为前后两部分。先由顶至前额发际处，从左至右依次刮拭，再由顶至后颈发际处，从左至右依次刮拭。

因头皮部分有毛发覆盖，为达到刺激效果，宜用刮板凸起面边缘大力刮拭，可以将以上部位用刮板角部依次重复刮拭，以加强效果。

❷ 选穴

背部：膀胱经——双侧肺俞、肾俞。

下肢：胃经——双侧足三里。脾经——双侧血海。

美唇

面部是人体美最集中体现的部位，其中口唇的美学地位极其重要。优美的唇形态可以展示人的端庄、淳厚、秀丽、高雅和无限魅力。口唇及周围有众多的表情肌分布，其灵活、微妙细腻的运动，可将一个人的欢乐、愉快、甜蜜、深情、幽默、惊讶、愤怒等内心情感变化表现得淋漓尽致。因此有人认为美学重要性甚至可与"心灵的窗口"眼睛并驾齐驱。

医学美容专家认为女性美唇标准应为上唇8.2毫米，下唇9.1毫米，男性比女性稍厚2～3毫米，唇厚度的年龄变化很明显，40岁以后唇厚度明显变薄，另外人种不同唇厚度也不同，非洲人的口唇较厚，北欧、北美人较薄。一般认为上、下唇中央厚度分别在8～12毫米以上为厚唇。

唇部刮痧选取的穴位有人中、承浆、地仓。左手按压地仓穴，由右往左侧唇上刮至人中穴到地仓穴，右手按压右侧，由左手往右侧唇上刮至人中穴到地仓穴，双手握刮痧板，板尖处轻提下巴3秒再轻放。刮拭过程中遇到疼痛点、不顺畅处、有结节的部位做重点刮拭。

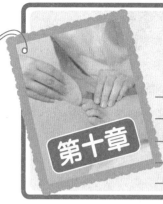

常见的刮痧保健法

第十章

◎保健保健，保护健康。"防病"比"治病"要好，在病来临之前，就应该做好防护措施，而刮痧正是一种省时省力又效果甚好的保健方法。通过坚持刮痧，可以达到保养身体、减少疾病的目的，是促进健康的好帮手。

皮肤保健

美容方法有多种，渠道也很多。人们重视的面部美容，从根本上讲有两种方法，一种是西式美容，即皮肤纹理美容；一种是中式美容，就是穴位美容。

刮痧，这原本是医疗方面的方法，却可将中西式美容合二为一。在皮肤纹理美容的同时进行穴位刮痧，从而达到美容的效果，这是其他美容方法所不能及的。面部刮痧可以扩张血管，加快血流速度，改善面部血管的微循环，增强局部组织营养，促进皮肤组织细胞的生长，清除面部的有害物质，从而保持面部的细腻润泽。

面部美容，分为额部、眼部、鼻部、面颊部、唇部、耳部、头部等不同区域进行刮痧。

（1）刮额部的穴：印堂、神庭和两侧的太阳。

（2）刮眼部的穴：睛明、攒竹、鱼腰、丝竹空、瞳子、承泣、四白。

（3）刮鼻部的穴位：鼻通、迎香。

（4）刮面颊部的穴位：巨髎车。

（5）刮唇部的穴位：人中、承浆、地仓。

（6）刮耳部的穴位：耳门、听宫、听会、翳风。

（7）刮部的穴位：百会、风池。

（8）刮完面部穴位后，再刮曲池、血海、三阴交各50下。

刮完一次需10~15分钟时间（时间长一点儿更好）。天天坚持，效果好，既经济，又快捷。

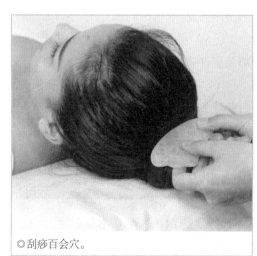

◎刮痧百会穴。

另外，刮痧美容，最重要的还要和排毒结合起来。机体的代谢产物通常通过呼吸、汗液、大小便等形式排出体外。当代谢产物不能通过正常渠道排出体外，在体内存留时间过长时，就会形成对机体有害的毒素。这种毒素，可使人致病，加速人的老化。因此，要达到美容最佳效果，首先要进行排毒。配合服用清肠食品，可帮助清除体内毒素和废物，从而清除面部的青春痘、黑斑、色素的生长因素，达到皮肤健美、美容的功效。

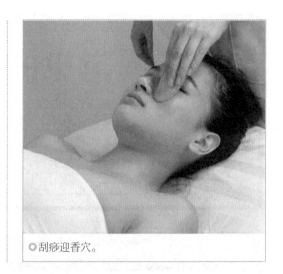

◎刮痧迎香穴。

肌肉保健

（1）清洁：沐浴。

（2）上油：操作者将背部刮痧油置于掌心，均匀涂抹身体。双手五指并拢，拇指相对，从双肩至骶骨大面积涂抹。

（3）按摩：由肩部至骶骨，反复按摩三遍即可。

（4）刮痧：先刮督脉，由上至下（大椎~骶骨）刮拭，每个动作重复5~8次，直至出痧为度。

（5）用方形刮痧板的一角横刮双肩部及肩胛缝。

（6）刮膀胱经：先刮外膀胱经，后内膀胱经（外膀胱经在脊椎两侧各旁开3寸的位置，内膀胱经在脊椎两侧各旁开1.5寸的位置）。

（7）向下斜刮肋骨缝：刮五条至六条肋骨缝即可（不可刮在肋骨上），以督脉为刮拭起点，刮至肋骨下为止。

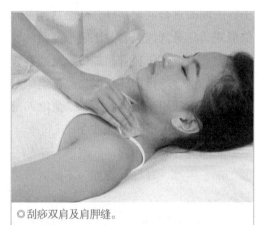

◎刮痧双肩及肩胛缝。

筋脉保健

（1）先刮拭六个基本反射区，重点刮拭头、颈、斜方肌、甲状旁腺反射区，各3分钟，每日1次。

（2）刮拭肩胛、肩、肘反射区各3分

钟，每日一次。

（3）刮拭风池、大椎、肩髎、臂臑、手三里、外关、合谷穴 各2分钟。隔日1次。

毛发保健

头部是一个全息器官，对五脏六腑有调节功能。经常做头部刮痧可以促进头部血液循环、消除疲劳、消除头疼、改善大脑供血，因此很多老人都以梳头的方法来达到保健的效果。长期做头部刮痧还可以迅速改善头皮血液循环，逐渐增加头发的营养成分，改善头发干燥、脱发的现象。配合其他部位经穴的刮拭，不但可以促进毛发生长，还可以间接调整脏腑功能，增强机体免疫力。

方法与步骤：每天刮拭全头2至3次。因头皮部分有毛发覆盖，为达到刺激效果，宜用刮板凸起面边缘用力刮拭，至头皮有发热感为宜。

侧头部：将刮板竖放在头维至下鬓角处，从前向后下方刮至耳后发际处。

前后头部：以百会穴为界，将头顶部分为前后两部分。先由顶至前额发际处，从左向右依次刮拭，再由顶至后颈发际处，从左向右依次刮拭。

加强手法：将上述部位用刮板棱角部依次重复刮拭，以加强刺激效果。

刮拭背部：将双侧肺俞、肾俞，刮拭30下左右。

刮拭下肢：分别将双侧足三里穴（胃经）、双侧血海穴（脾经），刮拭30下左右。

作用与机理：中医认为"发为血之余"，肾"其华在发"。毛发的好坏与气血经络、脏腑功能密切相关。经常刮拭头部，可直接改善头部的微循环，增强新陈代谢，活化头皮细胞，使头部气血充盈畅达。

发根得到充足的氧气和各种营养物质的滋养，则毛发生长加快、发干粗壮、发根坚固、发质柔软润泽，并能有效减少脱发和头皮屑，促进白发转黑。

《灵枢》篇中就有"十二经脉，三百六十五络，其气血皆上于头面而走空窍"的阐述。人体所有的阳经都上达于头部，头部经络对全身各系统有整体调控作用。经常刮拭全头部，刺激头部经络穴位，有助于畅达全身的阳经，疏通全身的阳气。配合膀胱经、胃经、脾经有关俞穴的刮拭，可增强脏腑功能，以助化生精血，润泽毛发。

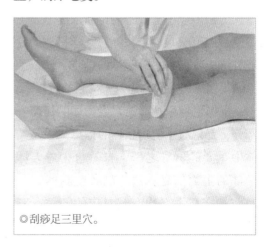

◎刮痧足三里穴。

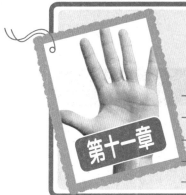

全息经络手诊法

◎手诊主要是指对手部的望诊，主要分为气色形态、手纹和手形三大类。手诊历史悠久，在东西方医学中都可以找到研究痕迹和成果，它通过运用视觉、触觉等，对手上的征象进行观察，以了解人体健康或疾病状况。

第十一章

全息经络手诊法概述

刮痧疗法是一个人人可以掌握、人人可以使用的保健治病方法。如能和人人可以掌握、人人可以运用的简明诊病方法相结合，则能更好地应用刮痧疗法。在诸多简明诊病法中，简便易学者，当属手诊。故将"全息经络手诊法"附于此处，以供大家参考习用。

"望手诊病"起源于民间，历史悠久。古今中外，研究者甚多，因其方法简便易学、准确实用而长盛不衰。望手诊病的流派很多，各有所长。我国流传的望手诊病方法多以中医理论为诊断依据，属中医望诊的范畴。近年来随着医学科技的发展，进一步促进手诊医学的进步，使望手诊病得以迅速发展，迈入一个新的阶段。

根据生物全息理论，生物体的任何一部分，都记载了生物整体的信息，手是人体中重要的器官之一，自然包含着人体全部的生物信息。人体的各脏腑器官、四肢孔窍在手部均有其对应的部位。脏腑组织器官的任何病理变化，在对应的部

位也会发生相应的改变。过去的病变会留下痕迹，现在的病变会有明显的反应，潜伏的病变也会有预兆出现。以中医理论分析研究手指掌各部位的信息特征，可以查过去、诊现在、知未来。人体手部皮肤的结构特点为含有丰富的血管和神经末梢，手掌表皮厚而致密，因缺少色素，有较好的透明性，且无汗毛干扰，可以观察到皮

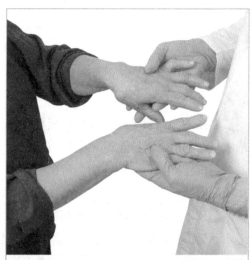

◎通过观察手部特征及整体气色、手指形状和指掌部静脉显露的颜色与部位，就能看出病症。

下气血的盈虚盛衰、异常形色的疏密浮沉。掌握了各种病变在手部反映的气色形态规律，就可以判断人体组织器官的健康状况。

人体还有6条经脉循行于手部，通过络脉的阴阳表里连接作用，手部可以反映全身五脏六腑的健康状况。人体每个局部都是整体的缩影，贮存着整个生物体的全部信息，是观察人体健康的窗口。手诊医学是对中医望诊的发展，集中体现了中医望诊的精华。这一方法不需借助任何医疗设备，随时随地可以进行诊断，方便、快速、实用。

全息手诊法不但定位准确，参考全息位点气、色、形态的变化还可以判断疾病的性质。经络手诊法简明、直观，可以快速判断机体各系统的健康状况，临诊时如取各家之长，综合运用，可提高望手诊病的准确率。

望手诊病时，应首先观察手指掌部整体气色、手指形状和指掌部静脉显露的颜色与部位，根据经脉的循行分布，经脉与脏腑的关系，并结合望诊的知识，判断整体的健康状况，发现被诊者体质的弱点。然后根据生物全息律观察全息位点气、色、形态的变化，并重点观察体质弱点部位，综合判断各脏腑器官有无病理改变及确定病变的性质。发现病变部位后，可用第二掌骨桡侧全息穴位群诊病法加以验证。对发现的各种疾病及潜伏的病变，即可用第二掌骨桡侧全息穴位群治病法和刮痧法进行治疗。这就充分显示出全息经络手诊法的临床意义和作用。

望手诊病时应注意手指掌不能用力挺直，应自然张开，这样指掌脉络通畅，表面凹凸明显，可以真实地反映身体的健康状况。依据全息位点的气、色、形态变化判断健康状况，最好在光线明亮处，因为过强或过弱的光线均影响观察的准确性。另外，手部的光泽明润程度受年龄、温度、气候、情绪、职业、生理等内外因素的影响。望手诊病时应因人、因时综合考虑。望气色时要排除因气候因素、制冷作业和突然的情绪波动等内外因素引起的一过性反应。

用手部全息定位法分析健康状况时，须遵循男左女右的原则，用经络手诊法判断健康状况，可不遵循男左女右的原则。无论用哪种方法诊病，都应有整体观念，综合判断，尽量避免单一方法的局限性。

望手诊病是诊查疾病的一种方法，目前尚缺乏明确的诊断指标依据，完全根据诊察者的经验判断，诊察者经验越丰富，准确率越高。因此运用此法须在实践中不断积累经验，提高水平。还要知道也有些病症不一定会全部从手上反映出来，更须通过综合分析予以判断。在望手诊病中，一旦提示患有某一类疾病时，应当到医院去进一步检查确认，及早治疗。虽然望手诊病是可行的，但万不能以之取代中医的"四诊"及现代医学的物理化学诊断，只有与其他医学诊断方法相结合，才能更好地发挥其独特作用，在实践中避免偏差。

全息经络手诊法的基础知识

全息经络手诊法是通过观察手部气、色、形态的变化来诊断疾病的方法。气、色、形态是三个不同的概念，对诊断疾病有各自的独特意义。

① 望气

全息经络手诊法中的望气，主要是观察手诊部位皮肤的光泽情况。皮肤的光泽是脏腑气血的外在表现，可提供脏器的生理或病理信息。望气可以对疾病的轻重、预后好坏有一个初步的了解。皮肤明亮润泽为"有气"，晦暗枯槁为"无气"。指掌的肤纹颜色红润光泽，是身体健康的表现，即使有某些自觉症状，或有疾病，康复也较快。皮肤暗淡无华，表明身体素质不太好，如果出现晦暗枯槁，则提示可能有潜伏的病变，或体内已有重病。

② 望色

望色是指通过对各手诊部位的颜色及其变化来判断身体健康状况的一种方法。望色诊病以中医阴阳五行学说为基础，是五脏配五色理论的具体运用。虽然手部色泽由于遗传、职业、性别、年龄、民族的不同，以及气候、季节的变化，会有所差异，但仍有一定的共性。色泽以润为本，润是气色匀调、光华明亮。我国正常人的手掌呈淡红色或粉红色，明润光泽。如明润含蓄，脏腑虽病，胃气未伤，预后多良；若晦暗暴露，

胃气大伤，脏腑病变严重，预后多凶。人体由于劳动、饮酒，或七情过激的影响，会出现某些色泽变化，一般不应视为病色。

五色主病有两种含义，首先是代表不同脏腑的病变。《灵枢·五色篇》提出"以五色命五脏，青为肝，赤为心，白为肺，黄为脾，黑为肾"。其次是五色代表不同性质的病症，"青黑为痛，黄赤为热，白为寒"。

白色

白色主虚、主寒、主失血症、炎症、贫血和疼痛。白为气色不荣之候，凡阳气虚衰、气血运行无力，或耗气失血致使气色不足，脏腑的相应手诊区则呈白色。如肾区呈白白的一片，是肾气虚；脾胃区有白白的一片是脾胃虚；白而虚浮者多属气不足；淡白而消瘦者多为营血亏虚；红白相间者多为炎症；整个手掌（包括指

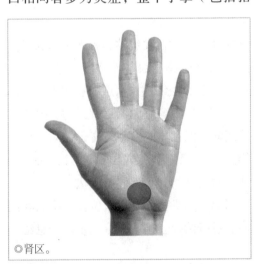

◎肾区。

甲）呈白色是贫血和失血的象征。

黄色

黄色主虚、主湿、主久病。黄为脾虚湿蕴之征象，也常提示肝胆病或慢性病。各脏器的慢性疾病一般在相应的手诊区内会出现黄色斑点或茧样的结节。肝胆病所致阻塞性黄疸，面、目、身俱黄，在手指上也普遍呈黄色。黄而鲜明，如橘子色者，为阳黄，多属湿热；黄而晦暗如烟熏者，为阴黄，多属寒湿。咽喉区呈黄色说明咽炎病程较长，在胃区发黄且粗糙者说明胃病病程长，如果皮肤再有凸起的话，则提示胃黏膜增厚。

赤色

赤为血色，主热证。热盛而脉络充盈，则呈红赤。望诊中要注意下列不同的红色：

浅红色——说明脏器功能减弱，可见于病的初期阶段，或久病将愈及低热等。

深红色——常提示存在较重的炎症，气管区呈深红色斑点是气管炎症、肺热。在咽喉区如有红夹白的点片状，

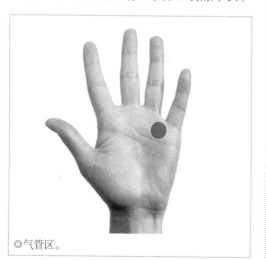

◎气管区。

提示咽部已有化脓性病变。

鲜红色——除手上朱砂痣外，一般都是以点的形式出现。常提示相应器官出血，或正在出血。

暗红色——提示病程较长，或表明是过去的疾患或身体的伤口部位已经愈合。

棕红色——表示病将愈或康复不久，或手术伤口已愈合。

紫红色——表明血液瘀滞，循环不好，或出血后开始凝结。

青色

青色主寒、主痛、主瘀血、主惊风。青为寒凝气滞、经脉瘀阻的气色，气滞血瘀或疼痛，都可在手指掌的相应部位出现青色，甚至是青紫色。手指掌颜色发青多见于脾胃虚寒。青紫色表示血液瘀滞的较严重，如脑供血不足，哪边的脑供血不足，相对的脑血管区就会出现青紫色。手心到处可见青紫色的血管，表示血脂异常，也表示血液中酸性较高，血液中的含氧量降低，血液较容易凝结，易出现脑血栓。心脏传导系统不良，可致使手掌发育，手掌上呈现晦暗的青紫色，提示血脂高，体内代谢产物排出不畅，淤积在体内，因此常感到疲劳。青绿色表示血液黏稠度大、酸性较高或血管壁弹性减弱，甚至硬化。

黑色

黑色主肾虚、瘀血。黑为肾阳虚衰、阴寒水盛的病色。黑色斑点除手背上老年斑外，在指掌面上出现，提示相应脏器有比较长期的慢性病或重症。

手部生物全息诊病法

手部的生物全息定位诊病法，包括观察各脏腑器官、四肢孔窍在手部的全息位点气、色、形态的变化，了解身体的健康状况，和通过第二掌骨全息穴位群诊治病法，以及观察掌部静脉形色诊病法。这种诊病方法既可以判断疾病的部位，又可以帮助分析疾病的性质。

❶ 手部生物全息位点诊病法

了解全身各部位在手部的全息定位是诊病的基础。手部的全息定位方法是横分上下，竖分左右。无论左手、右手均以大拇指的方向为身体的左侧，小指的方向为身体的右侧，以中指为身体的正中分界线，手指尖方向表示身体的上部，手掌根部方向表示身体的下部。

由于每人手掌的长短，胖瘦以及形状不同，故以手掌中的四条主要掌纹线为划分部位的标志。

上面一条为"天纹"，中间一条横向下方的为"人纹"，由大鱼际向下延伸的一条线为"地纹"。由掌根中间一直竖直向上，通向中指方向的一条纹为"玉柱纹"。由中指根部中点与腕横纹中点的竖直连线作为人身体从头到会阴部的竖直平分线。一般手掌心面反映脏腑及身体前部器官的疾病，而手背部反映腰背及身体后部的疾病。全息位点定位如下。

手掌部生物全息定位

头——中指靠手掌的指节至中指根与手掌交界的手纹周围。

鼻——在中指根纹中点的略下方。

眼——头区下，鼻区左右为左右眼，左眼在头区下，向左不超过中指与食指的交缝。右眼在头区下，向右不超过中指与无名指的交缝。

口——在鼻区下，竖直平分线与"天纹"交点周围。反映牙齿、口腔、舌、咽部等疾患。

左右面颊——眼以下，鼻两侧，口区以上是左右面颊。

食道——口区以下，天纹与人纹之间沿竖直平分线为食道区的正中。其下端与胃区交界的部位为贲门。

胃——胃区在中指根纹到掌根部横纹，竖直平分线的中点及其周围。反映胃、十二指肠等疾患。

肾——胃区中点到掌根部横纹的竖直平分线的中点，此点左右为左右肾区。反映肾及肾上腺等疾患。

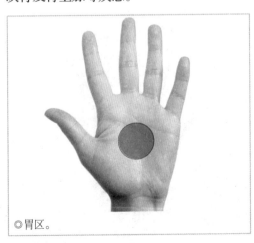

◎胃区。

膀胱——中指向下的竖直平分线上，肾区水平线的下方为膀胱区的中点。反映膀胱、尿道等泌尿系统疾患。

生殖——肾区中点到掌根纹的竖直平分线的中点即生殖区的中点。反映男性的前列腺，女性的子宫、阴道、输卵管、卵巢等妇科疾患。

气管——气管区为小指与无名指缝之间竖直向下到天纹止的中线，反映气管、肺门的疾患。

左胸（肺）——气管左侧反映左胸、左侧支气管、左肺、左胸膜、左胁肋、妇女的左侧乳腺，甚至左背部的疾患。

右胸（肺）——气管右侧反映右胸、右侧支气管、右肺、右胸膜、右胁肋、右背、妇女右侧乳腺的疾患。

腰——气管竖直平分线向下至天纹的交点为腰部。交点左侧为左侧腰区，右侧为右侧腰区。反映腰部的疾患。

肝——食指与中指缝竖直向下，与人纹、地纹相交的三角区为肝区。反映肝脏的疾患。

脾——脾区在腰区下天纹与人纹之间的区域。反映脾脏的疾患。

胆——胆的手诊区有两点。肝区下端向右划与手腕横纹的平行线与人纹相交，交点上方是胆区。胆区的位置比脾区的位置低一点儿。另一手诊区为人纹中点上方，肝区下缘处。

上、中、下腹部——人纹线切线的延长线与气管区向下的延长线的交点是上腹区的中点。由此点向掌根纹方向做小鱼际的平分线，从上腹中点向掌根做小鱼际平分线的3等分线，定出上、中、下3腹区的中心点。腹部的疾患，如胰腺、腹膜、结肠、小肠、阑尾的疾患在此反映。

心脏——大拇指下的大鱼际处上部为心区。靠近拇指根部的左半边为左心区，反映左心室、左心房的疾患。其右半边为右心区，反映右心室、右心房的疾患。右心区比左心区部位大。手掌大鱼际上端，大拇指根部与人纹上端之间平行线以上的三角区域内为胸痛、胸闷、心慌、心烦的手诊区。心脏传导系统手诊区在手掌大鱼际处的左侧。冠状动脉手诊区在大拇指根部的中心区域。

风湿——大鱼际左侧的最下1/3区即是。反映风湿类疾患。

大肠——食指为大肠的手诊区。

小肠——小指为小肠的手诊区。

肛门——拇指指尖到指甲缝之间的整个曲面。

直肠——拇指指尖到拇指肚之间的整个曲面。

失眠、多梦——食指靠手掌的第三指节竖直平分3等份，右边1/3为失眠区。左

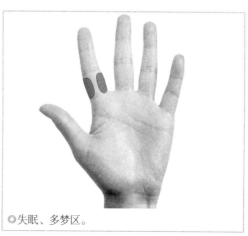

◎失眠、多梦区。

侧1/3为多梦区。失眠多梦则相应区呈白色病变。

高血压——中指第三指节的左侧1/3区。高血压症此区呈白色或红色病变。

低血压——中指第三指节的右侧1/3区。低血压症此区呈片状白色病变。

晕——高血压、低血压一般都伴有头昏、头晕。故中指下第三指节的中间1/3区为晕区。

疲劳困乏——食指与中指缝竖直向下与人纹相交的左侧四边形区。疲劳困乏此区呈花白色病变，如呈红色病变，反映肝火旺盛、心情急躁。

左肩臂——食指根纹中点到人纹画垂线，此垂线的左侧整个区域，反映左肩膀、左手臂的疾患。此区呈白色或有青色血管通过为肩臂痛。

右肩臂——小指根纹中点到天纹画垂线，此垂线的右侧整个区域，反映右肩膀、右手臂的疾患。

手背部生物全息定位

后头（枕骨）——拇指背侧一、二节交接处，反映后头部的病变。

脊椎——手背与中指根相连接的掌骨肌腱处。此肌腱光顺平直为正常，弯曲凹凸提示相对应部位脊椎的病变。

颈椎——中指与手背相接的关节凸起处。反映颈椎、左右肩的疾患。

胸椎——脊椎上3/5部分。反映胸椎的疾患。

腰椎——脊椎下2/5部分。反映腰、腰肌及腰骶椎的疾患。

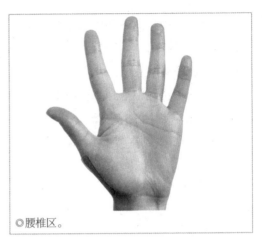

◎腰椎区。

手部生物全息定位诊病方法

手掌部全息定位诊病方法，男性以观察左手为主，参考右手；女性以观察右手为主，参考左手。首先看手部整体的气、色、形态，手掌荣润光泽，为有气；晦暗枯槁为无气。若手掌荣润光泽，提示身体精气神旺盛，气血未衰，病变较轻，其病易治。若手掌晦暗枯槁，提示病变较重，精气已伤，预后欠佳。再观察各全息位点的气色形态，参照气色形态的含义，分析判断各脏腑器官的病位和病性。如胃区出现疏散的白点，无明显的凹凸改变，提示为虚证、炎症，无形态改变提示病程短、病位浅，诊断为慢性浅表性胃炎；胃区出现暗青、暗黄色或暗紫色，且皮肤干枯或凹陷，其色提示为虚、为瘀、为久病，其形态提示脏器萎缩，诊断为慢性萎缩性胃炎；胃区出现黄色凸起，似老茧新起，且皮肤纹理较粗乱为慢性肥厚性胃炎。

几种病症的全息手诊特点

急性炎症——手诊部位有较为浮浅的、淡白色的斑点，或红白相间的斑点，无明显的凹凸变化。

慢性炎症——手诊部位有暗黄色、暗棕色凸起的斑点。暗黄色、暗棕色凸起的斑点预示病程较长。若是慢性炎症急性发作，手诊部位在慢性炎症形态的基础上，可有白色或红白相间的斑点。

恶性肿瘤——手诊部位颜色有以下几种表现：深紫色、咖啡色、黄棕色以及暗青色。其形态特点为似硬结样凸起，边缘不清楚，呈锯齿状或放射状。有的恶性肿瘤患者手诊区没有恶性表征，但整个手掌色泽枯槁晦暗、无光泽。

良性肿瘤——手诊部位有白色或黄色的凸起斑点，有时呈椭圆形，边界清楚。

心脏病——心脏传导部位颜色发暗发青，或有暗青色青筋凸起，为心脏功能减弱，常可见传导不良。大拇指根部的中心区域有一个迂曲、发硬的小血管凸起为冠心病的手征。胸痛区域内呈暗红、暗青或紫色，凹凸不平为心绞痛。若此区域内呈似老茧样的黄色凸起，则预示病程较长。急性心肌梗死患者心脏手诊部位左心室区域呈灰白色。陈旧性心肌梗死患者心脏手诊部位左心室区域有一圆形或椭圆形的枯黄色斑点。

溃疡病——当有溃疡病症状时，胃、肠相应手诊部位有一个或数个圆形斑点，可协助诊断。圆形斑点中有鲜红色的小点则可能有出血，若手诊部位呈黄棕色或咖啡色，则预示溃疡已痊愈。

肝硬化——肝脏手诊部位呈较重的暗红色、暗紫色，并伴有凸起的微小血管显露。有的患者可有"肝掌"和"蜘蛛痣"。"肝掌"即手掌的小鱼际及地纹起

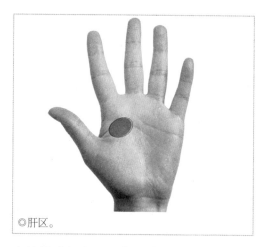

◎肝区。

点处呈暗红色。"蜘蛛痣"即手掌有红色的小血管凸起，呈蜘蛛形状。

胆结石——胆囊手诊部位有白色或黄色的沙砾样的斑点或凸起，凸起形态为圆形或不规则的疏散状。

脊椎骨质增生与侧弯——用手直接触摸脊椎的手诊部位，如有凸起，局部皮肤色泽加深，或有深黄色、黄褐色的斑点即为增生。手诊部位弯曲不正或有凹陷，即为脊椎侧弯或外伤骨折。

❷ 第二掌骨桡侧全息穴位群诊治病法

第二掌骨全息穴位群诊治病法，是从手部第二掌骨桡侧的反映状态，推测全身脏腑气血的病理变化，并通过对病理反映点进行按压，从而达到判断疾病和治疗疾病目的的诊治方法。这种诊病和治病方法简单易学，便于初学者在短期内掌握。

第二掌骨桡侧的穴位分布

从该分布图看出第二掌骨桡侧的穴位分布大致是整个人体的缩影。

头穴——第二掌骨的远端（靠近食指

部位）。

足穴——第二掌骨的近端（靠近腕关节部位）。

胃穴——头与足穴的中点上缘。

肺心穴——头与胃穴的中点上缘。

颈与上肢——从头到肺心穴分为3等份，头穴下依次为颈穴和上肢穴。

肝穴——肺心穴与胃穴的中点。

十二指肠穴及肾、腰、下腹、腿诸穴——胃穴和足穴之间分为6等份，从胃穴端起依次5个点分别是：十二指肠穴、肾穴、腰穴、下腹穴、腿穴。

第二掌骨桡侧的穴位所主病变范围

头穴——反映眼、耳、鼻、口、牙的健康信息。

颈穴——反映颈、甲状腺、咽、气管上段、食管上段的健康信息。

上肢穴——反映肩、上肢、气管中段、食管中段的健康信息。

肺心穴——反映肺、心、胸、乳腺、气管下段、支气管、食管下段、背部的健康信息。

肝穴——反映肝、胆的健康信息。

胃穴——反映胃、脾、胰腺的健康信息。

十二指肠穴——反映十二指肠、结肠右曲的健康信息。

肾穴——反映肾、脐周、大肠、小肠的健康信息。

下腹穴——反映下腹、子宫、膀胱、直肠、阑尾、卵巢、睾丸、阴道、尿道、肛门、腰骶部的健康信息。

腰穴——反映腰、脐周、大肠、小肠的健康信息。

腿穴——反映腿、膝部的健康信息。

足穴——反映足、腰骶部的健康信息。

第二掌骨桡侧同一位点，靠近手背一侧反映腰背部、四肢的信息，靠近手掌心一侧反映胸腹部及脏腑的信息。

第二掌骨桡侧全息穴位群诊治病的方法

① 手指如握鸡蛋状，肌肉自然放松，虎口朝上，食指、拇指相距3厘米。

② 用另一只手拇指指尖或以细小的圆钝硬棒呈30度角倾斜，依次按压第二掌骨桡侧（大拇指一侧），可感到此处有一浅的凹槽。

③ 用同等力量均匀地依次按压各穴位，当某一穴位具有明显的疼痛、麻、胀、酸的感觉（称为压痛点）则表明该部位所代表的器官有病理改变。

④ 左右两手都要检查，相同的穴位压痛反应，哪一侧强，则表明哪一侧的器官病重。

⑤ 如果身体的某一脏腑器官有疾病时，可以揉按第二掌骨桡侧的相应穴位，具有治疗的效果。揉按的方法是用刮板边缘呈90度角垂直或用手指尖部以穴位为圆心，做顺时针或逆时针旋转揉按，要按压到骨膜上，有较强的麻、胀、痛感，每分钟旋转100次左右，每次治疗3分钟。有条件者，以针刺代替揉按效果更佳。

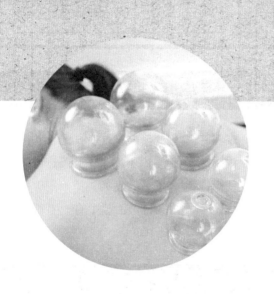

中篇

拔 罐

●拔罐疗法，是以罐为工具，利用燃烧、挤压等方法排出罐内空气，造成负压，使罐吸附于体表的特定部位，产生广泛刺激，形成局部充血，从而达到防病治病目的的一种治疗方法。古代医家将拔罐疗法用于治疗疮疡脓肿，后来又扩大应用于肺痨、风湿等内科疾病。现今，许多疾病都可以采用拔罐疗法进行治疗。

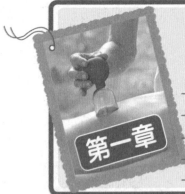

了解拔罐的概念和原理

第一章

◎ "扎针拔罐子，不好去一半子"，这是在民间从古至今流传的一句名言。拔罐是民间的疗法，人人都会使用，有些家庭都备用几个火罐，有个头疼脑热的都想到拔火罐祛病，可见拔罐一定有它的治疗作用。

走进神奇的拔罐世界

在古代拔罐法被称为"角法"，现在通常称为"拔火罐"或"拔罐子"。拔罐法是一种借燃烧、温热或抽气等方式使罐内产生负压而直接吸着皮肤表面，造成瘀血现象而达到治疗目的的方法，并且经常与针灸，放血疗法配合使用。

由于后来不断改进方法，使拔罐疗法有了新的发展，进一步扩大了治疗范围，成为针灸治疗中的一种重要物理疗法。

绵延千年经久不衰的神奇疗法——拔罐

古时候人们常以兽角做罐治病，故而得名"角法"，现代人则称拔罐。在我国民间拔罐疗法流传广泛，从南到北，从东到西，深受普通百姓的欢迎，并且可治疗多种疾病。拔罐疗法以有数千年的历史，下面就让我们了解一下拔罐疗法的过去。

❶ 先秦时期

拔罐疗法，古代典籍中称之为角法。那是因为在中国远古时代，还没有现代这些吸拔器具，古时候的医家是用动物的角作为吸拔工具的。1973年在湖南省的长沙马王堆汉墓出土了一本帛书《五十二病方》，据医史文献方面的专家考证，这本《五十二病方》是我国现存最古的医书，大约成书于春秋战国时期。书中记载了有关于角法治病的叙述："牡痔居窍旁，大者如枣，小者如核者，方以小角角之，如孰（熟）二斗米顷，而张角。"其中"以小角角之"，便是指用小兽角拔罐，这说明我国医家至少在公元前6~2世纪，就已经开始习惯采用拔罐这一治疗方法。

❷ 晋唐时期

东晋名医葛洪，在他所撰写的《肘后备急方》中曾提到用角法治疗脱肿，其中提到所用的角为牛角。在当时角法很流行，但鉴于应用不当容易造成事故，葛洪在书中特别告诫人们，使用角法要慎重地选择适应证，他强调："痈疽、瘤、石痈、结筋、瘰疬皆不可就针角。针角者，少有不及祸者也。"这明显是有道理，即便以今天医学的目光来看，葛洪所列的多数病症也确实不是拔罐疗法的适应证。

发展到隋唐时期，拔罐所使用的工具有了突破性的改进，开始用经过削制加工的竹罐来代替兽角。竹罐取材方便，制作简单，价廉易得，更是有助于这一疗法的普遍和推广；与此同时竹罐不仅质地轻巧，而且吸拔力强，也在一定程度上提高了治疗的效果。在隋唐的医籍中，记载拔罐内容较多的是王焘的《外台秘要》。如《外台秘要·卷四十》中就有关于用竹罐吸拔的详细描述："遂依角法，以意用竹做作小角，留一节长三、四寸，孔经四、五分。若指上，可取细竹作之。才冷搭得

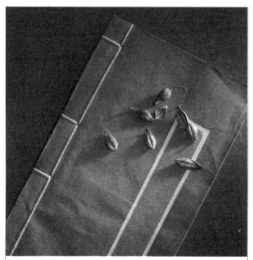

◎东晋名医葛洪在《肘后备急方》中曾提到用角法治疗脱肿，其中提到所用的角为牛角。

鳌处，指用大角角之，气漏不嗍，故角不厌大，大即朔急差。速作五、四枚，铛内熟煮，取之角鳌处，冷即换。"指出应根据不同的部位，取用不同大小的竹罐。而当时所用的吸拔方法，即为当今还在沿用的煮罐法（用沸水煮竹罐，然后趁热拔在要拔的穴位上），亦称煮拔筒法。值得指出的是，《外台秘要》对这一方法在多处加以具体的介绍，在第十三卷中提到，先在拔罐的部位上，"以墨点上记之。取三指大青竹筒，长寸半，一头留节，无节头削令薄似剑。煮此筒数沸，及热出筒，笼墨点处按之"。吸拔工具和吸拔方法都有所改进，并对后世产生了重要的影响。

❸ 宋金元时期

到了宋金元时代，竹罐已完全取代了兽角，人们普遍使用竹罐不再使用兽角。拔罐疗法的名称，亦由"角法"改称为"吸筒法"。在操作上，则进一步由单纯用水煮的煮拔筒法发展为药筒法。元代医家萨谦斋所撰的《瑞竹堂经验方》中曾明确地加以记述："吸筒，以慈竹为之削去青。五倍子（多用），白矾（少用些），二味和筒煮了收起。用时，再于沸汤煮令热，以筋箕（箱）筒，乘热安于患处。"药筒法，顾名思义就是把竹罐放到按一定处方配制的药物中煮过备用，到了需要时，再将此罐置于沸水中煮后，趁热拔在穴位上，借此发挥药物和吸拔药用外治的双重作用。

❹ 明代

到了明代，拔罐法已经发展成为中

医外科中重要的外治法之一。当时一些主要外科著作几乎都列举过此法。但主要用于吸拔脓血，治疗痈肿，而在吸拔方式上，较之前代，则有所改进。用得较多的是将竹罐直接在多味中药煎熬后的汁液中煮沸直接吸拔，因此竹罐又被称为药筒。明代外科大家陈实功，对此曾作过详尽的记载：煮拔筒方："羌活、独活、紫苏、艾叶、鲜菖蒲、甘草、白芷各五钱，连须葱二两。预用径一寸二、三分新鲜嫩竹一段，长七寸，一头留节，用力划去外青，留内白一半，约厚一分许，靠节钻一小孔，以栅木条塞紧。将前药放入筒内，筒口用葱塞之。将筒横放锅内以物压，勿得浮起。用清水十大碗筒煮数滚，约内药浓熟为度候用。再用披针于疮顶上一寸内品字放开三孔，深入浅寸，约筒圈内，将药筒连汤用大磁钵盛贮患者榻前，将筒药倒出，急用筒口乘热对疮合上，以手捺紧其筒，自然吸住。约待片时，药筒已温，拔去塞孔木条，其筒自脱。"（《外科正宗·痈疽门》）。这种煮拔药筒的方法，在明清的一些重要外科著作如《外科大

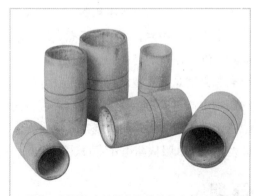

◎明代，用得较多的是将竹罐直接在药汁中煮沸直接吸拔，因此竹罐又被称之为药筒。

成》等以及《医宗金鉴》，都有详略不等的载述，表明此法当时十分流行。

除了煮拔筒法，也应用一些更为简便的拔罐法，如明代申斗垣的《外科启玄》就载有竹筒拔脓法："疮脓已溃已破，因脓塞阻之不通……如此当用竹筒吸法，自吸其脓，乃泄其毒也"。

❺ 清代

至清代，拔罐法获得了更进一步的发展。首先拔罐工具又发生一次革新。众所周知，竹罐尽管价廉易得，但吸力还是较差，且久置干燥后，易燥裂用时发生漏气。为弥补竹罐之不足，清代陶瓷发展鼎盛，出现了陶土烧制成的陶罐，并正式提出了至今沿用的"火罐"一词。对此，清朝赵学敏在他的《本草纲目拾遗》一书叙述颇详："火罐：江右及闽中皆有之，系窑户烧售，小如人大指，腹大两头微狭，使促口以受火气，凡患一切风寒，皆用此罐。"这表明陶罐当时已作为商品买卖，广为流行了。

其次拔罐方法也有较大进步，由煮罐发展为了火罐，"以小纸烧见焰，投入罐中，即将罐合于患处。如头痛则合在太阳、脑户或颠顶，腹痛合在脐上。罐得火气舍于内，即卒不可脱，须得其自落，肉上起红晕，罐中有气水出。"这种拔罐方法即目前仍被人们常用的投火法。同时，一改以往以病灶区作为拔罐部位，采用吸拔穴位来提高治疗效果。

除此外，拔罐疗法的治疗范围也突破了历代以吸拔脓血疮毒为主的界限，开始

应用于多种病症，恰如《本草纲目拾遗》中记述："拔罐可治风寒头痛及眩晕、风痹、腹痛等症"，可使"风寒尽出，不必服药"。

综上可见，拔罐疗法在我国已有两千多年的历史，并形成一种独特的治病方法。中医认为拔罐可以疏通经络，调整气血。在中医上经络有"行气血，营阴阳，儒筋骨，利关节"的生理功能，如经络不通则经气不畅，经血滞行，可出现皮、肉、筋、脉及关节失养而萎缩、不利，或血脉不荣、六腑不运等。通过拔罐对皮肤、毛孔、经络、穴位的吸拔作用，可以引导营卫之气始行输布，鼓动经脉气血，濡养脏腑组织器官，温煦皮毛，同时使虚衰的脏腑机能得以振奋，畅通经络，调整机体的阴阳平衡，使气血得以调整，从而达到健身祛病疗疾的目的。

从古至今拔罐疗法之所以在民间深受广大患者欢迎，是因其操作简便、经济、患者无痛苦，而且疗效显著。而随着当今医疗实践的不断发展，拔罐疗法的种类、

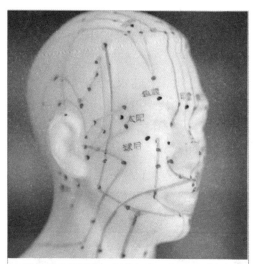

◎拔罐可疏通经络，调整气血，从而达到健身祛病疗疾的目的。

方法也不断创新，它也从民间转入医院，其罐具也从兽角、竹筒发展为金属罐、陶瓷罐、玻璃罐，乃至近年来研制成的抽气罐、挤压罐、电磁罐等。操作方法亦从单纯的留罐法发展为走罐、闪罐法，以及针罐、药罐、刺血罐、抽气罐、水罐等拔罐方法。适应范围从吸拔脓血发展为治疗风寒痹痛、虚劳、喘息等外感内伤的数百种疾病。

拔罐的现代概况

拔罐疗法虽然有两千多年历史，但其发展过程是十分缓慢，它长期以来，主要是用以治疗痈种疮毒，清代虽有所拓展，而从总的情况，仍限于疮疡外科的外治法之中。因此，本来属于刺灸法之一的拔罐法，在我国古代大量针灸著作中却十分鲜见，清末之后，随着针灸医学本身的衰落，拔罐法也流落于民间，其发展更趋于停滞状态。拔罐疗法真正越出中医外科外治法的界限，取得突破性进展，并成为针灸医学中的一个重要疗法，则是最近数十年的事。其现代的发展，主要表现在以下几个方面。

❶ 各种变革之法纷呈

纵观历代拔罐用具，虽经数千年，亦

仅只兽角、竹罐和陶罐、金属罐四种，其中兽角早在唐宋就已逐渐淘汰，金属罐，因其价格贵，又有传热快、易烫伤的缺陷，实际上并未在临床上推广。现代，除了继承传统的拔罐用具外，已创制出很多新的器具，诸如玻璃罐、橡皮罐、塑料罐及穴位吸引器等。特别是玻璃罐及塑料罐应用最广，似有取代传统工具之势。

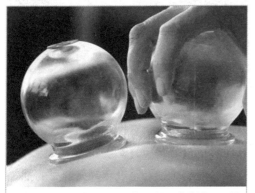

◎在拔罐器具方面，以现代创制的玻璃罐及塑料罐应用最为广泛。

在拔罐操作方法上，更为古人所望尘莫及。如以吸拔的排气法分，有利用火力排去空气的火罐法，包括闪火法、投火法、架火法、滴酒法等等；有利用煮水排去空气的水罐法；有利用注射器或其他方法抽去空气的抽气罐法。如以吸拔的形式分，又有单罐、排罐、闪罐、走罐之别。另外，近年来，拔罐与其他穴位刺激法结合运用日趋增加，其中不少已成有机整体，如用中草药煎煮竹罐后吸拔，或在罐内预行贮盛药液吸拔的药罐；在针刺过的部位或留针处拔罐的针罐；用三棱针或皮肤针等刺破体表细小血管之后拔罐的刺络拔罐，等等。

通过以上这些方法上的改进和发展，有助于简化操作方法，提高吸拔质量，适应不同需要，扩大治疗病种，增进防治效果。

❷ 适应病症迅速增加

如前所述，古代应用拔罐法治疗的病症十分局限。近几十年来，拔罐疗法已经普遍应用于内、外、妇、儿、五官各科病症。既有急性病症，诸如急性阑尾炎、胆绞痛、急性扁桃体炎、急性腰扭伤、带状疱疹等，也用于治疗某些为现代西医所束手的疑难病症，如牛皮癣、红斑性肢痛症、遗尿等。对其中不少病症取得了颇为独特的效果。

为了客观验证拔罐疗法治疗效果的可靠性，大多数拔罐适应证都积累了较大的样本，以表明其的可重复性。如神阙穴拔罐治疗急性荨麻疹，近几年就有多家报道，总共例数达数百例之多，平均有效率超过90%。

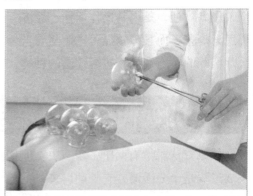

◎拔罐疗法已经普遍应用于内、外、妇、儿、五官各科病症。

❸ 综合治疗日益重视

综合治疗是拔罐疗法近年来临床应用的一个重要倾向。所谓综合治疗，是指拔罐与其他一种或几种穴位刺激疗法（有时也可包括中、西药物）结合治疗。这是由于针灸治疗疾病的变化、疾病难治程度提高所使然。拔罐与其他穴位刺激疗法的结合，有以下几种情况：一为在不同穴位或部位施治：如中风偏瘫，在头部穴位施头皮针，在患肢上拔罐。它可以以拔罐为主，也可以以其他疗法为主；可以与一种穴位刺激疗法结合，也可以与多种方法结合。二为在同一穴位施治：此法用得较多，如针罐法、刺络拔罐法即是。综合治疗有助于拔罐疗法提高和发展，以适应现代病防治的需要，但是，如何更好地进行有机的优化组合，使与各种疗法结合获得最大程度的互补效果，尚有待进一步探索。

❹ 机理研究初见成效

拔罐为什么能起到防治疾病的作用，长期以来都是应用传统的中医理论，主要是脏腑经络学说进行解释的。近些年来，人们开始采用现代科学主要是现代西医学的方法探索拔罐的机理，虽然工作做得还不多，但已取得了一些可喜的结果。

有的学者发现，拔罐所产生的局部吸力，可造成所吸拔部分的浅层组织发生被动性充血，有助于改善机体组织间的营养状况，调整血液循环，促进新陈代谢。同时，拔罐的局部刺激还可通过外周神经系统反射到大脑皮层，使其兴奋性增强，从而有助于病症的康复。

另有针灸工作者认为，拔罐疗法有自溶血治疗作用。由于罐内形成负压，可使局部毛细血管破裂，皮内出血，随即产生一种类组织胺的物质，随体液进入体循环，调整全身功能，增强机体抵抗能力。

通过对实验动物模型（大白兔）臀部以药罐拔治试验发现，加负压组的动物131碘的吸收率明显地高于未加负压组。表明，药物一方面可借负压使毛孔、汗腺等开放，药液的渗透可循穴位、经络而弥散，另一方可通过负压所致的局部瘀血，加强引邪出的作用。从而达到新的生理平衡。这在一定程度上解释了贮药罐的作用原理。总之，拔罐疗法无论在工具改革、临床治疗乃至机理研究在现代都取得了前所未有的成绩。

❺ 根治型拔罐的产生发展过程

最近几年，科学技术突飞猛进地发展，现在各种负压罐已逐渐成为拔罐疗法的主要罐具。

常见拔罐疗法使用的留罐，一般认为只要达到充血性罐或瘀血性罐即可，上罐5～15分钟。可是在这短短的几分钟之内，也有许多患者的皮肤表面出现水疱以及其他一些现象。当患者使用火罐出现水疱时，就误以为是火烧的疱。负压罐出现以后，患者使用负压罐的时候也出现水疱现象。

面对应用火罐治疗中所出现的一些实际问题，人们不是回避它，而是主动地去认识它。人们不是阻止水疱的产生，而是在水疱产生以后观察人体的反应。观察中发现在产生水疱以后，患者疾病缓解的程度更大，如将水疱挑破进行一番处理，接着又进行"重罐"，这样，治疗效果甚佳。

古时就已有过与根治型拔罐疗法相

同的拔罐疗法。唐代王焘在《外台秘要》一书中，就阐述过这种方法："……数数如此角之，令恶物出尽，乃即除当目明身轻也。"

治疗患者的疾病，在第一次上罐以后，还要"重角之"，即重复上罐的意思。这样，罐口部位出现黄白赤脓水，接着有脓水流出，经过多次重罐，恶物才能被拔净，病就痊愈了。重罐的过程也是根治型拔罐疗法的基本治疗过程。

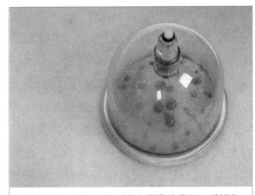

◎拔罐产生水疱以后，将水疱挑破进行"重罐"，治疗效果更佳。

拔罐的作用

① 拔罐疗法的生物作用

负压作用

国内外学者研究发现：人体在火罐负压吸拔的时候，皮肤表面有大量气泡溢出，从而加强局部组织的气体交换。通过检查，也观察到：负压使局部的毛细血管通透性变化和毛细血管破裂，少量血液进入组织间隙，从而产生瘀血，红细胞受到破坏，血红蛋白释出，出现自家溶血现象。在机体自我调整中产生行气活血、舒筋活络、消肿止痛、祛风除湿等功效，起到一种良性刺激，促其恢复正常功能的作用。

温热作用

拔罐法对局部皮肤有温热刺激作用，以大火罐、水罐、药罐最明显。温热刺激能使血管扩张，促进以局部为主的血液循环，改善充血状态，加强新陈代谢，使体内的废物、毒素加速排出，改变局部组织的营养状态，增强血管壁通透性，增强白细胞和网状细胞的吞噬活力，增强局部耐受性和机体的抵抗力，起到温经散寒、清热解毒等作用，从而达到促使疾病好转的目的。

调节作用

拔罐法的调节作用是建立在负压或温热作用的基础之上的，首先是对神经系统的调节作用，由于自家溶血等给予机体一系列良性刺激，作用于神经系统末梢感受器，经向心传导，达到大脑皮层；加之拔

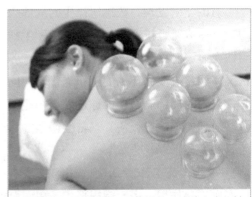

◎拔罐具有行气活血、舒筋活络、消肿止痛、祛风除湿、温经散寒、清热解毒等功效。

罐法对局部皮肤的温热刺激，通过皮肤感受器和血管感受器的反射途径传到中枢神经系统，从而发生反射性兴奋，借以调节大脑皮层的兴奋与抑制过程，使之趋于平衡，并加强大脑皮层对身体各部分的调节功能，使患部皮肤相应的组织代谢旺盛，吞噬作用增强，促使机体恢复功能，阴阳失衡得以调整，使疾病逐渐痊愈。

其次是调节微循环，提高新陈代谢。微循环的主要功能是进行血液与组织间物质的交换，其功能的调节在生理、病理方面都有重要意义。且还能使淋巴循环加强，淋巴细胞的吞噬能力活跃。此外，由于拔罐后自家溶血现象，随即产生一种类组织胺的物质，随体液周流全身，刺激各个器官，增强其功能活力，这有助于机体功能的恢复。

❷ 拔罐疗法的机械作用

拔罐疗法是一种中医外治法，也是一种刺激疗法。它在拔罐时通过罐内的负压，使局部组织充血、水肿，产生刺激作用和生物学作用。负压也可使局部毛细血管破裂而产生组织瘀血、放血、发生溶血现象，红细胞的破坏，血红蛋白的释放，使机体产生了良性刺激作用。同时负压的形成牵拉了神经、肌肉、血管以及皮下的腺体从而引起一系列的神经内分泌反应。调节血管舒、缩功能和血管的通透性从而改善局部血液循环，给机体造成良性刺激，增强各器官的功能活力，有助于人体机能的恢复。

机械作用还能使表皮角化层断裂，细胞由复层变为单层，各级血管扩张，从而提高皮肤渗透作用，有利于局部用药的吸收。而拔罐的引流作用，及刺激局部皮脂分解，脂肪酸形成，则有助于局部皮肤自洁、抗感染。皮肤生发层受刺激，角质形成细胞增生，毛囊细胞向棘细胞推移，有助于伤口愈合，减轻瘢痕。

拔罐疗法的治病机理

为什么拔罐有治疗作用呢？拔罐的作用不在于罐体，罐体无论什么样的材质，如陶瓷罐、玻璃罐，或是竹管，都是一种工具。拔罐的本质是真空的作用，罐体通过抽真空产生负压，吸附在皮肤上，由于负压的作用，把体内的邪气吸出体外，达到治病和祛病的目的。

体内都有什么气呢？为什么会产生邪气呢？在自然界中，存在风湿燥热暑寒这六种现象，统称为六气。这"六气"

在《素问·宝命全形论》中为："人以天地之气生，四时之法成。"意思说，天地之气相合，才产生了人，人如果适应了四时的变化，那么自然界的一切都会成为他生命的泉源。所以，人类长期生活在自然界中，对各种气候变化，都有一定的适应能力，在一般情况下气候因素不会使人生病。但当气候变化异常，在人体正气不足，抵御能力下降时，六气便可成为致病因素，这时的"六气"就变成为"六

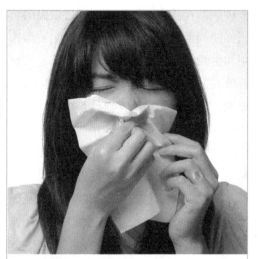

◎当人体正气不足，抵御能力下降时，六气便可成为致病因素。

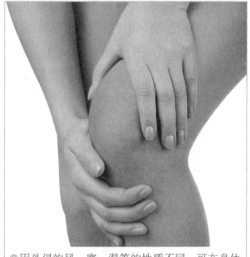

◎因外侵的风、寒、湿等的性质不同，可在身体一些部位上出现酸、麻、痛、胀等不同表证。

淫"，或称为"六邪"。

六淫之邪致病的途径，多由皮肤或口鼻侵入人体，由表入里，由浅入深，损害人体的健康。

《素问·调经论》说："风雨之伤人，先客于皮肤，传入于孙脉，孙脉满则传入于络脉，络脉满则输于大经脉，血气与邪并客于分腠之间。"意思是说六邪先由皮肤侵入，然后逐步侵入到孙脉、络脉、然后到经脉，由经脉的传导侵入到所属的脏腑。

从致病的途径使我们明确了一个问题，肌肉组织是致病的切入点，发病基本在肌组织当中进行。

肌肉布满全身的各个部位，是人体组织中很重要的一个组成部分。肌肉中除含有孙脉、络脉、经脉以外，还有丰富的血管、淋巴管、神经系统等等。当六淫其中某一种邪气，侵入到一定的肌组织内，首先促使肌纤维收缩异常，造成肌紧张，然后作用于肌组织气血循环不畅。正因为这种邪气充斥肌肉之间，由于肌肉组织气血运行的障碍，必将压迫肌组织中的血管、淋巴管、神经，以及经脉等气血的运行，造成脏腑功能失调，阴阳失衡，经脉运行不畅。

因外侵的风、寒、湿等的性质不同，可在身体一些部位上出现酸、麻、痛、胀等不同表证。

火罐疗法，就是要确诊发病的病因，然后通过罐体抽真空产生的负压，将患病肌肉组织中的邪气排出体外，使肌肉柔软有度，改善受挤压的血管、淋巴管、神经等各个组织器官的工作状态，在瞬间内加快气血循环，提高脏腑功能，使疾病得到治愈。古代医家在治疗疮疡脓肿时用它来吸血排脓，后来又扩大应用于肺痨、风湿等内科疾病。

从中医角度来看，拔罐主要是有以下两种作用：

❶ 疏通经络 行气活血

人体的经络内属于脏腑，外络于肢体，遍布全身，将人体内外、脏腑、肢节联络成为一个有机的整体。通过罐体过缘的按压及负压的吸吮，可刺激经络、穴位，循经传感，由此及彼，由表及里，以达到通其经脉，调整气血，平衡阴阳，祛病健身的目的。

❷ 双向调节 异病同治

拔罐疗法具有双向的调节作用和独特的功效，在取穴、操作等不变的情况下，可以治疗多种疾病。如：大椎穴刺血拔罐法，既可治疗风寒感冒，又可治疗风热感冒，还可用于内伤发热。临床研究都证明，双向调节与疾病的好转是一致的。

小罐如何发挥大疗效

火罐疗法可独立的实施治疗，同时，也可作为辅助疗法从事临床。火罐疗法和其他各种疗法一样，无论身体患何种疾病，有两个条件是非常重要的。一是正确的判断病因，二是在判断病因的基础上对症治疗，这两个条件缺一不可，是治病取得疗效的本质所在。只要病因判断准确，选穴无误，一般来说对于内科、妇科、儿科、软组织损伤等疾病的治疗，都有很好的治疗作用。

如何正确地使用火罐疗法也是一门科学。在火罐共性的基础上，不同的拔罐法各有其特殊的作用。如走罐具有与按摩疗法、保健刮痧疗法相似的效应，可以改善皮肤的呼吸和营养，有利于汗腺和皮脂腺的分泌，对关节、肌腱可增强弹性和活动性，促进周围血液循环；可增加肌肉的血流量，增强肌肉的工作能力和耐力，防止肌萎缩；并可加深呼吸，增强胃肠蠕动，兴奋支配腹内器官的神经，增进胃肠等脏器的分泌功能；可加速静脉血管中血液回流，降低大循环阻力，减轻心脏负担，调整肌肉与内脏血液流量及贮备的分布情况。缓慢而轻的手法对神经系统具有镇静作用；急速而重的手法对神经系统具有一定的兴奋作用。

再如药罐法，在罐内负压和温热作用下，局部毛孔、汗腺开放，毛细血管扩张，血液循环加快，药物可更多地被直接吸收，根据用药不同，发挥的药效各异。如对于皮肤病，其药罐法的局部治疗作用就更为明显。水罐法以温经散寒为主；刺络拔罐法以逐瘀化滞、解闭通结为主；针罐结合则因选用的针法不同，可产生多种效应。

在拔火罐的瞬间，通过罐体抽真空，将危害人体中的邪气，可迅速地从体内排出而消除病痛。但拔火罐启罐后，皮肤上会出现的各种颜色，这种色差是病情的一种表象，不完全是时间上的问题。如，紫色为燥暑热毒，出现湿和水疱为湿毒，出现白色为风寒等等。火罐疗法是一种特殊

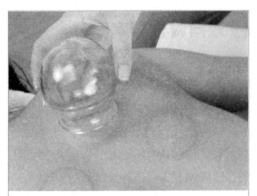

◎对于拔火罐启罐后，皮肤上出现的各种颜色，这只是病情的一种表象，过段时间就会自然消失。

的疗法，火罐的这种奇特作用，由于自身的特性决定的，在治疗六淫诱发的疾病上，用拔火罐治疗，比任何疗法都来的快捷，是其他各种疗法不可比拟的。

拔罐时火罐吸拔在皮肤上，这种吸拔力可以使局部的毛细血管充血、破裂，破坏血管内的红细胞，使人体出现自身的溶血现象。吸拔力越大这种溶血现象就越大，反之则越小。除此之外，这种吸拔力可以通过皮肤感受器、血管感受器等对大脑皮层产生刺激作用，并使之兴奋或者抑制。实验表明，当用轻而缓的手法拔罐时，可使神经受到抑制；当用强而急的手法拔罐时，可使神经得以兴奋，因此，拔罐正是通过对吸拔力大小的调节和对吸拔部位的不同而调节整个人体的脏腑功能，并使之趋于平衡的。

拔罐疗法可以引起人体神经体液的调节，可反射性地改变病变部位的血液循环和新陈代谢，促进病变组织的恢复和再生。火罐的吸拔力可引起局部血液循环的改善，可以迅速带走炎性渗出物和致痛因子，从而消除疼痛和肿胀。在吸拔火罐以后，局部的白细胞数量可轻微增多并且其吞噬能力也会得到很大提高，因此细菌和病毒会被迅速吞噬，所以才会有消炎作用。

拔罐养生常用方法

拔罐养生常用方法主要有：增加活力法、祛除浊气法、疏通经络法等。

① 增加活力法

取穴：劳宫、涌泉、三阴交、足三里。

劳宫穴位于手掌心，是手厥阴心包经的荥穴，回阳九针穴之一，具有振奋阳气、清心泻火、宽胸利气、增加活力的功能，配合涌泉、三阴交、足三里，效果更加明显，经常在此拔罐可使人解除疲劳，保持旺盛的精力，以面对现代社会快节奏，竞争激烈，环境污染日趋严重的生活。

② 祛除浊气法

取穴：涌泉穴、足三里。

涌泉穴位于足心，是足少阴肾经的井穴。肾为"先天之本"，主藏精，包括先天之精及后天之精，又主生长、发育、生殖，是人体的生命之源，肾气充则生长发育正常，精力旺盛，反之则生长发育迟缓，精力不足。肾为主水之脏，肾的生理功能异常则水液代谢出现障碍，人体就会出现湿毒侵袭的现象，湿邪重着黏腻，易趋于下，不易排出，常阻塞经络气血，引发其他各种疾病。涌泉穴经常拔罐可以及时祛除体内的湿毒浊气，疏通肾经，使经络气血通畅，肾脏功能正常，肾气旺盛。配伍足三里更可使人体精力充沛，进而延缓衰老，体质康健。

③ 疏通经络法

任、督二脉透罐法

任、督二脉透罐法是对传统腹背阴阳配穴法的继承和发展，任脉为阴脉之海，督脉为阳脉之海。在任、督两脉透罐可以通透全身的阴经与阳经，起到疏通经络，平衡阴阳，对人体五脏六腑均有防病治病的作用。

背俞穴及华佗夹脊穴

背俞穴及华佗夹脊穴纵贯整个颈背腰部，五脏六腑之经气均在此流通。现代医学证明背俞穴及华佗夹脊穴位于人体脊髓神经根及动、静脉丛附近，在这两处俞穴用走罐之法，可以疏通五脏六腑之经气，调整全身气血经络的协调，增强机体的抗病能力。现在背俞穴及华佗夹脊穴走罐已经成为人们最常用的保健方法。尤其对颈椎病、腰椎病更可以收到明显的疗效。

④ 培补元气法

取穴：关元、气海、命门、肾俞。

关元与气海穴皆为任脉之要穴，气海者元气之海也，关元为任脉与足三阴经交会穴，二穴自古以来就是保健强身的要穴。命门，顾名思义为"生命之门户也"，为真气出入之所，肾俞为肾之要穴，经常拔这四个穴位，可以培补元

气、益肾固精，达到强身健体、延年益寿的目的。

⑤ 调补精血法

取穴：三阴交、气海、肾俞、心俞。

三阴交是足太阴脾、足少阴肾、足厥阴肝三条阴经的交会穴。肾为先天之本，主藏精，"精血同源"。脾为后天之本，气血生化之源，二者相互滋生，精血才能充盈。肝主藏血，可以调节人体流动血量，全身血脉都归心所主，气又为血之帅，故常拔三阴交可调补肝、脾、肾三经的气血，配以肾俞、心俞、气海可使先天之精旺盛，后天气血充足，从而达到健康长寿之目的。

⑥ 预防胃肠道疾病

取穴：足三里、脾俞、胃俞、中脘。

足三里是人体极重要的保健穴位，对于脾胃功能具有良好的双向调节作用，脾俞、胃俞为脾、胃二脏的背俞穴，中脘为胃之募穴，在这几个穴位拔罐可以有效地调节脾胃功能，预防胃肠道疾病的发生。

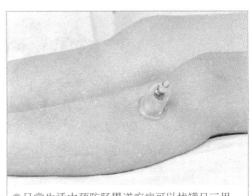

◎日常生活中预防肠胃道疾病可以拔罐足三里，能对脾胃功能进行双向调节。

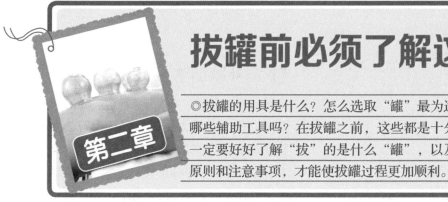

拔罐前必须了解这些事

第二章

◎拔罐的用具是什么？怎么选取"罐"最为适宜？它还需要哪些辅助工具吗？在拔罐之前，这些都是十分重要的问题。一定要好好了解"拔"的是什么"罐"，以及拔罐都有哪些原则和注意事项，才能使拔罐过程更加顺利。

拔罐常用的"罐"介绍

① 竹罐

用直径3~5厘米的坚实成熟的竹，按节截断，一端留节当底，一端去节作口，罐口打磨光滑，周围削去老皮，做成中间略粗、两端稍细，形如腰鼓的竹罐。长约10厘米，罐口直径分为 5厘米、4厘米、3厘米三种。其优点是轻便、廉价。

② 玻璃罐

玻璃拔罐是目前家庭最常用的拔罐，

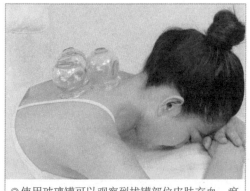

◎使用玻璃罐可以观察到拔罐部位皮肤充血、瘀血程度，便于掌握情况。

各大医药商店的器械柜均有出售。它是由玻璃加工制成，一般分为大、中、小三个型号。其形如球状，下端开口，小口大肚。其优点是罐口光滑，质地透明，使用时可观察到拔罐部位皮肤充血、瘀血程度，便于掌握情况；缺点是易摔碎损坏。

③ 陶罐

由陶土烧制而成，形如石臼，罐口平滑，鼓肚，口底稍细，分为大、中、小三种型号。其优点是吸力强；缺点是易破碎，不易观察皮肤的变化。

④ 抽气罐

抽气罐常用青、链霉素药瓶，将瓶底磨掉制成平滑的罐口，瓶口处的橡皮塞应保持完整，留作抽气用；医药商店的器械柜也有出售成品真空枪抽气罐，它是有机玻璃或透明工程塑料制成，形如吊钟，上置活塞便于抽气。其优点是不用点火，不会烫伤，使用安全，可随意调节罐内负

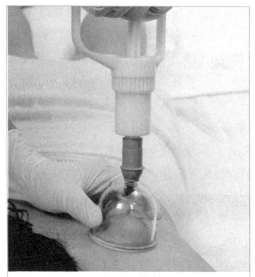

◎抽气罐的优点是使用安全，可随意控制吸力，便于观察，它是家庭最适用的罐。

压，控制吸力，便于观察等。它是家庭最适用的抽气拔罐。

⑤ 角制罐

用牛角或羊角加工制成。用锯在角顶尖端实心处锯去尖顶，实心部分仍需留1～2厘米，不可锯透，作为罐底。口端用锯锯齐平，打磨光滑。长约10厘米，罐口直径分为6厘米、5厘米、4厘米三种。其优点是经久耐用。

⑥ 挤气罐

挤气拔罐常见的有组合式和组装式两种。组合式是由玻璃喇叭筒的细头端套一橡皮球囊构成；组装式是装有开关的橡皮囊和橡皮管与玻璃或透明工程塑料罐连接而成。其优点是不用点火，不会烫伤，使用安全，方法简便，罐口光滑，便于观察。

⑦ 金属罐

多以铜、铁、铝制成，状如竹罐。其优点是不易破碎，消毒便利。缺点是导热过快，成本价高，无法观察吸拔部位皮肤变化，故而现已很少应用。

⑧ 橡胶罐

橡胶罐是用橡胶制成的，有多种形状和规格。优点是不易破损，便于携带，不必点火，操作简单，患者可自行治疗；缺点是吸附力不强，无温热感，只能用于吸拔固定部位，不能施行其他手法。

⑨ 电罐

电罐是在传统火罐的基础上发展而来的一种拔罐工具，随着现代科学技术的发展，电罐已经从单纯的产生负压到集负压、温热、磁疗、电针等综合治疗方法为一体。负压以及温度均可通过电流来控制，而且还可以连接测压仪器，以随时观察负压情况。电罐的特点是使用安全，不易烫伤，温度和负压等可以自行控制，患者感觉更加舒适。电罐的缺点是体积较大，搬运不便，成本较高，费用较贵，必须有电源装置才能使用，只适用于拔固定罐，不能施行其他手法。

⑩ 复合罐具

随着科学的发展，罐具配用治疗仪者越来越多。如罐内安装刺血器，可在拔罐时接通电源，增加拔罐的温热效应，称为电热罐。还有将红外线治疗疗仪、紫外线灯管、激光发生器、磁铁等入罐内，形成红外线罐、紫外线罐、激光罐、磁疗罐等。

⑪ 代用罐

代用罐是在日常生活中随手可用的应急用罐，选择代用罐应注意选择罐口平整宽厚光滑、耐热的器皿，如罐头瓶、酸瓶、瓷瓶、茶杯、小酒杯、小口碗、化妆品瓶等均可用作代用罐。如罐口不够光滑可根据情况用砂纸打磨光滑后再用。代用罐的特点是可以就地取材，以应急需，适用于家庭或野外工作时急用。

⑫ 煮药罐

把配制成的药物装入袋内，放入水中煮至适当浓度，再将竹罐投入药汁内煮10～15分钟。使用时按蒸汽罐法吸拔于患处。此法多用于风湿等症。

⑬ 贮药罐

其操作方法有两种，一种是抽气罐内事先盛贮一定量的药液（约为罐子的1/2），快速紧扣于被拔部位，然后按抽气罐法，抽出罐内空气，即可吸拔于皮肤上。另一种是在玻璃火罐内存贮一定的药液（约为罐子的1/2），然后按火罐法快速吸拔在皮肤上。常用的药液有辣椒水、生姜汁、风湿酒等。此法常用于风湿痛、感冒、胃病等疾患。

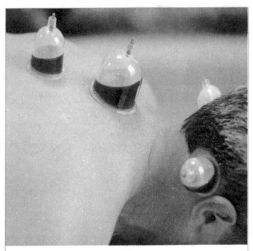

◎贮药罐常用的药液有辣椒水、生姜汁、风湿酒等，常用于风湿痛、感冒、胃病等疾患。

选择拔罐器具的原则

❶ 罐口宽阔，便于操作

选择火罐时一定要选择罐口较宽的，以免在操作中形成阻碍，但应注意罐口的直径不应大于罐体，以免造成吸附力过小。

❷ 边缘平滑圆润

拔罐疗法是以罐体与皮肤之间形成一个完整的密闭系统，形成负压的吸引力刺激皮肤或穴位的一种疗法，因此皮肤要与罐口形成紧密结合，选择边缘平滑圆润的物体，可以避免划伤皮肤。

❸ 便于观察，便于操作

罐体的选择应使其在操作过程中，便于观察吸附的情况，并根据患者的反应随时调整其吸拔的时间、作用力的大小等。

拔罐的几大辅助工具

❶ 燃料

酒精是拔罐过程中经常要用的燃料。拔罐时，一般要选用浓度为75％～95％的酒精，如果身边没有酒精，可用度数稍高的白酒代替。

❷ 消毒用品

拔罐前要准备一些消毒清洁用品对器具和拔罐部位进行消毒，比如棉签或酒精脱脂棉球；此外，拔罐时还可用以燃火、排气。

❸ 润滑剂

常用的润滑剂一般包括凡士林、植物油、液状石蜡等。还有一些润滑剂是具有药用疗效的，如红花油、松节油、按摩乳等，具有活血止痛、消毒杀菌的功效。

❹ 针具

在拔罐治疗过程中，有时会用到针罐、刺血罐、抽气罐，所以，操作者还需要备用三棱针、皮肤针、注射器、针头小眉刀、粗毫针、陶瓷片、滚刺筒等针具。其中，最常用的就是三棱针和皮肤针。

拔罐的方法与过程

❶ 准备

（1）仔细检查病人，以确定是否适应证，有无禁忌。根据病情，确定处方。

（2）检查应用的药品、器材是否齐

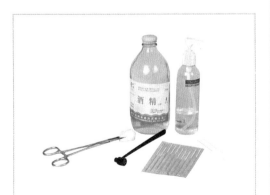

◎拔罐常用的辅助工具有酒精、消毒棉球、润滑剂、针具等。

备，然后一一擦净，按次序排置好。

（3）对患者说明施术过程，解除其恐惧心理，增强其治疗信心。

❷ 患者体位

病人的体位正确与否，关系着拔罐的效果。正确体位应使病人感到舒适，肌肉能够放松，施术部位可以充分暴露。一般采用的体位有以下几种：

仰卧位：患者自然平躺于床上，双上肢平摆于身体两侧。此位有利于拔治胸、腹，双侧上肢、双下肢前侧及头面部和胁肋部等处。

俯卧位：患者俯卧于床上，两臂顺平摆于身体两侧，颌下垫一薄枕。此体位有利于拔治背部、腰部、臀部、双下肢后侧、颈部等处。

侧卧位：患者侧卧于床上，同侧的下肢屈曲，对侧的腿自然伸直（如取左侧卧位，则左侧腿屈曲、右侧腿自然伸直），双上肢屈曲放于身体的前侧，此位有利于拔治肩、臂、下肢外侧等处。

坐位：患者倒骑于带靠背椅子上，双上肢自然重叠，抱于椅背上。此位有利于拔治颈、肩、背、双上肢和双下肢等处。

❸ 选罐

根据部位的面积大小，患者体质强弱以及病情而选，用大小适宜的火罐或竹罐及其他罐具等。

❹ 擦洗消毒

在选好的治疗部位上，先用毛巾浸开水洗净患部，再以干纱布擦干，为防止发生烫伤，一般不用酒精或碘酒消毒。如因治疗需要，必须在有毛发的地方或毛发附近拔罐时，为防止引火烧伤皮肤或造成感

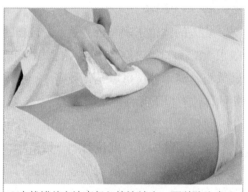

◎在拔罐前应认真仔细擦洗消毒，可以防止发生感染。

染，应行剃毛。

❺ 温罐

冬季或深秋、初春、天气寒冷、拔罐前为避免患者有寒冷感，可预先将罐放在火上燎烤。温罐时要注意只烤烘底部，不可烤其口部，以防过热造成烫伤。温罐时间，以罐子不凉和皮肤温度相等，或稍高于体温为宜。

❻ 施术

首先将选好的部位显露出来，术者靠近患者身边，顺手（或左或右手）执罐按不同方法扣上。一般有两种排序：

（1）密排法：罐与罐之间的距离不超过1寸。用于身体强壮且有疼痛症状者。有镇静、止痛、消炎之功，又称"刺激法"。

（2）疏排法：罐与罐之间的距离相隔几厘米。用于身体衰弱、肢体麻木、酸软无力者。又称"弱刺激法"。

❼ 询问

火罐拔上后，应不断询问病人有何感觉（假如用玻璃罐，还要观察罐内皮肤反应情况），如果罐吸力过大，产生疼痛即应放入少量空气。方法是用左手拿住罐体稍倾斜，以右手指按压对侧的皮肤，使之形成一微小的空隙，使空气徐徐进入，到一定程度时停止放气，重新扣好。拔罐后病人如感到吸着无力，可起下来再拔一次。

掌握拔罐的适当时间

拔罐疗法是以各种罐具为工具，利用燃烧等方法排出罐内空气，使罐内形成负压状态而吸附于体表一定部位、腧穴、经络或患处等。通过热能、负压产生一定的物理作用，使被治疗的部位温度增高，压力增大，加快血液循环起到消炎、止痛、活血、化瘀、祛寒、除湿功效，达到通经活络、调畅气血的生化效应。

由于拔罐疗法是用罐具通过热能或负压能直接吸附于人体体表而产生治疗作用，因此拔罐疗法时间的控制和掌握对于治疗和疗效有着十分重要的作用和意义。

拔罐疗法的时间控制和掌握主要应以"辨证和辨病"为指导原则。

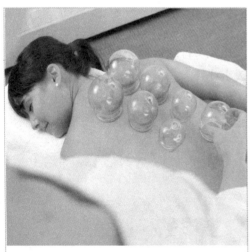

◎日常生活中拔罐疗法时间的控制和掌握对于治疗和疗效都十分重要。

❶ 辨证

主要是遵循：实者泻之——不留罐法；虚者补之——留罐法；平补者平泻之——闪罐法。

不留罐法是指火罐吸附于体表之后，立即取下，且不再进行拔罐。

留罐法是指火罐吸附于人体之后，留置3～5分钟（称为短留罐）或5～10分钟（称为长留罐）。

闪罐法亦称闪火拔罐法，是指将点火棒点燃迅速递入罐中后，立即取出，将火罐吸附于施术部位，再将火罐取下；再将火罐吸附于施术部位，再取下。如此反复，直至局部皮肤红润为度。闪罐法可以单用一只罐进行小面积操作，如在神阙穴；也可多罐相互交替大面积操作，如在腰背部、下肢部等部位。单罐闪罐法操作时要注意：火罐在使用一段时间后，罐具温度会增高，应及时予以更换，以免烫伤患者皮肤。

❷ 辨病

【辨病情的轻重缓急】

（1）病情轻，慢性发作者，治疗时间可短；病情重，急性发作者，时间则要长。

（2）病情轻、病程急的患者，治疗的时间相对长；病情重、病程缓的患者；治疗的间隔时间相对短。

【辨病位】

（1）面部，一般不拔罐。因为面部毛细血管丰富，容易留下紫痕而影响美观，甚至烫伤造成毁容。

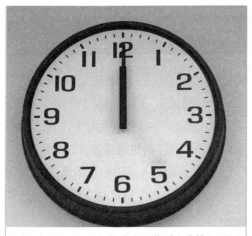

◎拔罐时间的长短根据病人的体质和病情的不同而有所不同。

（2）胸部，不留罐为好。

（3）腹部，宜用闪罐法。

（4）颈肩上肢部，可根据需要采用留罐法。

（5）腰背部、臀部及下肢部，宜用留罐法。

【辨病人的具体情况】

（1）年事高、体质差的病人治疗时间宜短、间隔治疗时间宜长；年轻、体质好的病人治疗时间可稍长、间隔治疗时间可短些。

（2）某些特殊人群不宜采用拔罐治疗。如一些凝血机制差、孕产妇、某些重症或患有传染性疾病、皮肤病病人以及醉酒、过饥、过饱、情志不宁等病人不宜。

拔罐的注意事项

（1）拔罐时，室内需保持20℃以上的温度。最好在避风向阳处。

（2）患者以俯卧位为主，充分露施术部位。

（3）拔罐时的吸附力过大时，可按挤一侧罐口边缘的皮肤，稍放一点儿空气进入罐中。初次拔罐者或年老体弱者，宜用中、小号罐具。

（4）拔罐顺序应从上到下，罐的型号则应上小下大。

（5）一般病情轻或有感觉障碍（如下肢麻木者）拔罐时间要短。病情重、病程长、病灶深及疼痛较剧者，拔罐时间可稍长，吸附力稍大。

（6）针刺或刺血拔罐时，若用火力排气，须持消毒部位酒精完全挥发后方可拔罐，否则易灼伤皮肤。

（7）留针拔罐时，要防止肌肉牵拉而造成弯针或折针，发现后要及时起罐，拔出针具。

（8）拔罐期间应密切观察患者的反应，若出现头晕恶心呕吐、面色苍白、出

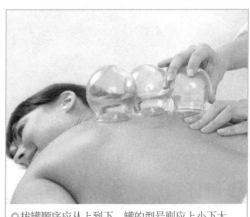

◎拔罐顺序应从上到下，罐的型号则应上小下大。

冷汗、四肢发凉等症状，甚至血压下降、呼吸困难等情况，应及时取下罐具，将患者仰卧位平放，垫高壮举部，轻者可给予少量温开水，重者针刺人中、合谷。必要时，可用尼可刹米每次0.5克，肌注射或静注；或用咖啡因2毫升肌注。

（9）拔罐时间过长或吸力过大而出现水疱时，可涂甲紫，覆盖纱布固定。如果水疱较大，可用注射器抽出疱内液体，然后依沙吀啶（利凡诺）纱布外敷固定。

（10）患者在过饥、过饱、过劳、过渴、高热、高度水肿、高度神经质、皮肤高度过敏、皮肤破损、皮肤弹性极差、严重皮肤病、肿瘤、血友病、活动性肺结核、月经期、孕期，均应禁用或慎用拔罐。

拔罐的适用人群

拔罐的适应人群主要是患有如下疾病的人：内科疾病、外科疾病、骨科疾病、儿科疾病等。

（1）内科疾病：感冒、咳嗽、肺痛、哮喘、心悸、不寐、多寐、健忘、百合病、胃脘痛、呕吐、反胃、呃逆、痞满、泄泻、便秘、腹痛、胃下垂、饮证、痿证、眩晕、胁痛、郁证、水肿、淋证、癃闭、遗尿、遗精、阳痿、男性不育、阳强、风温、暑湿、秋燥。

（2）外科疾病：红丝疔、丹毒、有头疽、疖病、乳痈、脱肛、急性阑尾炎、急性胆绞痛、急性胰腺炎、急性输尿管结石。

（3）骨科疾病：落枕、颈椎病、腰椎间盘突出症、腰椎管狭窄症、腰肌劳损、急性腰扭伤、肩关节周围炎、颈肩纤维组织炎、肱骨外上髁炎、坐骨神经痛、股外侧皮神经炎、肋软骨炎、肋间神经痛、类风湿性骨关节炎等。

（4）妇科疾病：经行先期、经行后期、经行先后无定期、月经过多、月经过少、经闭、痛经、白带、黄带、赤带、妊娠呕吐、产后缺乳、产后腹痛、人工流产综合征、脏躁、阴挺、阴吹、阴痒、不孕症、产后大便困难、产后发热等。

（5）儿科疾病：小儿发热、小儿呕吐、小儿泄泻、小儿厌食、小儿夜啼、小儿遗尿、百日咳、腮腺炎等。

（6）皮肤科疾病：缠腰火丹、牛皮癣、斑秃、湿疹、隐疹、风瘙痒、漆疮、疥疮、蛇皮癣、皮痹、白癜风等。

（7）五官科疾病：针眼、睑弦赤烂、流泪症、沙眼、目痒、目赤肿痛、目翳、远视、近视等。

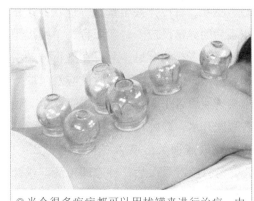

◎当今很多疾病都可以用拔罐来进行治疗，内科、外科、妇科、儿科等。

拔罐中遇到异常反应怎么办

拔罐的正常反应是：不论采用何种方法将罐吸附于施治部位，由于罐内的负压吸拔作用，局部组织可隆起于罐口平面以上，病人觉得局部有牵拉发胀感，或感到发热、发紧、凉气外出、温暖、舒适等，这都是正常现象。起罐后，走罐后，治疗部位出现潮红、紫红、紫红色疹点等，均属拔罐疗法的治疗效应，待1至数天后，可自行恢复，毋需作任何处理。

拔罐的异常反应是：拔罐后如果患者感到异常，或者烧灼感，则应立即拿掉火罐，并检查有无烫伤，患者是否过度紧张，或术者手法是否有误，或是否罐子吸力过大等。根据具体情况予以处理。如此处不宜再行拔罐，可另选其他部位。如在拔罐过程中，患者感觉头晕、恶心、目眩、心悸、继则面色苍白、冷汗出、四肢厥逆、血压下降、脉搏微弱，甚至突然意识丧失，出现晕厥（晕罐）。晕罐，是指在拔罐的过程中，病人出现头晕、心慌、恶心、呕吐、冒冷汗甚至晕厥等症状，这是拔罐后的异常反应。一般而言，单纯拔罐引起晕罐者极为罕见，只有在施行针罐法和刺罐法时偶有发生。这时候应及时取下罐具，使患者平躺，取头低脚高体位。轻者喝些开水，静卧片刻即可恢复。重者可用卧龙散或通关散吹入鼻内，连吹2~3管，待打喷嚏数次后，神志即可清。或针刺百会、人中、中冲、少商、合谷等穴；必要时注射尼可刹米（可拉明）、苯甲酸

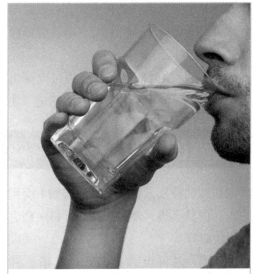

◎出现晕罐现象时，应及时取下罐具。轻者喝些开水，静卧片刻即可恢复。

钠、咖啡因等中枢兴奋剂。如果术前做好解释工作，消除病人的恐惧，术中能很好掌握病人的情况，这种情况是完全可以避免的。

异常反应的预防及处理

（1）要仔细检查罐子，不符合要求的弃之不用；严格遵守操作规程。

（2）虽然拔罐的刺激不像针刺那样强烈，但毕竟是穴位刺激。由于存在着个体差异，各人对刺激的反应程度强弱不一，故对于饥饿、疲劳、精神紧张、酒后的患者最好不要施术，尤其不要在反应强烈的穴位，如合谷、太冲等穴施术。环境气温不要太低，尽量不让患者有寒冷感出现。

（3）上罐后要多询问患者的感觉，

多观察罐内的皮肤变化情况。如果病人诉说吸拔太紧，有疼痛或烧灼感觉(涂药罐、敷药罐出现轻度灼痛感属正常现象)，可一手持罐，另一手的食指或拇指指尖轻轻压一下罐口缘的软组织，使软组织与罐口边缘间形成一个极小的缝隙，若是用气嘴罐者，可稍旋松气栓螺帽，让少许空气进入，以减小罐内负压。如果是施行密排罐者，应检查是否罐距太近，是否需调整。如果经上述处理后仍有不适，应脱罐检查。假若局部皮肤起疱，也应起罐。起罐后，涂以甲紫药水，并加以包扎，以预防感染。

（4）在施行针罐法时，如针口过于胀痛，或酸胀痛感向他处传感，难以忍受，应起罐调整针的深度或刺向，待反应减轻后再进行拔罐。

（5）在施术过程中，如果出现晕罐现象，切勿惊慌失措，应把病人的衣服纽扣解开，给热开水喝(可加些糖)，注意保暖。经上述处理后，仍未能缓解症状时，应立即起罐，让病人去枕平卧。如果反应仍加重者(如昏厥、低血压)，应把枕头垫于脚下，使成头低脚高位，同时以指甲缘切按患者人中穴或十宣穴，或用指尖揉按合谷、内关、足三里等穴。对出冷汗多或冷汗不止者，可用艾条温灸涌泉穴或百会穴。经上述办法处理后倘若昏厥、低血压仍不能纠正者，可考虑应用中枢神经兴奋剂或输液。

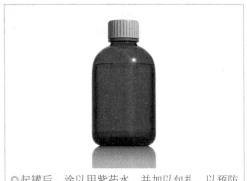

◎起罐后，涂以甲紫药水，并加以包扎，以预防感染。

罐斑暗示着什么

拔罐疗法，利用罐具通过排气产生负压吸拔于体表后，皮肤对这种刺激产生各种各样的反应，主要是颜色与形态的变化，我们把这种变化称为"罐斑"。

常见的罐斑有潮红、紫红或紫黑色瘀斑，小点状紫红色的疹子，同时还常伴有不同程度的热痛感。皮肤的这些变化属于拔罐疗法的治疗效应，可持续一至数天。

拔罐后，罐斑如显水疱、水肿和水汽状，表明患者湿盛或因感受潮湿而致病。

有时拔后水疱色呈血红或黑红，表明久病湿夹血瘀的病理反应。

罐斑出现深红、紫黑或丹痧现象，触之微痛，兼见身体发热者，表明患者有热毒证。

如罐斑出现紫红或紫黑色，无丹痧和发热现象，表明患者有瘀血症。

罐斑无皮色变化，触之不温，多表明患者有虚寒证。

罐斑如出现微痒或出现皮纹，多表明患者患有风症。

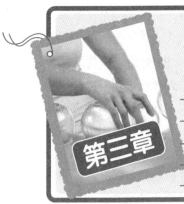

拔罐的取穴原则和操作方法

第三章

◎掌握了拔罐的理论，就要了解拔罐的取穴原则和操作方法了。拔罐常用的穴位有很多，胸腹部腧穴有膻中、巨阙等，背部腧穴有大椎、身柱等。对于不同的病症找准穴位，能使治疗过程更加顺利。

拔罐的取穴原则

❶ 就近拔罐

即在病痛处拔罐。这是由于病痛之所以出现，是因为局部经络功能之失调，如经气不通所致。在病痛处拔罐，就可以调整经络功能，使经气通畅，通则不痛，从而达到治疗疾病的目的。

❷ 远端拔罐

就是在远端病痛处拔罐。这远端部位的选择是以经络循环为依据，刺激经过病变部位经络的远端或疼痛所属内脏的经络的远端，以调整经气，治疗疾病。如牙痛拔合谷，胃腹疼痛拔足三里，颈椎疼痛拔足三里等。

❸ 特殊部位拔罐

某些穴位具有特殊的治疗作用。因此，根据病变特点来选择拔吸部位。如：大椎，曲池，外关等有退热作用。如治疗发热时，可以在上述部位处拔罐。内关对

心脏有双向调节作用，如心跳过缓，过急可以选择此穴。

❹ 中间结合与强调脊椎

（1）颈椎部是指颈椎到胸椎的部位，主要治疗头部、颈部、肩部、上肢及手部的病变和功能异常。如头晕、头痛、颈椎病、落枕、肩周炎、手臂肘腕疼痛等。

（2）胸椎上部是指第一胸椎到第六胸椎的部位。主要治疗心、肺、气管、胸廓的病变。如心悸、胸闷、气短、咳喘、胸痛等病症。

（3）胸椎下部是指第七胸椎到第十二胸椎的部位，主要治疗肝、胆、脾、肠等器官的痛症。如肝区胀痛、胆囊炎、消化不良、急慢性胃炎、肠炎、腹痛、便秘等病症。

（4）腰椎部是指腰椎以下的腰椎部，主要治疗肾、膀胱、生殖系统、腰部、臀部、下肢各部位的病变。如肾炎、

膀胱炎、痛经、带下、阳痿、腰椎增生、椎间盘带脱出、坐骨神经痛、下肢麻痹、瘫痪、疼痛等病症。

了解人体经络系统：气血运行的通道

经络学说是我国人民在长期的临床实践中发展起来的。经络把人体的五脏六腑、四肢百骸、五官九窍以及筋脉、皮肉、毛发等器官连接成一个有机的整体。

经络是人体运行气血的通路，是"经"与"络"的统称。经是主干，譬如途径；络是分支，譬如网络。它们内属脏腑，外络肢节，沟通内外，贯穿上下，将内部的脏腑和外部的各种组织、器官，联系成为一个有机的整体，使人体的各部的功能保持相对的协调和平衡。

经络中的经气巡行留驻昼夜不休。通过经气的作用，使人体各部的机能得到适当的调节，从而使整个机体保持正

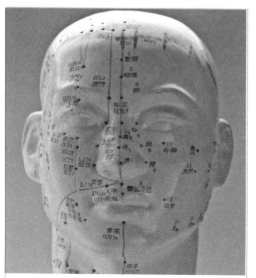

◎经络是人体运行气血的通路，是"经"与"络"的统称。

常的生理功能。经络中的经气来源于脏腑之气，经气的虚实可反映出脏腑的盛衰，脏与腑、脏腑与体表之间多种复杂的生理功能活动都依赖于经络的沟通。同样，它们之间的病理关系也会在经络上反映表现出来。若辨明经络，分清虚实，选取腧穴，运用针灸、点穴、拔罐等疗法来调整气血，就可以治疗疾病，保持健康。早在《灵枢·经络》篇中就有"经络者，所以决死生，处百病，调虚实，不可不通"的记载。后世各位医家也有"不明经络脏腑，开口动手便错"的体会。可见经络学说具有多么重要的保健意义。经络学说已有两千多年的历史了，是历代医家根据腧穴的主治功能，进一步联系到针灸、点穴、循经拔罐等刺激的传导经络，结合腧穴对脏腑疾病的治疗效应，推论生理功能和病理变化，再经过长期的临床实践经验总结而逐渐形成和完善的。

疾病的发生与传变和经络系统有密切的关系，同时经络学说在指导疾病的治疗方面更有着重要意义。

外邪可通过体表经络传入脏腑，内脏的病变也会通循经络通路反映到体表。治疗时，对内脏之病可以"内病外治"，在体表进行针灸、推拿、拔罐等。对体表的病症也可通过治疗内脏器官而驱除。所以可以说经络学说是辨证施治的理论基础。

人体的经络纵横交错，相互间罗地遍布全身，起着运行气血、联系周身上下与内脏体表的作用。经和络构成一个系统，使体内所有脏器和体表的一切组织，密切结合在一起，靠经气灌注，形成多种复杂的功能活动，从而使人体成为一个相互协调的统一整体。

经络系统由十二经脉（包括手三阴经：手太阴肺经、手厥阴心包经、手少阴心经；手三阳经：手阳明大肠经、手少阳三焦经、手太阳小肠经；足三阴经：足太阴脾经、足厥阴肝经、足少阴肾经；足三阳经：足阳明胃经、足少阳胆经、足太阳膀胱经）、奇经八脉（包括任脉、督脉、冲脉、带脉、阴维脉、阳维脉、阴跷脉、阳跷脉）、十五络脉和十二经别、十二经筋、十二皮部以及许多孙络、浮络所构成。其中以十二经脉为主体。

拔罐疏通经络之原理

拔罐是如何达到疏通经络效果的呢？

因为气血阴阳的亏损，风寒暑湿燥火的入侵，七情而导致"怒则气上，惊则气下，思则气结"，饥饱失常，疫毒等等，人体的正常的气血的循环受干扰，都容易导致经络受阻。就如湿气，湿在经络，必然导致经气运行不畅，进一步会表现为种种症状，此时拔罐，强行泄经络之气，在经络之气外泄的同时确实会带出部分湿气，表现为罐中雾气朦胧，甚至形成水滴，湿气被拔出一点儿时，因为湿气阻碍经络而导致的疾患会减轻，人会感觉舒服；但想想看：你的体内湿气为什么会超过正常？拔罐能够把湿气全拔出来吗？穴位在短暂的疏通后会不会再次受阻？湿气如此，其他情况也可以做此类似分析。

有人长期大量拔罐后，感觉指甲变红，不容易感冒等，看似症状有所好转，却不知给自己埋下了更多的隐患。人体是一个完整的整体，"牵一发而动全身"，没有搞清楚疾病形成的原因，盲目大量长时间拔罐，强行使人体正气大量外泄，不仅很难达到治病的效果，反而受尽诸般苦后，会害了自己。

拔罐与中医的其他治疗方法一样，都是很好的，然而其使用必须在中医理论的指导之下，切不可不问缘由，盲目大量长时间拔罐。

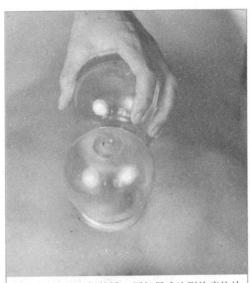

◎盲目大量长时间拔罐，不仅很难达到治病的效果，反而会适得其反。

拔罐疗法必选腧穴

拔罐疗法,是属于祖国传统医学外治方法的一种。因此,它亦是以中医辨证论治为依据,以经络为基础,结合现代医学理论,少而精地选取相应腧穴。现将必选腧穴叙述如下:

(1)全身肌病

必选腧穴:大椎、身柱。

(2)下半身疾病

必选腧穴:命门。

(3)呼吸系统疾病

必选腧穴:风门、肺俞、脾俞、中府、膻中。

(4)循环系统疾病

必选腧穴:心俞、厥阴俞、督俞、肝俞、脾俞、神道、灵台、巨阙。

(5)胃病

必选腧穴:膈俞、肝俞、脾俞、胃俞、中脘、上脘。

(6)肠道病

必选腧穴:脾俞、三焦俞、大肠俞、天枢、关元。

(7)肝胆疾病

必选腧穴:肝俞、胆俞、脾俞、中脘、至阳、期门、阿是穴。

(8)泌尿生殖系统疾病

必选腧穴:肝俞、脾俞、肾俞、膀胱俞、八髎、关元、中极。

(9)内分泌系统疾病

必选腧穴:肺俞、心俞、肝俞、脾俞、肾俞、中脘、关元。

(10)神经系统疾病

必选腧穴:心俞、厥阴俞、神道、灵台、肝俞、脾俞、肾俞。

(11)脑血管疾病

必选腧穴:心俞、厥阴俞、肝俞、脾俞、神道、灵台。

(12)运动系统疾病

必选腧穴:上肢范围:肩髎、肩贞、肩中俞、肩外俞、阿是穴。

下肢范围:肾俞、八髎、秩边、环跳、殷门、伏兔、风市、阿是穴。

腰部疾患:命门、肾俞、脾俞、阳关、殷门、阿是穴。

(13)高烧

必选腧穴:大椎、身柱、心俞、肝俞、肺俞、风门。

(14)妇科疾病

必选腧穴:肝俞、脾俞、大肠俞、关元、中极、八髎、阿是穴。

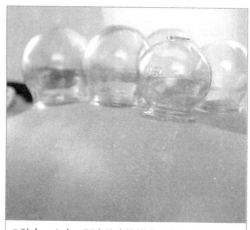

◎肺俞、心俞、肝俞均为拔罐常用穴位。

（15）五官科疾病

必选腧穴：风门、肺俞、肝俞、脾俞、阿是穴。

（16）皮肤科疾病

必选腧穴：风门、肺俞、肝俞、脾俞、阿是穴。

经络学说的应用

经络学是指人体经络与穴位的科学。经络系统即分形经络，是不同层次的特定间隙。穴位即特定间隙的较大空间，比较重要的是上丹田和下丹田。经络学说在临床上可以应用于解释病理变化、协助疾病诊断以及指导临床治疗三个方面。

❶ 诊断方面

（1）辨证分经：就是以经络的循行分布为依据，对照病症所在部位来诊断是属于哪一经络的病症，例如头痛在前额为阳明经病，在颞部为少阳经病，在枕部为太阳经病，在头顶部为足厥阴经病或督脉病。此外，可以从疾病症状的异同，结合各经所属脏腑的生理病理特点，来辨别它是属于哪一经的病症。例如胸痛而伴有咳嗽、气喘等症的属于太阴肺经病；心前区痛而伴有心悸等症的属于厥阴心包经病。

（2）经络穴位诊察：是用手指按压背俞穴、募穴、郄穴、合穴等，检查这些穴位有无阳性反应，如压痛、皮下结节，或皮下组织有无隆起、凹陷、松弛和皮肤温度的变易等现象，以此分析推断属于哪一经的病变与疾病的性质（虚实）等，并有人将这种检查方法结合"穴位注射"称为"经络综合疗法"。

❷ 治疗方面

经络既为全身气血循行的通道，又与脏腑各部相连，对人体生理功能和病理过程都起着重要的作用。因此，在治疗方面也必然有其重要意义。针灸、拔罐是通过经络而发挥治疗作用的。

（1）经络和十二脏腑发病各有其具体症候，因而在诊断为某脏、某腑或某经脉的病变以后，即应在该经上选穴，这就是按经取穴的道理。

（2）经络循行各有一定的道路，因而当本经有病时，在该经循行的某些部位上反映出来的症状，就作为按经取学时的理论依据。

（3）十二经脉纵贯上下，因而在治疗上就作为"病在上取之下，病在下取之

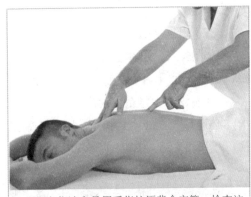

◎经络穴位诊察是用手指按压背俞穴等，检查这些穴位有无阳性反应。

上"的理论根据。例如足少阳胆经病发生的头痛，虽病在上，却取该经的足窍阴穴拔罐。

（4）十二经脉、十二脏腑都有阴阳表里关系，这是异经取穴的理论基础和根据。如手太阴肺经病取手阳明大肠经的穴位，或手阳明大肠经病取手太阴肺经的穴位拔罐治疗。

（5）经络循行是手之三阴从胸走手，手之三阳从手走头，足之三阳从头走足，足之三阴从足走腹胸的，因此可以采取迎随补泻法来进行拔罐治疗。

（6）奇经八脉各有所会，所以临床上可按八脉交会取穴拔罐治疗疾病。

（7）经络有交叉的关系，因而病在左而在右侧拔罐，反之亦然。

常用的取穴方法

穴位学名腧穴。指人体经络线上特殊的点区部位，中医可以通过针灸或者推拿、点按、艾灸刺激相应的经络点治疗疾病。穴位是中国文化和中医学特有的名词，多为神经末梢和血管较少的地方，也叫穴、穴道。

人体腧穴各有自己的位置。腧穴定位的准确与否，可直接影响治疗效果。现代临床常用的腧穴定位与取穴法有骨度折量法、体表标志法和手指比量法。骨度折量法是将人体的各个部位分成若干等分折量取穴的方法，每一等分作为一寸。体表标志法是以

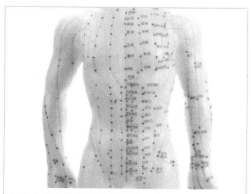

◎腧穴指人体经络线上特殊的点区部位，中医可以通过相应方法刺激相应的经络点治疗疾病。

人体各种体表解剖标志作为取穴的依据。如两眉之间取印堂穴，两乳之间的中点取膻中穴等。手指比量法是以手指的宽度为标准，作为取穴的尺寸。如中指中节两端横纹头之间为1寸，称中指同身寸。拇指指关节的横度为1寸，称拇指同身寸。将食指、中指、无名指和小指并拢，以中指中节横纹处为3寸，称一夫法。

腧穴的名称均有一定的含义，《千金翼方》指出："凡诸孔穴，名不徒设，皆有深意。"历代医家以腧穴所居部位和作用为基础，结合自然界情况和医学理论等，采用取类比象的方法对腧穴命名。了解腧穴命名的含义，有助于熟悉、记忆腧穴的部位和治疗作用。

腧穴的主要生理功能是输注脏腑经络气血，沟通体表与体内脏腑的。临床上腧穴有诊断疾病和治疗疾病的作用。由于腧穴有沟通表里的作用，内在脏腑气血的病理变化可以反映于体表腧穴，相应的腧穴会显出压痛、酸楚、麻木、结节、肿胀、变色、丘疹、凹陷等反应。因此，利用腧

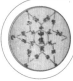

体表标志法与手指比量法

　　体表标志法是根据人体体表各种标志如凹陷、突起、缝隙、皱纹等而取定穴位的方法；手指比量法是以患者的手指作为标准尺度来量取穴位的方法。这两种方法是诸多取穴法中较简便易学的。

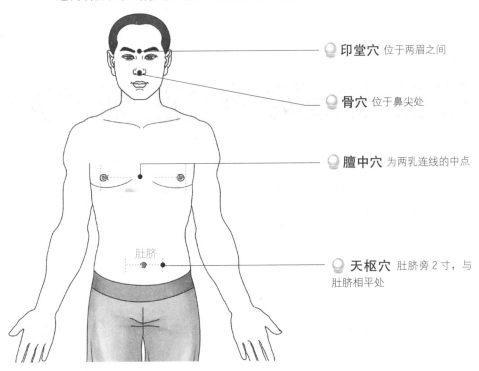

🔵 **印堂穴** 位于两眉之间

🔵 **骨穴** 位于鼻尖处

🔵 **膻中穴** 为两乳连线的中点

🔵 **天枢穴** 肚脐旁 2 寸，与肚脐相平处

手指比量法

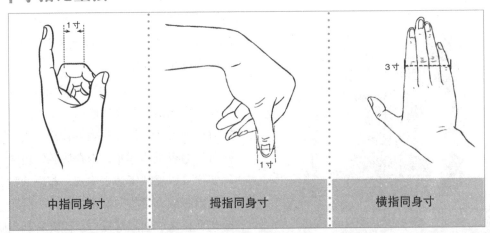

| 中指同身寸 | 拇指同身寸 | 横指同身寸 |

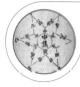

常用骨度分寸图

骨度分寸法又叫"分寸折量法"，这种方法是按照人体比例计算的。因此不论患者为成人、小孩或高矮胖瘦均可适用。

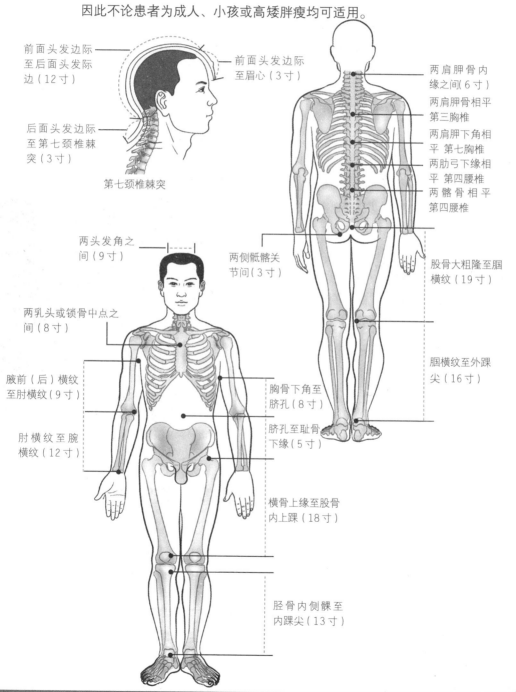

前面头发边际至后面头发际边（12寸）

前面头发边际至眉心（3寸）

后面头发边际至第七颈椎棘突（3寸）

第七颈椎棘突

两肩胛骨内缘之间(6寸)

两肩胛骨相平第三胸椎

两肩胛下角相平 第七胸椎

两肋弓下缘相平 第四腰椎

两髂骨相平第四腰椎

两头发角之间（9寸）

两侧骶髂关节间(3寸)

股骨大粗隆至腘横纹（19寸）

两乳头或锁骨中点之间（8寸）

腋前（后）横纹至肘横纹（9寸）

胸骨下角至脐孔（8寸）

腘横纹至外踝尖（16寸）

肘横纹至腕横纹（12寸）

脐孔至耻骨下缘（5寸）

横骨上缘至股骨内上踝（18寸）

胫骨内侧髁至内踝尖（13寸）

穴的这些病理反应可以帮助诊断疾病。腧穴更重要的作用是治疗疾病，通过针灸、推拿等刺激相应腧穴，可以疏通经络，调节脏腑气血，达到治病的目的。腧穴不仅能治疗该穴所在部位及相邻组织、器官的局部病证，而且能治疗本经循行所及的远隔部位的组织、器官、脏腑的病症。此外，某些腧穴还有特殊的治疗作用，可专治某病。如至阴穴可矫正胎位，治疗胎位不正。

腧穴是一些特定的针灸、拔罐、点穴刺激点，在诊断与治疗的临床工作中，取穴的位置是否正确，会直接影响到诊断的准确性和治疗的效果。现将临床中常用的取穴定位法介绍如下：

❶ 自然标志取穴法

根据体表所具的特征部位作为标志而定取穴位的方法称为自然标志定位法，是最基本的取穴法。临床上常用的大致可分为以下两种：

固定标志法：即是以人体表面固定不移又有明显特征的部位作为取穴标志的方法。如人的五官、毛发、指（趾）甲、乳头、肚脐及各种骨节的突起和凹陷部。由于这种自然标志固定不移，所以有利于腧穴的定位。例如两目之间取印堂；两乳之间取膻中等。

活动标志法：是依据人体某局部活动后出现的隆起、凹陷、孔隙、皱纹等作为取穴标志的方法。如张口于耳屏方凹陷处取听宫；握拳于掌横纹头取后溪；屈肘取曲池等。

❷ 指寸定位法

以患者手指为标准来定取穴位的方法。

由于生长相关律的缘故，人类机体的各个局部间是相互关联的。由于选取的手指不同，节段亦不同，可分作以下几种。

中指同身寸法：是以患者的中指中节屈曲时内侧两端纹头之间作为一寸，可用于四肢部取穴的直寸和背部取穴的横寸。

拇指同身寸法：是以患者拇指指关节的横度作为一寸，亦适用于四肢部的直寸取穴。

横指同身寸法：也名"一夫法"，是令患者将食指、中指、无名指和小指并拢，以中指中节横纹处为准，四指横量作为3寸。

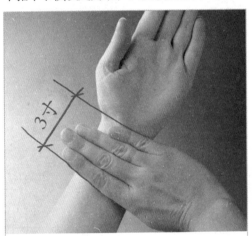

◎横指同身寸法是食指、中指、无名指和小指并拢，横量作为3寸。

❸ 简便取穴法

此法是临床上一种简便易行的方法。如垂手中指端取风市，两手虎口自然平直交叉，在食指端到达处取列缺穴等。

❹ 依据指压或针刺时的感觉作为标志

这种方法只适用于成人，且限于精神

正常和无知觉障碍的患者。即用手指按压穴位或针刺穴位时是否"得气"（即出现痛、胀、麻或触电样的感觉），作为定穴的方法。如按压小海穴时，可麻到小指；重拨风池穴，本侧或对侧鼻腔发痛；按压合谷穴时，感觉可下至拇指指尖或上达肩部。在临床上，不仅根据指压或针刺时所出现的感觉作为审定穴位准确与否的参考，同时也常作为估计疗效的参考。

特定穴

特定穴是指十四经上具有特殊治疗作用的经穴。由于这类俞穴的分布和作用不同，因此各有特定的名称和含义。

❶ 五输穴

手足三阴三阳经在肘膝关节以下各有五个重要经穴，井、荥、输、经、合五穴，统称"五输穴"。五输穴按井、荥、输、经、合的顺序，从四肢末端向肘膝方向依次排列，是有具体含义的。古代医家把经气在经脉中运行的情况，比作自然界的水流，以说明经气的出入和经过部位的深浅及其不同作用。

❷ 俞、募穴

俞穴是脏腑经气输注于背腰部的腧穴；募穴是脏腑经气汇聚于胸腹部的腧穴。它们均分布于躯干部，与脏腑有密切关系。

❸ 原、络穴

原穴是脏腑原气之所过和留止的部位。十二经脉在腕、踝关节附近各有一个原穴，故名"十二原"。在六阳经上，原穴单独存在，排列在输穴之后，六阴经则以输代原。络脉在由经脉别出的部位各有一个俞穴，称为络穴络脉由正经别，出网络于周身。因此络穴具有联络表里两经的作用。

十二经的络穴皆位于四肢肘膝关节以下，加之任脉络穴鸠尾位于腹，督脉络穴长强位于尾骶部，脾之大络大包位于胸胁部，共十五穴，故又称"十五络穴"。

郄穴

"郄"有空隙之意，郄穴是各经经气深集的部位。十二经脉及阴阳跷、阴阳维脉各有一个郄穴，共六个郄穴。多分布于四肢肘、膝关节以下。

下合穴

下合穴又称六腑下合穴，是六腑经脉合于下肢三阳经的六个俞穴。下合穴主治六腑疾患有奇效，主要分布于下肢膝关节附近。

八会穴

八会穴，是指脏、腑、气、血、筋、脉、骨、髓等精气所汇集的八个俞穴，分布于躯干部和四肢部。

八脉交会穴

奇经八脉与十二正经脉气相通的八个俞穴称为八脉交会穴，又叫交经八会，这八个穴位主要分布于肘膝关节以下。

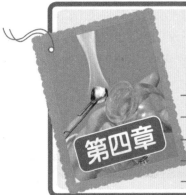

第四章

拔罐的速成操作方法

◎拔罐是一个简单且容易操作的中医疗法，只要注意好相关事项，便可在家做自己的医生了。按照不同的分类方法，可以分出不同的拔罐方法。常用的拔罐方法有闪罐、走罐等；拔罐的时候要了解清楚注意事项，避免意外发生。

拔罐疗法的分类

拔罐的方法多种多样，按照排出罐内的空气介质，可分为火罐法、水罐法、抽气罐法等；按照拔罐的方式，可以分为走罐、闪罐、留罐、刺络拔罐、药罐法等。

① 按排气方法分类

按排出罐内的空气介质分类。

火罐法

火罐法又叫拔火罐，是拔罐操作方法中较为常见的一种，主要是利用燃烧时火焰的热力排出罐内的空气，从而形成负压，然后将罐吸附在皮肤上。其中常用的排气方法有闪火法、投火法、贴棉法等。

闪火法：本法特别经济实用，一般先用稍粗的铁丝，一头缠绕石棉绳或线带，做好酒精棒。将酒精棒蘸取95%的酒精，用酒精灯或蜡烛燃着，将带有火焰的酒精棒一头，往罐底一闪，使罐内产生负压，马上撤出，并且迅速将火罐扣在应拔的部位上，即可吸住。

投火法：本法适用于侧面横拔部位。

操作者首先用酒精棉球或纸片，燃着后投入罐内，乘着火力达到最旺时，迅速将火罐扣在应拔的部位上，随即就可吸住。这种方法吸附力很强，但由于罐内有燃烧物质，火球一旦落下很容易烫伤皮肤。因此，通常情况下，为了避免烫伤，应将薄纸卷成纸卷、纸条，燃烧到1/3时，便投入罐里，将火罐迅速叩在选定的治疗部位上。

贴棉法：本法适用于侧面横拔部位。首先取用0.5～1厘米的脱脂棉一小块，将其四周拉薄；然后蘸取少量酒精，并压平

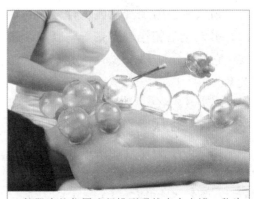

◎按肌束的位置成行排列吸拔多个火罐，称为"排罐法"。

贴在罐内壁中下段或罐底；最后用火柴点燃后，将罐子迅速扣在选定的部位上。该法操作比较简单，但用此法需要注意棉花蘸取酒精不宜过多，否则燃烧的酒精滴下时，容易烫伤皮肤。

水罐法

水罐法是利用热水使罐内温度升高，形成负压，从而使罐吸附在皮肤上的拔罐治疗方法。

根据用水的方式不同，该法可以分为贮水罐、水煮罐和水蒸气罐。

水煮法：首先，将竹罐放在沸水中煮1~3分钟；然后，用消毒筷子或镊子将罐口朝下夹出来，口向下把水甩干净，迅速投入另一手持的毛巾中，把水吸干，立即扣在需要治疗的部位上，即可吸附于皮肤之上。扣罐之后，要把竹罐扣压在皮肤约半分钟，待其吸牢。

蒸气法：蒸气法就是利用水蒸气熏蒸竹罐，将其内部的气体排出来的方法。首先，要先将水壶内的水煮沸，水最好不要太多，通常不宜超过半壶；同时在壶嘴处用硬质橡胶管连接，使水蒸气从壶嘴喷出。然后用竹罐口对准喷气口1~2分钟，随即扣在需要治疗的部位上，用手扣压半分钟，待其吸牢即可。

抽气罐法

抽气罐法是指直接抽出罐内空气，使罐内形成负压的拔罐方法。抽气罐一般由注射用青霉素等药瓶制成。操作时，先将罐紧扣在需要治疗的穴位上，将注射器从橡皮塞处刺入罐内，抽出罐内的空气，产生负压，从而吸附在皮肤上。

❷ 按拔罐形式分类

按拔罐的方式分类。

单罐和多罐法

单罐：用于病变范围较小或压痛点。可按病变的或压痛的范围大小，选用适当口径的火罐。如胃病在中脘穴拔罐；冈上肌肌腱炎在肩髃穴拔罐等。

多罐：用于病变范围比较广泛的疾病。可按病变部位的解剖形态等情况，酌量吸拔数个乃至十几个。如某一肌束劳损时可按肌束的位置成行排列吸拔多个火罐，称为"排罐法"。治疗某些内脏或器官的瘀血时，可按脏器的解剖部位的范围在相应的体表部位纵横并列吸拔几个罐子。

闪罐法

闪罐法是临床常用的一种拔罐手法，一般多用于皮肤不太平整、容易掉罐的部位。具体操作方法是用镊子或止血钳夹住蘸有适量酒精的棉球，点燃后送入罐底，立即抽出，将罐拔于施术部位，然后将罐立即起下，按上法再次吸拔于施术部位，如此反复拔起多次至皮肤潮红为止。通过反复的拔、起，使皮肤反复得紧、松，反复的充血、不充血、再充血形成物理刺激，对神经和血管有一定的兴奋作用，可增加细胞的通透性，改善局部血液循环及营养供应，适用于治疗肌萎缩，局部皮肤麻木酸痛或一些较虚弱的病症。采用闪火法注意操作时罐口应始终向下，棉球应送入罐底，棉球经过罐口时动作要快，避免罐口反复加热以致烫伤皮肤，操作者应随时掌握罐体温度，如感觉罐体过热，可更

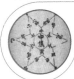

火力排气罐法

　　火力排气法是指借助火焰燃烧时产生的热力，以排出罐内空气从而产生负压的方法，这也是最常用的一种排气方法。具体来讲，火力排气法又可以细分为以下六种。

投火法

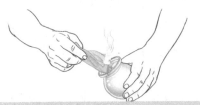

将质地柔软的纸点燃后投入罐内，迅速将罐扣在应拔部位上。

闪火法

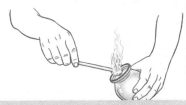

用镊子夹住燃烧的酒精棉球，伸进罐内旋转片刻，然后迅速抽出，并立即将罐扣在应拔的部位上。

贴棉法

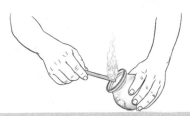

先取一块大小为 0.5～1 平方厘米的脱脂棉片，拉薄后用酒精浸湿，贴在罐内壁上中段处，用火点燃后迅速将罐扣在应拔部位上。

滴酒法

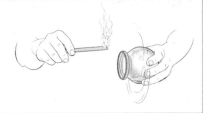

先在罐内底部滴入几滴酒精，然后将罐口横放旋转 1～3 周，以使酒精均匀地流过罐内壁上，点燃后迅速将罐具扣在应拔部位上。

架火法

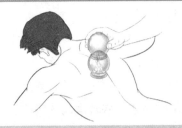

用不传热、不易燃的小物品放在应吸拔的部位上，然后再放上一个酒精棉球，点燃后将罐扣在其上。

弹簧架法

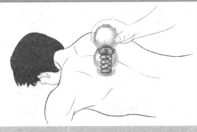

先用 1 根长短适宜的铁丝绕成弹簧状，将弹簧的一端制成钩状。需要时将一个浸有酒精的棉球挂在钩上，点燃后将罐扣住即可。

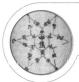

水蒸煮排气法

用火可以排气，用水亦可以排气，下面就叙述两种用水排气的方式。

水煮罐排气法

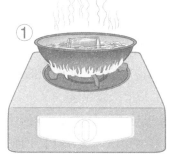

① 先将竹罐放在沸水中煮 2~3 分钟。

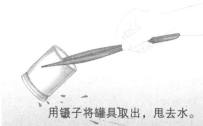

用镊子将罐具取出，甩去水。

③ 趁热将罐具扣在皮肤上，即能吸住。

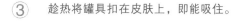

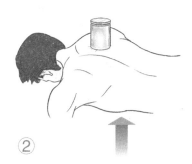

② 用折叠的毛巾紧捂罐口，以吸去水、保持罐内热度，防止空气进入。

或

水蒸气排气法

具体操作方法是先用一个水壶烧水，当水蒸气从壶嘴中喷出时，即将罐具套上几秒钟，随后将罐具取下扣在应拔的部位上。

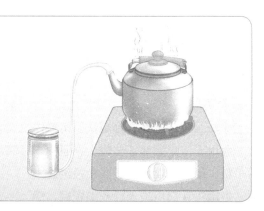

换另一个罐继续操作。

留罐法

留罐法又称坐罐法，是指罐吸拔在应拔部位后留置一段时间的拔罐方法。此法是临床最常用的一种罐法。留罐法主要用于以寒邪为主的疾患、脏腑病、久病，部位局限、固定、较深者，多选用留罐法。如经络受邪（外邪）、气血瘀滞、外感表证、皮痹、麻木、消化不良、神经衰弱、高血压等病症，用之均有良效。

治疗实证用泻法，即用单罐口径大、吸拔力大的泻法，或用多罐密排、吸拔力大的，吸气时拔罐，呼气时起罐的泻法。

治疗虚证用补法，即用单罐口径小、吸拔力小的补法，或用多罐疏排、吸拔力小的，呼气时拔罐，吸气时起罐的补法。

留罐法可与走罐法配合使用，即先走罐，后留罐。

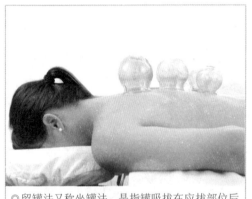

◎留罐法又称坐罐法，是指罐吸拔在应拔部位后留置一段时间的拔罐方法。

走罐法

走罐法又称行罐法、推罐法及滑罐法等。一般用于治疗病变部位较大、肌肉丰厚而平整，或者需要在一条或一段经脉上拔罐。走罐法宜选用玻璃罐或陶瓷罐，罐口应平滑，以防划伤皮肤。具体操作方法是，先在将要施术部位涂适量的润滑液，然后用闪火法将罐吸拔于皮肤上，循着经络或需要拔罐的线路来回推罐，至皮肤出现瘀血为止。操作时应注意根据病人的病情和体质调整罐内的负压，以及走罐的快、慢、轻、重。罐内的负压不可过大，否则走罐时由于疼痛较剧烈，病人无法接受；推罐时应轻轻推动罐的颈部后边，用力要均匀，以防火罐脱落。

走罐法对不同部位应采用不同的行罐方法。腰背部沿垂直方向上下推拉；胸胁部沿肋骨走向左右平行推拉；肩、腹部采用罐具自转或在应拔部位旋转移动的方法；四肢部沿长轴方向来回推拉等。

走罐操作方法有以下3种。

（1）轻吸快推法罐内皮肤吸起3~4毫米，以每秒钟推行60厘米的速度走罐，以皮肤潮红为度。此法适用于外感风邪、皮痹麻木、末梢神经炎等症，每日1次，每次3~5分钟，10次为1疗程。

（2）重吸快推法罐内皮肤吸起6~8毫米，以每秒钟推行30厘米的速度走罐，以皮肤呈紫红为度。此法适用于经脉、脏腑功能失调的病症，每日1次，每次3~5分钟，10次为1疗程。

（3）重吸缓推法罐内皮肤吸起8毫米以上，以每秒钟2~3厘米的速度缓推，至皮肤紫红为度。此法适用于经脉气血阻滞、筋脉失养等病症，如寒湿久痹、坐骨神经痛、肌肉萎缩及痛风等。此法的刺激量在走罐法中最大，可自皮部吸拔出沉滞于脏腑、经脉的寒、湿、邪、毒。每日1

次，每次3～5分钟，10次为1疗程。实证逆经走罐；虚证顺经走罐。

针罐法

先在一定的部位施行针刺，待达到一定的刺激量后，将针留在原处，再以针刺处为中心，拔上火罐。如果与药罐结合，称为"针药罐"，多用于风湿病。

刺血拔罐法

刺络拔罐法是指刺络放血与拔罐配合应用的一种拔罐方法，是指用三棱针、皮肤针（梅花针、七星针等）刺激病变局部或小血管，使其潮红、渗血或出血，然后加以拔罐的一种方法。此法在临床治疗中较常用，而且适用证广，见效快，疗效好，具有开窍泄热、活血祛瘀、清热止痛、疏经通络等功能。

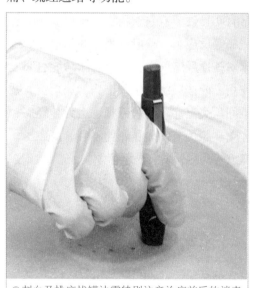
◎刺血及挑痧拔罐法需特别注意治疗前后的消毒工作。

挑痧拔罐法

挑痧拔罐法是拔罐与挑痧配合使用的一种疗法。使用时，先在选定的部位（经络穴位）拔罐（最好用走罐手法）。若留罐，时间应稍长、吸力应稍大，待皮肤上出现紫红或紫黑斑块后起罐，再在皮肤出现紫红或紫黑较明显处（一般此处皮下有硬节，或大或小）用消毒针挑刺。每个部位挑刺2～3下，以皮肤渗血、渗液为度。然后用消毒棉球拭干，亦可涂75％乙醇或碘酒。此法可用于中暑、郁痧、闷痧、感染性热病、风湿痹痛、痛经、神经痛等病症。

药罐法

药罐法是拔罐法与中药疗法相结合的一种治疗方法，是以竹罐或木罐为工具，药液煎煮后，利用高热排出罐内空气，造成负压，使竹罐吸附于施术部位，这样既可起到拔罐时的温热刺激和机械刺激作用，又可发挥中药的药理作用，从而提高拔罐的治疗效果，在临床上可根据患者的病情不同辨证选择不同的中草药。具体操作方法是用特大号的陶瓷锅或一种特制的电煮药锅，先将中药用纱布包好，放入锅中，加入适量的水煎煮，煎出药性后，将竹罐或木罐放入煎好的中药中，煮10分钟左右（一般可根据药性决定煮沸时间），再用镊子或筷子将罐夹出，迅速用干净的干毛巾捂住罐口，以便吸去药液，降低罐口温度，保持罐内的热气，趁热迅速将罐扣在所选部位，手持竹罐稍加按压约半分钟，使之吸牢即可。本法的优点是温热作用好，可起到罐与药的双重作用，多用于风寒湿痹证。药罐法常用于治疗感冒、咳嗽、哮喘、风湿痛、溃疡病、慢性胃炎、消化不良、牛皮癣等。

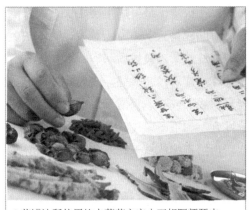

◎药罐法所使用的中草药方应由正规医师开出。

常用的有两种：

（1）煮药罐：将配制成的药物装入布袋内，扎紧袋口，放入清水煮至适当浓度，再把竹罐投入药汁内煮15分钟，使用时，按水罐法吸拔在需要的部位上，多用于风湿痛等病。

常用药物处方：麻黄、蕲艾、羌活、独活、防风、秦艽、木瓜、川椒、生乌头、曼陀罗花、刘寄奴、乳香、没药各二钱。

（2）贮药罐：在抽气罐内事先盛贮一定的药液（为罐子的2/3～1/2）。常用的为辣椒水、两面针酊、生姜汁、风湿酒等。然后按抽气罐操作法，抽去空气，使吸在皮肤上。也有在玻璃罐内盛贮1/3～1/2的药液，然后用火罐法吸拔在皮肤上。常用于风湿痛、哮喘、咳嗽、感冒、溃疡病、慢性胃炎、消化不良、牛皮癣等。

温罐疗法

温罐疗法指在留罐的同时，在治疗的部位上加用红外线、神灯、周林频谱仪等照射，或用艾条温灸患部及罐体四周，以提高疗效，又可防止患者着凉的方法。

此法兼有拔罐和热疗的双重作用，多用于寒凉潮湿的季节，或有虚寒、寒湿的病症。

刮痧拔罐法

刮痧拔罐法是刮痧与拔罐配合使用的一种治疗方法。一般可先刮痧后拔罐，亦可先拔罐后刮痧，前者较为常用。使用时先在选定的部位（穴位）皮肤上涂抹适量刮痧拔罐润肤油（或乳），用水牛角刮痧板进行刮痧，若与走罐手法配合，刮拭皮肤时间应略短，皮肤出现红色即可在其刮痧部位走罐；若与留罐手法配合，刮拭时间可稍长，待皮肤出现红、紫或紫黑色时，再行留罐，留罐部位可以是穴位（包括阿是穴），亦可是病灶点（刮痧后皮肤上红紫或紫黑明显处，用手触摸，皮肤下常有明显硬节或条索状物，压迫多有酸麻胀痛等反应）。一般认为，在病灶点处拔罐对疏通经络气血，调整脏腑功能有明显作用。此法广泛用于颈椎病、肩周炎、腰椎间盘突出症、腰肌劳损、坐骨神经痛、哮喘、膝关节疼痛和屈伸不利、高血压、痤疮等病症，均有显著疗效。

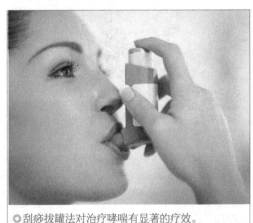

◎刮痧拔罐法对治疗哮喘有显著的疗效。

艾灸拔罐法

艾灸拔罐法是艾灸与拔罐配合使用的一种手法。一般是先在选定部位进行灸法然后再拔罐，以艾灸的药物和温热作用来加强疏经通络、温经散寒、祛除寒湿、行气活血等功效，与拔罐同用可增强疗效。

艾灸拔罐法分直接灸与间接灸拔罐两种。直接灸即将艾绒搓捏成上尖底平的圆锥形的艾炷，直接放在皮肤上面施灸。间接灸是施灸时在艾炷与皮肤之间隔垫某些物质（如隔一姜片叫隔姜灸、隔一片蒜叫隔蒜灸、隔一附子饼叫附子饼灸等）。

上述灸法都应在患者感觉皮肤发烫时，换艾炷和隔垫物再灸，以皮肤潮红但不烫伤为度，灸后再行拔罐。此法适应证较广，外感表证、咳嗽痰喘、脾肾虚证、风寒湿痹、妇人气虚血崩等证均有疗效。隔姜灸拔罐法多用于腹痛、受寒腹泻等证。隔蒜灸拔罐法多用于痈疽、瘰疬、肺炎、支气管炎、肠炎等证。附子饼灸拔罐法可用于阳痿、早泄等证。

起罐时的注意事项

起罐时，一般先用一手夹住火罐，另一手拇指或食指从罐口旁边按压一下，使气体进入罐内，即可将罐取下。若罐吸附过强时，切不可用力猛拔，以免擦伤皮肤。

起罐时要注意：

（1）拔罐时要选择适当体位和肌肉丰满的部位。若体位不当、移动，骨骼凸凹不平，毛发较多的部位，火罐容易脱落，均不适用。

（2）拔罐时要根据所拔部位的面积大小而选择大小适宜的罐。若应拔的部位有皱纹，或火罐稍大，不易吸拔时，可做一薄面饼，置于所拔部位，以增加局部面积，即可拔住。操作时必须动作迅速，才能使罐拔紧、吸附有力。

（3）用火罐时应注意勿灼伤或烫伤皮肤。若烫伤或留罐时间太长而皮肤起水疱时，小的无须处理，仅敷以消毒纱布，防止擦破即可；水疱较大时，用消毒针将水放出，涂以烫伤油等，或用消毒纱布包敷，以防感染。

（4）皮肤有过敏、溃疡、水肿及心脏、大血管分布部位，不宜拔罐。高热抽搐者，以及孕妇的腹部、腰骶部位，亦不宜拔罐。

拔罐后皮肤变化的临床意义

如果在拔罐处的皮肤上有轻微出血的现象，而且还有紫色块状出现，那么这说明皮下毛细血管可能已经受损。导致受损的原因可能是由风疹、麻疹以及猩红热等疾病引起的，这时就要做好相关疾病的预期治疗工作。

在患者的肩井穴上拔罐后，如果有紫色斑点出现，那么很有可能是患者有气郁型颈椎病；如果紫斑颜色很深且伴有局部发热，那么患者很可能是体内热毒炽盛；如果没有紫斑出现且没有发热现象，那么患者很可能是气虚或阳虚。如拔罐后患者局部皮肤有轻微瘙痒和皮纹出现，那么很有可能是受风引起的。

拔罐后，如果患者被吸拔部位的皮肤上有许多小水疱出现，那么这说明患者有发生水肿的可能。心脏病、肝脏病、肾脏病和内分泌系统疾病都有发生水肿的可能，所以此时患者要着重查明自身有无此类疾病。除此之外，营养不良和某些寄生虫病也可能会导致水肿的发生。

如果患者在每次拔罐治疗后，发现吸拔部位皮肤颜色逐渐变深，那么就说明自己的疾病在逐渐加重；如果发现吸拔部位皮肤颜色逐渐变浅，那么就说明疾病正在逐渐好转。因此，拔罐对判断疾病的轻重程度和疾病是否正在好转是有一定积极意义的。

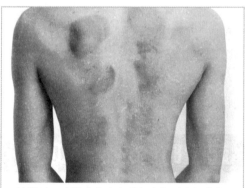

◎拔罐后，皮肤会产生各种颜色与形态的变化，我们把这种现象称之为"罐斑"。

拔罐过程中的常见误区

拔罐作为一种医疗方法有着其奥妙之处，人们对其认识并不全面，经常会存在几个误区：

① 拔火罐后马上洗澡

很多爱在浴池洗澡的人常说"火罐和洗澡，一个也少不了"。确实，温热的澡水和温热的火罐，洗完再拔，拔完再洗，想想都舒服。可是这顺序还真要注意，可以洗完澡后拔火罐，但是绝对不能在拔罐之后马上洗澡。

拔火罐后，皮肤是在一种被伤害的状态下，非常的脆弱，这个时候洗澡很容易导致皮肤破损、发炎。而如果是洗冷水澡的话，由于皮肤处于一种毛孔张开的状态，很容易受凉。所以拔火罐后一定不能马上洗澡。

② 时间越长效果越好

不少人说火罐这一拔最少要半小时，有的人认为拔出水疱来才能体现拔火罐的效果，尤其是一些老人持这样观点的比较多。而拔火罐真的是时间越长越好吗？

拔火罐根据火罐大小、材质、负压的力度各有不同。但是一般以从点上火闪完到起罐不超过10分钟为宜。因为拔火罐的主要原理在于负压而不在于时间，如果说

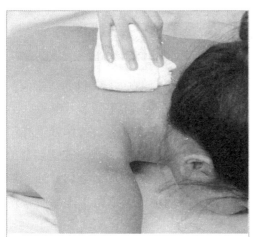

◎在拔罐前一定要注意，把拔罐的位置进行认真仔细的清洁，这样效果会更好。

在负压很大的情况下拔罐时间过长直到拔出水疱，这样不但会伤害到皮肤，还可能会引起皮肤感染。

③ 同一位置反复拔

一次不成就拔两次，同一个位置反复拔，认为这样才能拔出效果。其实这样做是不对的，同一个位置反复采用，会对皮肤表面及表下组质造成损坏，比如红肿、破损……那就得不偿失了。其实拔火罐的时候，可以在多个位置拔，以增加治疗效果。

四季拔罐有学问

拔罐看似简单，却深藏奥妙，针对四季的气候不同，也有着其独特的讲究。

春季天气转暖，气温开始回升。但北方突然来袭的春寒，还是会让猝不及防的人患上感冒等呼吸道疾病。由风寒引起的感冒，用火罐将寒气拔出可有效缓解症状。

夏季阳气旺盛机体气血充盈，经脉之气流畅，肌肤穴位敏感是治疗慢性顽固性疾病的最佳时机。由于夏天气温较高，加上雨水多，人很容易有皮肤病如痱子，这时拔火罐还可以去湿气。夏天出汗较多，拔罐前最好洗个澡，把身体擦干，别让汗液影响火罐的吸附。拔完不要洗澡，即使身上出汗很多也不要洗，以免造成感染。

秋天和冬天这两个季节气温低、干燥，拔罐要选择温暖的房间，注意保温。

对需要进行背、腹等部位拔罐的患者，可以适当减少拔罐时间，不要让身体暴露太久。拔完及时穿衣，可以适当喝点热水。秋冬两季皮肤干燥，拔罐要润滑罐口，保护皮肤不受伤。

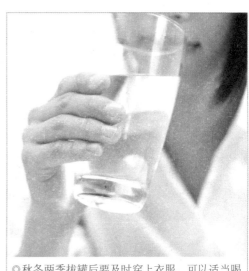

◎秋冬两季拔罐后要及时穿上衣服，可以适当喝点热水，这样可能避免皮肤受到伤害。

在家拔罐有讲究

拔火罐是一种专业的治疗手段，生活中并不乏拔火罐时出现意外的事件。如果乱施穴道，有时还会适得其反，因此，在家拔火罐时一定要注意方式方法。

首先要注意选材，中医多用竹筒，如找不到，玻璃瓶、陶瓷杯都可以，只是口一定要厚而光滑，以免火罐口太薄伤及皮肉，底部最好宽大呈半球形。

在拔火罐前，应该先将罐洗净擦干，再让病人舒适地躺好或坐好，露出要拔罐的部位，然后点火入罐。点火时一般用一只手持罐，另一只手拿已点着火的探子，将着火的探子在罐中晃上几晃后撤出，将罐迅速放在要治疗的部位；火还在燃烧时就要将罐口捂紧在患处，不能等火熄，否则太松，不利于吸出湿气，要有罐口紧紧吸在身上的感觉才好。注意不要把罐口边缘烧热以防烫伤。

取罐时不要强行扯罐，不要硬拉和转动，动作要领是一手将罐向一面倾斜，另一手按压皮肤，使空气经缝隙进入罐内，罐子自然就会与皮肤脱开。

还可以采用走罐法，这样就治疗了数个部位。走罐时应注意在欲走罐的部位或罐子口涂抹一些润滑剂，如甘油、液状石蜡、刮痧油等，以防止走罐时拉伤皮肤。

下面几点是家庭拔罐常见的禁忌。

（1）首先，要确定拔罐者的体质。如体质过于虚弱者就不宜拔罐，因为拔罐中有泻法，反而使虚者更虚，达不到治疗的效果。

（2）孕妇及年纪大且患有心脏病者拔罐应慎重。因孕妇的腰骶部及腹部是禁止拔罐部位，极易造成流产。在拔罐时，皮肤在负压下收紧，对全身是一种疼痛的刺激，一般人完全可以承受，但年老且患有心脏疾病的患者在这种刺激下可能会使心脏疾病发作。所以此类人群在拔罐时也要慎重。

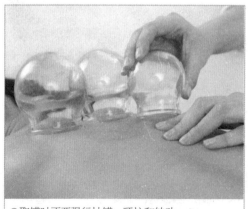

◎取罐时不要强行扯罐、硬拉和转动。

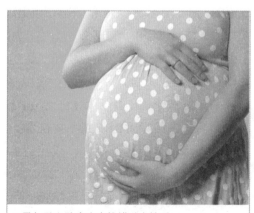

◎孕妇及心脏病患者拔罐时应慎重。

（3）一些特殊部位不宜拔罐，如：肚脐正中(即神阙穴)。

（4）拔罐时不宜留罐时间过长(一般拔罐时间应掌握在8分钟以内)，以免造成起泡（尤其是患有糖尿病者，应尽量避免起疱所带来的感染概率）。

（5）若在拔罐后不慎起泡，一般直径在1毫米内散发的（每个罐内少于3个），可不用处理，自行吸收。但疱的直径超过1毫米，每个罐内多于3个疱或伴有糖尿病及免疫功能低下者，应及时到医院处理。

夏季拔罐的好处

在我国民间很早就有用瓶拔罐以达到减轻病痛的放法，在医院针灸科更能看到针灸总是少不了拔罐，它是中医外治范畴。拔罐施术部位是人体的体表，属经络中的皮部。临床常见许多疾病反映于皮部表面，医生常以此为根据判断疾病的变化，诊断施治，是内病外治的方法。

拔罐的作用一是治疗，二是保健。

夏季阳气旺盛，机体气血充盈，经脉之气流畅，肌肤穴位敏感，是治疗慢性顽固性疾病的最佳时机。

拔罐不仅有平衡人体阴阳、疏通经络气血的作用，还可以祛风散寒、祛湿除邪。其作用原理就是利用拔罐的吸力，将充斥在身体表面、经络穴位甚至是身体组织器官内部的风寒、瘀血、痰湿、脓血、热毒等外邪吸拔出来，这样，有关的疾病自然就会痊愈。

拔罐可使局部组织形成高度充血，血管神经受到刺激，扩张血管，增加血液流量。组织细胞得到营养，增强抵抗力量，减轻病势，促进康复。其功能为疏通经脉、行气活血、扶正固本等。

现代医学认为，拔罐能产生一种新的刺激素，刺激组织器官，增强免疫力，使机体提高抗病能力。

拔罐可治范围：气管炎、哮喘、咳嗽、高血压、胃痛、神经痛、颈椎病、肩周炎、腰腿痛等，一切跌打损伤。

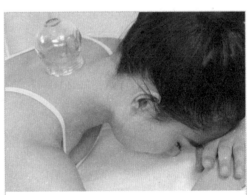

◎在夏季拔罐对治疗颈椎病效果更好。

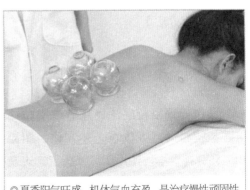

◎夏季阳气旺盛，机体气血充盈，是治疗慢性顽固性疾病的最佳时机。

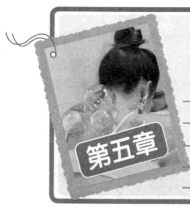

常见疾病的拔罐疗法

第五章

◎一些常见的疾病有时会困扰着人们，内科有感冒、慢性支气管炎等，皮肤科有湿疹、风疹等。在我国，很早就有用拔罐来减轻病痛的做法，通过拔罐，可以有效地缓解病痛，并起到"防""治"结合的作用。

内科疾病

❶ 感冒

感冒是由病毒引起的常见呼吸道传染病，俗称"伤风"，一年四季均可发生。几乎每个人都与感冒亲密接触过。中医分为风寒感冒、风热感冒和暑湿感冒3种。

【表现】

主要表现为鼻子不通气、流清鼻涕、打喷嚏、咽部发干并伴有痒痒的感觉等，经常伴随有声音嘶哑、咳嗽、胸闷、头痛、全身酸痛、没有力气、感觉疲劳、食欲缺乏等。一般有轻度发热，也可能不发热。

【治疗方法】

治法一：

取穴：大椎、身柱、大杼、风门、肺俞穴。

操作：采用留罐法，患者取坐位或俯卧位，将火罐吸拔在上述穴位，留罐10~15分钟，本法适用于风寒感冒，表现为恶寒重，发热轻，无汗，头痛，关节酸痛，鼻塞，流清鼻涕，喉痒，咳嗽，痰稀

白，喜热饮，舌苔薄白。

治法二：

取穴：大椎、风门、肺俞穴。

❷ 急性气管炎

急性支气管炎是由于细菌或病毒感染、物理化学刺激、过敏反应等因素所引起的支气管黏膜的急性炎症，常发生于上呼吸道感染之后，此外，冷空气、刺激性气体、粉尘、烟雾的吸人以及过敏反应等都可以引起本病。着凉、疲乏劳累、淋雨等是常见的诱发因素。

【表现】

起病急骤，大多数患者先有上呼吸道感染症状，如鼻塞、流鼻涕、咽部干痒疼痛、声音嘶哑、怕冷、发热、头痛、全身酸痛无力等。接着出现频繁的刺激性干咳及胸骨后疼痛，2~3天后咳出黏液样或黏液脓性痰。清晨和傍晚时咳嗽较重，也可能整日咳嗽。咳嗽剧烈时会引起恶心、呕吐等。严重者由于呼吸道黏膜充血肿胀及支

气管痉挛，可出现呼吸困难、哮喘等症状。

【治疗方法】

治法一：

取穴：大椎、肺俞、心俞、膈俞穴。

操作：采用留罐法，用闪火罐法将火罐吸拔在穴位上，留罐10～15分钟，隔日1次，3次为1个疗程。本法适用于小儿外感者。

治法二：

取穴：大椎、肺俞、定喘、天突、膻中、尺泽、丰隆穴。

操作：采用留罐法，患者取坐位，采用闪火法，将火罐吸拔在穴位上，留罐10～15分钟，隔日1次；也可采用刺络拔罐法，用三棱针在每个穴位上点刺几下，然后立即在穴位上拔火罐，留罐5～10分钟，每个穴位出血6～10滴为宜。隔日1次。

治法三：

取穴：肺俞、大椎、风门、膈俞穴。

操作：采用留罐法，患者取俯卧位，用闪火法将直径为5～6厘米的玻璃火罐吸拔在穴位上，至皮肤充血发红为度。每日1～2次。

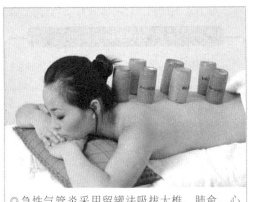

◎急性气管炎采用留罐法吸拔大椎、肺俞、心俞、膈俞穴。

治法四：

取穴：大椎、陶道、身柱、风门、肺俞、膈俞、膻中穴。

操作：每次取3～4个穴位，采用留罐法，患者取坐位或俯卧位，用闪火法将大小适宜的玻璃罐吸拔在穴位上，留罐10～15分钟，3～4日1次。本法适用于风寒束肺型，表现为恶寒，发热，无汗，咳嗽，气急，痰稀白，流鼻涕，喉痒，舌苔薄白者。

治法五：

取穴：膀胱经的大杼至膈俞；督脉的大椎至至阳；肺经的孔最至尺泽；胃经的足三里至丰隆；任脉的天突至膻中。

操作：采用走罐法，患者取俯卧位，在背部涂上适量的润滑油，用闪火法将罐吸拔在背部，沿着膀胱经和督脉所选的穴位来回走罐，至皮肤出现紫红色瘀血为止。患者改仰卧位，用同样的方法在肺经、胃经和任脉的穴位来回走罐，至皮肤出现紫红色瘀血为止。一般每星期1次，每次可选2～3条经脉。

治法六：

取穴：大椎、肺俞穴。

操作：采用药罐法，取桑叶12克，菊花9克，薄荷9克，连翘4克，桔梗6克，杏仁10克，甘草3克，加入适量水煎煮成药液，再将竹罐放入药液中，煮5～10分钟后捞出，甩去药液，擦干罐口，拔在所选的穴位上，留罐5～10分钟，隔日1次。本法适用于风热犯肺型，表现为咳嗽，痰黄不易咳出，流黄鼻涕，口干，咽喉干痛，舌苔薄黄。

治法七：

取穴：大椎、身柱、肺俞、膈俞穴。

操作：采用药罐法，取杏仁10克，桔梗3克，半夏6克，苏叶6克，前胡10克，枳壳10克，茯苓10克，荆芥6克，甘草3克，加入适量水煎煮成药液，再将竹罐放入药液中，煮5~10分钟后捞出，甩去药液，擦干罐口，拔在所选的穴位上，留罐5~10分钟。本法适用于风寒束肺型，表现为恶寒，发热，无汗，咳嗽，气急，痰稀白，流鼻涕，喉痒，舌苔薄白。

治法八：

取穴：大椎、风门、膻中穴。

操作：采用刺络拔罐法，对局部进行常规消毒后，用消毒的三棱针点刺出血，用闪火法将罐吸拔在穴位上，以拔出血为度，留罐2~3分钟，每日1次。本法适用于风燥伤肺型，表现为干咳，咽痒，咽干，咽痛，无痰或痰少不易咳出，口干者。

小贴士

（1）本病如果治疗不及时会转变成慢性支气管炎，不易治疗，所以应及时医治。

（2）患病期间应注意休息，多喝水。

（3）患者应戒烟，远离粉尘及刺激性气体。

❸ 慢性支气管炎

慢性支气管炎是指气管、支气管黏膜及其周围组织的慢性炎症，在北方地区是一种常见病。患者表现为长期咳嗽、咳痰，每年至少发病3个月，连续2年以上。本病多发生于抵抗力较差及过敏体质的人，老年人防御疾病的功能减退，因此患病率比较高。此外，长期吸烟、病毒和细菌感染、烟雾、粉尘、大气污染、气温突然转变等因素都可以引发本病。

【表现】

主要表现为反复发作的咳嗽、咳痰，痰呈白色泡沫状，尤其是早晨起床时较为严重。并发细菌感染后，痰液转为黄色或黄绿色脓样，数量增多，有时痰中可带血丝。喘息型可伴有哮喘。

【治疗方法】

治法一：

取穴：膏肓、肺俞、风市、脾俞穴。

操作：采用留罐法，患者取俯卧位或坐位，用闪火法将火罐吸拔在穴位上，至皮肤充血发红为度，每日2~3次。

治法二：

取穴：大椎、肺俞、膈俞、膏肓穴。

操作：采用留罐法，患者取俯卧位或坐位，用闪火法将火罐吸拔在穴位上，至皮肤充血发红为度。隔日1次，5~7次为1个疗程。

治法三：

取穴：中府、天突、膻中、气海、足

小贴士

慢性支气管炎患者应戒烟，不要接触粉尘、烟雾和刺激性气体。

平时坚持身体锻炼，增强体质，并注意气候变化，冬季和初春注意胸背部保暖，以避免感冒。

患病期间饮食应清淡，尽量不要吃生冷、油腻及刺激性食物，不要喝酒。

三里、大椎、肺俞、脾俞、肾俞穴。

操作：采用留罐法，患者先取仰卧位，在身体前侧的穴位上拔罐，留罐15分钟，起罐后，患者改俯卧位，在背部穴位上拔罐，留罐15分钟；也可以采用针罐法或刺络拔罐法。每日1次，10日1个疗程，休息5日，再进行下1个疗程。

治法四：

取穴：肺俞、风门、膏肓穴。

操作：采用药罐法，取白芥子2克，延胡索2克，生甘遂1克，生川乌2克，将上述药物研成细粉，加蜂蜜、姜汁调成糊状，装瓶备用。拔罐时，患者取俯卧位，将中药糊涂在穴位上，用直径约为5厘米的真空抽气罐拔在穴位上，以病人能耐受为度，留罐25分钟。每年3次，头伏、中伏、末伏的第一日各1次，3个伏天为1个疗程。

④ 支气管哮喘

支气管哮喘是一种常见的过敏性疾病，临床表现为反复发作的胸闷、咳嗽，呼吸困难，呼气时喉中会发出哮鸣音。本病病因很复杂，粉尘、花粉、螨虫、动物皮毛、鱼虾、药物、刺激性气体、细菌或病毒感染、寄生虫、气候急剧变化、运动、精神紧张、过度疲劳等因素都可诱发哮喘。

【表现】

病人多数有过敏史或家族遗传史。病症反复发作，发作时喉中有哮鸣声，呼吸困难、胸闷或咳嗽。严重者持续发作时间较长，病人常张口抬肩呼吸，口唇、指甲青紫，不能平卧，大量出冷汗，甚至可导致昏迷、呼吸衰竭或死亡。

【治疗方法】

治法一：

取穴：中脘、气海、肺俞穴。

操作：采用留罐法，用闪罐法在穴位上拔罐，留罐，至皮肤充血发红为度。

治法二：

取穴：风门、肺俞、大椎、膻中穴。

操作：采用留罐法，患者取仰卧位，用闪火法将小口径玻璃罐吸拔在膻中穴上，留罐10分钟；再改俯卧位，以同样方法在其余穴位上拔罐，留罐5～10分钟，每日1次。本法适用于实证，表现为呼吸急促，喉间有哮鸣声，胸闷，形寒无汗，头痛，口不渴，咳嗽，痰清稀。

治法三：

取穴：一组大椎、肺俞、脾俞、肾俞穴；二组身柱、关元、膻中、中府穴。

操作：每次使用一组穴位，采用留罐法，用闪火法将火罐拔在穴位上，留罐10～15分钟，每日1次。本法适用于虚证，表现为哮喘反复发作，气息短促，语言无力，动则喘息，汗出肢冷，神疲乏力。

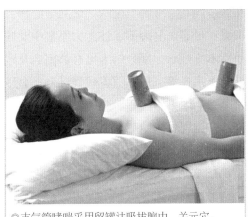

◎支气管哮喘采用留罐法吸拔膻中、关元穴。

治法四：

取穴：脾俞、肺俞、膈俞、膻中、足三里穴。

操作：双侧穴位交替使用，采用留罐法，患者取坐位，用闪火法将中号玻璃罐吸拔在穴位上，留罐10分钟，每日1次。本法适用于虚证，表现为哮喘反复发作，气息短促，语言无力，动则喘息，汗出肢冷，神疲乏力者。

❺ 高血压

高血压病是以体循环动脉血压增高为主的全身性慢性疾病。成年人在非同一日连续测量血压3次以上，结果均高于140/90毫米汞柱（18.72/12.3千帕）者就可诊断为高血压。可分为原发性高血压和继发性高血压两种。原发性高血压是指查不到病因的高血压，绝大多数高血压患者均为此种类型；继发性高血压是由已知其他疾病引起的，又称症状性高血压。本病患病率较高，且易引起心、脑、肾的并发症。

【表现】

早期可无症状，也可有头晕、头痛、头胀、眼花、耳鸣、烦躁、乏力、心悸、失眠、健忘、易疲劳、注意力不集中及四肢麻木等症状。部分病人可有鼻出血及眼结膜下出血等。后期随着病程进展，血压持续增高，可引起心、脑、肾等器官的损害，并出现相应的症状。导致心脏病变者表现为心慌、心前区不适、疼痛等；导致脑部病变可出现头痛、眩晕、呕吐、失语、抽搐及昏迷等症状；导致肾脏病变可出现多尿、夜尿多，甚至发展为肾衰竭。

【治疗方法】

治法一：

取穴：大椎、灵台、心俞、肝俞、脾俞、肾俞穴。

操作：采用留罐法，以闪火法将大小适宜的罐吸拔在穴区上，留罐15分钟，每日1次。

治法二：

取穴：肝阳上亢者（表现为头痛，头胀，眩晕，耳鸣，面色潮红，烦躁，易怒，便秘，口干，舌红苔黄）取太阳、肝俞穴；肾精不足者（表现为头痛，眩晕，耳鸣，失眠，腰膝酸软，神疲乏力）取脾俞、肾俞穴；气血不足者（表现为头痛，头晕，倦怠乏力，心悸，面色无华）取气海、心俞、脾俞穴；痰浊中阻者（表现为头昏，胸闷，形体肥胖，嗜睡）取肺俞、脾俞穴。

操作：采用留罐法，用闪火法将大小适宜的火罐吸拔在所选的穴位上，留罐3～5分钟，每日1次，7次为1个疗程。

治法三：

取穴：太阳、风池、大椎、肝俞、肾

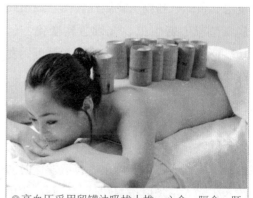

◎高血压采用留罐法吸拔大椎、心俞、膈俞、肝俞、脾俞、胃俞、肾俞穴。

俞、心俞、膈俞、脾俞、胃俞、丰隆、足三里、血海、三阴交、曲泽、曲池、委中穴。

操作：每次选4~6个穴位，采用留罐法，将大小适宜的火罐吸拔在所选穴位上，至皮肤发红为度；也可采用刺络拔罐法。每日1次，10次为1个疗程。

治法四：

取穴：足太阳膀胱经的大杼—膀胱俞。

操作：采用走罐法，患者取俯卧位，在背部涂上适量的润滑油，用闪火法将适罐吸拔在背部，并沿着膀胱经的大杼至膀胱俞来回推动，至皮肤变红瘀血为度。每周1~2次，6次为1个疗程。

治法五：

取穴：陶道穴。

操作：采用刺络拔罐法，对局部进行常规消毒后，用消毒的三棱针点刺3~5下，以有少量出血为度，然后用闪火法将一个玻璃火罐吸拔在穴区上，留罐5~10分钟，拔出血液5~10毫升为宜，起罐后用消毒干棉球擦净血迹。每次治疗时可以在原针处偏上或偏下处进行，但不宜在原针眼上重复。每周治疗1次，5次为1个疗程。1个疗程无效者，改用其他方法治疗。本法适用于肝阳上亢型，表现为头痛，头胀，眩晕，耳鸣，面色潮红，烦躁，易怒，便秘，口干，舌红苔黄。

⑥ 心脏神经症

心脏神经症是神经症的一个特殊类型，主要是由于高级神经中枢功能失调产生的一种以心血管症状为突出表现的功能性疾患，而体检时心脏并没有器质

性病变，体质、遗传、精神因素、使用兴奋剂以及过度疲劳等因素都与本病有关，多见于青壮年，患者以女性居多。

【表现】

临床表现多种多样，常见的症状是病人于轻微劳动或精神紧张波动之后感到心悸、胸闷、气短、呼吸困难、心前区疼痛、头痛、头晕、耳鸣、失眠、多梦、全身无力等，有些人伴有恶心、呕吐、食物缺乏、出汗等现象。这些症状的出现与心脏病的症状有所不同，本病的疼痛主要是在心前区，表现为刺痛或灼痛，经休息后不能缓解；心悸常在安静时发生，与心脏病的运动后发生不同；患者多数精神状态不是很好，常表现出焦虑、紧张等。这些症状时轻时重，变化较大，没有一定的规律。

【治疗方法】

取穴：厥阴俞、心俞、膈俞、脾俞、胃俞、三焦俞、肾俞等穴。

操作：采用留罐法，以闪火法将中号玻璃火罐吸拔在穴区上，留罐至局部发热潮红为止；也可以采用走罐法，沿脊柱两侧往返移动，每日1次，10次为1个疗程。

小贴士

（1）如发现有心脏神经症的症状，应首先到医院进行检查，以排除心脏病。

（2）本病患者平时应注意休息，不要过于劳累。

（3）保持心境平和，避免紧张、焦虑、忧郁、烦躁等不良情绪。

❼ 慢性胃炎

慢性胃炎是由各种不同原因引起的胃黏膜慢性炎性病变。临床上主要分为两大类：浅表性胃炎和萎缩性胃炎。

【表现】

本病没有特异性临床症状，一般只表现为长期中上腹部饱胀、钝痛、嗳气，可有食物缺乏、反酸、食后饱胀或疼痛加重等症状，严重者可伴有恶心、呕吐、消瘦等。

【治疗方法】

治法一：

取穴：一组肝俞、脾俞、上脘穴；二组膈俞、胃俞、中脘穴。

操作：每次选1组穴位，2组交替使用，采用留罐法，用闪火法将火罐吸拔在穴位上，至皮肤发红为度，先拔背部，后拔腹部，每日或隔日1次。本法适用于脾胃虚弱型，表现为胃脘隐痛或食后饱胀，嗳气，舌淡，苔白。

治法二：

取穴：脾俞、胃俞、中脘、足三里穴。

操作：采用留罐法，患者先取俯卧

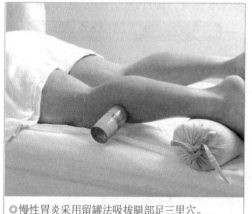

◎慢性胃炎采用留罐法吸拔腿部足三里穴。

位，用闪火法将大小适中的火罐吸拔在脾俞、胃俞穴上，留罐10～15分钟，起罐后，再取仰卧位，将火罐吸拔在中脘、足三里穴上，留罐10～15分钟，每日1次，10次为1个疗程。本法适用于脾胃虚寒型，表现为胃脘隐痛，喜温喜按，吐清水，神疲乏力，手足不温，大便溏薄，舌淡，苔薄白。

治法三：

取穴：脾俞、胃俞、中脘、肝俞、胆俞、期门、足三里穴。

操作：采用留罐法，用闪火法将大小适中的火罐吸拔在穴位上，留罐10～15分钟，每日1次，10次为1个疗程。本法适用于肝胃不和型，表现为胃脘胀痛连及两胁，胸闷，嗳气，情志不畅时加重，舌苔薄白。

治法四：

取穴：脾俞、胃俞、三焦俞、肾俞、气海俞、关元俞、天枢、足三里、梁丘、中脘穴。

操作：每次选2～4对穴位，采用留罐法，用闪火法将小号玻璃火罐吸拔在穴位上，留罐20分钟，每日1次，10次为1个疗程，休息1周后，进行第二个疗程。

治法五：

取穴：胆俞、肝俞、脾俞、膈俞、三焦俞、内关、足三里穴。

操作：采用留罐法，将火罐吸拔在穴位上，留罐10分钟，隔日1次，5次为1个疗程。

治法六：

取穴：背部膀胱经大杼—大肠俞穴。

操作：采用走罐法，在局部涂上液状石蜡或按摩乳，用闪火法将玻璃火罐吸拔在背部，沿膀胱经来回走罐，至皮肤出现潮红且隐见出血点后，再将火罐吸拔在脾俞、胃俞、肝俞处，留罐10分钟左右。

治法七：

取穴：一组中脘、足三里穴；二组胃俞、三阴交穴。

操作：每次取1组穴位，2组交替使用，采用药罐法，取曼陀罗60克，延胡索45克，桂枝50克，高良姜45克，加水浸泡后煎煮，过滤制成50%灭菌水溶液40毫升备用，用时将药液加温至45℃左右，将抽气罐紧扣在中脘穴上，用注射器吸取药液20～40毫升。

注于罐内，将橡皮帽覆盖在排气孔上，用注射吸引器抽出罐内空气，形成负压，将罐吸拔在中脘穴上，同时针刺足三里，留针30分钟，30分钟后起罐，吸走药液，同时起针。次日取胃俞穴拔药罐，针刺三阴交穴，如此循环往复，10次为1个疗程。休息5～7日后，进行第二个疗程。

治法八：

取穴：一组大椎、脾俞、胃俞穴；二组身柱、胃俞、中脘穴。

操作：每次选1组穴位，2组交替使用，采用刺络拔罐法，对局部进行常规消毒后，用消毒的三棱针点刺，用闪火罐法将罐吸拔在穴位上，留罐10分钟，隔日1次。

❽ 消化性溃疡

消化性溃疡是指发生在消化道内壁上的溃疡性病变，主要指胃和十二指肠溃疡，是一种常见病。常由饮食无规律，进食生、冷、硬及刺激性食物，精神紧张所诱发或加重。病程较长，周期性反复发作。

【表现】

节律性、周期性的上腹部疼痛，伴有嗳气、反酸、恶心、呕吐等症状，还可出现失眠、多汗等症状，进食少者可有乏力、消瘦、贫血等再现。缓解期无明显症状。本病症状与慢性胃炎、功能性消化不良较相似，可通过钡餐和胃镜检查诊断。

【治疗方法】

治法一：

取穴：中脘、天枢、关元穴。

操作：先闪罐后留罐，在穴位上闪罐，每穴20～30次，然后留罐约10分钟，每日1次，症状缓解后改为1～2日1次。本法适用于脾胃虚寒型，表现为胃脘隐痛，喜温喜按，吐清水，神疲乏力，手足不温，大便溏薄，舌淡，苔薄白。

治法二：

取穴：一组大椎、肝俞、脾俞、气海

小贴士

本病患者应养成良好的饮食习惯，做到定时定量进食，细嚼慢咽，不要暴饮暴食，不要吃刺激性的食物，戒烟酒。

做到生活有规律，保持心情舒畅。

平时适当进行体育锻炼，以增强体质，提高机体免疫功能。

穴；二组筋缩、胃俞、中脘穴。

操作：每次选1组穴位，2组交替使用，采用刺络拔罐法，对局部进行消毒后，用消毒的三棱针点刺至微出血为度，用闪火法将大小适宜的玻璃火罐吸拔在点刺部位，拔出血液3~5毫升，每日1次。

治法三：

取穴：一组大椎、脾俞、天枢穴；二组肾俞、胃俞、中脘穴。

操作：每次选1组穴位，2组交替使用，采用刺络拔罐法，对局部进行常规消毒后，用消毒的三棱针点刺至微出血为度，用闪火法将大小适宜的玻璃火罐吸拔在点刺部位，罐口应罩住出血部位，留罐10~15分钟，拔出血液3~5毫升即可，不宜太多。起罐后用消毒干棉球擦净血迹。隔日1次。本法用于肝胃不和型，表现为胃脘胀痛连及两胁，胸闷，嗳气，情志不畅时加重，舌苔薄白。

小贴士

本病患者如果合并消化道出血、穿孔及幽门梗阻等并发症时，应及时到医院进行综合治疗，以免贻误病情。

平时要注意饮食，以易消化的食物为主，发作期应以流质食物为主，不要吃生冷、辛辣、油腻等食物，戒烟酒。

保持乐观的情绪，做到生活有规律，避免过度劳累。

❾ 胃下垂

胃下垂是指人体站立时，胃的下缘抵达盆腔，胃小弯弧线最低点低于髂嵴连线以下。多见于体型瘦长的人，生育多的妇女、有消耗性疾病者、腹壁松弛或较薄的人易患此病。

【表现】

轻者没有明显的临床症状，重者可有上腹部不适，胃脘隐痛，腹胀，饭后加重，平卧可减轻，可伴有消化不良、食欲减退、消瘦、乏力、嗳气、恶心、便秘、头晕、低血压、心悸等症状。

【治疗方法】

治法一：

取穴：中脘、气海、脾俞穴。

操作：采用留罐法，患者取坐位，用闪火法将中号玻璃火罐吸拔在穴位上，留罐15分钟，每日1次。

治法二：

取穴：脾俞、胃俞、气海穴。

操作：采用留罐法，患者取坐位，用闪火法将中号火罐吸拔在穴位上，留罐15分钟，每日1次，本法适用于脾胃虚寒型，表现为上腹部坠胀不适，喜温喜按，肢冷，大便溏薄，舌淡苔白。

治法三：

取穴：中脘、天枢、关元穴。

操作：先闪罐后留罐法，用闪火法将火罐吸拔在穴位上，闪罐，每穴20~30下，然后留罐10分钟，每日1次，症状缓解后改为1~2日1次。

治法四：

取穴：一组大椎、肝俞、脾俞、气海穴；二组筋缩、胃俞、中脘穴。

操作：每次选1组穴位，2组交替使用，采用刺络拔罐法，对局部进行常规消

小贴士

本病患者在饮食上应少食多餐，加强营养，忌食刺激性及不易消化的食物，不要暴饮暴食。

在进食后最好平卧一段时间，睡觉时最好头低脚高。

保持乐观，避免发怒、烦躁、忧郁等不良情绪。

平时可进行腹肌锻炼，增强腹壁肌肉的力量。

毒后，用消毒的三棱针点刺或梅花针叩至微出血为度，然后用闪火法将玻璃火罐吸拔在穴位上，火罐要罩住出血面，留罐10~15分钟，拔出血液1~2毫升，起罐后用消毒干棉球擦净血迹。每日或隔日1次。本法适用于中气下陷型，表现为上腹部坠胀，疼痛，暖气，身体消瘦，倦怠乏力，气短，语音低微。

⑩ 腹泻

凡大便次数增多，粪便稀薄或含有黏液、脓血者称为腹泻。可分为慢性腹泻与急性腹泻，一年四季均可发病，可发于任何年龄。

【表现】

大便次数增多，粪便稀薄或如水样，可含有黏液或脓血。根据病因不同，可有不同的表现，如发热、腹痛、呕吐、乏力、脱水等。

【治疗方法】

治法一：

取穴：脐窝处（相当于以神阙穴为中心，包括两侧天枢穴的部位）。

操作：采用留罐法，患者取仰卧位，用口径为6厘米的中型火罐在肚脐窝处拔罐，一般隔1~4日1次，往往1~3次即可减轻或者痊愈。本法适用于大便溏薄、次数多，或为清冷的灰白色稀便，或为完谷不化的稀便。

治法二：

取穴：下脘、大横、气海、足三里穴。

操作：采用留罐法，每日1~2次。

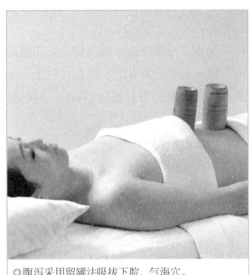

◎腹泻采用留罐法吸拔下脘、气海穴。

治法三：

取穴：脾俞、胃俞、大肠俞、中脘、足三里穴。

操作：采用留罐法，患者取坐位，用闪火法将中号玻璃罐吸拔在穴位上，留罐5~10分钟，每日1次。本法适用于脾虚型，表现为大便时溏时泻，进食油腻后加重，腹胀，食欲缺乏，乏力，面色萎黄，舌淡苔白。

治法四：

取穴：中脘、气海、肝俞、脾俞、大肠俞穴。

操作：采用留罐法，患者取坐位，选用大小适宜的火罐吸拔在穴位上，留罐10分钟，本法适用于寒性泄泻，表现为腹泻，大便清稀，腹痛，肠鸣，舌苔白腻；也适用于食滞泄泻，表现为腹痛，肠鸣，大便中有未消化的食物，脘腹痞满，嗳气有腐臭味。

治法五：

取穴：一组大肠俞、足三里穴；二组三焦俞、天枢、气海穴。

操作：每次任选一组穴位，采用留罐法，将大小适宜的火罐吸拔在穴位上，留罐15～20分钟，每日或隔日1次，5次为1个疗程。

治法六：

取穴：一组天枢、关元、足三里、上巨虚穴；二组大肠俞、小肠俞、足三里、下巨虚穴。

操作：每次选一组穴位，两组交替使用，采用留罐法，每日或隔日1次。本法适用于脾胃虚寒型，表现为大便溏薄，脘腹胀闷，食欲缺乏，倦怠乏力，面色萎黄，舌淡苔白。

治法七：

取穴：脊柱两侧膀胱经俞穴。

操作：采用走罐法，患者取俯卧位，在背腰部涂上适量的润滑油，将中号火罐吸拔在背部，沿经上下推动3次，至皮肤潮红即可，每日1次，10日为1个疗程。

治法八：

取穴：一组大椎、脾俞、大肠俞穴；二组身柱、三焦俞、肾俞穴。

操作：每次选一组穴位，两组交替使用，采用刺络拔罐法，对局部进行常规消毒后，用消毒的三棱针点刺出血，用闪火法将火罐吸拔在穴位上，留罐10～15分钟，起罐后擦净血迹。隔日1次。6日为1个疗程，治疗1～2个疗程。本法适用于湿热型，表现为腹痛，腹泻，泻下急迫或泻而不爽，粪便有脓血黏液，烦热，口渴，舌苔黄腻。

治法九：

取穴：一组身柱、三焦俞、肾俞穴；二组天枢、下脘、关元穴。

操作：每次选一组穴位，两组交替使用，采用刺络拔罐法，对局部进行常规消毒后，用消毒的三棱针点刺出血，用闪火法将火罐吸拔在穴位上，留罐10～15分钟，起罐后擦净血迹。隔日1次。6日为1个疗程，治疗1～2个疗程。本法适用于脾肾阳虚型，表现为肠鸣，多在黎明前腹泻，形寒肢冷，乏力，腰膝酸软，舌淡苔白。

小贴士

本病患者应以流食或半流食为主，忌食生冷、油腻及刺激性食物。

平时应注意饮食卫生，不吃不干净的食物，忌暴饮暴食。

急性腹泻应该禁食6～12小时，多喝淡盐水。

对于因为腹泻而导致严重脱水的患者，应立即送医院治疗。

⑪ 便秘

便秘是指大便秘结不通，排便间隔时间延长，或虽有便意，但排便不畅。可见于多种急慢性疾病。便秘的原因十分复杂，有排便动力缺乏、不合理的饮食习惯、不良排便习惯、体质因素、自主神经系统功能紊乱、医源性因素等。常见的有习惯性便秘、老年性便秘等。

【表现】

排便次数减少，3～4天1次，甚至1周1次，粪便坚硬干燥，排便时可引起肛门疼痛、肛裂。还可伴有腹痛、肠鸣、反胃、恶心、嗳气、食欲缺乏、心悸、乏力、烦躁易怒等症状。

【治疗方法】

治法一：

取穴：天枢、大横、脾俞、胃俞、大肠俞、小肠俞穴。

操作：采用留罐法，用闪火法将火罐吸拔在穴位上，留罐10～15分钟，隔日1次，10次为1个疗程。

治法二：

取穴：气海、关元、肾俞、左水道穴。

操作：采用留罐法，患者取坐位，用闪火法将中号玻璃火罐吸拔在穴位上，留罐15～20分钟，每日1次。本法适用于寒秘，表现为大便艰涩，腹中冷痛，四肢不温，面色㿠白，舌淡苔白。

治法三：

取穴：一组神阙、气海、大巨、足三里穴；二组天枢、大肠俞、小肠俞穴；

三组天枢、支沟、上巨虚、大肠俞、脾俞穴。

操作：以上3组穴位任取1组，采用留罐法，用闪火法将罐吸拔在穴位上，留罐10～15分钟。

治法四：

取穴：肺俞、肾俞、天枢、左水道穴。

操作：采用留罐法，患者取坐位，用闪火法将小口径火罐吸拔在穴位上，留罐5～10分钟，每日1次。本法适用于虚秘，表现为大便不易排出，临厕努挣无力，挣则汗出气短，便后乏力，头晕，疲乏，面色㿠白，舌淡苔薄白。

治法五：

取穴：水道、腹结、大横、天枢、神阙、大肠俞穴。

操作：采用闪罐法，患者取仰卧位，双下肢伸直，选用中号或大号玻璃火罐，采用闪罐法依次拔上述诸穴，拔罐按顺时针方向，右水道—右腹结—右大横—右天枢—神阙—左天枢—左大横—左腹结—左水道。反复闪罐10～15次，留罐

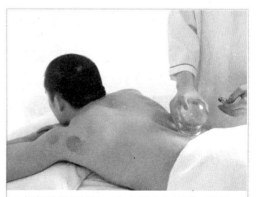

◎便秘采用闪罐法，在大肠俞穴拔罐，留罐15分钟。

15分钟左右，以局部皮肤潮红为度。然后患者改俯卧位，在大肠俞穴拔罐，留罐15分钟。

⑫ 肋间神经痛

肋间神经痛是指一根或几根肋间神经支配区域经常性疼痛，多有发作性加剧的特征。本病的发生与病毒和细菌感染、胸膜炎、结核、肿瘤、脊柱和肋骨的损伤等因素有关。

【表现】

疼痛沿肋间神经分布，呈阵发性灼痛或刺痛，有时被呼吸动作所激发，咳嗽、喷嚏可使疼痛加重。相应的皮肤区有感觉过敏，相应的肋骨边缘有压痛，以脊柱旁、腋中线、胸骨旁较为显著。

【治疗方法】

治法一：

取穴：肝俞、膈俞、三阴交穴。

操作：采用留罐法，患者取坐位，用闪火法将中等大小的火罐吸拔在穴位上，留罐10～15分钟，每日1次。本法适用于瘀血阻滞型，表现为疼痛如针刺，位置固定，舌质紫暗。

治法二：

取穴：肝俞（双侧）、阳陵泉（双侧）、期门（患侧）穴。

小贴士

（1）在治疗期间可配合使用针灸。

（2）本病患者应注意休息，不要过度劳累。

（3）注意保暖，避免受凉。

操作：采用留罐法，患者取坐位，用闪火法将中等大小的火罐吸拔在穴位上，留罐10～15分钟，每日1次。本法适用于肝气郁结型，表现为胁肋胀痛或刺痛，位置不固定，胸闷，喜欢叹气，食欲缺乏，情志不畅时症状加重，舌苔薄白。

治法三：

取穴：与疼痛相应的华佗夹脊穴、阿是穴。

配穴：三阴交、阴陵泉、阳陵泉、内关穴。

操作：采用刺络拔罐法，对局部进行常规消毒后，用消毒的三棱针点刺3～5下，在点刺的部位拔罐。

⑬ 坐骨神经痛

坐骨神经痛是指发生在沿坐骨神经通路及其分布区的疼痛，可分为原发性和继发性两大类。原发性者又称坐骨神经炎，临床较少见。大多为继发性，是因坐骨神经在其行程中遭受邻近病变的刺激或压迫所引起的。

【表现】

患病后疼痛往往先从一侧腰或臀部开始，继而出现放射性下肢疼痛，沿坐骨神经，自腰部或臀部经大腿后部、腘窝、小腿后外侧向足跟或足背放射。疼痛呈烧灼样或刀割样，呈持续性或阵发性加剧，可因活动、弯腰、咳嗽、喷嚏、屏气、用力排便等加重。夜间疼痛加剧。

【治疗方法】

治法一：

取穴：肾俞（双侧）、膈俞（双侧）、

关元俞（双侧）、委中穴（患侧）。

操作：采用留罐法，患者取俯卧位或坐位，用闪火法将中等大小的火罐吸拔在穴位上，留罐10~15分钟，每日1次。本法适用于瘀血型，表现为疼痛如针刺或如刀割，位置固定，转侧不利，舌质紫暗或有瘀斑。

治法二：

取穴：命门、腰阳关、关元俞（双侧）、肾俞（双侧）、环跳穴（患侧）。

操作：采用留罐法，患者取坐位，用闪火法将中等大小的火罐吸拔在穴位上，留罐10~15分钟，每日1次。本法适用于寒湿型，表现为腰腿疼痛剧烈，重着强硬，喜温，遇寒加重，舌苔白腻。

治法三：

取穴：肾俞、秩边、殷门、委中、承山、昆仑、环跳、风市、阳陵泉、双阳穴（环跳与风市的中点向内，足太阳膀胱经与足少阳胆经循行路线的正中间取穴，再由此穴向上向下各1寸）。

操作：上述穴位可分组交替使用，采用针后拔罐法，先在穴位处针刺，然后拔罐。

小贴士

养成良好的作息习惯，做到生活有规律，劳逸结合，坚持体育锻炼，适当参加一些社会活动。

保持良好的心态，避免不良情绪。

有失眠症状的患者睡前不要喝浓茶及咖啡。

治法四：

取穴：委中、环跳、阳陵泉、大肠俞穴。

操作：采用刺络拔罐法，对局部进行常规消毒后，用三棱针点刺3~5点，取中号玻璃火罐，用闪火法吸拔在穴位上，以出血量3~5毫升为宜。本法适用于疼痛急性发作者。

治法五：

取穴：腰俞、环跳、委中、申脉、坐骨穴（大转子与尾骨尖连线中点下1寸）。

配穴：行痹者（表现为疼痛游走不定）加昆仑穴。

⑭ 直肠脱垂

直肠脱垂也称脱肛，是指直肠或乙状结肠下段的黏膜层或整个直肠壁脱出于肛门外的一种疾病。多见于老人、小儿和多产妇女，常见诱因为：慢性咳嗽、慢性腹泻、排尿困难、百日咳等。

【表现】

排便时直肠壁脱出肛门外数厘米至10厘米以上，发病初期，排便后脱出部分能自动回缩，经过一段时间后，便后需用手送还肛内，患者有肛门坠胀、排便未净感觉；严重者，咳嗽、打喷嚏时均可引起直肠脱垂。脱出的黏膜、肠壁如不及时送还，时间长了可因慢性刺激而发炎、红肿、糜烂、溃疡，甚至坏死。

【治疗方法】

取穴：一组气海、关元、足三里、气海俞、白环俞、脾俞、肾俞穴；二组气

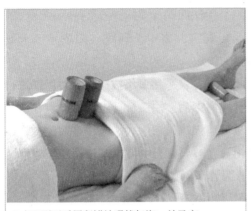

◎直肠脱垂采用留罐法吸拔气海、关元穴。

海、关元、足三里、长强穴、腰俞、次髎穴。

操作：每次选一组穴位，两组交替使用，采用留罐法，用闪火法。

⑮ 痔

痔是直肠下端黏膜下和肛管皮肤下的静脉丛扩大、曲张形成的静脉团块，是肛肠部常见的慢性疾病。根据发生部位的不同，分为内痔、外痔、混合痔。位于肛门齿状线上方的称为内痔；位于齿状线下方的称为外痔；内外痔同时存在，形成一个整体的称为混合痔。本病的发生与久坐、久站、长期负重远行、长期便秘、长期腹泻、妊娠多产、嗜食刺激性食物、长期饮酒及肛门、直肠部位慢性炎症等因素有关。

【表现】

外痔主要症状为肛门部皮下有青蓝色圆形隆起的结节，有异物感，发生感染时可出现坠胀、疼痛感，一般无出血。内痔和混合痔一般不感觉疼痛，在劳累、进食刺激性食物、腹泻、便秘时大便后出血，

血色鲜红，少数患者出血量较大，长期出血甚至可造成头晕、贫血。内痔、混合痔严重时可脱出于肛门外，发生水肿、溃烂、剧痛、黏液分泌增多。

【治疗方法】

治法一：

取穴：大肠俞、委中、承山、气海俞穴。

操作：采用留罐法，在穴位处拔罐，留罐15～20分钟，每日或隔日1次，5次为1个疗程。

治法二：

取穴：腰骶部。

操作：采用走罐法，在所选部位涂抹适量的润滑油，将大小适宜的火罐吸拔在皮肤上，在腰骶部走罐，待出现瘀血点后选择3～5个明显者点刺出血，再在点刺部位拔罐，拔出瘀血。隔2日1次。

治法三：

取穴：第二腰椎至第二骶椎之间的华佗夹脊穴。

操作：采用刺络拔罐法，对局部进行常规消毒后，用梅花针从下向上均匀叩刺脊柱两侧华佗夹脊穴，以局部充血潮红和轻微出血为度。取4只大小合适的玻璃罐，分别在两侧叩刺部位上拔罐5～10分钟，以拔罐部位充血发紫并拔出少许血液为度，起罐后用消毒棉球擦净血迹，外涂抗生素软膏以防感染。隔日1次。

治法四：

取穴：大肠俞穴。

操作：采用刺络拔罐法，患者取俯卧

位，对局部进行常规消毒后，用消毒的三棱针在两侧大肠俞快速进针，深度约为0.5厘米，进针后将针体左右摇摆3～5次，使局部有强烈的酸麻痛感时起针。然后迅速用闪火法将大号玻璃火罐吸拔在针眼处，留罐10～20分钟，拔出瘀血约5毫升，起罐后擦净皮肤上的血迹。每周2次，6次为1个疗程。

治法五：

取穴：长强、腰俞穴。

操作：采用刺络拔罐法，对局部皮肤进行常规消毒后，用消毒的三棱针快速点刺，使出血2～3滴，血止后在点刺部位拔罐，留罐15～20分钟，隔日1次，5次为1个疗程。

治法六：

取穴：腰骶部痔点（在背部或腰骶部寻找圆形如小米粒大小、灰白、棕褐色或暗红色、凸出皮肤的丘疹，压之不褪色。痔点不明显者，可摩擦皮肤。如出现两个或多个痔点，选其中最明显的一个。如果找不出痔点，可在长强上端、臀纵纹尽头中央及八髎穴处挑治，每次只挑

小贴士

（1）患者出现便血时，应先到医院检查，以排除直肠癌、直肠息肉等疾病。

（2）平时要注意休息，从事久坐、久站工作的人，在休息时应做适当的锻炼。

（3）注意饮食，多吃蔬菜、水果，以保持大便通畅，少吃刺激性食物，禁止喝酒。

（4）养成定时排便的习惯。

一处）。

操作：采用挑刺加拔罐法，患者取俯卧位，暴露挑刺部位，常规消毒后，左手将皮肤捏紧，右手持三棱针挑破皮肤，然后入皮下，把0.5厘米深的白色纤维数十条逐一挑断，挑尽为止。然后拔火罐，留罐10分钟，起罐后对挑治部位进行消毒，贴上胶布即可。1次未治愈者，1周后进行第二次治疗。

⑯ 哮喘

哮喘是由于宿痰伏肺，遇诱因引触，导致痰阻气道，气道挛急，肺失肃降，肺气上逆所致的发作性痰鸣气喘疾患。发作时喉中哮鸣有声，呼吸气促困难，甚则喘息不能平卧。引发哮喘的原因有多种，主要病因为变应原刺激和肺部病毒感染。常见的过敏源有花粉、灰尘、霉菌、吸烟、化学气体及动物皮屑等。本病有季节性发病或加重的特点，常先有喷嚏、咽喉发痒、胸闷等先兆症状，如不及时治疗可迅速出现哮喘。根据发作时特点及伴随症状的不同一般可以分为脾肺虚弱、气虚乏力、寒哮及热哮3型。

脾肺虚弱、气虚乏力

（1）症状

咳喘气短，稍做运动则加剧，咳声较低，痰多清稀，神疲乏力，食欲减退，大便稀薄，舌淡苔薄白。

（2）治法

【选穴】背部足太阳膀胱经循行线上脾俞穴到大肠俞穴，大椎、肺俞、肾俞。

【定位】脾俞：在背部，当第一胸椎

棘突下，旁开1.5寸（与肚脐中相对应处即为第二腰椎，由第二腰椎往上摸3个椎体，即为第一胸椎，其棘突下缘旁开约2横指处为取穴部位）。

大肠俞：在腰部，当第四腰椎棘突下，旁开1.5寸——两侧髂前上棘之连线与脊柱之交点即为第四腰椎棘突下，其旁开约2横指（食、中指）处为取穴部位。

大椎：在背部正中线上，第7颈椎棘突下凹陷中。

肺俞：在背部，当第三胸椎棘突下，旁开1.5寸。

肾俞：在腰部，当第二腰椎棘突下，旁开1.5寸（与肚脐中相对应处即为第二腰椎，其棘突下缘旁开约2横指处为取穴部位）。

（3）拔罐方法

先采用走罐法，膀胱经从脾俞穴到大肠俞穴上涂抹万花油，用大号玻璃罐来

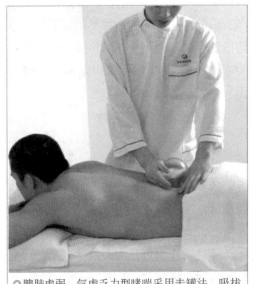

◎脾肺虚弱、气虚乏力型哮喘采用走罐法，吸拔膀胱经脾俞穴到大肠俞穴。

回走罐，待皮肤出现红色痧点为度，接着采用留罐法，将罐具留在大椎、肺俞、脾俞、肾俞等穴位。每日1次，每次留罐10分钟，10次为1疗程，2个疗程间隔5天。

寒哮

（1）症状

呼吸急促，喉中哮鸣有声，胸膈满闷如塞；伴有咳嗽，痰少咳吐不爽，或清稀呈泡沫状，口不渴，或渴喜热饮，面色晦暗带青色，形寒怕冷，或小便清，天冷或受寒易发，或怕冷，无汗，身体疼痛。

（2）治法

【选穴】定喘、风门、肺俞、膻中。

【定位】定喘：在背部，当第7颈椎棘突下，旁开0.5寸。

风门：在背部，当第二胸椎棘突下，旁开1.5寸［大椎穴往下推2个椎骨，其下缘旁开约2横指（食、中指）处为取穴部位］。

肺俞：在背部，当第三胸椎棘突下，旁开1.5寸［大椎穴往下推3个椎骨，即为第三胸椎，其下缘旁开约2横指（食、中指）处为取穴部位］。

膻中：在胸部，当前正中线上，平第四肋间，两乳头连线的中点。

（3）拔罐方法

火罐法。留罐10分钟。各穴以皮肤出现瘀血为度，若不慎起疱，起罐后不挑破水疱，用消毒纱布敷盖固定即可，待水疱自行吸收结痂。每日1次，10次为1疗程。

【选穴】肺俞、尺泽、列缺、天突。

【定位】肺俞：在背部，当第三胸椎棘突下，旁开1.5寸。

尺泽：肘横纹中，肱二头肌肌腱桡

侧缘。

列缺：在前臂桡侧缘，桡骨茎突上方，腕横纹上1.5寸，当肱桡肌与拇长展肌腱之间（①两手虎口相交，一手食指压在另一手的桡骨茎突上，当食指尖端到达的凹陷中为取穴部位；②腕关节掌屈，在桡骨茎突上方可摸到一裂隙处，此处为取穴部位）。

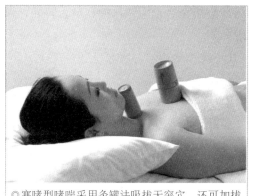

◎寒哮型哮喘采用灸罐法吸拔天突穴，还可加拔膻中穴。

天突：在颈部，当前正中线上，胸骨上窝中央。

【拔罐方法】灸罐法。上述各穴（除天突外）行艾条温和灸，之后拔罐（除列缺外）并留罐10分钟，每日1次，10次为1疗程。

热哮

（1）症状

气粗息涌，喉中痰鸣如吼，胸胁胀闷，伴有咳嗽频作，咳痰色黄，黏浊稠厚，咳吐不利，烦闷不安，不恶寒，汗出，面赤，口苦，口渴喜饮。

（2）治法

方法一：

【选穴】大椎、风门、肺俞、丰隆。

【定位】肺俞：在背部，当第三胸椎棘突下，旁开1.5寸。

风门：在背部，当第二胸椎棘突下，旁开1.5寸。

大椎：在背部正中线上，第7颈椎棘突下凹陷中。

丰隆：在小腿前外侧，当外踝尖上8寸，条口外，距胫骨前缘两横指（食、中指）（平腘横纹与足腕横纹连线之中点，在胫骨、腓骨之间，距胫骨前嵴约2横指处为取穴部位）。

【拔罐方法】采用刺络拔罐法，用梅花针在各穴用轻叩刺，待微出血为度，再拔罐，留罐10分钟，以局部有少量血点冒出皮肤为度。隔日1次，10次为1疗程。

方法二：

【选穴】中府、膻中、孔最、合谷、丰隆。

【定位】中府：在胸前壁的外上方，云门下1寸，平第一肋间隙，距前正中线6寸（两手叉腰正立，锁骨外侧端下缘的三角窝处是云门穴，由此窝正中垂直向下平第一肋间隙处为取穴部位）。

膻中：在胸部，当前正中线上，平第四肋间，两乳头连线的中点。

孔最：在前臂掌面桡侧，当尺泽与太渊连线上，腕横纹上7寸。

合谷：第一、第二掌骨间，当第二掌骨桡侧的中点处（以一手的拇指掌面指关节横纹，放在另一手的拇、食指的指蹼缘上，屈指当拇指尖尽处为取穴部位）。

丰隆：在小腿前外侧，当外踝尖上8寸，条口外，距胫骨前缘两横指（食、

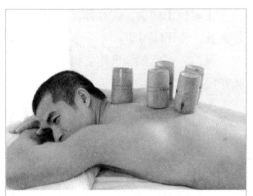

◎热哮型哮喘采用刺络拔罐法吸拔大椎、风门、肺俞穴。

中指）。

【拔罐方法】采用刺络拔罐法，用梅花针在各穴轻刺，待微出血为度，再拔罐，留罐10分钟，以局部有少量血点冒出皮肤为度。隔日1次，10次为1疗程。

若病人喘急，可配合在鱼际穴针灸，用捻转提插手法，直至病人喘息渐平息时方可出针。

注意事项：

（1）轻度哮喘可用单纯拔罐法治疗，重度哮喘应配合药物治疗。

（2）加强锻炼，增强体质，避免接触过敏源，注意保暖，防止感冒。

（3）忌生冷、辛辣、肥甘等食物，忌食易引起哮喘发作的食物，避免接触诱发因素，戒除烟酒是减少哮喘发作和防止病情加重的条件之一。

⑰ 头痛

头痛是一种常见的自觉症状，引起原因较复杂。是以头部疼痛为主要症状的一种病症。头部或五官疾病可致头痛，头部以外或全身性疾病也可致头痛，所以必须辨清头痛的发病原因，方可对症治疗，但颅内占位性病变或颅外伤所致头痛，不宜用拔罐治疗。根据病因及发作时特点的不同一般分为肝阳上亢头痛、风寒头痛、风热头痛3型。

肝阳上亢头痛

（1）症状

头胀痛，头痛多为两侧，伴有头晕目眩，心烦易怒，面红目赤，口苦胁痛，失眠多梦。

（2）治法

方法一：

【选穴】风门、太阳、印堂、太冲。

【定位】风门：在背部，当第二胸椎棘突下，旁开1.5寸。

太阳：在眉梢与目外眦之间向后约1寸的凹陷中。

印堂：两眉头连线的中点处。

太冲：在足背侧，当第一跖骨间隙的后方凹陷处（由第一、第二趾间缝纹向足背上推，至其两骨联合缘凹陷中）。

【拔罐方法】风门、太阳、印堂3穴采取单纯拔罐法，留罐10分钟。太冲穴点刺出血，以微微出血为度，每日1次，5次为1疗程。

方法二：

【选穴】印堂、大椎、肝俞、合谷、行间。

【定位】肝俞：在背部，当第9胸椎棘突下，旁开1.5寸。

合谷：第一、第二掌骨间，当第二掌骨桡侧的中点处。

行间：在足背侧，当第一、第二趾

间，趾蹼缘的后方赤白肉际处。

印堂：见前。

大椎：见前。

【拔罐方法】刺络拔罐法，行间只点刺出血不拔罐，其他穴位点刺放血后拔罐，留罐10分钟。每日1次，5次为1疗程。

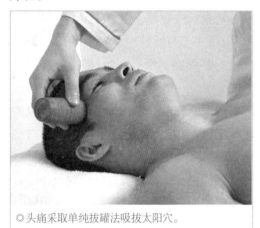

◎头痛采取单纯拔罐法吸拔太阳穴。

风寒头痛

（1）症状

全头痛，痛势较剧烈，痛连项背，常喜裹头，恶风寒，口淡不渴。

（2）治法

【选穴】风门、太阳、外关。

【定位】风门：在背部，当第二胸椎棘突下，旁开1.5寸。

太阳：在眉梢与目外眦之间向后约1寸的凹陷中。

外关：在前臂背侧，当阳池与肘尖的连线上，腕背横纹上2寸，尺骨与桡骨之间。

【拔罐方法】艾罐法。先在上述各穴拔罐，留罐10分钟，起罐后用艾条温灸风门、外关10分钟，每日1次，3次为1

疗程。

风热头痛

（1）症状

头痛而胀，甚则疼痛如裂，伴有发热恶风，面红赤，口渴喜饮，大便秘结，小便黄赤。

（2）治法

方法一：

【选穴】大椎、风门、太阳、曲池。

【定位】大椎：在背部正中线上，第7颈椎棘突下凹陷中。

风门：在背部，当第二胸椎棘突下，旁开1.5寸。

太阳：在眉梢与目外眦之间向后约1寸的凹陷中。

曲池：在肘横纹的外侧端，屈肘时当尺泽与肱骨外上髁连线中点。

【拔罐方法】单纯拔罐法，留罐10分钟，每日1次，3次为1疗程。

方法二：

【选穴】太阳、大椎、肺俞、外关。

【定位】太阳：在眉梢与目外眦之间向后约1寸的凹陷中。

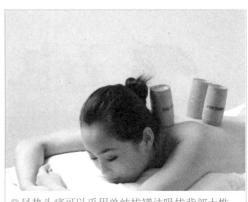

◎风热头痛可以采用单纯拔罐法吸拔背部大椎、肺俞穴。

大椎：在背部正中线上，第7颈椎棘突下凹陷中。

肺俞：在背部，当第三胸椎棘突下，旁开1.5寸。

外关：在前臂背侧，当阳池与肘尖的连线上，腕背横纹上2寸，尺骨与桡骨之间。

【拔罐方法】单纯拔罐法，留罐10分钟，每日1次，3次为1疗程。

注意事项：

拔罐治疗头痛对缓解症状效果良好，但引发头痛的因素复杂多样，若多次拔治无效或症状加重，应考虑有其他病变因素，需到医院查治，以免延误病情。

⑱ 失眠

失眠是以经常不能获得正常睡眠为特征的一种病症。轻者入睡困难，有入睡后易醒，有醒后不能再入睡，亦有时睡时醒等，严重者则整夜不能入睡。一般分为心肾不交、心脾两虚、肝郁气滞3型。

心肾不交

（1）症状

失眠伴心悸不安，口干咽燥，颧红面

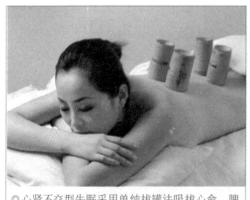

◎心肾不交型失眠采用单纯拔罐法吸拔心俞、脾俞穴。

赤，腰膝酸软。

（2）治法

【选穴】心俞、肾俞、内关、神门。

【定位】心俞：在背部，当第五胸椎棘突下，旁开1.5寸（由平双肩胛骨下角之椎骨，往上推2个椎骨，即第五胸椎棘突下缘，旁开约2横指处为取穴部位）。

肾俞：在腰部，当第二腰椎棘突下，旁开1.5寸（与肚脐中相对应处即为第二腰椎，其棘突下缘旁开约2横指处为取穴部位）。

内关：在前臂掌侧，当曲泽与大陵的连线上，腕横纹上2寸，掌长肌肌腱与桡侧腕屈肌肌腱之间。

神门：在腕部，腕掌侧横纹尺侧端，尺侧腕屈肌肌腱的桡侧凹陷处。

【拔罐方法】单纯拔罐法，留罐10分钟，每日1次，5次为1疗程。

心脾两虚

（1）症状

多梦易醒，心悸健忘，伴头晕目眩，肢倦神疲，饮食无味，面色少华，或脘闷纳呆。

（2）治法

方法一：

【选穴】心俞、脾俞、内关、神门。

【定位】心俞：在背部，当第五胸椎棘突下，旁开1.5寸（由平双肩胛骨下角之椎骨，往上推2个椎骨，即第五胸椎棘突下缘，旁开约2横指处为取穴部位）。

脾俞：在背部，当第一胸椎棘突下，旁开1.5寸（与肚脐中相对应处即为第二腰椎，由第二腰椎往上摸3个椎体，即为第一胸椎，其棘突下缘旁开约2横指处为取穴部位）。

内关：在前臂掌侧，当曲泽与大陵的连线上，腕横纹上2寸，掌长肌肌腱与桡侧腕屈肌肌腱之间。

神门：在腕部，腕掌侧横纹尺侧端，尺侧腕屈肌肌腱的桡侧凹陷处（仰掌，豌豆骨的桡侧，掌后第一横纹上，尺侧腕屈肌肌腱的桡侧缘）。

【拔罐方法】单纯拔罐法，留罐10分钟，每日1次，5次为1疗程。

方法二：

【选穴】足三里、三阴交、神门。

【定位】神门：在腕部，腕掌侧横纹尺侧端，尺侧腕屈肌肌腱的桡侧凹陷处。

足三里：在小腿前外侧，当犊鼻下3寸，距胫骨前缘1横指（站位，用同侧手张开虎口围住髌骨上外缘，余4指向下，中指尖处为取穴部位）。

三阴交：在小腿内侧，当足内踝尖上3寸，胫骨内侧缘后方（以手4指并拢，小指下边缘紧靠内踝尖上，食指上缘所在水平线在胫骨后缘的交点，为取穴部位）。

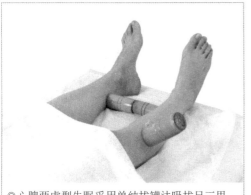

◎心脾两虚型失眠采用单纯拔罐法吸拔足三里、三阴交穴。

【拔罐方法】单纯拔罐法，留罐10分钟，每日1次，5次为1疗程。

肝郁气滞

（1）症状

失眠伴急躁易怒，严重者彻夜不能入睡，伴有胸闷胁痛，不思饮食，口苦而干。

（2）治法

方法一：

【选穴】肝俞、内关、神门、太冲。

【定位】肝俞：在背部，当第9胸椎棘突下，旁开1.5寸（由平双肩胛骨下角之椎骨，往下推2个椎骨，即第9胸椎棘突下缘，旁开约2横指处为取穴部位）。

内关：在前臂掌侧，当曲泽与大陵的连线上，腕横纹上2寸，掌长肌肌腱与桡侧腕屈肌肌腱之间。

神门：在腕部，腕掌侧横纹尺侧端，尺侧腕屈肌肌腱的桡侧凹陷处。

太冲：在足背侧，当第一跖骨间隙的后方凹陷处（由第一、第二趾间缝纹向足背上推，至其两骨联合缘凹陷中处，为取穴部位）。

【拔罐方法】神门、内关、肝俞3穴采取单纯拔罐法，留罐10分钟。太冲穴点刺出血，以微微出血为度。每日1次，5次为1疗程。

方法二：

【选穴】肝俞、胆俞、内关、阳陵泉。

【定位】肝俞：在背部，当第9胸椎棘突下，旁开1.5寸。

胆俞：在背部，当第10胸椎棘突下，旁开1.5寸（由平双肩胛骨下角之椎骨（第

7胸椎），往下推3个椎骨，即第10胸椎棘突下缘，旁开约2横指处为取穴部位）。

内关：在前臂掌侧，当曲泽与大陵的连线上，腕横纹上2寸，掌长肌肌腱与桡侧腕屈肌肌腱之间。

阳陵泉：在小腿外侧，当腓骨头前下方凹陷处（坐位，屈膝成90度，膝关节外下方，腓骨小头前缘与下缘交叉处的凹陷，为取穴部位）。

【拔罐方法】单纯拔罐法。每日1次，每次留罐10分钟，5次为1疗程。

注意事项：

调适情志，喜怒有节，开阔心胸，淡泊名利，劳逸结合，起居规律，晚餐清淡，按时睡眠。

积极查治可能引发本病的原发病症。

⑲ 惊悸

惊悸，是指由于七情不节累及于心所导致的，以惊悸为主要外兆的心病，属于现代医学的心脏神经症。本病临床多为阵发性，有时也有呈持续性者，并伴有胸痛、胸闷、喘息、吸气不够、头晕和失眠等症状。一般分为心脾两脏虚损和心气虚、胆怯易惊2型。

心脾两脏虚损

（1）症状

心跳不安，气短，失眠多梦，思虑劳心则加重，多伴有神疲乏力，眩晕健忘，面色无华，口唇色淡，食少腹胀，大便稀烂。

（2）治法

【选穴】心俞、脾俞、内关、气海、关元。

【定位】心俞：在背部，当第五胸椎棘突下，旁开1.5寸。

脾俞：在背部，当第11胸椎棘突下，旁开1.5寸（与肚脐中相对应处即为第二腰椎，由第二腰椎往上摸3个椎体，即为第11胸椎，其棘突下缘旁开约2横指处为取穴部位）。

内关：在前臂掌侧，当曲泽与大陵的连线上，腕横纹上2寸，掌长肌肌腱与桡侧腕屈肌肌腱之间。

气海：在下腹部，前正中线上，当脐中下1.5寸。

关元：在下腹部，前正中线上，当脐中下3寸。

【拔罐方法】灸罐法。上述各穴拔罐后留罐10分钟，之后行温和灸15分钟，以皮肤感觉温热、舒适感为度，10次为1疗程。

心气虚、胆怯易惊

（1）症状

心悸不宁，善惊易怒，稍惊即发，劳累则加重，兼有胸闷气短，自汗出，坐卧不安，不愿闻及声响，少寐多梦而易

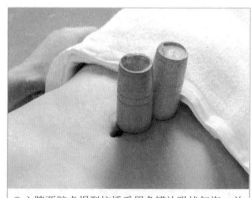

◎心脾两脏虚损型惊悸采用灸罐法吸拔气海、关元穴。

惊醒。

（2）治法

方法一：

【选穴】心俞至胆俞的连线、内关、关元。

【定位】心俞：在背部，当第五胸椎棘突下，旁开1.5寸（由平双肩胛骨下角之椎骨，往上推2个椎骨，即第五胸椎棘突下缘，旁开约2横指处为取穴部位）。

胆俞：在背部，当第10胸椎棘突下，旁开1.5寸（由平双肩胛骨下角之椎骨，往下推3个椎骨，即第10胸椎棘突下缘，旁开约2横指处为取穴部位）。

内关：在前臂掌侧，当曲泽与大陵的连线上，腕横纹上2寸，掌长肌肌腱与桡侧腕屈肌肌腱之间。

关元：在下腹部，前正中线上，当脐中下3寸。

【拔罐方法】梅花针以轻度手法叩刺内关穴，以出血点较多为度，然后拔罐，出血量以较多血点冒出皮肤为准，然后取掉罐具。同时在心俞至胆俞的直线上涂抹万花油，用火罐吸定后来回走罐，至皮肤潮红为止。然后配合艾灸关元穴，至局部皮肤出现红晕，温热感明显为止。每日1次，10次为1疗程。

方法二：

【选穴】心俞、胆俞、巨阙、间使、神门。

【定位】心俞：在背部，当第五胸椎棘突下，旁开1.5寸。

胆俞：在背部，当第10胸椎棘突下，旁开1.5寸。

巨阙：在上腹部，前正中线上，当脐中上6寸。

间使：在前臂掌侧，当曲泽与大陵的连线上，腕横纹上3寸，掌长肌肌腱与桡侧腕屈肌肌腱之间。

神门：在腕部，腕掌侧横纹尺侧端，尺侧腕屈肌肌腱的桡侧凹陷处（仰掌，豌豆骨的桡侧，掌后第一横纹上，尺侧腕屈肌肌腱的桡侧缘）。

【拔罐方法】单纯拔罐法，每日1次，10次为1疗程。

注意事项：

（1）拔罐治疗惊悸不仅可改善和控制症状，而且对于疾病本身也有治疗作用，坚持治疗，效果显著；但在器质性心脏病出现心衰如呼吸急促、不能平卧等症状倾向时，则应针对病情的轻重缓急，及时采用综合治疗措施。

（2）日常起居要有规律，清心寡欲，调适情志，不怒不怨，心态平和。

（3）注意营养，锻炼身体，增强抵御外邪入侵的能力。

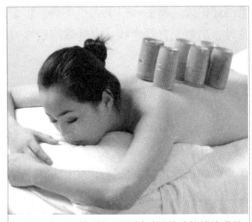

◎心气虚、胆怯易惊型惊悸采用单纯拔罐法吸拔心俞、胆俞穴。

皮肤科疾病

❶ 白癜风

白癜风又称"白驳风"，是一种非常常见的皮肤病，一般都是后天发生的，男女均可发生，可见于任何年龄，但以青少年多见。是因为皮肤的局部色素脱失而产生的一块块白色斑片，多发生在颜面、手背等暴露在外的部位，虽然没有什么不适的感觉，但影响美容，所以患者感到很苦恼。本病的病因目前还不是十分清楚，可能与黑色素细胞毁损、自身免疫、遗传、精神神经因素等有关。

【表现】

本病可发生于任何部位，以面部、手背等处易发，常对称分布，也可单独散在，甚至沿皮神经呈节段状分布。病程缓慢，皮损处呈白色或乳白色的色素脱失斑，斑内毛发变白，边缘境界清楚，色素较深。急性疾病、精神刺激等因素可使白斑迅速扩大、增多。白斑大小不等，形态各异，一般无自觉症状。患处曝晒后变红或产生水疱。

【治疗方法】

治法一：

取穴：期门、合谷、内关、病变局部。

操作：采用留罐法，用闪火法将中号火罐吸拔在穴位上，留罐10～15分钟，每日1次。本法适用于肝郁气滞型，表现为白斑淡红，因情志不畅而蔓延，舌苔白。

治法二：

取穴：脾俞、中脘、病变局部。

操作：病变部位采用刺络拔罐法，对局部皮肤进行常规消毒后，用梅花针叩刺，然后用旋转移动拔罐至皮肤充血发红；脾俞、中脘穴采用留罐法，留罐15～20分钟，起罐后，均用艾条温灸5～10分钟。每日1次，5次为1个疗程。

治法三：

取穴：病变局部。

操作：采用刺络拔罐法，对病变局部进行常规消毒后，用三棱针在皮损中心点刺，呈梅花状，用火罐拔除污血。再外涂中药酊剂（红花、白蒺藜、川芎各等量，以30％的酒精适量浸泡），并于日光下晒15分钟。每周1～2次，3个月为1个疗程。

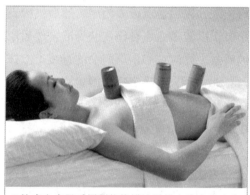

◎治疗白癜风采用刺络拔罐法吸拔中脘穴及病变局部。

治法四：

取穴：合谷、阴陵泉、足三里、三阴交、病变局部。

操作：采用刺络拔罐法，患者取坐

位，对局部皮肤进行常规消毒后，用梅花针叩刺，然后用闪火法将中号玻璃火罐吸拔在叩刺部位，留罐10～15分钟，每日1次。本法适用于湿热郁积型，表现为白斑呈粉红色，遇热瘙痒，夏秋季扩展较快，舌红苔腻者。

治法五：

取穴：病变局部。

操作：采用拔罐加中药外涂法，先用75％酒精棉球反复清洁皮损区，根据皮损范围选择适当口径的火罐，要求火罐口径略大于皮损区，在皮损中央放置艾炷（约2厘米长的锥形艾炷），点燃艾炷，当燃至约1/2时，扣上火罐并轻压罐底，待罐内逐渐形成负压时艾炷自然熄灭，留罐30分钟，起罐后随即将药液（大黄、薄荷、蝉蜕各100克，补骨脂50克，清洗干净后加水500毫升，煎开10分钟后过滤而成）涂在局部数次，3日1次，7次为1个疗程。对面部无法拔罐者可采用湿巾热敷，待局部皮肤潮红可反复涂擦药液．对面积较大的皮损区可采用走罐。

治法六：

取穴：阿是穴。

配穴：孔最、足三里、三阴交穴。

操作：取川芎、木香、荆芥各10克，丹参、白蒺藜、当归、赤芍、丹皮各15克，鸡血藤20克，灵磁石30克，放入适量95％酒精中浸泡10天，去渣取汁200毫升，贮藏在玻璃瓶中密封备用。白斑范围小的用1只火罐吸拔在皮损处，白斑范围较大的，取2～5只火罐在皮损边缘处拔罐。配穴每次取一侧穴，每侧穴位连续拔

罐10次，再改取另一侧，交替进行。用指头大小的脱脂棉球放到药液中浸透，然后将其贴在火罐的中段，用火点燃吸拔在所选部位，留罐15～20分钟。皮损处起罐后涂上中药酊剂（红花、白蒺藜、川芎各等份，用适量30％酒精浸泡），并在日光下晒5～20分钟。每日1次，30次为1个疗程。

小贴士

本病需要长时间的治疗，所以患者要有耐心，坚持治疗，不要半途而废。

本病治疗的同时需要晒太阳，但要注意在夏季阳光充足时不可晒的时间过长，以免晒伤皮肤。

❷ 银屑病

银屑病是常见的慢性炎症性皮肤病，中医常称"牛皮癣""白癣"等。特征是在红斑上反复出现多层银白色干燥鳞屑。本病的发生与精神神经、酶代谢紊乱、内分泌、感染、外伤、寒冷潮湿、遗传等因素有关。临床上分为寻常型、关节型、脓疱型和红皮症型4种类型。本病以青壮年多见，也可发生于任何年龄。

【表现】

（1）寻常型：本病好发于头皮、四肢伸侧和骶部。开始为炎性红丘疹，常融合成片，呈点滴状、钱币状、地图状、斑块状等形状，大小不等，边缘清楚，上面覆盖白色的鳞屑，鳞屑容易剥落，剥去鳞屑后有发亮的红色薄膜，上面可见点状出血。病程缓慢，反复发作。大多进入冬春

之季复发加剧，到夏季则减轻。可有不同程度的痛痒。不同部位病变可有不同的表现，累及头皮，表现为边界清楚的暗红色斑，上面覆盖着很厚的灰白色或灰黄色的鳞屑，头发被鳞屑簇集在一起而呈束状，但不脱发断发，皮损常发生于发际边缘；如累及指（趾）甲，则甲板可出现点状小凹陷，较严重者甲板增厚变脆，有沟纹，或与甲床分离。

（2）关节型：有关节的病变，病变常发生在银屑病之后，也可先于银屑病出现，多侵犯小关节（如指、趾关节），有时也侵犯肘、骶髂关节和椎间关节等。导致关节肿胀疼痛，活动受限制，关节僵硬或变形。可有发热、疲乏不适等全身症状。

（3）脓疱型：在红斑上出现密集的针尖至粟粒大小的脓疱，小脓疱很快融合成片状。常伴有发热、疲乏不适、关节疼痛等全身症状。

（4）红皮症型：此型大多因为治疗不当引起。患者全身皮肤呈现弥漫性潮红、肿胀，每日有大量鳞屑脱落，头皮有厚积鳞痂，指（趾）甲混浊、增厚、变形或脱落，口、咽、鼻、眼结膜充血。常伴有发热、畏寒、头痛、疲乏不适等全身症状。

【治疗方法】

治法一：

取穴：肝俞、膈俞、血海、三阴交穴。

操作：双侧穴位交替使用，采用留罐法，患者取坐位，用闪火法将中等大小的

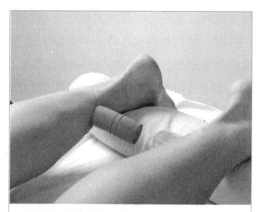
◎银屑病采用留罐法吸拔三阴交穴。

玻璃罐吸拔在穴位上，留罐10～15分钟，每日1次。

治法二：

取穴：大椎、曲池穴。

操作：采用刺络拔罐法，对局部进行常规消毒后，用消毒的三棱针点刺，挤出几滴血，再在大椎穴处拔罐，留罐5～10分钟，出血1～5毫升，每日1次，10次为1个疗程，疗程间休息5日。

治法三：

取穴：大椎、陶道（主治全身病变）、肩胛冈（主治背及上肢病变）、肩髎（主治上肢病变）。

操作：采用刺络拔罐法，对局部进行常规消毒后，用三棱针在选定的穴位上点刺，然后用闪火法拔火罐，留罐10～15分钟，以拔出少许血液为度，每日或隔日1次；残留的少数皮损可沿皮损四周和中间进行雀啄样点刺，然后拔罐，留罐10～15分钟，每日1次。

治法四：

取穴：大椎、陶道、曲池、肾俞、皮损局部。

操作：采用刺络拔罐法，对局部进行常规消毒后，用三棱针点刺或梅花针叩刺，以微出血为度，然后加拔火罐，留罐10~15分钟，每日或隔日1次，10次为1个疗程。

治法五：

取穴：大椎、风门、血海、膈俞穴。

操作：采用刺络拔罐法，患者取坐位，对局部皮肤进行常规消毒后，用针点刺，再用闪火法将中等大小的玻璃罐吸拔在穴位上，留罐10分钟，每日1次。

治法六：

主穴：大椎、陶道、阿是穴。

配穴：皮损在头部者加四神聪、上星、头维穴；在颈项部加翳明穴；在背部加天宗、肝俞、脾俞穴；在上肢者加肩髃、曲池穴；在腰部加肾俞穴；在下肢加环跳（在尾骨尖旁开3寸处）、血海、梁丘、阳陵泉穴。

操作：一般只选用主穴，效果不佳时可加配穴，配穴按皮损分布及消退情况

小贴士

（1）在治疗期间可配合使用药物、针灸等方法。

（2）治疗期间应养成合理的饮食习惯，忌食鲜、虾等食物，禁止喝酒。

（3）注意保暖，防止感冒，以免加重病情。

（4）平时应加强体育锻炼，保持心境平和。

（5）病变局部不要搔抓，不要使用碱性强的肥皂。

有顺序地由上到下选择，如背部皮损未褪或未完全褪不宜取腰以下穴位，大椎、陶道每次选1个，交替使用，阿是穴仅在残留皮损时使用，配穴取1~2个。采用刺络拔罐法，对局部皮肤进行常规消毒后，用三棱针在选定的穴位上点刺，点刺宜轻、浅且快，然后用闪火法拔火罐，以拔出0.3~0.4毫升血液为宜，留罐10~15分钟，头顶部穴位可只点刺不拔罐，残留的少数皮损可沿皮损四周和中间进行雀点刺，然后拔罐。每日或隔日1次，15次为1个疗程，疗程间隔3~5日。

❸ 湿疹

湿疹是全身均可出现的以糜烂、瘙痒、红疹为主症的常见皮肤病。特点是多形性损害，常对称分布，自觉瘙痒，反复发作，易演变成慢性湿疹。男女老幼皆可发病，且无明显季节性，但多有冬季常复发的现象。一般分为急性、亚急性和慢性3类。可广泛发于全身，也可局限于某些部位。

【表现】

（1）急性湿疹：起病较快，可发于身体任何部位，亦可泛发全身，多对称分布，也有不对称的。皮疹开始时局部出现片状水肿性红斑，逐渐向四周扩展，同时在红斑上或周围皮肤出现数量较多的红色丘疹，可演变为丘疹、水疱或脓疱，破损后发生糜烂、渗液，接着便结痂、脱屑。自觉剧烈瘙痒。病程2~4周，愈后容易复发。感染严重时可出现发热、全身不适等症状。

（2）亚急性湿疹：多由急性湿疹迁延而来，也可由慢性湿疹加重所致。红肿、水疱及渗出等减轻，开始脱屑、结痂，以丘疹、丘疱疹或小片状糜烂为主。自觉瘙痒，或患处有干裂感。

（3）慢性湿疹：多由急性、亚急性湿疹演变而来，少数也有发病初期就表现为慢性。患处皮肤粗糙、增厚、变硬，呈暗红色或暗褐色，边界清楚，部分呈苔藓样，并有色素沉着，外周可有丘疹或丘疱疹。自觉瘙痒，有时较剧烈。病程缓慢，常时轻时重，迁徙数月不愈。

【治疗方法】

治法一：

取穴：膈俞、血海、三阴交、足三里穴。

操作：双侧穴位交替使用，采用留罐法，用闪火法将中等大小的火罐吸拔在穴位上，留罐10分钟，每日1次。本法适用于血虚风燥型，表现为病情缠绵不愈，反复发作，患部皮肤增厚、粗糙、肤色暗、色素沉着，脱屑，舌淡苔白。

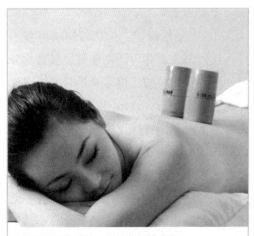

◎湿疹采用留罐法，吸拔背部脾俞穴。

治法二：

取穴：脾俞、足三里、阴陵泉、三阴交穴。

操作：双侧穴位交替使用，采用留罐法，用闪火法将中等大小的火罐吸拔在穴位上，留罐10～15分钟，每日1次。本法适用于湿热型，表现为皮损局部糜烂，渗液较多，瘙痒剧烈，伴有身热，疲乏，便秘或腹泻，舌苔黄腻。

治法三：

取穴：大椎、委中穴。

操作：采用刺络拔罐法，对局部进行常规消毒后，用消毒的三棱针点刺，用闪火法将直径为2～3厘米的玻璃火罐吸拔在穴位皮肤上，可以看到每个针孔有血液流出，皮肤充血发红即可起罐。每周2次，6～8次为1个疗程。本法适用于急性炎症期。

治法四：

取穴：丘疹、水疱及苔藓样变局部。

操作：采用刺络拔罐法，对病变局部进行常规消毒后，用1寸毫针或三棱针迅速点刺，然后立即拔上火罐，以吸出少量血液及渗液为佳。本法适用于湿热型，表现为皮损局部糜烂，渗液较多，瘙痒剧烈，伴有身热，疲乏，便秘或腹泻，舌苔黄腻。

治法五：

取穴：大椎、肺俞、陶道、委阳、血海、曲池、病变局部。

操作：采用刺络拔罐法，患者取俯卧位，暴露后背及双腿腘窝处，对局部进行常规消毒后，用消毒的三棱针快速点刺大椎、肺俞、陶道、委阳穴，在点刺部位加拔火罐，留罐10～15分钟后起罐。然后在血海、曲池及病变局部用同样方法进行刺络拔罐，隔日1次，3次为1个疗程。

治法六：

取穴：大椎、委阳穴。

操作：采用刺络拔罐法，患者取俯卧位，暴露后背上部和双腿腘窝处，对局部进行常规消毒后，用三棱针快速点刺肺俞穴，然后用手指挤压针眼周围，使之有血滴时，马上在穴位上拔火罐，然后在委阳穴点刺拔火罐，均留罐10～15分钟，隔日1次，3次为1个疗程。

小贴士

（1）治疗期间应避免接触刺激性物品，不要用过热的水清洗患部，避免暴晒、搔抓。

（2）患病期间应注意饮食，少吃辛辣和易引发过敏的食物，忌烟酒，不喝浓茶及咖啡。

（3）急性期应使用抗过敏药。

（4）对不适宜直接拔罐的部位，如手、阴囊等处可以采用艾条温和灸法，配合拔罐治疗。

❹ 风疹

风疹是由风疹病毒引起的一种急性呼吸道传染病。好发于冬春季节，经空气飞沫传播。感染后18天左右患病，病后有持久的免疫力。本病多发于儿童，成人也可发病。妊娠妇女患风疹后可能导致流产、死胎或胎儿畸形。

【表现】

早期有低热、轻度头痛、流鼻涕、打喷嚏、咽痛、咳嗽、乏力等症状，耳后、后颈部及枕部淋巴结肿大，有轻度压痛。在发热1～2天后出红色斑丘疹，先发于面部，很快便波及全身，出疹期发热高达38～39℃。2～3天后皮疹消退，疹退后不留痕迹。

【治疗方法】

取穴：神阙穴。

操作：采用留罐法，在脐部拔罐，留罐5分钟，起罐后再拔罐5分钟，如此反复3次，共15分钟，每日1次。

❺ 荨麻疹

荨麻疹是一种常见的过敏性皮肤病。病因复杂，常见的有食物、药物、遗传、各种感染、动物羽毛、花粉、冷、热、日光等因素。可分为急性和慢性两种：急性荨麻疹在数日到2星期停止发疹；慢性荨麻疹可反复发作，经年累月不愈。

【表现】

临床表现为大小不等的局限性风疹块，形态不一，呈鲜红色、暗红色或苍白色，微高出于皮肤，瘙痒剧烈，一般几分钟到几小时消退，消退后不留任何痕迹。可伴有恶心、呕吐、头痛、腹痛、腹泻、胸闷、气短、呼吸困难、心慌等症，严重者可发生过敏性休克。

【治疗方法】

治法一：

取穴：大椎、曲池、风池、风门、血海穴。

操作：采用留罐法，患者取坐位，用闪火法将中等大小的火罐吸拔在穴位上，留罐10～15分钟，每日1次。本法适用于风寒束表型，表现为皮疹色白，遇冷或风吹加重，遇热则缓解，舌苔薄白。

治法二：

取穴：一组风门、膈俞、脾俞穴；二组气海、血海、足三里穴。

操作：每次选1组穴位，2组交替使用，采用留罐法，患者取坐位，用闪火法将中等大小的火罐吸拔在穴位上，留罐5～10分钟，每日1次。本法适用于气血两虚型，表现为皮损反复发作，迁延日久，疹块色淡，劳累加重，伴有头晕、心悸，失眠，神疲乏力，食欲缺乏，舌淡胖，苔薄或少苔。

治法三：

取穴：神阙穴。

配穴：风寒束表者（表现为皮疹色白，遇冷或风吹加重，遇热则缓解，舌苔薄白）加大椎、风门、曲池、血海穴；风热客表者（表现为皮损色红，灼热剧痒，遇热加重，口渴，咽干，心烦，舌红，苔

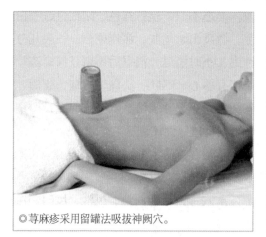

◎荨麻疹采用留罐法吸拔神阙穴。

薄黄）加风门、风池、曲池、风市、膈俞、血海穴；脾胃湿热者（表现为皮疹成片、色红，脘腹胀痛，食欲缺乏，恶心，呕吐，神疲乏力，泄泻或便秘，小便短赤，舌红苔黄腻）加天枢穴；气血两虚者（表现为皮损反复发作，迁延日久，疹块色淡，劳累加重，伴有头晕，心悸，失眠，神疲乏力，食欲缺乏，舌淡胖，苔薄或少苔）加脾俞、气海、膈俞、血海穴；冲任失调者（表现为见于女性患者，发疹与月经周期有关，常在月经前2～3天发生，月经干净后消失，但在下次月经来潮时又发作，伴有月经不调，经行腹痛，色紫，有血块，舌质紫暗或有瘀斑）加肝俞、期门、关元、血海穴；伴有腹痛者加中脘、气海穴；上肢加曲池穴；下肢加血海穴；顽固者加大椎、肺俞、脾俞穴。

操作：采用留罐法，患者取仰卧位，用闪火法将大号或中号火罐迅速吸拔在神阙穴上，留罐5分钟，起罐后以同样方法再拔一次，连拔3次为1次治疗；配穴每次选用1～2个，用闪火法拔罐，留罐10～15分钟。每日1次，6次为1个疗程，疗程间休息3～4日。

治法四：

取穴：一组肝俞、膈俞；二组关元、期门、血海、三阴交穴。

操作：每次选1组穴位，2组交替使用，采用留罐法，患者取坐位，用闪火法将中等大小的火罐吸拔在穴位上，留罐10～15分钟，每日1次。本法适用于冲任失调型，表现为见于女性患者，发疹与月经周期有关，常在月经前2～3天发生，月

小贴士

患病期间应忌食鱼、虾、蟹、辣椒、酒等刺激性食物。

慢性荨麻疹患者应尽可能查明其病因，并针对病因进行根本性治疗。

病变部位严禁搔抓，以免引起感染。

尽可能找出发病诱因并尽早除去，如食用某种药物或食物，接触某种致敏物，如花粉、动物皮屑、羽毛、灰尘等。

平时保持精神振奋，心情舒畅，并加强体育锻炼，以增强体质。

注意气温变化，随气温变化增减衣着。

经干净后消失，但在下次月经来潮时又发作，伴有月经不调，经行腹痛，色紫，有血块，舌质紫暗或有瘀斑。

⑥ 皮肤瘙痒症

皮肤瘙痒症是一种临床上无原发性皮肤损害而以瘙痒为主的皮肤病，多见于60岁以上的老年人。中医称为"痒风"或"风瘙痒"。瘙痒的发生与季节、天气变化、疾病和机体代谢等因素有关。

【表现】

皮肤瘙痒，痒感时轻时重，夜间尤甚，以致常常夜不安眠，皮肤较干燥，常起屑，有时因搔抓，可见抓痕。

【治疗方法】

治法一：

取穴：肝俞、膈俞、血海、三阴交穴。

操作：采用留罐法，患者取坐位，用闪火法将中等大小的玻璃火罐吸拔在穴位上，留罐10～15分钟，每日1次。本法适用于血热化燥型，表现为皮肤瘙痒，色红、灼热，遇热加重，伴有口干，心烦，尿赤，舌红，苔黄。

治法二：

取穴：风池、曲池、血海穴。

操作：采用留罐法，患者取坐位，用闪火法将中等大小的火罐吸拔在穴位上，留罐10～15分钟，每日1次。本法适用于湿热郁滞型，表现为多发于夏秋季节，患部皮肤潮湿，搔抓后易破溃，舌苔薄腻。

治法三：

取穴：神阙穴。

操作：采用留罐法，患者平卧，将火罐吸拔在穴位上，要求吸力要大，留罐5分钟，每日1～2次。

小贴士

（1）积极治疗原发病，如肝胆疾病、习惯性便秘、糖尿病等。

（2）消除诱因，不吃易致敏及刺激性的食物，如鱼、虾、蟹及辛辣食物等，最好不吸烟，不喝酒、浓茶及咖啡。

（3）注意保持皮肤清洁，可使用一些保湿护肤品。

（4）不用碱性强的肥皂洗浴，瘙痒处尽量不要搔抓，避免摩擦。

（5）应穿着柔软宽松的内衣，最好是棉织品，不要穿化纤内衣。

（6）坚持体育锻炼，提高机体抗病能力。

（7）保持心情愉快，避免不良情绪。

治法四：

取穴：足太阳膀胱经的风门至关元俞，督脉的大椎至命门。

操作：采用走罐法，患者取俯卧位，在所选部位涂一层液状石蜡，用闪火法将大号玻璃火罐吸拔在皮肤上，沿督脉及膀胱经上下来回走罐2～3遍，至皮肤潮红为度，然后在大椎、肺俞、脾俞、膈俞、肾俞处留罐10～15分钟。每周2～3次，10次为1个疗程。

❼ 药物性皮炎

药物性皮炎也叫药疹，是各种药物通过各种不同途径进入体内而引起的皮肤黏膜反应，称为药疹或药物性皮炎。药物不仅通过内服和注射，而且可通过栓塞、含片、吸入、灌肠、漱口及外用（包括滴眼、滴鼻）等途径进入体内而引起药疹。任何年龄均可发生。一般说来，以西药产生的机会较多，中草药很少引起药疹。

拔罐选穴及治疗方法：

选穴：曲泽、尺泽、内关、曲池、合谷、足三里、血海、三阴交。

操作方法：留罐法，取上穴留罐5～10分钟，每日1次，15次为1疗程。

❽ 接触性皮炎

接触性皮炎是因接触某些物理、化学、生理等刺激而引起的皮肤炎症，多发生在皮肤裸露部位。临床表现：接触部位或扩展到身体的其他部位肿胀、瘙痒、红斑、丘疹、烧灼及胀痛，甚则起水疱或大疱以至坏死溃疡等。有的并伴有无力、头痛、头胀等全身症状。中医认为本病系风毒袭表、温热内蕴、热毒壅遏、气血失和而成。治宜疏风散邪、清热解毒、利湿止痒之法。

拔罐选穴及治疗方法：

选穴：尺泽、曲池、曲泽、合谷、委中。

方法：取上穴，以单纯留罐法吸拔穴位。留罐10分钟，每日1次。

❾ 神经性皮炎

神经性皮炎是一种皮肤神经功能障碍性疾病，以阵发性皮肤瘙痒和皮肤苔藓化为主症，发病和神经精神因素及某些外在刺激因素有关。好发与颈后及两侧、肘窝等处。皮疹不甚广泛或仅限于上述部位时，称局限性神经皮炎；皮疹分布广泛，除局限型所涉及的部位外，眼、脸、头皮、躯干及四肢均受累时，则称为泛发性神经皮炎。

本病初发时局部皮肤瘙痒，因不断搔抓，渐渐出现圆形或多角形的扁平丘疹。疹的颜色和正常皮肤颜色相同或带褐色，表面很少有鳞屑。久之，皮肤逐渐变厚变

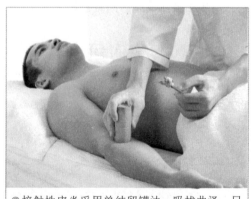

◎接触性皮炎采用单纯留罐法，吸拔曲泽、尺泽穴。

硬，成为一块边界清楚的椭圆形或不规则斑块。斑块表面粗糙，皮沟显著加深，皮脊隆起，很像一块粗糙的牛皮，叫苔藓样改变。皮损部位干燥，不流水，也有时发生糜烂，奇痒无比，夜间尤甚。病程缓慢，时轻时重，反复发作。临床上分为局限型和泛发型两种。局限型好发于颈后或颈侧部位，占80%～90%，其次为肘伸面、会阴部；泛发型好发于颜面、四肢屈侧、手背等处。

拔罐选穴及治疗方法：

选穴：大椎、身柱、肺俞穴及病灶处。

方法：取上3穴，采用刺络罐法或留针罐法，先用三棱针点刺或用毫针刺穴位得气，然后将罐吸拔在点刺或留针的穴位上。病灶局部施行皮肤针罐法（叩击出血）均留罐10～15分钟。起罐后病灶上加艾条温和灸约15分钟，每日1次。缓解后隔1～2日1次，10次为一个疗程。

⑩ 带状疱疹

带状疱疹是一种病毒引起的皮肤病，可发生于身体任何部位，但以腰背为多见，故此俗称"串腰龙"。病人感染后，往往暂不发生症状，病毒潜伏在脊髓后根神经节的神经元中，在机体免疫功能低下时才引起发病，如感染、肿瘤、外伤、疲劳及使用免疫抑制剂时等。本病发于三叉神经、椎神经、肋神经和腰底神经的分布区，初起时患部有瘙痒、灼热或痛的感觉，有时有全身不适、发热、食物缺乏等前驱期症状，随后有不规则的红斑、斑丘疹出现，很快演变成绿豆大小的集簇状水疱，疱液澄清，周围绕以红晕。数日内水疱干涸，可有暗黑色结痂，或出现色素沉着；与此同时不断有新疱出现，新旧疹群依神经走形分布，排列呈带状，故而得"带状疱疹"之名，疹群之间皮肤正常。有些患者皮损完全消退后，仍可留有神经痛，多数病人在发病期间疼痛明显，少数病人可无疼痛或仅有轻度痒感。中医认为，本病的发生多因情至内伤，肝郁气滞，日久化火而致肝胆火盛，外受毒邪而发。中医学属缠腰火丹，缠腰龙，蜘蛛疮范畴。

拔罐选穴及治疗方法：

选穴：（1）病灶处，大椎、灵台穴；（2）大椎、肝俞；（3）身柱、脾俞。

方法：取1组穴，在病灶处采用单纯密排，或加艾条温和灸10～15分钟，或用皮肤重叩，渗血后再施行密排罐法；大椎，灵台穴采用刺罐法，留罐15分钟。若局部疱疹溃破，渗液多时，可涂甲紫药水。取2组穴，采用刺络罐法，每次取3穴，点刺后拔罐10～15分钟，每日或隔日1次。

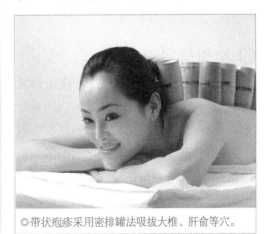

◎带状疱疹采用密排罐法吸拔大椎、肝俞等穴。

外科疾病

① 风湿性关节炎

中医学认为，风湿性关节炎是由于风、寒、湿邪杂合而成病，停滞于关节、肌肉，阻碍气机运行，不通则有疼痛。拔罐是借热力排去罐中空气，产生负压吸附于皮肤，使局部充血而达到康复的一种方法。有研究表明，拔罐能温通经络、祛湿逐寒、行气活血及消肿止痛。针对风湿性关节炎，拔罐能使关节周围的风寒湿邪气透于体表而外泄，改善局部的血液循环，消除致炎物质，加强新陈代谢，从而减轻症状，促进康复。

类风湿性关节炎是一种结缔组织的非化脓性炎症，以关节部位为主，也可能触及其他器官，寒冷和潮湿可引发此病。

治疗选穴及部位：大椎区、下关、门区为第一组；神道区、脾区、肝区、肾俞、腰区为第二组。

方法：留罐法。根据以上穴位留罐10～15分钟，每周2～3次。

② 坐骨神经痛

坐骨神经痛是指在坐骨神经通路及其分布区内发生疼痛，为常见的周围神经疾病。临床分为原发性和继发性两类，原发性坐骨神经痛的发病与受寒、潮湿、损伤及感染有关；继发性坐骨神经痛的发病与受寒、潮湿、损伤及感染有关；继发性所引起，如腰椎间盘突出症、椎间关节、

骶髂关节、骨盆的病变以及腰骶部软组织损伤。

根据病因还可以分为根性坐骨神经痛与干性坐骨神经痛，前者多由脊椎病变所引起，如腰椎间盘突出症、脊椎肿瘤、结核等，疼痛可因咳嗽、喷嚏、弯腰等而加重；后者多由坐骨神经炎而引起，发病较急。根性坐骨神经痛小腿外侧或足背皮肤感觉减弱明显，干性坐骨神经痛通路压痛较重。

临床主要表现为，坐骨神经通路及其分布区（臀部、大腿后侧、小腿后外侧和足部外侧）内的疼痛，疼痛多由臀部或髋部开始，向下沿大腿后侧、小腿外侧和足背部外侧扩散，在持续性钝痛的基础上有发作性加剧；根性坐骨神经痛常从腰部开始向下放射。

本病归属于祖国医学的"痹症"等病症范畴，多因风、寒、湿之邪客于足少阳经脉，致使该经气血阻滞所致。

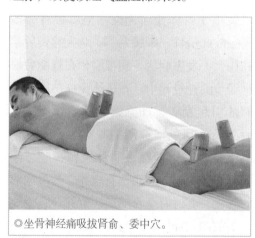

◎坐骨神经痛吸拔肾俞、委中穴。

治疗选穴及部位：

根性坐骨神经痛：

主穴：夹脊、肾俞、腰阳关。

配穴：环跳、委中、承山。

干性坐骨神经痛：

主穴：环跳、委中、承山。

配穴：足三里、丘墟。

❸ 颈椎病

颈椎病又称为颈椎综合征，是一种颈椎退行性改变，是中老年人常见的疾病。本病是因颈椎间盘退变、椎体骨质增生、韧带改变及椎间小关节改变，刺激或压迫颈部神经及血管，而引起的头、颈、肩、臂等部位的一系列症状。常见的病因有颈椎退变、急性损伤、慢性劳损、颈椎先天性椎管狭窄、咽部炎症等。40～60岁的人发病率较高，长期低头工作的人、司机、电脑操作人员、有颈部外伤史的人易患颈椎病。

【表现】

起病缓慢，主要表现为颈、肩部不适或疼痛，上肢活动受限、麻木，头痛，头晕，视物模糊，握力减弱，肌肉萎缩，也可出现下肢无力或二便失常。具体表现如下。

（1）颈型：主要表现为颈部酸痛不适、僵直，肩背部肌肉痉挛、僵硬，头部转动受限，病变部位有压痛，长时间看书、写字时症状加重。

（2）神经根型：主要表现为颈项疼痛，可向肩背及上肢放射，咳嗽、打喷嚏可使疼痛加重。患部皮肤可产生麻木、过

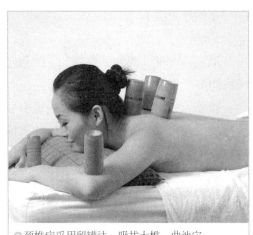

◎颈椎病采用留罐法，吸拔大椎、曲池穴。

敏等感觉异常，上肢肌力减弱，沉重无力，手指麻木、活动不灵活。

（3）脊髓型：颈项疼痛不明显，常先出现一侧或双侧下肢麻木、无力，走路不稳，随后出现上肢僵硬麻木、乏力，并伴有头痛、头晕、排尿困难、便秘等症状，严重者可出现大小便失禁、尿潴留、四肢瘫痪等。

（4）椎动脉型：主要表现为眩晕，并可因头部转动而诱发或使病情加重，可伴有头痛、耳鸣、耳聋、恶心、呕吐及视物模糊等症状。患者在突然转动颈部时会发生猝倒，随即恢复正常，有时可出现肢体感觉障碍。

（5）交感神经型：主要表现为头痛或偏头痛、头晕、眼花、眼窝胀痛、视物模糊、流泪、耳鸣、听力下降、心悸、心前区疼痛、胸闷、血压异常、手脚发凉或发热，局部多汗或少汗等症。

临床上单独出现一种类型的并不多见，经常是两种或两种以上类型的症状同时出现。

【治疗方法】

治法一：

取穴：大椎、曲池（患侧）、昆仑穴（患侧）。

操作：采用留罐法，用闪火法将中号火罐吸拔在穴位上，留罐10～15分钟，每日1次。

本法适用于经脉闭阻型，表现为肩、背、臂部疼痛，颈项强硬，头痛，畏寒，舌淡苔白。

治法二：

取穴：风池、天柱、三阴交、颈夹脊穴。

操作：颈夹脊穴采用走罐法，在颈背部涂上润滑油，用闪火法将中号火罐吸拔在穴区，并走罐2～3次；其他穴位采用留罐法，用闪火法将火罐吸拔在穴位上，留罐5～10分钟。每日1次。本法适用于肝肾亏虚型，表现为头痛，眩晕，失眠多梦，耳鸣，耳聋，腰膝酸软，舌红苔少。

治法三：

取穴：华佗夹脊穴。

操作：采用走罐法，先在颈部涂适量润滑油，用闪火法将小火罐吸拔在颈部，沿着华佗夹脊穴来回推动火罐，至皮肤出现红色瘀斑为止。每日1次。

治法四：

取穴：大椎、膈俞、颈夹脊穴。

操作：颈夹脊穴采用走罐法，在颈背部涂上润滑油，用闪火法将中号火罐吸拔在穴区，并走罐5～6次；其他穴位采用留罐法，用闪火法将火罐吸拔在穴位上，留罐10～15分钟。每日1次。本法适用于

气滞血瘀型，表现为颈、肩、背及四肢疼痛，位置固定不变，颈部活动受限，面色紫暗，有瘀斑。

治法五：

取穴：阿是穴。

操作：采用药罐法，取透骨草、防风、羌活、独活、草乌、川椒、牛膝、桂枝、红花、艾叶各60克，加水浸泡半小时，放入锅中煎煮15分钟，取药汁，放入竹罐共煮15分钟，取出后甩干药液，吸拔在疼痛部位。如病情严重，可沿疼痛的路径走行密密排罐，留罐15～20分钟。每日1次。本法适用于风寒湿痹型，表现为颈、肩、臂部疼痛，麻木，颈项沉重、酸痛，恶寒，肌肉无力，舌淡苔薄白。

治法六：

取穴：阿是穴、大椎穴。

操作：采用药罐法，取麻黄、防风、木瓜、川椒、秦艽、穿山甲、乳香、没药

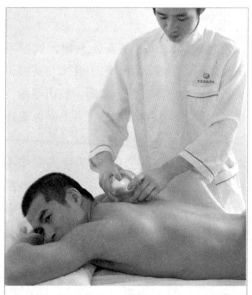

◎颈椎病采用走罐法，沿着华佗夹脊穴来回走罐。

各30克，用纱布包好，放入锅内煎30分钟至药性煎出，将竹罐放入药中，煮5～8分钟，用镊子夹出，甩去药液，迅速用干毛巾捂住罐口，趁热立即扣在所选穴位上，留罐10～20分钟。每日1次，10次为1个疗程。

治法七：

取穴：颈夹脊。

操作：采用刺络拔罐法，对病变颈椎两侧进行常规消毒后，用皮肤针叩刺，待局部皮肤出现小血滴后，加拔火罐，留罐5～10分钟，以吸出3～5毫升血液为宜，每周2次，10次为1个疗程。

治法八：

取穴：一组大椎、肩中俞、肩外俞穴；二组大杼、肩井、肩髎穴。

操作：每次选1组穴位，采用刺络拔罐法，对局部进行常规消毒后，用梅花针叩刺至皮肤发红并有少量出血点，然后在叩刺部位拔火罐，留罐10～15分钟，以拔出少量瘀血为度，每日或隔日1次，10次为1个疗程。

治法九：

取穴：以督脉、手足太阳、手足少阳经为主，路线分主线和配线，主线有风府—身柱、风池—肩井，配线有天柱—膈俞、大椎—巨骨、肩中俞—膈俞。

操作：采用先经络刮痧后刺络拔罐法，经络刮痧采用水牛角制成的长方形刮痧板，介质采用刮痧油，刮拭经络一般主线为必刮线，再根据酸痛所在部位选取相应的配线。操作时先在所刮部位涂少许刮痧油，然后用刮痧板与皮肤成45°角，由

上而下，先主线后配线，先中线后旁线，刮拭力量以患者可耐受为宜，先轻后重，缓缓而行，刮至皮肤明显见痧，即皮肤出现红色粒状、片状潮红、紫红色或暗红色的血斑、血疱即可。酸痛处及风池、百劳、肩井、肩中俞、肩外俞、曲垣、天宗等可重点刮拭；从痧斑中寻找紫红色或暗红色的血斑或血疱，常规消毒，用三棱针刺破皮肤，每次3～5个，然后用闪火法在其上拔罐，留罐10分钟，可有瘀血拔出，每隔5～7日1次，也可待痧退后再治疗。

小贴士

在采用拔罐疗法治疗的同时，可配合使用针灸、推拿、牵引、理疗等方法。

本病患者要注意纠正不良的姿势，避免长时间保持一个姿势不动，工作一段时间要起来活动一下，特别是要做几次颈肩活动。

注意颈部保暖，避免因受风寒而使病情加重。

睡眠时枕头不应太高。

❹ 肩关节周围炎

肩关节周围炎简称肩周炎，是肩关节囊及其周围组织病变而引起肩关节疼痛和活动受限的一种常见病，又称冻结肩、肩凝症或五十肩。本病可由外伤、慢性劳损、受凉、较长时间不活动等因素引发，好发于40岁以上的中老年人，女性多于男性。

【表现】

起病缓慢，多数无外伤史，病程较

长，表现为肩部疼痛，可放射到颈部、前臂和手，可引起肌肉痉挛，晚间疼痛加重，常半夜痛醒，穿脱上衣时疼痛加剧，严重者甚至不能洗脸、梳头，肌肉无力，肩关节活动受限，尤其是外展、后伸等动作。

【治疗方法】

治法一：

取穴：肩外俞、肩井、肩髎、天宗穴。

操作：采用留罐法，患者取坐位或侧卧位（患肩在上），用闪火法将罐吸拔在穴位上，留罐20分钟，每日1次，5次为1个疗程。

治法二：

取穴：一组肩髎、天宗、曲池、大杼穴；二组肩井、肩贞、外关、臂臑穴。

操作：每次选用1组穴位，2组交替使用，采用留罐法，患者取坐位，用闪火法将中等大小的火罐吸拔在穴位上，留罐10～15分钟，每日1次。

治法三：

取穴：病变局部。

操作：采用走罐法，患者取坐位，局部涂凡士林或其他润滑油，以肩峰端为中心，拔罐后，向四周作环形推动，要求缓慢，不用蛮力，以局部皮肤潮红或紫红为度。

治法四：

取穴：疼痛最明显点。

操作：采用刺络拔罐法，对局部进行常规消毒后，用消毒的三棱针迅速刺入穴位及其周围有瘀血现象的静脉血管，深

度为0.1～0.3厘米，随即迅速退出，使血液流出，出血量以10～20毫升为佳，血止后拔罐，留罐5分钟，每15～20日1次，需1～3次。

治法五：

取穴：患侧肩髎、肩贞、膈俞、天宗、曲垣、肩外腧穴。

操作：每次选用2～3个穴位，采用刺络拔罐法，对局部皮肤进行常规消毒后，用三棱针每穴迅速点刺3～5下，再用闪火法拔罐，留罐5～10分钟，以出血5～8毫升为宜，每日1次，15日为1个疗程。

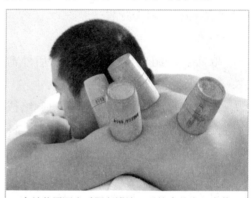

◎肩关节周围炎采用留罐法，吸拔肩外俞、肩井、肩髎、天宗穴。

⑤ 落枕

落枕是指急性单纯性颈项强痛、活动受限的一种病症。多因体质虚弱，劳累过度，睡眠时头颈部位置不当，或枕头高低不适或太硬，使颈部肌肉（如胸锁乳突肌、斜方肌、肩胛提肌等）过长时间维持在过度伸展位或紧张状态；或因患者事前无准备，致使颈部突然扭转；或肩扛重物，颈部肌肉扭伤或引起痉挛等等均可致落枕引起颈部肌肉静力性损伤或痉挛。本

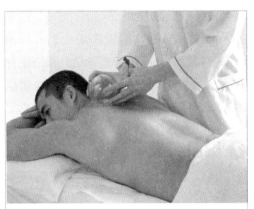

◎落枕采用闪罐法将罐吸拔于颈部疼痛部位，来回走罐。

病无论男女老幼皆可发生，是临床常见多发病。临床主要表现为颈部肌肉强直、酸胀、转动失灵、强行则痛。轻者可自行痊愈，重者可延至数周。

本病又称"颈部伤筋"，归属于祖国医学的"失枕""颈部伤筋"等病症范畴。多因起居不当，受风寒湿邪侵袭，寒凝气滞，经脉瘀阻。

治疗选穴及部位：

主穴：颈部阿是穴、大椎、肩中俞、肩外俞。

操作方法：

（1）采用留罐法，取以上穴位单罐吸收，留罐10~15分钟。

（2）选择大小适宜的罐，用闪罐法将罐吸拔于疼痛部位，沿着肌肉走行，在颈部来回推拉火罐，至疼痛部位皮肤出现红色瘀血为止。

❻ 急性腰扭伤

急性腰扭伤是指腰部活动不当所致的腰部软组织急性损伤，也称"闪腰"，是一种常见病，多由姿势不正、用力过猛、超限活动及外力碰撞等因素引起。多发生于青壮年体力劳动者。

【表现】

本病发生突然，有明显的腰部扭伤史，严重者在受伤时腰部有撕裂感和响声。伤后腰部立即出现剧烈的疼痛，当即不能活动，疼痛呈持续性。也有的当时并无明显的疼痛，可以继续工作，但休息后或次日出现腰部疼痛。表现为腰部剧烈疼痛，活动受限，不能挺直，行走不利，俯、仰、扭转困难，咳嗽、喷嚏、大小便可使疼痛加剧，严重者卧床不起。站立时往往用手扶住腰部，坐立时用双手撑着椅子，可以减轻疼痛。

【治疗方法】

治法一：

取穴：病变局部。

操作：采用留罐法，在病变局部以闪火法或投火法广泛拔罐，每日1次，一般3次可治愈。

治法二：

取穴：大肠俞、血海、委中、阿是穴。

操作：采用留罐法，患者取坐位，用闪火法将中等大小的火罐吸拔在穴位上，留罐10~15分钟，每日1次。

治法三：

取穴：腰骶关节处、髂后上棘处（双侧）。

操作：采用留罐法，患者取俯卧位，用闪火法将火罐吸拔在所选部位，留罐15~20分钟，每日1次，1~3次即可治愈。

治法四：

取穴：健侧养老穴，损伤局部。

操作：采用针后加火罐法，在穴位处快速进针，提插捻转得气后出针，然后在损伤局部用闪火法拔罐2～3枚，留罐30分钟，取罐后在患部用手掌面由轻—重—轻按摩数分钟。

治法五：

取穴：压痛点。

操作：采用刺络拔罐法，找到明显的压痛点后，对局部进行常规消毒，用皮肤针叩打至渗血，再拔火罐，留罐10分钟。

治法六：

取穴：委中穴。

操作：采用刺络拔罐法，患者取俯卧位，对局部进行常规消毒后，用三棱针快速点刺，使其出血，迅速拔罐，留罐10分钟，出血约5毫升。此法治疗腰扭伤效果较好，一般一次治愈。

治法七：

取穴：委中、肾俞、阿是穴。

操作：采用刺络拔罐法，对局部皮肤进行常规消毒后，用三棱针点刺出血，然后拔罐，留罐15分钟。

治法八：

取穴：疼痛部位的压痛点或典型的瘀滞点。

操作：采用刺络拔罐法，患者取俯卧位，对局部皮肤进行消毒后，用三棱针点刺出血，然后拔罐2～5次，每次留罐15～20分钟，直到不出瘀血为止。每日1次。

❼ 腰肌劳损

腰肌劳损是由于外力经常反复地牵拉或挤压，造成腰部肌肉、韧带、筋膜、椎间盘乃至椎骨的慢性损伤，是一种常见病。本病的发生主要是因为长期保持不良姿势工作或学习，使腰肌长时间处于牵拉状态而产生，此外，急性腰部损伤治疗不当及腰椎畸形都可引起本病。

【表现】

主要表现为腰部疼痛，疼痛性质为酸痛、胀痛、钝痛或隐痛，反复发作，劳累后加重，休息后可减轻。腰部活动多无异常，少数患者可有腰肌痉挛，腰部活动受限。腰部可有广泛压痛。

【治疗方法】

治法一：

取穴：膈俞、委中、次髎、三阴交穴。

操作：采用留罐法，患者取坐位，用闪火法将中等大小的火罐吸拔在穴位上，留罐10～15分钟，每日1次。本法适用于瘀血型，表现为腰部刺痛，位置固定，转侧不利，夜间加重，舌质紫暗或有瘀斑。

治法二：

取穴：肾俞、次髎、关元俞、腰阳关穴。

操作：采用留罐法，用闪火法在穴位处拔罐，留罐10～15分钟；也可采用闪罐

小贴士

（1）发病后应卧床休息，使用硬板床。

（2）注意腰部保暖，避免风寒。

（3）可配合使用针灸、理疗等方法。

（4）疼痛减轻后可适当进行腰背肌功能锻炼。

法，反复吸拔至皮肤潮红为止。本法适用于肝肾。

⑧ 跟痛症

跟痛症指足跟底部局限性疼痛，是跟骨底面慢性劳损、跟骨骨刺、跟骨结节滑囊炎等所致。这是中老年较常见的一种慢性疾病，体形肥胖的妇女易患此症。

【表现】

本病起病缓慢，可有几个月或几年的病史。主要表现为足跟疼痛，疼痛部位一般比较固定，有明显的压痛点，可伴有足底胀麻感或紧张感。早晨起床后刚开始站立或走动时疼痛剧烈，长期站立或行走可使疼痛加重，休息后则减轻，温热时感觉

舒适，遇冷后病情加重。

【治疗方法】

取穴：疼痛局部。

操作：采用闪罐法，病人取俯卧位，患侧腿屈膝90°，足底向上，在疼痛局部闪罐，罐热后，将罐体翻转，以烫手的罐底按压疼痛局部，至罐温与体温接近为止，反复5次。

小贴士

采用拔罐方法治疗时，可配合使用针灸、热敷等方法。

急性期应注意休养，减少站立和行走。

患者可以穿软底鞋或在鞋内放置海绵垫，以减轻疼痛。

男科疾病

① 男性不育症

夫妻共同生活2年以上，未采取避孕措施，由于男方原因使女方未能受孕者，称为男性不育症。病因很复杂，性功能障碍、精子功能异常、生殖系统感染、隐睾、药物等因素均可引起本病。

【表现】

夫妻共同生活2年以上，性生活时未采取避孕措施，女方生殖功能正常而未能受孕者。

【治疗方法】

治法一：

取穴：肾俞、气海、足三里穴。

操作：采用留罐法，患者取坐位，

用闪火法将中口径玻璃火罐吸拔在穴位上，留罐5～10分钟，每日1次。本法适用于肾阴虚型，表现为精子量少或死精过多，性欲强烈，头晕，耳鸣，心悸，失眠，多梦，五心烦热，口干，腰膝酸软，舌红。

治法二：

取穴：肾俞、命门、关元穴。

操作：采用留罐法，患者取坐位，用闪火法将中口径玻璃火罐吸拔在穴位上，留罐10～15分钟，每日1次。本法适用于肾阳不足型，表现为性欲淡漠，阳痿，滑精，精液清稀，酸膝酸软，精神萎靡，面色白，小便清长，夜尿多，畏寒肢冷，舌淡，苔白。

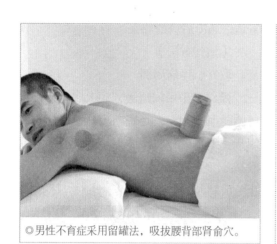

◎男性不育症采用留罐法，吸拔腰背部肾俞穴。

治法三：

取穴：脾俞、膈俞、气海、关元、足三里、三阴交穴。

操作：双侧穴位交替使用，采用留罐法，患者取坐位，用闪火法。将中口径玻璃火罐吸拔在穴位上，留罐5～10分钟，每日1次。本法适用于气血两虚型，表现为头晕目眩，心悸失眠，少气懒言。

❷ 遗精

遗精是指无性交而精液自行外泄的一种男性疾病。有梦（睡眠时）而精液外泄者为梦遗；无梦（清醒时）而精液外泄者为滑精，无论是梦遗还是滑精都统称为遗精。在未婚男青年中80%～90%的人有遗精现象，一般一周不超过1次属正常的生理现象；如果一周数次或一日数次，并伴有精神萎靡、腰酸腿软、心慌气喘，则属于病理性。本病可以大体分为梦遗和滑精2型。

梦遗

（1）症状

梦境纷纭，阳事易举，遗精有一夜数次，或数夜一次，或兼早泄，伴有头晕，心烦少寐，腰酸耳鸣，小便黄。

（2）治法

方法一：

【选穴】心俞、肾俞、气海、三阴交。

【定位】心俞：在背部，当第五胸椎棘突下，旁开1.5寸。

肾俞：在腰部，当第二腰椎棘突下，旁开1.5寸。

气海：在下腹部，前正中线上，当脐中下1.5寸。

三阴交：在小腿内侧，当足内踝尖上3寸，胫骨内侧缘后方。

【拔罐方法】单纯拔罐法，留罐10分钟，每日1次，10次为1疗程。

方法二：

【选穴】神门、关元、三阴交、太溪。

【定位】神门：在腕部，腕掌侧横纹尺侧端，尺侧腕屈肌肌腱的桡侧凹陷处。

关元：在下腹部，前正中线上，当脐中下3寸。

三阴交：在小腿内侧，当足内踝尖上3寸，胫骨内侧缘后方。

太溪：在足内侧内踝后方，当内踝尖与跟腱之间的凹陷处。

【拔罐方法】单纯拔罐法，留罐10分钟，每日1次，10次为1疗程。

滑精

（1）症状

无梦而遗，甚则见色流精，滑泄频繁，腰部酸冷，面色苍白，神倦乏力，或兼阳痿，自汗，短气。

（2）治法

方法一：

【选穴】肾俞、命门、气海、关元。

【定位】肾俞：在腰部，当第二腰椎棘突下，旁开1.5寸。

命门：在腰部，当后正中线上，第二腰椎棘突下凹陷中（俯卧位，在腰部，后正中线上与脐相对处为取穴部位）。

气海：在下腹部，前正中线上，当脐中下1.5寸。

关元：在下腹部，前正中线上，当脐中下3寸。

【拔罐方法】灸罐法，先在上述各穴吸拔火罐，留罐10分钟，起罐后用艾条点燃温灸各穴10分钟，以皮肤有温热感为宜，每日1次，10次为1疗程。

方法二：

【选穴】命门、腰阳关、关元、三阴交。

【定位】命门：在腰部，当后正中线上，第二腰椎棘突下凹陷中。

腰阳关：在腰部，当后正中线上，第四腰椎棘突下凹陷中。

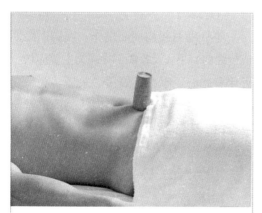

◎遗精采用单纯拔罐法，吸拔腹部气海穴。

关元：在下腹部，前正中线上，当脐中下3寸。

三阴交：在小腿内侧，当足内踝尖上3寸，胫骨内侧缘后方。

【拔罐方法】灸罐法，先在上述各穴吸拔火罐，留罐10分钟，起罐后用艾条点燃温灸各穴10分钟，以皮肤有温热感为宜，每日1次，10次为1疗程。

早泄

早泄是指性交时间极短，或阴茎插入阴道就射精，随后阴茎即软，不能正常进行性交的一种病症，是一种最常见的男性性功能障碍。中医认为多由于房劳过度或频犯手淫，导致肾精亏耗，肾阴不足，相火偏亢，或体虚羸弱，虚损遗精日久，肾气不固，导致肾阴阳俱虚所致。过度兴奋，紧张冲动也是引起早泄的原因之一。

【选穴】命门、肾俞、关元、中极、足三里、三阴交、太溪。

【方法】取上穴，以单纯拔罐法吸拔穴位，留罐10～15分钟，每日或隔日1次。

注意事项：

（1）调适情志，清心寡欲，陶冶情操，积极向上，惜精养身，节制房事，戒除手淫。

（2）日常起居要有规律，晚餐不宜过饱，食物宜清淡，忌辛辣刺激性食物，加强营养，适当锻炼。

（3）积极查治引发本病的其他疾病，由某些器质性疾病引起的遗精、滑精，应同时治疗原发病。

❸ 前列腺炎

　　前列腺炎是中年男性常见病之一，可分为急性和慢性两种。急性前列腺炎是由细菌或其毒素所致的前列腺体和腺管的急性炎症；慢性前列腺炎可继发于急性前列腺炎或慢性尿道炎，也可继发于全身其他部位的感染。诱发因素可以是过度饮酒，会阴部损伤，前列腺增生，房事过度等引起的前列腺长期充血。

　　急性前列腺炎多见于青壮年。起病急骤，有发烧、畏寒、厌食、乏力等全身症状，尿频，尿痛，排尿困难，终末血尿及腰骶部、会阴部和耻骨上区疼痛和直肠刺激症状，急性前列腺炎可形成浓重，造成局部红肿，胀痛等。

　　慢性前列腺炎病变轻者常有排尿结束或尿道口有稀薄水样物或乳白色混浊液溢出，前列腺肿大，压痛。持续性的慢性炎症刺激经过神经反射可引起下身不适，会

阴、肛门和阴囊等部位可有严重的触痛感和坠胀感，并放射到人体横膈下的所有部位，引起莫名其妙的腰酸背痛，尤其晨间较严重。重者造成男性不育，还可经常出现头晕，眼花，失眠等神经衰弱的症状。

【拔罐选穴及治疗方法】

　　选穴：肾俞，膀胱俞，关元，中极，阴陵泉，三阴交，太溪，太冲。

　　方法：取上穴，以单纯留罐法吸拔穴位，留罐10～15分钟，每日或隔日1次。

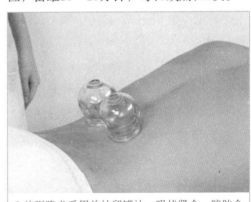

◎前列腺炎采用单纯留罐法，吸拔肾俞、膀胱俞等穴。

妇科疾病

❶ 痛经

　　妇女在经期或行经前后，出现腹痛、腰酸、下腹坠胀或其他不适，影响正常工作和生活的，称为痛经，是妇科常见疾病之一，多见于青年妇女。分为原发性和继发性两种，原发性痛经又称功能性痛经，指生殖器官无明显器质性病变的痛经；继发性痛经是生殖器官器质性病变所导致的痛经。

【表现】

　　本病随月经周期而发作。发病以经期或行经前后下腹及腰骶部疼痛为主要症状，可伴有恶心、呕吐、腹泻、头痛、头晕、腰酸、下腹坠胀及尿频等症状，严重者面色苍白，出冷汗，手脚凉，甚至虚脱。经妇科检查无明显生殖系统的器质性病变。

【治疗方法】

　　治法一：

　　取穴：关元、三阴交、公孙穴。

操作：采用留罐法，患者取坐位或仰卧位，用闪火法将中号火罐吸拔在穴位上，留罐10～15分钟，每日1次。本法适用于寒凝胞中型，表现为经前数日或经期小腹冷痛，得热则痛减，月经延后，经量少，经色暗，有血块，怕冷，面色发青，舌苔白。

治法二：

取穴：中极、关元、次髎穴。

配穴：气滞血瘀者（表现为经前或经期小腹胀痛或阵发性绞痛，拒按，经量少或经行不畅，经色紫暗，有血块，血块排出后疼痛减轻，可伴有胸胁、乳房胀痛，恶心，呕吐，汗出肢冷，烦躁易怒，舌质紫暗或舌尖边有瘀斑）加气海、血海穴；寒凝胞中者（表现为经前数日或经期小腹冷痛，得热则痛减，月经延后，经量少，经色暗，有血块，怕冷，面色发青，舌苔白）加大赫穴；气血虚弱者（表现为经期

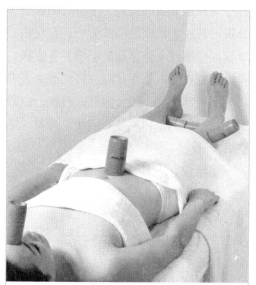

◎痛经采用留罐法，吸拔中极、关元、足三里、三阴交穴。

或经后1～2日小腹绵绵作痛，喜按，月经量少，经色淡，质稀薄，伴有面色光白或萎黄，神疲乏力，食少，便溏，舌淡苔薄白）加气海、脾俞、膈俞、足三里；湿热下注者（表现为经前或经期小腹疼痛，拒按，伴有腰骶胀痛，白带较多，色黄质稠，有臭气，舌红，苔黄或腻）加脾俞穴；肝肾虚损者（表现为月经将净或经后1～2日内小腹绵绵作痛，经色暗淡，经量少，质稀薄，可伴有腰膝酸软，头晕，耳鸣，眼花，潮热）加肝俞、肾俞穴。

操作：采用留罐法，对穴位局部进行常规消毒后，用闪火法将大小适中的玻璃火罐吸拔在所选穴位上，留罐10～15分钟，每日1次，10次为1个疗程。

治法三：

取穴：气海、中极、太冲、三阴交穴。

操作：采用留罐法，患者取坐位，用闪火法将中号火罐吸拔在穴位上，留罐10～15分钟。本法适用于气滞血瘀型，表现为经前或经期小腹胀痛或阵发性绞痛，拒按，经量少或经行不畅，经色紫暗，有血块，血块排出后疼痛减轻，可伴有胸胁、乳房胀痛，恶心，呕吐，汗出肢冷，烦躁易怒，舌质紫暗或舌尖边有瘀斑。

治法四：

取穴：肾俞、胸腰部（后背）、骶椎两侧、下脘穴。

操作：采用留罐法，用闪火法将大小适当的玻璃火罐吸拔在所选部位上，每次只拔2～3罐，留罐25～30分钟，每日1次，7～10次为1个疗程。

治法五：

取穴：肝俞、肾俞、关元、三阴交穴。

操作：双侧穴位交替使用，采用留罐法，患者取坐位，用闪火法将中号火罐吸拔在穴位上，留罐5～10分钟，每日1次。本法适用于肝肾虚损型，表现为月经将净或经后1～2日内小腹绵绵作痛，经色暗淡，经量少，质稀薄，可伴有腰膝酸软，头晕，耳鸣，眼花，潮热。

治法六：

取穴：关元、血海、脾俞、足三里穴。

操作：双侧穴位交替使用，采用留罐法，患者取坐位，用闪火法将中号火罐吸拔在穴位上，留罐5～10分钟，每日1次。本法适用于气血虚弱型，表现为经期或经后1～2日小腹绵绵作痛，喜按，月经量少，经色淡，质稀薄，伴有面色光白或萎黄，神疲乏力，食少，便溏，舌淡苔薄白。

治法七：

取穴：任脉气海至中极穴、双子宫穴、腰骶部、肾俞穴。

操作：采用走罐法，患者取仰卧位，在中极、关元、气海、子宫穴处涂抹润滑油，用闪火法将火罐吸拔在穴位上，旋转走罐10分钟，起罐后，擦净油污；取俯卧位，在腰骶部及肾俞穴区域涂抹润滑油，将火罐吸拔在背部，先上下顺行走罐10分钟，然后在肾俞穴处旋转走罐5分钟，起罐后擦净油污，每日1次，10次为1个疗程。

❷ 盆腔炎

盆腔炎是子宫内膜炎、子宫肌炎、附件炎和盆腔结缔组织炎的总称，指女性内生殖器官及其周围结缔组织、盆腔腹膜发生炎性病变，是妇科常见的疾病。炎症可局限于一个部位，也可涉及几个部位，可分为急性和慢性两种。

【表现】

急性盆腔炎的发病，常有近期流产、分娩、宫腔手术或经期性交史；有发热、下腹部疼痛伴下坠感及带下增多等症状。慢性盆腔炎多由急性盆腔炎转化而来，表现为下腹部隐痛、腰背酸痛、腹胀、白带增多、月经不调和不孕等症状，劳累、性交后，月经期加重。

【治疗方法】

治法一：

取穴：一组关元、气海、归来、阴陵泉穴；二组次髎、肾俞、肝俞穴。

操作：每次选用1组穴位，2组交替使用，采用留罐法，对穴位局部皮肤进行常规消毒，用闪火法将适当大小的玻璃火罐

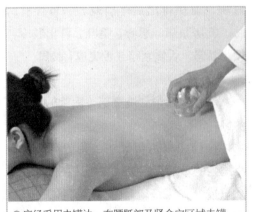

◎痛经采用走罐法，在腰骶部及肾俞穴区域走罐。

吸拔在所选穴位上，留罐10～15分钟，每日1次，10次为1个疗程。本法适用于慢性盆腔炎。

治法二：

取穴：归来、关元穴。

配穴：三阴交、足三里、合谷穴。

操作：采用留罐法，在主穴处拔罐4～5个，配穴处拔罐4～6个，留罐10～20分钟。

治法三：

取穴：腰骶部（督脉、膀胱经为主），下腹部（任脉、肾经为主）。

操作：采用走罐法，患者取俯卧位，暴露腰骶部，局部涂抹适量的润滑油，用闪火法将适当大小的火罐吸拔在肾俞穴上，然后沿膀胱经和督脉在腰骶部走罐10～15分钟，以皮肤出现红色瘀血为佳。起罐后擦掉皮肤上的油迹，患者改仰卧位，用同样的方法在下腹部走罐，每日1次，10次为1个疗程。

治法四：

取穴：气海、子宫、脾俞、肝俞、肾俞、血海穴。

操作：采用药罐法，取当归、红花、乳香、没药、丹参、桂枝、艾叶、小茴香各30克，将上药用纱布包好，放入药锅内，加水3000毫升，熬30分钟后将药包取出。将竹罐放入药液中煮10～15分钟，用镊子夹出，甩去药液，迅速用干毛巾捂住罐口，立即扣在所选穴位上，留罐10～15分钟，每日1次，10次为1个疗程。本法适用于慢性盆腔炎。

小贴士

急性盆腔炎患者在灸治的同时，最好配合使用抗生素治疗，应及时就医，彻底治疗，防止转为慢性。

患病期间应节制性生活，注意经期卫生，保持外阴清洁。

---

❸ 更年期综合征

更年期综合征是指妇女在更年期由于卵巢功能衰退，出现以自主神经功能紊乱为主的一系列症状。更年期是绝经前后一段时期，此时期是妇女从性成熟期进入老年期的一个过渡，一般为45～55岁，持续3～10年，包括绝经前期、绝经期和绝经后期3个阶段。年轻妇女由于手术或放射治疗也可出现更年期综合征的症状。

【表现】

雌性激素缺乏症状：面部潮红、潮热、出汗、头痛、眩晕、心悸不适、心绞痛、生殖器萎缩、阴道干燥疼痛、性欲减退、尿频、尿急、尿失禁、乳房变软下垂、皮肤干燥、弹性减弱、瘙痒、骨质疏松等。精神神经症状：倦怠、头晕、失眠、烦躁易怒、易激动、抑郁、多疑、情绪不稳定、记忆力减退、精神不集中等。

【治疗方法】

治法一：

取穴：肾俞、心俞、足三里、三阴交穴。

配穴：肾阳虚者加脾俞、气海俞穴；肾阴虚者加肝俞、血海穴。

操作：采用留罐法，对穴位局部进行常规消毒后，用闪火法将适当大小的玻璃火罐吸拔在所选穴位上，留罐10～20分钟，注意不要压力过大，以免皮肤起疱引起感染。每日1次，10次为1个疗程。

治法二：

取穴：肺俞、肾俞、关元、京门穴。

操作：肺俞至肾俞穴采用走罐法，在背部涂抹适量的润滑油，用闪火法将火罐吸拔在肺俞穴上，推至肾俞穴，来回走罐20次，直到皮肤变红为止；关元、京门穴采用留罐法，用闪火法将火罐吸拔在穴位上，留罐20分钟。隔日1次。

本法适用于肾阴虚型，表现为阴道分泌物减少，甚至干涩，性欲减退，潮热自汗，五心烦热，头晕，耳鸣，失眠多梦，腰膝酸软，大便便结，多愁善感，烦躁易怒，舌红少苔。

治法三：

取穴：腰背部的膀胱经和督脉。

操作：采用走罐法，患者取俯卧位，充分显露腰背部，涂抹上适量的润滑油，用闪火法将适当大小的玻璃火罐吸拔在腰部，然后沿着膀胱经和督脉推拉火罐，至皮肤出现红色瘀血为止，起罐后擦净皮肤上的油迹，一般10～15分钟，每日1次，10次为1个疗程。

小贴士

（1）患者平时应注意生活有规律，劳逸结合。

（2）保持乐观心态，避免情绪波动。

（3）少吃盐，尽量不吸烟、不喝酒。

❹ 妊娠剧吐

妇女在早孕期间出现频繁而剧烈的呕吐，不能进食、进水，以致影响身体健康者，称为妊娠剧吐。

【表现】

临床表现为反复呕吐、全身乏力，症状逐渐加重，呕吐频繁，不能进食，呕吐物中有胆汁和咖啡样物。可伴有失眠、便秘、精神萎靡、血压下降等。

【治疗方法】

治法一：

取穴：中脘、内关、内庭穴。

操作：采用留罐法，患者取坐位，用闪火法将中号火罐吸拔在穴位上，留罐5～15分钟，每日1次。本法适用于胃热型，表现为呕吐酸苦水，心烦，口干，夜不安眠，大便干燥，舌红苔黄。

治法二：

取穴：脾俞、肝俞、胃俞、内关穴。

配穴：脾胃虚弱者（表现为恶心，食入即吐，口淡，呕吐清涎或食糜，头晕，食少，神疲倦怠，嗜卧，舌淡苔白）加足三里、中脘穴；肝胃不和者（表现为恶心呕吐，呕吐酸水或苦水，头晕，头胀，胸胁胀痛，心烦，口苦，咽干，小便黄，大便秘结，舌红，苔黄）加期门、太冲穴。

操作：采用留罐法，对穴位局部进行常规消毒后，用闪火法将适当大小的玻璃火罐吸拔在所选穴位上，留罐10～15分钟，每日1次或隔日1次，10次为1个疗程。

治法三：

取穴：中脘、足三里、阴陵泉穴。

操作：采用留罐法，患者取坐位或仰卧位，用闪火法将中号火罐吸拔在穴位上，留罐10～15分钟，每日1次。本法适用于中虚湿盛型，表现为呕恶，吐清水痰涎，食少，胸闷，倦怠乏力，口淡乏味，舌淡苔白腻。

治法四：

取穴：足太阳膀胱经的肝俞至三焦俞。

操作：采用走罐法，患者取俯卧位，在背部穴位处涂抹适量的润滑油，用闪火法将适当大小的玻璃罐吸拔在肝俞穴处，沿膀胱经向下推拉火罐至三焦俞处，循环往复，走罐10～15分钟，起罐后擦干皮肤上的油迹，以皮肤出现红色瘀血为佳。隔日1次，5次为1个疗程。

小贴士

（1）对于呕吐严重、出现电解质紊乱及脱水现象的患者，应及时到医院进行治疗。

（2）保持乐观心态，消除紧张情绪。

（3）妊娠期间应适当休息，预防感冒。

（4）本病患者应注意饮食，适当增加营养，多吃高蛋白、高维生素、易消化的食物，并少食多餐，尽量少吃生冷油腻的食品。

5 月经不调

月经失调也称月经不调。妇科常见病。表现为月经周期或出血量的异常，或是月经前、经期时的腹痛及全身症状。大致分为气滞血瘀、血热、肾虚3型。

气滞血瘀

（1）症状

月经或提前或延后，经量或多或少，颜色紫红，有血块，月经过程不顺利；或伴小腹疼痛，怕按；或有胁肋部、乳房、少腹等胀痛，胸部不舒服。

（2）治法

方法一：

【选穴】膈俞、肝俞、期门、中极、血海。

【定位】膈俞：在背部，当第7胸椎棘突下，旁开1.5寸（由平双肩胛骨下角之椎骨，其棘突下缘旁开约2横指处为取穴部位）。

肝俞：在背部，当第9胸椎棘突下，旁开1.5寸（由平双肩胛骨下角之椎骨，往下推2个椎骨，即第9胸椎棘突下缘，旁开约2横指处为取穴部位）。

期门：在胸部，当乳头直下，第6肋间隙，前正中线旁开4寸（男性可取任意体位，女性取卧位，乳头直下，往下数两根肋骨处为取穴部位）。

中极：在下腹部，前正中线上，当脐中下4寸。

血海：屈膝，在大腿内侧，髌底内侧端上2寸，当股四头肌内侧头的隆起处（坐位，屈膝成90°，医者立于患者对面，用左手掌心对准右髌骨中央，手掌伏于其膝盖上，拇指尖所指处为取穴部位）。

【拔罐方法】刺络拔罐法。膈俞、肝俞两穴用梅花针点叩刺出血，以皮肤微微出血为度，之后拔罐，以局部有少量血点冒出皮肤为度。余穴采用单纯拔罐法，留罐10分钟，每日1次，10次为1疗程。

方法二：

【选穴】归来、血海、蠡沟、三阴交、太冲。

【定位】归来：在下腹部，当脐中下4寸，距前正中线2寸（前正中线上，耻骨联合上缘上1横指处，再旁开2横指处为取穴部位）。

血海：屈膝，在大腿内侧，髌底内侧端上2寸，当股四头肌内侧头的隆起处。

蠡沟：在小腿内侧，当足内踝尖上5寸，胫骨内侧面的中央。

三阴交：在小腿内侧，当足内踝尖上3寸，胫骨内侧缘后方（以手4指并拢，小指下边缘紧靠内踝尖上，食指上缘所在水平线在胫骨后缘的交点，为取穴部位）。

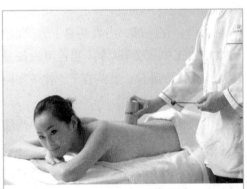

◎气滞血瘀型月经不调采用刺络拔罐法，吸拔背部肝俞穴。

太冲：在足背侧，当第一跖骨间隙的后方凹陷处（由第一、第二趾间缝纹向足背上推，至其两骨联合缘凹陷中处，为取穴部位）。

【拔罐方法】刺络拔罐法。太冲穴用

梅花针点刺出血，以皮肤发红或微微出血为度。余穴拔罐后留罐10分钟，再艾灸归来穴约15分钟，以局部红晕为度。每日1次，10次为1疗程。

血热

（1）症状

月经提前，量多，颜色深红或紫红，质稠黏，有血块；伴心胸烦闷、容易发怒，面色发红，口干，小便短黄，大便秘结。

（2）治法

方法一：

【选穴】大椎、曲池、中极、三阴交、隐白。

【定位】大椎：在背部正中线上，第7颈椎棘突下凹陷中。

曲池：在肘横纹的外侧端，屈肘时当尺泽与肱骨外上髁连线中点（仰掌屈肘成45°，肘关节桡侧，肘横纹头为取穴部位）。

中极：在下腹部，前正中线上，当脐中下4寸。

三阴交：在小腿内侧，当足内踝尖上3寸，胫骨内侧缘后方。

隐白：在足大趾末节内侧，距趾甲角0.1寸（足大趾内侧，由大趾趾甲内侧缘与下缘各作一垂线之交点为取穴部位）。

【拔罐方法】刺络拔罐法。曲池、大椎及隐白三穴用三棱针点刺出血，出血量以3～5毫升为度，余穴拔罐，留罐10分钟，每日1次，10次为1疗程。

方法二：

【选穴】血海、地机、三阴交、

行间。

【定位】血海：屈膝，在大腿内侧，髌底内侧端上2寸，当股四头肌内侧头的隆起处。

地机：在小腿内侧，当内踝尖与阴陵泉的连线上，阴陵泉下3寸。（阴陵泉下3寸，胫骨内侧缘）。

三阴交：在小腿内侧，当足内踝尖上3寸，胫骨内侧缘后方。

行间：在足背侧，当第一、第二趾间，趾蹼缘的后方赤白肉际处。

【拔罐方法】行间穴用梅花针轻叩刺，以皮肤发红或微微出血为度，余穴拔罐后留罐10分钟，每日1次，10次为1疗程。

肾虚

（1）症状

月经周期先后无定，量少，色淡红或暗红，经质清稀。腰膝酸软，足跟痛，头晕耳鸣，或小腹自觉发冷，或夜尿较多。

（2）治法

方法一：

【选穴】肾俞、气海、关元、三阴

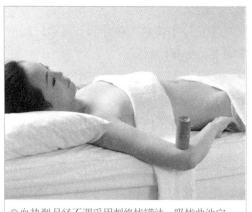

◎血热型月经不调采用刺络拔罐法，吸拔曲池穴。

交、照海。

【定位】肾俞：在腰部，当第二腰椎棘突下，旁开1.5寸（与肚脐中相对应处即为第二腰椎，其棘突下缘旁开约2横指处为取穴部位）。

气海：在下腹部，前正中线上，当脐中下1.5寸。

关元：在下腹部，前正中线上，当脐中下3寸。

三阴交：在小腿内侧，当足内踝尖上3寸，胫骨内侧缘后方（以手4指并拢，小指下边缘紧靠内踝尖上，食指上缘所在水平线在胫骨后缘的交点，为取穴部位）。

照海：在足内侧，内踝尖下方凹陷处。

【拔罐方法】灸罐法。先用艾条点燃温灸各穴15分钟，以皮肤有温热感及人体感觉舒适为宜，之后吸拔火罐，留罐10分钟，每日1次，10次为1疗程。

方法二：

【选穴】肾俞、命门、气穴、关元、太溪。

【定位】肾俞：见前。

命门：在腰部，当后正中线上，第二腰椎棘突下凹陷中（俯卧位，在腰部，后正中线上与脐相对处为取穴部位）。

气穴：在下腹部，当脐中下3寸，前正中线旁开0.5寸。

关元：在下腹部，前正中线上，当脐中下3寸。

太溪：在足内侧内踝后方，当内踝尖与跟腱之间的凹陷处（由足内踝尖向后推至凹陷处为取穴部位）。

【拔罐方法】灸罐法。先用艾条点燃

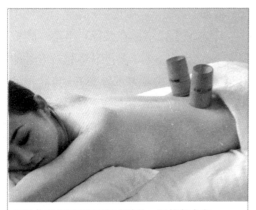

◎肾虚型月经不调采用灸罐法，吸拔肾俞穴。

温灸各穴15分钟，以皮肤有温热感及人体感觉舒适为宜，之后吸拔火罐，留罐10分钟，每日1次，10次为1疗程。

注意事项：

治疗期间患者要注意饮食的调节，保暖防寒，劳逸结合，心情乐观；适当锻炼身体，增强体质，注意经期卫生，经期忌过性生活。

⑥ 产后腹痛

产妇在分娩后由于子宫收缩而引起的腹痛叫作产后腹痛。临床症状是产后1～2天出现腹痛，3～4天自行消失。重症患者持续时间较长，哺乳时腹痛明显，同时子宫变硬，恶露增加。一般分为血瘀、血虚2型。

血瘀

（1）症状

产后小腹刺痛，怕按，恶露量少，流出不畅，色紫暗有块，面色青白，或伴胸胁胀痛。

（2）治法

【选穴】膈俞、中极、归来、血海、三阴交。

【定位】膈俞：在背部，当第7胸椎棘突下，旁开1.5寸。

中极：在下腹部，前正中线上，当脐中下4寸。

归来：在下腹部，当脐中下4寸，距前正中线2寸。

血海：屈膝，在大腿内侧，髌底内侧端上2寸，当股四头肌内侧头的隆起处。

三阴交：在小腿内侧，当足内踝尖上3寸，胫骨内侧缘后方。

【拔罐方法】刺络拔罐法。膈俞穴用梅花针轻叩刺，以皮肤微微出血为度，之后拔罐，以有较多血点冒出皮肤为度。余穴用单纯拔罐法，留罐10分钟，每日1次，3次为1疗程。

血虚

（1）症状

产后小腹隐隐作痛，喜按喜揉，恶露量较少，舌淡质稀。头晕眼花，自觉时有心跳加快，容易受惊，大便秘结。

（2）治法

【选穴】脾俞、关元、中极、足三里、三阴交。

【定位】脾俞：在背部，当第11胸椎棘突下，旁开1.5寸。

关元：在下腹部，前正中线上，当脐中下3寸。

中极：在下腹部，前正中线上，当脐中下4寸。

足三里：在小腿前外侧，当犊鼻下3寸，距胫骨前缘一横指（中指）（站位，用同侧手张开虎口围住髌骨上外缘，余4

指向下，中指尖处为取穴部位）。

三阴交：在小腿内侧，当足内踝尖上3寸，胫骨内侧缘后方。

【拔罐方法】灸罐法。先用艾条点燃温灸各穴15分钟，以皮肤有温热感及人体感觉舒适为宜，之后吸拔火罐，留罐10分钟，每日1次，10次为1疗程。

注意事项：

（1）拔罐治疗产后腹痛效果显著，但吸拔力不可过大；产后要注意腹部保暖，宜食温胃、润肠、暖腹的食物，忌食生冷、辛辣之物。

（2）如子宫内有残留物而引发产后腹痛或出血过多，并发感染症状时，应采取中西医药物治疗。

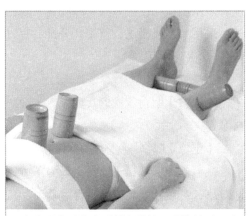

◎血虚型产后腹痛采用灸罐法，吸拔关元、中极、足三里、三阴交穴。

❼ 崩漏

崩漏是指妇女非周期性子宫出血，其发病急骤，暴下如注，大量出血者为"崩"；病势缓，出血量少，淋漓不绝者为"漏"。崩与漏虽出血情况不同，但在发病过程中两者常互相转化，如崩血量渐

少，可能转化为漏，漏势发展又可能变为崩，故临床多以崩漏并称。青春期和更年期妇女多见。一般可以分为脾虚、血瘀及血热3型。

脾虚

（1）症状

经血不按月经正常时间而下，量多之后淋漓不断，血色淡而质薄，自觉吸气不够，精神疲倦，面色苍白，或面部、肢体有浮肿，手足不温，或饮食胃口差。

（2）治法

方法一：

【选穴】脾俞、气海、关元、足三里、隐白。

【定位】脾俞：在背部，当第11胸椎棘突下，旁开1.5寸。

气海：在下腹部，前正中线上，当脐中下1.5寸。

关元：在下腹部，前正中线上，当脐中下3寸。

足三里：在小腿前外侧，当犊鼻下3寸，距胫骨前缘一横指（中指）（站位，用同侧手张开虎口围住髌骨上外缘，余4指向下，中指尖处为取穴部位）。

隐白：在足大趾末节内侧，距趾甲角0.1寸。

【拔罐方法】灸罐法。先用艾条点燃温灸各穴15分钟，以皮肤有温热感及人体感觉舒适为宜，之后吸拔火罐（除隐白外），留罐10分钟，每日1次，10次为1疗程。

方法二：

【选穴】气海、中极、足三里、三

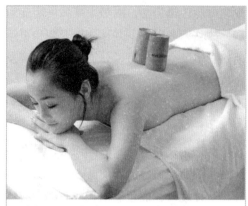

◎脾虚型崩漏采用灸罐法，吸拔背部脾俞穴。

阴交。

【定位】气海：在下腹部，前正中线上，当脐中下1.5寸。

中极：在下腹部，前正中线上，当脐中下4寸。

足三里：足三里穴在外膝眼下3寸，距胫骨前嵴1横指，当胫骨前肌上。

三阴交：在小腿内侧，当足内踝尖上3寸，胫骨内侧缘后方。

【拔罐方法】灸罐法。先用艾条点燃温灸各穴15分钟，以皮肤有温热感及人体感觉舒适为宜，之后吸拔火罐，留罐10分钟，每日1次，10次为1疗程。

血瘀

（1）症状

经血不按月经正常时间而下，一会儿来，一会儿停止，或一直淋漓不净，或很久未按时来正常月经，又突然下血，且量多，继而一直淋漓不断，色紫暗有血块，小腹有下坠、胀痛的感觉。

（2）治法

方法一：

【选穴】膈俞、中极、血海、三阴

交、隐白。

【定位】膈俞：在背部，当第7胸椎棘突下，旁开1.5寸。

中极：在下腹部，前正中线上，当脐中下4寸。

血海：在大腿内侧，髌底内侧端上2寸，当股四头肌内侧头的隆起处。

三阴交：在小腿内侧，当足内踝尖上3寸，胫骨内侧缘后方。

隐白：在足大趾末节内侧，距趾甲角0.1寸。

【拔罐方法】膈俞穴采用刺络拔罐法，用梅花针叩刺出血，以皮肤微微出血为度，之后拔罐，以局部有少量血点冒出皮肤为度。隐白穴用梅花针叩刺出血，以皮肤微微出血为度。余穴（除膈俞、隐白外）采用单纯拔罐法，留罐10分钟，每日1次，10次为1疗程。

方法二：

【选穴】膈俞、次髎、归来、气冲、血海。

【定位】膈俞：见前。

次髎：在骶部，当髂后上棘内下方，适对第二骶后孔处（俯卧，骨盆后面，从髂嵴最高点向内下方骶角两侧循摸一高骨突起，即是髂后上棘，与之平齐，髂骨正中突起处是第一骶椎棘突，髂后上棘与第二骶椎棘突之间即第二骶后孔，此为取穴部位）。

归来：在下腹部，当脐中下4寸，距前正中线2寸（前正中线上，耻骨联合上缘上1横指处，再旁开2横指处为取穴部位）。

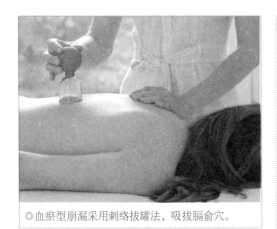

◎血瘀型崩漏采用刺络拔罐法，吸拔膈俞穴。

气冲：在腹股沟稍上方，当脐中下5寸，距前正中线2寸（耻骨联合上缘中点旁开2寸取穴）。

血海：在大腿内侧，髌底内侧端上2寸，当股四头肌内侧头的隆起处。

【拔罐方法】刺络拔罐法。膈俞、次髎穴用梅花针叩刺出血，以皮肤微微出血为度，之后拔罐，以局部有少量血点冒出皮肤为度。余穴采用单纯拔罐法，留罐10分钟，每日1次，10次为1疗程。

血热

（1）症状

经血不按月经正常时间而下，量多，或淋漓不净，色深红或紫红，质地黏稠，口渴喜饮水，自觉胸中烦热，或有发热，小便黄或大便干结。

（2）治法

方法一：

【选穴】大椎、曲池、中极、水泉、隐白。

【定位】大椎：在背部正中线上，第7颈椎棘突下凹陷中。

曲池：在肘横纹的外侧端，屈肘时当尺泽与肱骨外上髁连线中点（仰掌屈肘成45°，肘关节桡侧，肘横纹头为取穴部位）。

中极：在下腹部，前正中线上，当脐中下4寸。

水泉：在足内侧内踝后下方，当太溪直下1寸（指寸），跟骨结节内侧凹陷处。

隐白：在足大趾末节内侧，距趾甲角0.1寸（足大趾内侧，由大趾趾甲内侧缘与下缘各作一垂线之交点为取穴部位）。

【拔罐方法】刺络拔罐法，曲池、大椎及隐白3穴用三棱针点刺出血，出血量以3～5毫升为度，之后上述5穴（除隐白外）拔罐，留罐10分钟，每日1次，10次为1疗程。

方法二：

【选穴】曲池、血海、三阴交、隐白。

【定位】曲池：在肘横纹的外侧端，屈肘时当尺泽与肱骨外上髁连线中点。

血海：屈膝，在大腿内侧，髌底内侧端上2寸，当股四头肌内侧头的隆起处（坐位，屈膝成90°，医者立于患者对面，用左手掌心对准右髌骨中央，手掌伏于其膝盖上，拇指尖所指处为取穴部位）。

三阴交：在小腿内侧，当足内踝尖上3寸，胫骨内侧缘后方（以手4指并拢，小指下边缘紧靠内踝尖上，食指上缘所在水平线在胫骨后缘的交点，为取穴部位）。

隐白：在足大趾末节内侧，距趾甲角0.1寸。

【拔罐方法】采用刺络拔罐法，曲池、大椎及隐白三穴用三棱针点刺出血，出血量以3～5毫升为度，之后曲池、血海、三阴交拔罐，留罐10分钟，每日1次，10次为1疗程。

注意事项：

（1）拔罐治疗崩漏效果显著，但疗程较长，即便症状明显缓解后，还要坚持2～3疗程，以巩固疗效。

（2）患者应注意饮食调摄，加强营养，忌食辛辣及生冷饮食，防止过度劳累；绝经期妇女，如反复多次出血，应作妇科检查，警惕肿瘤所致。

（3）出血量多时宜卧床休息或住院治疗，平时多注意出血的期、量、色、质的变化，若出血量骤多不止，宜采用与药物结合等综合疗法，以免暴伤阴血发生虚脱危象。

（4）要积极查治导致崩漏的其他病症。

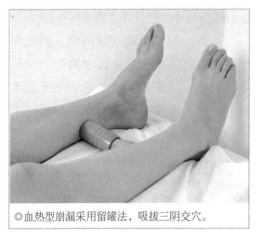

◎血热型崩漏采用留罐法，吸拔三阴交穴。

❽ 带下病

白带是指正常妇女阴道内流出的少量白色无味的分泌物。若在经期、排卵期或妊娠期白带增多，是妇女正常的生理现象。如果妇女阴道分泌物增多，且连绵不断，色黄、色红、带血，或黏稠如脓，或清稀如水，气味腥臭，就是带下病症。带下病患者常伴有心烦、口干、头晕、腰酸痛、小腹有下坠、肿痛感、阴部瘙痒、小便少，颜色黄，全身乏力等症状。一般分为湿毒下注和脾肾虚弱2型。

湿毒下注

（1）症状

带下量多，色黄或黄绿如脓，或带血，浑浊如泔米水，有臭秽气味，阴部瘙痒，小腹隐隐作痛，小便少且黄，口苦咽干，舌质红，苔黄。

（2）治法

方法一：

【选穴】脾俞、次髎、蠡沟、三阴交、太冲。

【定位】脾俞：在背部，当第11胸椎棘突下，旁开1.5寸（与肚脐中相对应处即为第二腰椎，由第二腰椎往上摸3个椎体，即为第11胸椎，其棘突下缘旁开约2横指处为取穴部位）。

次髎：在骶部，当髂后上棘内下方，适对第二骶后孔处。

蠡沟：在小腿内侧，当足内踝尖上5寸，胫骨内侧面的中央。

三阴交：在小腿内侧，当足内踝尖上3寸，胫骨内侧缘后方。

太冲：在足背侧，当第一跖骨间隙的后方凹陷处（由第一、第二趾间缝纹向足背上推，至其两骨联合缘凹陷中 处，为取穴部位）。

【拔罐方法】刺络拔罐法。脾俞、次髎、太冲穴用梅花针叩刺，后在脾俞、次髎穴上拔罐，以有较多血点冒出皮肤为度。蠡沟、三阴交两穴用单纯拔罐法，留罐10分钟，每日1次，10次为1疗程。

方法二：

【选穴】关元俞、次髎、带脉、阴陵泉、三阴交。

【定位】关元俞：第五腰椎棘突下，旁开1.5寸。

次髎：在骶部，当髂后上棘内下方，适对第二骶后孔处。

带脉：在侧腹部，章门下1.8寸，当第11肋骨游离端下方垂线与脐水平线的交点上。

阴陵泉：在小腿内侧，当胫骨内侧髁后下方凹陷处（坐位，用拇指沿小腿内侧骨内缘由下往上推，至拇指抵膝关节下时，胫骨向内上弯曲之凹陷为取穴部位）。

三阴交：在小腿内侧，当足内踝尖上3寸，胫骨内侧缘后方。

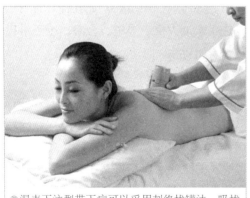

◎湿毒下注型带下病可以采用刺络拔罐法，吸拔脾俞穴。

【拔罐方法】刺络拔罐法，关元俞、次髎穴用梅花针轻叩刺，再拔罐，以有较多血点冒出皮肤为度。余穴用单纯拔罐法，留罐10分钟，每日1次，10次为1疗程。

脾肾虚弱

（1）症状

带下量多，色白或淡黄，质稀薄，或如鼻涕，如唾液样，无臭味，面色苍白或面带黄色无光泽，神疲乏力，食少，腹胀，便稀薄。

（2）治法

方法一：

【选穴】脾俞、肾俞、命门、三阴交。

【定位】脾俞：在背部，当第11胸椎棘突下，旁开1.5寸（与肚脐中相对应处即为第二腰椎，由第二腰椎往上摸3个椎体，即为第11胸椎，其棘突下缘旁开约2横指处为取穴部位）。

肾俞：在腰部，当第二腰椎棘突下，旁开1.5寸（与肚脐中相对应处即为第二腰椎，其棘突下缘旁开约2横指处为取穴部位）。

命门：在腰部，当后正中线上，第二腰椎棘突下凹陷中（俯卧位，在腰部，后正中线上与脐相对处为取穴部位）。

三阴交：在小腿内侧，当足内踝尖上3寸，胫骨内侧缘后方（以手4指并拢，小指下边缘紧靠内踝尖上，食指上缘所在水平线在胫骨后缘的交点，为取穴部位）。

【拔罐方法】灸罐法。先用艾条点燃温灸各穴15分钟，以皮肤有温热感及人体感觉舒适为宜，之后吸拔火罐，留罐10分钟，每日1次，10次为1疗程。

方法二：

【选穴】命门、次髎、带脉、气海、三阴交、太溪。

【定位】命门：见前。

次髎：在骶部，当髂后上棘内下方，适对第二骶后孔处（俯卧，骨盆后面，从髂嵴最高点向内下方骶角两侧循摸一高骨突起，即是髂后上棘，与之平齐，髂骨正中突起处是第一骶椎棘突，髂后上棘与第二骶椎棘突之间即第二骶后孔，此为取穴部位）。

气海：在下腹部，前正中线上，当脐中下1.5寸。

带脉：在侧腹部，章门下1.8寸，当第一肋骨游离端下方垂线与脐水平线的交点上（腋中线上，与通过脐中的水平线相交为取穴部位）。

三阴交：在小腿内侧，当足内踝尖上3寸，胫骨内侧缘后方。

太溪：在足内侧内踝后方，当内踝尖

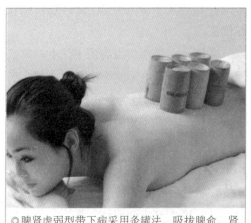

◎脾肾虚弱型带下病采用灸罐法，吸拔脾俞、肾俞穴。

与跟腱之间的凹陷处（由足内踝尖向后推至凹陷处为取穴部位）。

【拔罐方法】灸罐法。先用艾条点燃温灸各穴15分钟，以皮肤有温热感及人体感觉舒适为宜，之后吸拔火罐，留罐10分钟，每日1次，10次为1疗程。

⑨ 急性乳腺炎

急性乳腺炎是哺乳妇女的多发病、常见病，是乳房的急性化脓性炎症，多发生于产后哺乳期及回乳期。发展过程分三期：郁乳期、酿脓期、溃脓期。主要临床表现为寒战、高热、乳房红、肿、热、痛，乳房内很快形成脓肿，患侧腋窝淋巴结肿大，白细胞增高。本病多由于忧思恼怒、肝气郁结；或多食肥甘厚味，胃中积热；或因乳头皮肤破裂，外邪侵入乳房导致脉络阻塞而结肿。

【选穴】

主穴：乳根、膻中；阿是穴（患侧乳房相应的背部）；背部督脉及膀胱经第一内侧线。

配穴：若肿块疼痛在乳头深部，取膏肓俞；乳房局部硬结处，加乳根、神封；发热恶寒加大椎、委中、合谷；腋下淋巴结肿大加肩井、曲池。

【操作方法】

轻者只取单侧，即患乳对侧的背部，重者双侧背部取穴。在背部沿着膀胱经和督脉的循行线在背部来回走罐，至皮肤出现明显的红色瘀血。重点在患侧乳房相对应的背部留罐10～15分钟，每日治疗一次，一般1～5次即愈。

⑩ 经前期紧张综合征

经前期紧张综合征是指妇女在月经前7～14天出现的一系列反应，如神经敏感、烦躁易怒、易激动、焦虑、抑郁、倦怠嗜睡或失眠、乏力、头痛、乳房胀痛、下腹痛、食欲缺乏等症状。少数患者可出现舌炎、口腔溃疡、痤疮、荨麻疹、皮肤瘙痒、外阴瘙痒及外阴溃疡等。月经来潮以后症状便自行消失。

【治疗方法】

取穴：肝俞、脾俞、肾俞、太阳、关元、三阴交、太冲穴。

操作：采用刺络拔罐法，患者取俯卧位，对肝俞、脾俞、肾俞穴用三棱针点刺3～5下，将适当大小的火罐吸拔在点刺的穴位上，留罐10～15分钟，拔出血3～5毫升，起罐后擦净皮肤上的血迹。然后患者改仰卧位，用同样的方法在太阳、足三里、三阴交、太冲穴上进行刺络拔罐。隔日1次，10次为1个疗程。经前2～3天开始治疗。

小贴士

经期注意休息，保证充足的睡眠，避免过度劳累。

保持乐观情绪，消除思想顾虑和紧张情绪，避免精神刺激。

忌食寒凉、辛辣等食品，戒烟酒。

平时应加强锻炼，以增强体质。

儿科疾病

① 婴幼儿腹泻

婴幼儿腹泻是小儿最常见的疾病之一，多由饮食不当和肠道细菌、病毒感染引起。以2岁以下的婴幼儿较为多见，年龄越小，发病率越高，可造成小儿营养不良或生长发育障碍。本病虽四季均可发病，但以夏秋季节较多。

【表现】

大便次数增多，每日排便5～6次，多的可达10次以上。腹胀肠鸣，粪质稀薄如水样，或夹杂不消化食物，或含少量黏液，有酸臭味，可伴有低热、呕吐或溢乳、食欲减退、腹痛、焦躁不安等症状，严重者可出现口干、尿少、皮肤弹性差、眼窝凹陷等症状。

【治疗方法】

治法一：

取穴：足三里、天枢穴。

操作：采用留罐法，先用中指按揉穴位后，以闪火法拔罐，留罐10分钟，每日1次。本法适用于伤湿型，表现为泻下如水，黏滞不爽，寒湿者泻下清稀如水、腹痛肠鸣，湿热者肛门灼热。

治法二：

取穴：中脘、气海、脾俞穴。

操作：采用留罐法，患者取坐位，用闪火法将中号火罐吸拔在穴位上，留罐5～10分钟，每日1次。本法适用于脾虚型，表现为久泻不愈，或时溏时泻，大便稀薄，常夹有乳瓣或食物残渣，食物缺乏，倦怠乏力，面色萎黄，舌淡，苔薄白。

治法三：

取穴：神阙、气海、天枢、长强穴。

操作：采用留罐法，患者取仰卧位，采用闪火法将火罐依次吸拔在穴位上，留罐10分钟，长强穴连用4次，每次间隔5～10分钟，每天早晨拔罐1次，拔后用手掌按摩。

治法四：

取穴：脾俞、肾俞、大肠俞、足三里穴。

操作：采用留罐法，患者取坐位，用闪火法将火罐吸拔在穴位上，留罐5～10分钟，每日1次。本法适用于脾肾阳虚型，表现为久泻不止，下早清谷，食入即泻，形体消瘦，畏寒肢冷，面色光白，舌淡，苔薄白。

治法五：

取穴：中脘、关元、脾俞、大肠俞、小肠俞、章门穴。

配穴：急性泄泻者加天枢、上巨虚、下巨虚穴；慢性泄泻者加命门、足三里穴。

操作：采用留罐法，对局部进行常规消毒后，用闪火法将适当大小的火罐吸拔在所选穴位上，留罐10～15分钟，每日1次，5次为1个疗程。

② 流行性腮腺炎

流行性腮腺炎是由腮腺炎病毒引起的急性呼吸道传染病，俗称"痄腮"。传染源主要是早期病人和隐性感染者，通过唾液飞沫传播。本病好发于儿童，青少年也可发病。常年均可发病，但多见于冬春两季。

【表现】

起病大多较急，初起病人有发热、怕冷、头痛、咽痛、恶心、呕吐、全身不适、食欲减退等症状。腮腺部肿痛增大，以耳垂为中心向前、后、下肿大，边缘不清，外表皮肤不红，触之有压痛及弹性感，张口或咀嚼时疼痛加重。腮腺口可见红肿，通常一侧先肿大，随之双侧肿大，腮腺肿胀持续4～5天逐渐消退而痊愈。较重者可合并睾丸炎、胰腺炎、脑膜炎、卵巢炎、心肌炎等。

【治疗方法】

治法一：

取穴：足太阳膀胱经的大杼至膈俞穴，督脉的大椎至至阳穴。

操作：采用走罐法，患者取俯卧位，充分暴露背部，在局部涂抹适量的润滑油，用闪火法将适当大小的火罐吸拔在背部，然后沿膀胱经和督脉来回走罐，至皮

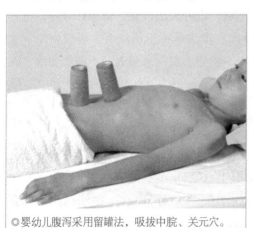
◎婴幼儿腹泻采用留罐法，吸拔中脘、关元穴。

肤出现红色瘀血为佳，一般10~15分钟，起罐后擦净皮肤上的油迹，每日1次。

治法二：

取穴：阿是穴。

操作：采用水罐法，患儿取坐位，取小型抽吸罐，装上半瓶左右温水，口朝上，倒扣在阿是穴，按紧罐具，让患儿缓慢仰卧，使罐具恢复口朝下的位置，然后用注射器插入罐内，抽去空气，使罐具吸拔在穴位上，使温水充分接触皮肤。如果肿胀面积较大，可同时吸拔2~3个，留罐约15分钟，起罐时，用注射器将空气推入罐内，罐口朝上取下。每日1~2次。

治法三：

取穴：翳风、颊车、大椎、外关、合谷、阿是穴（耳下腮腺疼痛最明显处）。

操作：采用刺络拔罐法，对局部皮肤进行常规消毒后，每穴用消毒的三棱针点刺2~3下，然后立即用闪火法将火罐吸拔在所点刺的部位，留罐10分钟左右，拔出毒血2~3毫升，起罐后擦净皮肤上的血迹。每日1~2次，4次为1个疗程。如果治

小贴士

患者如果出现并发症，应及时送医院进行治疗。

本病为传染性疾病，病人应隔离，以防传染。

患病期间应多休息，应进食流质、半流质食物，多喝水，禁止食用油腻、辛辣、不易消化的食物。

患者应保持口腔清洁，常用淡盐水漱口，防止继发感染。

疗及时，一般1次即可明显好转或痊愈。

❸ 小儿厌食

厌食是指小儿较长时期见食不贪，食物缺乏，甚则拒食的一种病症，是儿科的常见病。以1~6岁儿童为多见。引起本病的主要原因是不良的饮食习惯，此外，气候、小儿情绪变化、消化道及全身疾病等也会引起本病。

【表现】

食欲减退，厌恶进食，体重不增加。患儿一般精神状态均较正常，病程长者可出现面黄倦怠，形体消瘦等症状。

【治疗方法】

治法一：

取穴：胃俞、内庭、足三里穴。

操作：采用留罐法，患者取坐位，用闪火法将中号火罐吸拔在穴位上，留罐5~10分钟，每日1次。本法适用于胃阴不足型，表现为口干多饮，不喜进食，皮肤干燥，缺乏润泽，大便多干结，舌质偏红，苔多光剥少津。

治法二：

取穴：中脘、神阙、脾俞、肝俞、胃俞、足三里穴。

操作：采用留罐法，患者取坐位，用闪火法将适当大小的火罐吸拔在穴位上，留罐10~15分钟，至皮肤出现红色瘀血或潮红现象为止，每日1次，10次为1个疗程。

❹ 小儿肺炎

小儿肺炎是指由不同的病原体或其

他因素所致的肺部炎症，是儿科的常见病、多发病。一年四季均可发病，但以冬春季较常见。年龄小、体质弱的儿童易于发病。

【表现】

主要表现为发热、咳嗽、气急，可伴有呼吸加快、鼻翼翕动、口唇和指甲发紫、食物缺乏等。严重者可有全身中毒症状，可表现为面色苍白、烦躁不安、肝大、少尿或无尿、下肢及颜面浮肿等。

【治疗方法】

治法一：

取穴：肩胛骨下部（双侧）。

操作：采用留罐法，用闪火法将火罐吸拔在穴位上，留罐5～10分钟，每日1次，5次为1个疗程。如果湿啰音明显，且局限于单侧，可单独在患侧拔罐。

治法二：

取穴：以背部及胸部的穴位为主，重点取大椎、身柱、肺俞穴等。

操作：每次取4～5个穴位，采用留罐法，用闪火法将火罐吸拔在穴位上，留罐5～10分钟，每日1次。

治法三：

取穴：大椎、身柱、肺俞、膏肓、曲池、定喘穴。

小贴士

小儿肺炎若治疗不及时，可发展为重症肺炎，甚至出现并发症，所以一旦发病，应及时到医院治疗。

患病期间应进食流质或半流质的食物，忌食辛辣、油腻。

操作：采用留罐法，用闪火法将火罐吸拔在穴位上，留罐5～10分钟，每日1次，3日为1疗程。

⑤ 疳积

疳积是小儿时期，尤其是1～5岁儿童的一种常见病症。是指由于喂养不当，或寄生虫病等引起，使脾胃受损而导致全身虚弱、消瘦面黄、发枯等慢性病症。临床主要症状有：初起恶心呕吐、不思饮食、腹胀腹泻；继而烦躁哭闹、睡眠不好、喜俯卧、手足心发热、口渴、午后两颧骨发红、大便时干时稀；最后见面黄肌瘦、头发稀疏、头大颈细、肚脐突出、精神萎靡。一般分为饮食不节、脾胃亏虚和感染寄生虫2型。

饮食不节、脾胃亏虚

（1）症状

形体消瘦，体重不增，面色少华或萎黄，毛发稀疏，食物缺乏，或能食善饥，烦躁易怒，大便不调，舌质偏淡，苔白。

（2）治法

【选穴】脾俞、胃俞、中脘、章门、四缝、足三里。

【定位】脾俞：在背部，第11胸椎棘突下，两侧旁开1.5寸（与肚脐中相对应处即为第二腰椎，由第二腰椎往上摸3个椎体，即为第11胸椎，其棘突下缘旁开约2横指处为取穴部位）。

胃俞：在背部，当第12胸椎棘突下，旁开1.5寸（与肚脐中相对应处即为第二腰椎，由第二腰椎往上摸2个椎体，即为第

12胸椎，其棘突下缘旁开约2横指处为取穴部位）。

中脘．在前正中线上，脐上4寸处（仰卧位，在上腹部，前正中线上，脐中与胸剑联合部的中点为取穴部位）。

章门：在侧腹部，当第11肋游离端的下方（由腋前线往下循摸肋弓下之第一游离肋之前下缘处为取穴部位）。

四缝：在第二至第五指掌侧，近端指关节的中央，每手4穴，左右各8穴（在手2、3、4、5指的掌面，当第二指关节横纹中点为取穴部位）。

足三里：在小腿前外侧，当犊鼻下3寸，距胫骨前缘1横指（站位，用同侧手张开虎口围住髌骨上外缘，余4指向下，中指尖处为取穴部位）。

【拔罐方法】灸罐法。先用艾条温灸各穴10分钟，以皮肤有温热感及人体感觉舒适为宜，之后吸拔火罐（除四缝外），留罐5～10分钟，每日1次，10次为1疗程。四缝三棱针点刺，挤出黄白色透明样黏液或点刺出血，两侧交替操作。

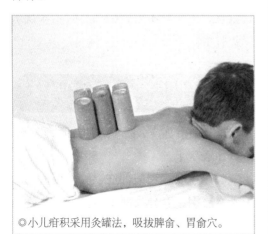

◎小儿疳积采用灸罐法，吸拔脾俞、胃俞穴。

感染寄生虫

（1）症状

形体消瘦，肚腹胀满，甚则青筋暴露，面色萎黄无华，毛发稀疏干枯，精神烦躁，睡眠不宁，或见揉眉挖鼻，吮指磨牙，食欲缺乏，部分食欲亢进，甚或喜食异物，大便下虫，舌淡苔腻。

（2）治法

【选穴】膻中、中脘、章门、天枢、气海、百虫窝、足三里。

【定位】膻中：在胸部，当前正中线上，平第四肋间，两乳头连线的中点。

中脘：在前正中线上，脐上4寸处。

章门：在侧腹部，当第11肋游离端的下方。

天枢：在腹中部，距脐中2寸。

气海：在下腹部，前正中线上，当脐中下1.5寸。

百虫窝：屈膝，在大腿内侧，髌底内侧端上3寸，即血海上1寸。

足三里：在小腿前外侧，当犊鼻下3寸，距胫骨前缘1横指（中指）。

【拔罐方法】单纯拔罐法，上述各穴拔罐后留罐10分钟，每日1次，10次为1疗程。

注意事项：

（1）重点调理小儿饮食，多种营养成分合理调配，克服患儿挑食、偏食的不良习惯，要定质、定量、定时，逐渐增加辅食，并且要掌握先稀后干、先素后荤、先少后多的原则，并注意饮食卫生，预防各种肠道传染病和寄生虫病的发生。

（2）乳幼儿尽可能给予母乳喂养，

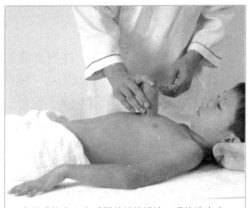

◎小儿感染寄生虫采用单纯拔罐法，吸拔膻中穴。

不要过早断乳，断乳后给予易消化而富有营养的食物。

（3）带小儿多做户外活动，以增加运动量，以增加饭量，增强体质，增进健康。

（4）凡因肠道寄生虫病或结核病引起的小儿疳积，须及时治疗原发病。

❻ 小儿消化不良

小儿消化不良又称"婴幼儿腹泻"，是婴幼儿常见的一种消化道疾病，一般分为单纯性和中毒性两种类型。一年四季均可发病，以夏秋季节为多见。临床主要表现为大便次数增多，一天3～5次，甚至10余次，大便稀薄呈黄绿色，带有不消化乳

食及黏液。现代医学认为，本病与饮食、感染及免疫等因素有关，此外，气候突变及卫生习惯不良等，亦与本病有密切关系。

本病可归属于祖国医学的"泄泻"等病症范畴，小儿脾胃薄弱，无论外感邪气，内伤乳食等均可引起脾胃功能失调，多因运化功能失职，不能腐熟水谷，水谷不分，并走大肠，则成腹泻内伤乳食，感受外邪，脾胃虚弱而致脾胃运化失司。

拔罐疗法治疗小儿腹泻效果较好，尤其是对于惧怕针的患儿更加适宜。方法简便。无毒副作用，容易为患儿接受。

（1）治疗选穴及部位

脾俞、胃俞、大肠俞、足三里、天枢、中脘。

（2）操作方法

留罐5～10分钟，每周治疗3次，6次为一疗程。

（3）注意事项

治疗期间应纠正不合理的饮食习惯，掌握哺乳和饮食的时间，给患儿以营养丰富容易消化的食物，不宜过饥或过饱。轻症停喂不易消化食物和脂类食物，重症应暂禁食，但一般不超过6～8小时，多饮水以防脱水。

耳鼻喉科疾病

❶ 急性结膜炎

急性结膜炎也称传染性结膜炎，多由细菌和病毒感染引起，起病急，传染性强，为接触性传染，易形成流行。多发于

春秋季节。俗称"火眼"或"红眼病"。

【表现】

临床主要表现眼部红、肿、热、痛，怕光，流泪，有异物感，结膜充血，分泌物增多，早晨起床时上下眼睑常被分泌

粘住。

【治疗方法】

治法一：

取穴：太阳、大椎穴。

操作：采用刺络拔罐法，对局部皮肤进行常规消毒后，用消毒的三棱针刺破表皮，用闪火法在点刺部位加拔火罐。大椎穴点刺放血时，开始出血紫暗，放至鲜红为尽，一般出血量以3～4毫升为宜；太阳穴也可采用水罐法，用带铝盖的青霉素小瓶去掉底部后磨光，里面装入75％浓度的酒精3～5毫升，扣在穴位上，用注射器针头自橡皮塞一端刺入小瓶内，抽尽空气，小瓶即紧贴在皮肤上。闭目休息30分钟后取下，每日1次，多数患者2～3次即愈。

治法二：

取穴：太阳、风池、曲池穴（均取患侧穴位）。

操作：采用刺络拔罐法，对局部皮肤进行常规消毒后，用消毒的三棱针点刺，然后用小号火罐吸拔在点刺部位，留罐5～10分钟，每日1次。

治法三：

取穴：太阳、膈俞、曲池、内关穴（均取患侧穴位）。

小贴士

本病有传染性，应采取隔离措施，脸盆、毛巾等物品要单用，并注意消毒，避免交叉感染。

注意休息，保证充足的睡眠。

饮食宜清淡，忌食辛辣刺激性及热性食物，不吸烟，不喝酒。

操作：采用刺络拔罐法，对局部皮肤进行常规消毒后，用消毒的三棱针点刺，然后用小号火罐吸拔在点刺部位，留罐5～10分钟，每日1次。

❷ 青光眼

青光眼是由于眼内压升高引起视盘损害和视野缺损的一种眼病。分为开角型和闭角型，闭角型青光眼治疗不及时可导致失明。拔罐疗法适用于开角型病程较长、症状较轻者。

【表现】

开角型青光眼自觉症状不明显，有轻度眼胀。闭角型青光眼表现为眼胀、视力下降、视物不清、虹视。急性发作可伴有恶心、呕吐、偏头痛、眼部混合充血、角膜雾状混浊。

【疗法】

取穴方一：大椎、胆俞、心俞。

方法：用刺络拔罐法。用三棱针点刺至轻微出血为度，然后拔罐15～20分钟。隔日治疗1次，10次为1疗程。

主治：青光眼。

效果：久治有效。

附记：引自《外治汇要》。根治尚难。

取穴方二：身柱、风门、肝俞、膈俞。

方法：用刺络拔罐法。用三棱针点刺至轻微出血，然后拔罐15分钟。或以毫针刺入，得气后留针10～15分钟，起针后，用闪火法拔罐10～15分钟。隔日治疗1次，10次为1疗程。

主治：青光眼（绿风内障）。

效果：多年使用，效果尚佳。

取穴方三：风池、丝竹空、攒竹。恶心呕吐配中脘、内关、足三里；头昏痛或眼压高时配合谷、光明、三阴交。

方法：用针刺后拔罐法。以毫针用平补平泻法针刺，留针20～30分钟，起针后，拔罐15～20分钟。丝竹空、攒竹、光明只针刺，不拔罐。每日或隔日治疗1次，10次为1疗程。

主治：青光眼（阴虚阳亢型）。

效果：临床屡用，均有一定效果。

取穴方四：太阳、风池、肝俞、心俞、印堂、鱼腰。肝火盛者，配太冲、光明；心火盛者，配内关；肾虚配肾俞。

方法：虚证用单纯拔罐法，留罐15～20分钟，起罐后加温灸5～10分钟。热证用刺络拔罐法，先用三棱针点刺出血，然后拔罐15～20分钟。印堂、鱼腰、光明、太冲只刺血或温灸，不拔罐。每日或隔日治疗1次，10次为1疗程。

主治：青光眼。

效果：临床屡用，疗效较好。

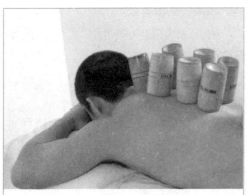

◎青光眼采用刺络拔罐法，吸拔大椎、心俞、膈俞、肝俞穴。

❸ 睑腺炎

睑腺炎又称麦粒肿，是一种常见的眼睑腺体的化脓性炎症。可分为外睑腺炎和内睑腺炎两种，外睑腺炎是睫毛毛囊或其附近的皮脂腺、汗腺的炎性病变，内睑腺炎是睑板腺的炎性病变。本病一般发病较急，尤以夏季多见。中医名"针眼""偷针""斜眼"等。

【表现】

早期眼睑局部有红、肿、热、痛，形成局限性硬结，形如麦粒，压之疼痛。全身伴有发热、恶寒、头痛等。晚期出现黄白色脓点，可溃破，渐渐消肿自愈。

【治疗方法】

治法一：

取穴：胃俞、脾俞、中脘、章门、足三里穴。

操作：采用留罐法，患者取坐位，用闪火法将中号火罐吸拔在穴位上，留罐5～10分钟，隔日1次。本法适用于气血虚弱型，表现为针眼反复发作，眼睑微红肿，日久不愈，面色萎黄无华，食物缺乏，倦怠乏力。

治法二：

取穴：背部第一至第七胸椎节段的督脉及膀胱经分布区域。

操作：采用走罐法，患者取俯卧位，在背部涂抹适量润滑油，将大小适宜的火罐吸拔在背部，在背部第一至第7胸椎节段的督脉及膀胱经分布区域走罐，并在脾胃俞附近着重推罐，起罐后将脾胃俞处出现的瘀点点刺出血，再在点刺部位拔罐，吸出瘀血。本法适用于脾胃郁热型，表现为眼睑红肿疼痛，可伴有口渴喜饮，大便秘结，舌红，苔黄。

治法三：

取穴：太阳、阳白、大椎、印堂穴。

操作：采用刺络拔罐法，对局部皮肤进行常规消毒后，用消毒的毫针或三棱针点刺1～3下，然后用闪火法迅速将火罐吸拔在点刺部位，拔出几滴瘀血，起罐后擦净血迹，每日1次，3次为1个疗程。

治法四：

取穴：大椎、太阳、风池、天井穴。

操作：采用刺络拔罐法，患者取坐位，对局部皮肤进行常规消毒后，用消毒的三棱针点刺穴位，然后用闪火法将小号火罐吸拔在点刺部位，留罐10～15分钟，每日1次。本法适用风热型，表现为初起眼睑红肿疼痛，继而疼痛拒按，局部有硬结，舌苔薄黄。

治法五：

取穴：大椎穴。

操作：采用刺络拔罐法，对局部皮肤进行常规消毒后，用梅花针叩刺6～7

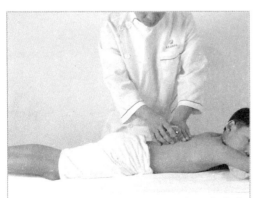

◎睑腺炎采用走罐法，在背部第1至第7胸椎节段的督脉及膀胱经分布区域走罐。

下，至出现出血点，然后将口径合适的玻璃罐吸拔在大椎穴上，留罐10分钟。本法适用于睑腺炎早期，一般经1～3次治疗可愈。

治法六：

取穴：背部第一至第12胸椎至腋后线范围内找反应点。

操作：采用刺络拔罐法，先找出如粟粒状的反应点，如果没有找到反应点，可刺相当于膏肓穴的部位。对局部皮肤进行常规消毒后，将针尖对准选好的部位，垂直进针0.2～0.3厘米，然后迅速地将火罐吸拔在电磁部位。左眼刺左背相应部位，右眼反之。

❹ 电光性眼炎

电光性眼炎又称为紫外线性眼炎，是由于电光发出的紫外线照射眼部造成的眼结膜和角膜的炎症，多发生在电焊、气焊、电炉炼钢之后。

【表现】

多在紫外线照射后6～8小时发病，眼部有异物感、灼热感，剧痛，伴有怕光、流泪、眼睑皮肤潮红、结膜充血、眼睑痉挛等症状，一般2～3天后可自愈。

【治疗方法】

治法一：

取穴：大椎、太阳、印堂穴。

操作：采用刺络拔罐法，对穴位局部皮肤进行常规消毒后，用消毒的三棱针点刺，然后用闪火法将大小适中的火罐吸拔在点刺的穴位上，留罐10～15分钟，每日1次，3次为1个疗程。

治法二：

取穴：大椎穴。

操作：采用针刺后刺络拔罐法，患者取坐位或俯卧位，对局部皮肤进行常规消毒后，先用泻法针刺大椎穴，不留针，出针后用梅花针叩刺大椎穴，至皮肤潮红或轻微渗血为度，叩刺范围约3厘米×3厘米，然后在叩击部位拔火罐，留罐5~15分钟，起罐后擦去污血并做表面消毒。

小贴士

（1）治疗期间应注意休息，避免强光直射眼睛。

（2）忌食辛辣刺激性食物。

（3）可以用凉水浸湿毛巾敷在眼部，以减轻疼痛及眼部充血。

⑤ 鼻出血

鼻出血也称鼻衄，是多种疾病的共同症状，出血量可少可多，反复出血易导致贫血，重者可引起失血性休克。原因较多，包括局部病因和全身病因两类：局部病因有鼻部外伤、炎症、息肉、肿瘤，全身病因有血液疾病、高血压、动脉硬化、急性传染病、中毒、静脉压增高、肝脾疾病、风湿热、维生素类缺乏等。

【表现】

鼻衄由于原因不同，表现也不同，出血量有时很少，仅为鼻涕中带血丝，有时则较多，可导致失血性休克。大部分发生在鼻中下方出血区，其次是下鼻甲、中

鼻甲后端、中鼻道。鼻出血多为单侧，也可为双侧，可间歇性反复出血，也可持续出血。

【治疗方法】

治法一：

取穴：一组大椎、肺俞穴；二组身柱、胃俞穴。

操作：每次选用1组穴位，2组交替使用，采取留罐法，先用应急方法止住鼻出血，然后用闪火法在穴位上拔罐，留罐10~20分钟，每日或隔日1次，5次为1个疗程，疗程间隔3~5日。

治法二：

取穴：一组大椎、涌泉、委中穴；二组肺俞、肝俞、胃俞穴。

操作：每次选用1组穴位，2组交替使用，采用刺络拔罐法，对局部皮肤进行常规消毒后，用消毒的三棱针点刺出血，用闪火法将大小适宜的火罐吸拔在点刺部位，留罐10~15分钟，以出血1~2毫升为宜。每日1次，10次为1个疗程。

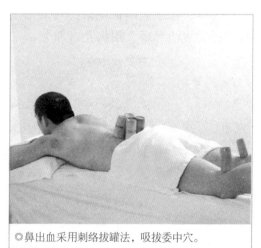
◎鼻出血采用刺络拔罐法，吸拔委中穴。

拔罐美容法

❶ 祛黄褐斑

黄褐斑，又称肝斑。是一种色素代谢异常的疾病。多见于女性青年，儿童和男性青年亦有之。尤以妊娠期女性（妊娠斑）为多。

【病因】多因邪毒壅滞肌肤，经脉失畅；或饮食不洁，虫积内生，以致虫毒气滞，郁于颜面肌肤所致。

【症状】颜面凸起部位出现形状、大小不一的黄色褐斑，颜色深浅不一，多呈对称性。无自觉症状。

【疗法】

取穴方一：

气海、肾俞、肝俞。

方法：采用针刺后拔罐法。先用毫针平补平泻法针刺，得气后不留针。起针后，用闪火法拔罐10～15分钟。起罐后，再用艾条温灸5～10分钟，同时，再用毫

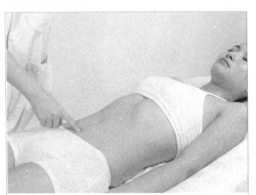

◎气海穴位于人体的下腹部，直线连接肚脐与耻骨上方，将其分为十等分，从肚脐3/10的位置处。

针刺迎香（双），留针15～30分钟；艾炷灸患部中央3～7壮（无瘢痕灸）。每日或隔日治疗1次，7次为1疗程。必要时，休息1～3日，再行第二疗程。

主治：黄褐斑。

效果：屡用效佳，一般治疗3～4疗程后，有效率可达100%。

取穴方二：

大椎与两侧肺俞形成的三角区。

方法：采用梅花针叩刺后拔罐法。先用梅花针在三角区内叩刺，以微出血为度，然后用闪火法在3个穴上拔罐，留罐10分钟，以每穴吸出血量约1毫升为度。隔日治疗1次，10次为1疗程。或同时配耳穴上、中、下3点，用三棱针点刺出血少许（不拔罐）。

主治：黄褐斑。

效果：临床屡用，效果甚佳。

附记：引自《外治汇要》。

取穴方三：

皮损区（患部）。

方法：先用梅花针轻轻叩刺，然后用药罐法拔罐（药煮罐或贮药罐法）20分钟。煮罐方药常用紫草洗方。起罐后，外涂五白散。隔日1次，10次为1疗程。

主治：黄褐斑。

效果：一般连治2～3疗程即愈。

附记：紫草洗方和五白散可查阅《百病中医熏洗熨擦疗法》。

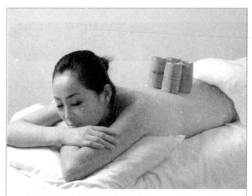

◎采用针刺后拔罐法吸拔肾俞、肝俞穴，有助于祛除黄褐斑。

② 消除雀斑

取穴：迎香、印堂、巨阙、合谷、足三里、三阴交。

注意事项：可配合耳针疗法，取内分泌、面颊、交感、肾上腺，双耳埋针或压药丸，隔周一次。

拔罐前后保健：需饮水或橙汁500毫升。

拔罐疗程：每日治疗一次，15日为一个疗程。

拔罐方法与步骤：

在患者欲拔罐的部位抹上按摩乳或凡士林。

选择大小适宜的火罐或真空罐，吸拔于迎香、印堂、巨阙、合谷、足三里、三阴交等穴位，留罐10～15分钟。

自我调护：避免日光照射，春夏外出时应戴帽。

③ 改善皮肤粗糙

皮肤粗糙也就是中医所说的"肌肤甲错""肌肤索泽"，皮肤多干燥，抚至

碍手。

其生成的主要原因，除遗传因素、外界气候、环境及工作劳累程度等因素外，机体的内分泌失调，毛囊角化过度是更重要的原因，也有一部分是因为使用不当的护肤品所致。

皮肤粗糙一般同时还伴有以下的这些症状：

（1）气血亏虚。肌肤晦暗不华，粗糙少润泽；同时伴有面色苍白或萎黄，女性可有月经不调。

（2）气滞血瘀。肌肤枯涩粗糙、面色晦暗不润、心烦易怒、口苦口干，女性月经不调，多后期并色紫黑有血块。

（3）痰饮阻络。肌肤枯槁不泽，面色不华少润，同时伴有痰涎壅盛，口恶心烦，肌肤麻木不仁，下肢浮肿，女性多伴有月经不调或白带偏多。

选穴：滑肉门、合谷、膀胱经（背后）。

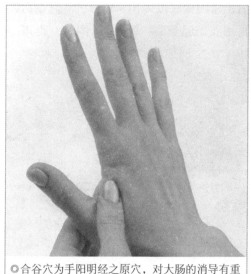

◎合谷穴为手阳明经之原穴，对大肠的消导有重要的调节作用。

方法：

滑肉门、合谷乃手足阳明经之穴位，且合谷为手阳明经之原穴，对大肠的消导有重要的调节作用，滑肉门则可促进胃的吸收与消化；膀胱经则可通调水道，调节水液代谢，将糟粕及时排出体外，以避免毒素在体内的再吸收。三穴共同作用：可消除皮肤粗糙。

（1）先在背部涂润滑剂，再在背后沿膀胱经施以拉（推）罐，往返5~7遍。

（2）在滑肉门、合谷穴拔罐、留罐15~20分钟。

（3）每周2~3次，15次为1个疗程。

④ 祛青春痘、粉刺

痤疮俗称"粉刺"，是一种毛囊皮脂腺的慢性炎症。多见于青春期，是青年人最常见的影响美容的疾病，青春期过后大多可自行消退。

【表现】

多发于颜面、胸、背部，病程缓慢，初起时毛囊口出现红色丘疹、黑头丘疹或白头丘疹，挤压可有黄白色米粒样脂栓排出，随后可逐渐产生丘疹、脓疱、结节、囊肿，破后遗留瘢痕或暂时性色素沉着。自觉微痒或疼痛。

【治疗方法】

治法一：

取穴：肺俞、膈俞、脾俞、胃俞、大肠俞，背部的阳性反应点（红点）。

操作：每次取4个背腧穴和2个阳性反应点（无阳性反应点者，可取6个背腧穴），背腧穴交替使用，采用刺络拔罐法，对局部皮肤进行常规消毒后，用消毒的三棱针刺破皮肤，然后用闪火法将大小适中的火罐吸拔在点刺部位，留罐，以吸出血液0.5~1毫升为宜，每周2次，1个月为1个疗程。

治法二：

取穴：大椎穴。

操作：采用刺络拔罐法，对穴位局部皮肤进行常规消毒后，用消毒的三棱针或梅花针点刺或叩刺数下，然后拔火罐，留罐10~15分钟，以出血1~4毫升为宜，起罐后，用消毒棉球擦净血迹，每日1次，10次为1疗程。

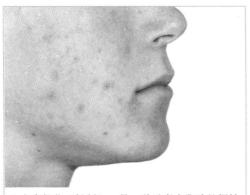

◎痤疮俗称"粉刺"，是一种毛囊皮脂腺的慢性炎症。

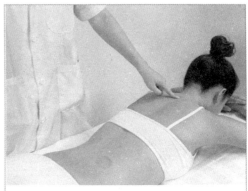

◎大椎穴位于人体的颈部下端，第七颈椎棘突下凹陷处。

治法三：

取穴：第3～第7胸椎夹脊穴。

操作：采用刺络拔罐法，对局部皮肤进行常规消毒后，用皮肤针叩刺，然后用闪火法或投火法将大号玻璃罐吸拔在穴位上，留罐10～15分钟，每日1次，10次为1个疗程。本法适用于肺经风热者，表现为皮疹色红、痒痛、舌红、苔薄黄等。

治法四：

取穴：背部第6颈椎～第5胸椎的华佗夹脊穴、胃俞、肺俞穴。

操作：采用刺络拔罐法，对局部皮肤进行常规消毒后，用梅花针从上向下均匀叩刺脊柱两侧华佗夹脊穴，使局部皮肤充血潮红，轻微出血，将4～6只中号玻璃火罐分别吸拔在两侧叩刺部位上，留罐5～10分钟，使局部充血发紫或拔出少许血液为宜。起罐后，用消毒棉球擦净血迹，外涂抗生素软膏，隔日1次。

治法五：

取穴：耳背上角处、大椎、肺俞、肝俞、胃俞、大肠俞穴。

操作：采用刺络拔罐法，先揉捏患者耳背上角使局部发红发热，消毒后用三棱针快速点刺挤出1～2毫升血，用干棉球压迫止血；用同样方法揉捏其他穴位2分钟，消毒后用三棱针迅速刺入皮下，挑断皮下部分白色纤维组织，至有血液渗出，然后用闪火法在点刺部位拔罐，使每穴出血2～3毫升，留罐5分钟，起罐后用干棉球擦净局部，隔日1次。

小贴士

（1）在治疗过程中，可配合中药内服，效果会更好。

（2）积极治疗原发病，消除可能的病因。

（3）治疗过程中应避免日光暴晒，停止服用避孕药物，避免精神刺激。

---

❺ 整体减肥

肥胖症是指摄入的能量超过消耗量而使脂肪积聚过多，超过标准体重20％者。病因较复杂，可能与遗传、内分泌、神经系统疾病、饮食过度、活动过少等因素有关。

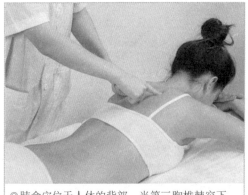

◎肺俞穴位于人体的背部，当第三胸椎棘突下，左右旁开二指宽处。

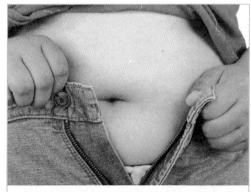

◎肥胖症是指摄入的能量超过消耗量而使脂肪积聚过多。

肥胖症可引起多种并发症，如高血压、糖尿病、冠心病、高脂血症等。

【表现】

体重超过标准体重20％，皮下脂肪厚，分布均匀。轻度肥胖者无明显症状，中、重度肥胖者有活动后气短、心悸，易疲劳，乏力，活动减少，喜欢坐或卧床，嗜睡，多汗，怕热，女性月经少，甚至闭经，男性可见阳痿。

【治疗方法】

治法一：

取穴：阿是穴（脂肪堆积处）。

操作：采用留罐法，在身体的脂肪堆积明显处用大吸力拔罐，留罐20分钟。每日1次，10次为1个疗程，疗程间隔3～5日。

治法二：

取穴：关元、脾俞、胃俞穴。

配穴：脾胃俱旺者加足三里穴；脾胃俱虚者加三阴交、脾俞穴；真元不足者加命门、太溪穴。

操作：采用留罐法，留罐20分钟左右，隔日1次，10次为1个疗程，疗程间隔3～5日。

治法三：

取穴：脾俞、胃俞穴。

配穴：脾胃蕴热者加天枢、曲池、内庭、三阴交穴；脾胃俱虚者加中脘、气海、关元、肾俞、足三里穴；真元不足者加肾俞、命门、三阴交、太溪穴。

操作：采用留罐法，留罐20～25分钟。隔日1次，10次为1个疗程。

治法四：

取穴：一组中脘、天枢、关元、足三里、阴陵泉穴；二组巨阙、大横、气海、丰隆、三阴交穴。

配穴：大腿围、臀围较大者加箕门、髀关穴。

操作：2组穴位交替灵活使用，足三里、阴陵泉、丰隆、三阴交穴采用针刺法，其余穴采用针刺加拔罐法，用泻法，针刺得气后反复轻插重提，大幅度、快频率捻转，产生较强烈的针感，留针30分钟。起针后，腹部穴位拔罐，留罐15分钟，每日1次，10次为1个疗程，疗程间隔3日。

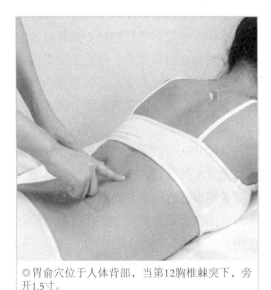
◎胃俞穴位于人体背部，当第12胸椎棘突下，旁开1.5寸。

小贴士

平时应加强体育锻炼，根据自身的情况，选择合适的项目，并长期坚持，不可半途而废。

吃饭要细嚼慢咽，饭后不要立即睡觉，改掉吃零食的习惯。

拔罐治疗亚健康症状

❶ 活血化瘀

如果扭伤了，在扭伤的瞬间，人体局部气血流动被阻滞，导致气滞血瘀，扭伤过后，这已经形成的血瘀成为致病源，继续阻碍气血的循环，形成疼痛等，此种情况，我们的建议也是拔罐，利用拔罐形成的压力差使气向体表外泄，而气的外泄会带动局部的瘀血透过皮肤向外排出，表现为拔出血疱。血疱拔出，疼痛会立即减轻。经一次或者三两次，把瘀血拔尽，扭伤也就痊愈。此种情况，拔罐的效果确实可以描述成：增加组织血液流量，从而起到"活血化瘀""祛瘀生新"的作用。

然而，人体瘀血的形成因为外伤引起的毕竟较少，更多的患者利用拔罐拔出的血疱是因为其他因素引起的，比如说因为气虚，人体正气虚弱，运行无力，而血的运行是由气主导的，所谓"气行则血行"，气虚则血运迟缓，导致血瘀，就像水流速度缓慢必然导致泥沙淤积一样，此时拔罐，导致人体气更虚，结果必然血更瘀，这就是为什么有人有的部位的脓血越拔越多，好像永远也拔不完一样。气虚会导致血瘀，血热也能导致血瘀，血寒也能导致血瘀……有若干种外伤之外的情形都能导致血瘀，此时拔罐不仅无效反而有害。

❷ 预防动脉硬化

人随着年龄的增长，各个器官相继老化，疾病也会越来越多，即使没有疾病，随着机体的老化也会出现这样或那样的不适或不便。血液在脉管中流淌，终年循环不息，血液中的一些脂肪或杂质沉积在血管壁上，天长地久，越积越厚，使血管壁变硬，血管腔狭窄，这就是动脉硬化的根本原因。

许多临床资料表明，大多数老年性疾病都与血管硬化有关。如脑动脉硬化出现脑血管病；眼底动脉硬化出现老花眼；冠状动脉硬化出现冠心病；四肢动脉硬化出现活动迟缓等。另外高血压、糖尿病、肾病综合征、肿瘤等疾病无不与血管有关。老年人血液黏稠度增高，血管壁增厚，管腔狭窄，血流缓慢，导致全身各个组织器官营养供应不足，毒性物质不能及时排出体外，附着在血管壁上，反过来加重血管壁增厚变脆，管腔狭窄，同时毒性物质通过血管壁被组织器官重新吸收，也容易引起许多疾病。

拔罐疗法可刺激血管壁收缩和舒张，增加血管壁的弹性；促进血液循环，增加全身各组织器官的营养供应，加速有毒废物的排出，因而对于动脉硬化可起到预防作用。

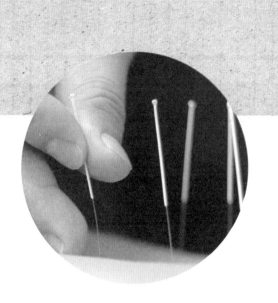

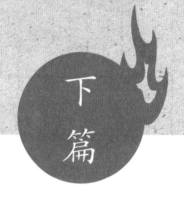

下
篇

针 灸

●针灸由"针"和"灸"构成。针法是把毫针按一定穴位刺入患者体内，运用捻转与提插等针刺手法来治疗疾病。灸法是把燃烧着的艾绒按一定穴位熏灼皮肤，利用热的刺激来治疗疾病。针灸是一种中国特有的治疗疾病的手段。

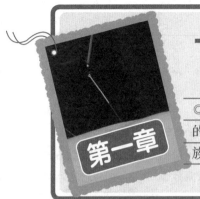

第一章

了解针灸的概念和原理

◎针灸是中医学的重要组成部分之一，是一种"内病外治"的医术，它具有鲜明的汉民族文化与地域特征，是基于汉民族文化和科学传统产生的宝贵遗产。

什么是针灸

　　针灸是针法和灸法的合称。针是利用不锈钢或其他材料制成的各种针具，刺入人体特定部位的皮下或肌肉，以通经活络调整气血，达到防病治病的目的；艾灸是用艾叶制成的艾条或艾炷点火燃烧，直接或间接温灼人体特定部位的皮肤，以温通气血，达到防治疾病的目的。针与灸都是根据中医学的经络学说，通过体表的特定部位（穴位）来进行治病，在临床治疗时，又常常并用。所以自古以来，人们就把这两种疗法并称为针灸。其中针刺疗法

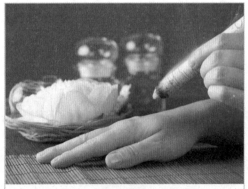

◎针与灸都是根据中医学的经络学说，通过体表的特定部位（穴位）来进行治病。

又分为新针疗法、耳针疗法、头针疗法及针刺麻醉等疗法。推拿是医生以中医理论基础为依据，运用各种手法，作用于人体的穴位或特定部位，以防病治病或保健的一种医疗方法，古称按摩、按跷、乔摩、案杌等。按应用的目的不同，可分为医疗推拿与美容保健推拿：医疗推拿多由医生选用特定的推拿手法，以治病为目的。其手法用力要求先轻柔，再逐渐加大用力，最后再轻柔的原则；美容保健推拿有被动保健按摩和自我保健按摩两种方式，自始至终手法轻柔、舒适，以引起大脑皮层对全身机能的调整，促进新陈代谢，从而使受术者达到皮肤润泽，形体优美，强身健体的效果。

　　针灸是一种中国特有的治疗疾病的手段。是一种"内病外治"的医术。是通过经络、腧穴的传导作用，以及应用一定的操作法，来治疗全身疾病的。在临床上按中医的望闻问切诊断出病因，找出疾病的关键，辨明它是属于表里、寒热、虚实中

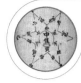

针灸

什么是针灸

针灸是针法和灸法的合称

> 针法是把毫针按一定穴位刺入患者体内，用捻、提等手法来治疗疾病。

> 灸法是把燃烧着的艾绒按一定穴位熏灼皮肤，利用热的刺激来治疗疾病。

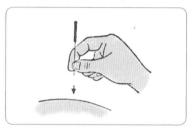

针灸时的注意事项

针刺注意要点

> 检查针具：针刺前应注意检查针具，发现针体有损坏则不能再用，以防断针。如有带钩变钝者，须加修理后再用。

> 注意消毒：用75%酒精棉球消毒穴位皮肤，揩擦针体及医者的手指。

> 选择体位：针刺一般取坐靠、俯伏、仰卧、侧卧等体位，病人不要随便乱动，以防止弯针或断针。

> 掌握针感：针刺的感觉与一定的解剖结构有关。穴位在针刺时会出现酸、胀的感觉不宜反复行针，以免损伤神经组织。

> 在针刺穴位时，有时出现沉重的感觉，如果只出现痛感，可能是针刺不当，应将针取出，改换针尖方向再刺入。

> 防止晕针：对初次接受针刺的病人应宣传针刺的一般知识，以消除病人的紧张情绪，并让病人采取卧位，防止晕针。

针灸的禁忌

1. 妇女怀孕3个月以内者，下腹部禁针；怀孕3个月以上者，腹部及腰骶部不宜针刺。三阴交、合谷、昆仑、至阴等穴有通经活血作用，孕妇禁针；即使在平时，妇女也应慎用。
2. 小儿囟门未合，其所在部位的腧穴，不宜针刺。
3. 有皮肤感染溃疡、瘢痕或肿瘤的部位，不宜针刺。
4. 常有自发性出血或出血不止的患者，不宜针刺。
5. 患者在过于饥饿、疲劳及精神紧张时，不宜立即进行针刺治疗。对身体瘦弱、气血亏虚的患者，应取卧位，针刺手法不宜过重。

哪一类型，确定病变属于哪一经脉，哪一脏腑。然后进行相应的配穴处方，进行治疗。以通经脉，调气血，使阴阳归于相对平衡，使脏腑功能趋于调和，从而达到防治疾病的目的。

针灸疗法是祖国医学遗产的一部分，也是我国特有的一种民族医疗方法。千百年来，对保卫健康，繁衍民族，有过卓越的贡献，直到现在，仍然担当着这个任务，为广大群众所信赖。

狭义的针灸是针法和灸法的合称。广义的针灸包括针法、灸法、拔罐法。针法按针具分类，包括毫针、电针、水针、小针刀、三棱针、皮肤针、火针、皮内针、芒针、激光针、电热针、电火针、声电针、电磁针、微波针、指针以及穴位贴敷法、穴位埋线法等；按刺激的部位分类，包括体针、耳针、头皮针、眼针等。

针灸的历史与演进

针灸学起源中国，具有悠久的历史。根据史料记载，针灸推拿起源于我国大约从4万年前的氏族公社制度时期。远古时期，人们偶然被一些尖硬物体，如石头、荆棘等碰撞了身体表面的某个部位，会出现意想不到的疼痛被减轻的现象。古人开始有意识地用一些尖利的石块来刺身体的某些部位或人为地刺破身体使之出血，以减轻疼痛。古书上曾多次提到针刺的原始工具是石针，称为砭石。这种砭石出现于距今8000至4000年前的新石器时代，相当

于氏族公社制度的后期，人们已掌握了挖制、磨制技术，能够制作出一些比较精致的、适合于刺入身体以治疗疾病的石器，这种石器就是最古老的医疗工具砭石。人们就用"砭石"刺入身体的某一部位治疗疾病。砭石在当时还更常用于外科化脓性感染的切开排脓，所以又被称为针石可以说，砭石是后世刀针工具的基础和前身。

在用火的过程中，人们发现身体某部位的病痛经火的烧灼、烘烤而得以缓解或解除，继而学会用兽皮或树皮包裹烧热的石块、砂土进行局部热熨，逐步发展以点燃树枝或干草烘烤来治疗疾病。经过长期的摸索，选择了易燃而具有温通经脉作用的艾叶作为灸治的主要材料，于体表局部进行温热刺激，从而使灸法和针刺一样，成为防病治病的重要方法。由于艾叶具有易于燃烧、气味芳香、资源丰富、易于加工贮藏等特点，因而后来成了最主要的灸治原料。"砭而刺之"渐发展为针法，"热而熨之"渐发展为灸法，这就是针灸

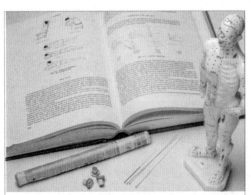

◎针灸疗法是祖国医学遗产的一部分，也是我国特有的一种民族医疗方法。

疗法的前身。

《山海经》记载有"高氏之山，有石如玉，可以为箴"，《素问·异法方宜论》记载："其民食鱼而嗜咸，皆安其处，美其食。鱼者使人热中。盐者胜血。故其民皆黑色疏理，其病皆为痈疡，其治宜砭石。故砭石者，亦从东方来。"这些都是石器时代人们以砭石治病的佐证。我国曾在内蒙古多伦县的新石器时代遗址中发现过一根带有弧形刃的砭石，可用来切开脓肿。这为判断针刺的起源提供了有力的依据。

《素问·异法方宜论》记载："北方者，天地所闭藏之域也。其地高陵居，风寒冰冽，其民乐野处而乳食。藏寒生满病，其治宜灸。故灸焫者，亦从北方来。"在原始社会，北方的人们离不开烤火取暖，加上他们生活在寒冷的环境中，易患腹部寒痛、胀满等症。经过长期的积累经验，发明了灸法和熨热疗法。

《黄帝内经》曰："中央者其地平以湿，天地之所以生万物之众，其民食杂而不劳，故其病多痿厥寒热，其治宜导引按

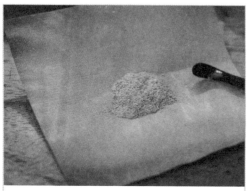

◎艾叶因其易于燃烧、气味芳香、易于加工贮藏等特点，成为最主要的灸治原料。

蹻，故导引按蹻者，亦从中央出也。"这说明按摩治病最早发源于我国中部地区，这里的中央即我国的河南洛阳一带。据《史书》记载，黄帝时代的名医俞跗，已将"案抓"这一古代推拿术应用于临床。

再根据近年在我国各地所挖出的历史文物来考证，"针灸疗法"的起源就在石器时代。当时人们发生某些病痛或不适的时候，不自觉地用手按摩、捶拍，以至用尖锐的石器按压疼痛不适的部位，而使原有的症状减轻或消失，最早的针具：砭石也之而生，随着古人智慧和社会生产力的不断发展，针具逐渐发展成青铜针、铁针、金针、银针，直到现在用的不锈钢针。相传，华夏文明的始祖伏羲是中医针灸的发明人。伏羲氏不仅画八卦，结绳为网，教民田猎，而且"尝百药而制九针"（东汉皇甫谧记载于《帝王世纪》）、"尝草制砭"（南宋罗泌记载于《路史》）砭就是砭石，即华夏民族最早的针灸。灸法的起源与火的发现和使用有着密切的关系，当身体有某种不适时，用以去烘烤得以减轻，继而用各种树枝作为施灸工具，逐渐发展到艾灸。

针灸治疗方法是在漫长的历史过程中形成的，其学术思想也随着临床医学经验的积累渐渐完善。1973年长沙马王堆三号墓出土的医学帛书中有《足臂十一脉灸经》和《阴阳十一脉灸经》，论述了十一条脉的循行分布、病候表现和灸法治疗等，已形成了完整的经络系统。约成书于战国至秦汉时期的《黄帝内经》，标志着

此时的医学家们不但已卓有成效地运用刺法、灸法和推拿等技术防病治病，而且初步形成了以理、法、方、穴、术为一体的独特的针灸推拿学理论体系。《黄帝内经》包括《素问》和《灵枢》两部分，共18卷，162篇，以阴阳、五行、脏腑、经络、腧穴、精神、气血等为基本理论，用无神论观点、整体观点、发展变化的观点、人体与自然界相应的观点，论述了人体的生理、病理、诊断要领和防病治病原则，重点论述了经络、腧穴、针法、灸法等，奠定了针灸学基础理论。其中《灵枢》又称《针经》，所载针灸理论更为丰富和系统，故《灵枢》又称《针经》。《灵枢》较为完整地论述了经络腧穴理论、刺灸方法和临床治疗等，对针灸医学作了比较系统的总结，为后世针灸学术的发展奠定了基础。

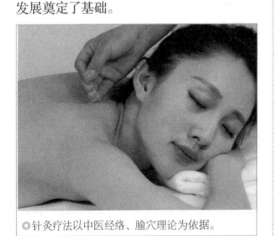

◎针灸疗法以中医经络、腧穴理论为依据。

晋代医学家皇甫谧潜心钻研《黄帝内经》等著作，撰写成《针灸甲乙经》，是除《灵枢经》外我国现存最早、最系统的针灸学专著。全书分为12卷128篇，共收349个腧穴，按脏腑、气血、经络、腧穴、脉诊、刺灸法和临床常见病症针灸治疗为次序加以编纂，成为一部最早的体系比较完整的针灸专书，是继《黄帝内经》之后对针灸学的又一次总结，在针灸学发展史上起到了承先启后的作用。

宋朝时期，由于印刷术的广泛应用，出现了大量针灸推拿专著，加快了针灸推拿学的传播与发展进程。宋代政府进一步完善针灸推拿教育机构，设立有独立的针灸推拿科，《素问》《难经》《针灸甲乙经》等列为学员的必修课程。著名北宋针灸家王惟一，在政府支持下，重新考订厘正了354个腧穴的位置及所属经脉，增补了腧穴的主治病症，撰成《铜人腧穴针灸图经》，记述经络、腧穴、刺灸法等内容，并将全书内容雕刻于石碑上，由政府颁行。公元1027年，王惟一设计了两具男子铜人模型，外面刻有经络腧穴，内置脏腑，作为针灸教学和考试之用。南宋的针灸家王执中撰《针灸资生经》，他十分重视实践经验，书中搜集许多民间医案，对后世颇有影响。南宋初期窦材著《扁鹊心书》，极力推崇烧灼灸法，每灸数十壮乃至数百壮。当时的杨介、张济主张用解剖学知识指导针灸取穴。宋代名医庞安时运用腹部按摩手法催产："有民家妇孕将产，七日而子不下，百术无所效……令其家人以汤温其腰腹，自为上下按摩，孕者觉肠胃微痛，呻吟间生一男子。"本病案可属世上首例有记载的产科手法助产的病案。《经济总录》中对手法作用进行分析、对作用有所认识，运用到小儿科治疗之中。

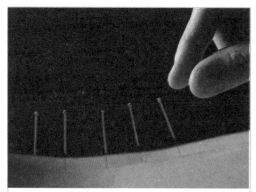

◎明代针灸推拿学发展昌盛，针灸出现了许多学术流派和更丰富的手法。

金元时期，很多新的手法被创用，更多的腧穴及其疗效被确认。金代何若愚撰《子午流注针经》，提倡子午流注按时取穴法和经穴行针时间结合呼吸次数。金元名医窦汉卿在《针经指南》中既推崇子午流注，又提倡八法流注，按时取穴，他还编著了针灸歌赋《标幽赋》。元代滑伯仁所者的《十四经发挥》，首次将十二经脉与任、督二脉合称为十四经脉，对后人研究经脉很有裨益。

明代是针灸推拿学学术发展昌盛的朝代，针灸出现了许多的学术流派和更丰富的手法，并把没有归经的穴位称为奇穴。如杨继洲根据家传《卫生针灸玄机秘要》为基础，汇集了历代医家学说，并结合实践经验撰写了《针灸大成》，内容丰富。书中涉及经络、腧穴、针灸手法及适应证，介绍了针灸与药物综合治疗经验，并记载了针灸治疗成功与失败的医案。是继《黄帝内经》《甲乙经》之后对针灸学的又一次总结，至今仍是学习针灸的重要文献。陈会的《神应经》记述了催气法，提出平补平泄手法，补泄以捻转为主，并

结合提插、呼吸、开阖等法。当时还有徐风的《针灸大全》，高武的《针灸聚英发挥》，汪机的《针灸问对》、李时珍的《奇经八脉考》等，不同流派相互争鸣，促进了针灸的发展。推拿也日趋成熟。主要表现在小儿推拿有突破性进展，正骨推拿、保健推拿已形成了内容丰富的知识体系。当时，最具代表性的推拿书籍是《小儿按摩经》，可算是我国现存最早的推拿书籍。此外还有《小儿推拿方脉活婴秘旨全书》《小儿推拿秘诀》等多部小儿推拿医学著作出版。这个时期按摩被推拿一词所代替，体现了按摩疗法的发展和人们对推拿认识的提高。

清初至民国时期，针灸医学由兴盛逐渐走向衰退。清朝统治者1822年以"针刺火灸，究非奉君所宜"的荒谬理由，下令停止太医院使用针灸，废止针灸科，一般"儒医"也注重汤药轻针灸，使针灸发展受到阻碍。但是明清时期却是我国历史上推拿专著出版最兴旺时期。公元1742年吴谦等撰《医宗金鉴》，其《医宗金鉴·刺灸心法要诀》不仅继承了历代前贤针灸要旨，并且加以发扬光大，通篇歌图并茂，自乾隆十四年以后（公元1749年）定为清太医院医学生必修内容。1840年鸦片战争后帝国主义入侵中国，加之当时的统治者极力歧视和消灭中医，针灸更加受到了摧残。尽管如此，由于针灸治病深得人心，故在民间仍广为流传。针灸名医李学川公元1822年撰《针灸逢源》，强调辨证取穴、针药并重，并完整地列出了361个经穴，其仍为今之针灸学教材所取用。

了解针灸的保健功效

中国古代人民很早以前就采用针灸方法保健强身。传说针灸起源于三皇五帝时期，相传伏羲发明了针灸，他"尝百药而制九针"（东汉医学家皇甫谧记载于《帝王世纪》）。而据古代文献《山海经》和《内经》，有用"石箴"刺破痈肿的记载，以及《孟子》："七年之病，求三年之艾"的说法，再根据近年在我国各地所挖出的历史文物来考证，"针灸疗法"的起源就在石器时代。在《黄帝内经》中称掌握针灸保健技术的医生为"上工"，《灵枢·逆顺》中云："上工刺其未生者也。"

到了唐代，针灸保健已占有相当位置，如在《千金要方》中，就论述了许多针灸方面用以保健的材料。宋代王执中著的《针灸资生经》里，记载了用针灸预防多种疾病，如刺泻风门背不发痈疽等。明代医家亦倡导针灸保健，高武在《针灸聚英》里说："无病而先针灸曰逆，逆，未至而迎之也。"逆，即防病之义。清代潘

伟如在《卫生要求》一书中还阐发了针刺的保健作用，他说："人之脏腑经络血气肌肉，日有不慎，外邪干之则病。古之人以针灸为本……所以利关节和气血，使速去邪，邪去而正自复，正复而病自愈。"

针灸的保健作用如下。

❶ 疏通经络

针灸的疏通经络作用是针灸最基本和最直接的治疗作用，可使瘀阻的经络通畅而发挥其正常生理功能。经络"内属于府脏，外络于肢节"，运行气血是其主要生理功能之一。经络功能正常时，气血运行通畅，脏腑器官、体表肌肤及四肢百骸得以濡养，均可发挥其正常的生理功能。若经络功能失常，气血运行受阻，则会影响人体正常的生理功能，出现病理变化而引起疾病的发生。

经络不通，气血运行受阻，其临床症状常常表现为疼痛、麻木、肿胀、瘀斑等

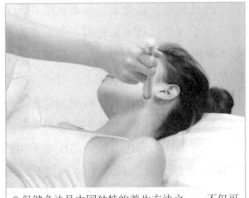

◎保健灸法是中国独特的养生方法之一，不仅可用于强身保健，也可用于久病体虚之人的康复。

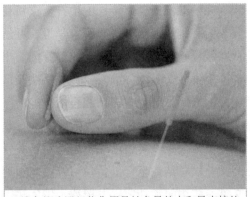

◎针灸的疏通经络作用是针灸最基本和最直接的治疗作用。

症状。针灸疏通经络主要是根据经络的循行，选择相应的腧穴和针刺手法及三棱针点刺出血、梅花针叩刺、拔罐等，使经络通畅，气血运行正常，达到治疗疾病的目的。

❷ 调和阴阳

针灸的调和阴阳作用是针灸治疗最终达到的根本目的，可使机体从阴阳的失衡状态向平衡状态转化。阴阳学说是中医基本理论的重要内容，疾病的发生机理是极其复杂的，但从总体上可归纳为阴阳失调。若因六淫、七情等因素导致人体阴阳的偏盛偏衰，失去相对平衡，就会导致"阴胜则阳病，阳胜则阴病"的状况出现。针对人体疾病的这一主要病理变化，运用针灸方法调节阴阳的偏盛偏衰，可以使机体恢复阴平阳秘的状态，从而达到治愈疾病的目的。

针灸调和阴阳的作用，主要是通过经络阴阳属性、经穴配伍和针刺手法完成的。如中风后出现的足内翻，从经络辨证上可确定为阳（经）缓而阴（经）急，治疗时采用补阳经而泻阴经的针刺方法，平

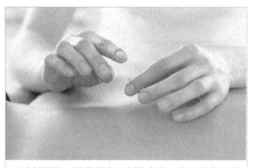

◎针刺保健，就是用毫针刺激人体一定的穴位，以激发经络之气，起到强壮身体、益寿延年的目的。

衡阴阳；阳气盛则失眠，阴气盛则多寐，根据阳、阴主眼睑开合的作用，取与阴相通的照海和与阳相通的申脉进行治疗，失眠应补阴（照海）泻阳（申脉），多寐则应补阳（申脉）泻阴（照海），使阴阳平衡。

❸ 扶正祛邪

针灸的扶正祛邪是针灸治疗疾病的作用过程，又是疾病向良性方向转归的基本保证，可扶助机体正气及祛除病邪。疾病的发生、发展及其转归的过程，实质上是正邪相争的过程。正胜邪退则病缓解，正不胜邪则病情加重。针灸治病，就在于能够发挥其扶正祛邪的作用。疾病的发展过程，是正气和邪气的相互斗争的过程，正邪力量消长决定疾病的发展和转归，邪胜于正则病情加重，正胜于邪则病情减轻，《素问·刺法论》篇说："正气存内，邪不可干。"《素问·评热病论》说："邪之所凑，其气必虚。"说明疾病的发生，是由于正气相对不足，邪气相对强盛所致。因此，治疗上必须坚持扶正祛邪的原则。在临床上扶正祛邪就是通过补虚泻实原则来实现的。补虚和泻实的具体方法在针灸治疗原则中已详述。

所谓针刺保健，就是用毫针刺激人体一定的穴位，以激发经络之气，使人体新陈代谢旺盛起来，从而起到强壮身体、益寿延年的目的。针刺保健与针刺治病的方法虽基本相同，但着眼点不同，针刺治病着眼于纠正机体阴阳、气血的偏盛偏衰，而针刺保健则着眼于强壮身体，增进机体

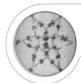

阴阳与五行

　　阴阳学说是中医学的指导思想和理论根基，五行学说是中医的纲领，构建了中医的理论框架，中医利用五行学说来分析和归纳人的形体特征和结构功能，以及人与环境的关系。

阴阳学说在中医学中的应用

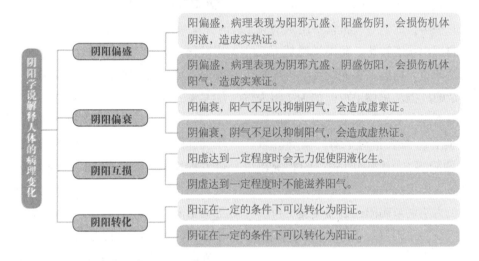

阴阳学说解释人体的病理变化

- 阴阳偏盛
  - 阳偏盛，病理表现为阳邪亢盛、阳盛伤阴，会损伤机体阴液，造成实热证。
  - 阴偏盛，病理表现为阴邪亢盛、阴盛伤阳，会损伤机体阳气，造成实寒证。
- 阴阳偏衰
  - 阳偏衰，阳气不足以抑制阴气，会造成虚寒证。
  - 阴偏衰，阴气不足以抑制阳气，会造成虚热证。
- 阴阳互损
  - 阳虚达到一定程度时会无力促使阴液化生。
  - 阴虚达到一定程度时不能滋养阳气。
- 阴阳转化
  - 阳证在一定的条件下可以转化为阴证。
  - 阴证在一定的条件下可以转化为阳证。

根据五行原理治疗五脏疾病

　　运用五行学说指导五脏疾病的治疗，可以控制疾病的传变，确定疾病的治疗原则，指导脏腑的用药和针刺取穴等。

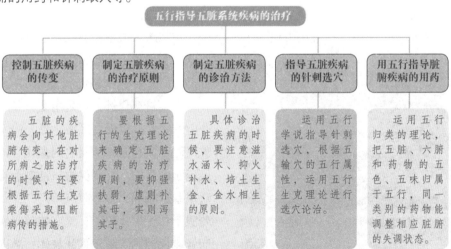

五行指导五脏系统疾病的治疗

控制五脏疾病的传变	制定五脏疾病的治疗原则	制定五脏疾病的诊治方法	指导五脏疾病的针刺选穴	用五行指导脏腑疾病的用药
五脏的疾病会向其他脏腑传变，在对所病之脏治疗的时候，还要根据五行生克乘侮采取阻断病传的措施。	要根据五行的生克理论来确定五脏疾病的治疗原则，要抑强扶弱，虚则补其母，实则泻其子。	具体诊治五脏疾病的时候，要注意滋水涵木、抑火补水、培土生金、金水相生的原则。	运用五行学说指导针刺选穴，根据五输穴的五行属性，运用五行生克理论进行选穴论治。	运用五行归类的理论，把五脏、六腑和药物的五色、五味归属于五行，同一类别的药物能调整相应脏腑的失调状态。

代谢能力，旨在养生延寿。也正因为二者的着眼点不同，反映在选穴、用针上亦有一定差异。若用于保健，针刺手法刺激强度宜适中，选穴不宜多，且要以具有强壮功效的穴位为主。

保健灸法是中国独特的养生方法之一，不仅可用于强身保健，也可用于久病体虚之人的康复。所谓保健灸法，就是在身体某些特定穴位上施灸，以达到和气血、调经络、养脏腑、延年益寿的目的。《医学入门》里说："药之不及，针之不到，必须灸之"，说明灸法可以起到针、药有时不能起到的作用。至于灸法的保健作用，早在《扁鹊心书》中就有明确的记载："人于无病时，常灸关元、气海、命门……虽未得长生，亦可得百余岁矣"。

针灸是如何治病的

针和灸是两种不同的治病方法。针法指用针灸针具在体表的穴位上进行针刺来达到治疗疾病的目的。灸法是将艾绒做成的艾炷、艾条，点燃后熏灼体表的相关穴位，通过温热刺激而达到治疗疾病的目的。

针灸为什么能治病，究其原因，主要是当今对调整人体机能的研究，常局限于神经反射、生化反应和生物分子物理运动的作用方面，而国内外对针灸的研究工作也因此常停留在这些范围内进行，未能深究到人体潜在功能的作用上。有学者认为针灸穴位所引起的神经冲动，能激活人体的潜在功能，对人体以神经系统为主的各个系统、器官组织的功能产生强有力的调节作用，以防治各种疾病和抗衰老。这就是针灸的根本机能。

人体是一个非常精密非常高级的生物体，自身有非常完善非常复杂的自我调节机制，比如说人体的某一部位不小心被划破了，人会通过他的调节机制让伤口自己痊愈，不需要治疗的。正因为这样，人类才能在地球上不断地适应内外环境的变化，从几千几万年前生存发展到了今天。而针灸对人体是一种刺激，人体的大脑接收到这一外界刺激后，很快就会激活他的调节机制对外界的这一刺激产生反应，或是被抑制，或是被兴奋，而人体为适应针刺刺激所做出的调节过程也就是针灸的治病过程。

现代科学证实人体的确有很多功能，但其中仅有10%是显性的，常在应用，而90%是潜在的，还未被激活利用。针灸只需在经络上，相应地取穴和行针，就能够激活人体的潜在功能，活化其功能装置，发挥强有力的调整作用。这样能够提高治病疗效，而且对大量的难治杂病和绝症也有治疗作用，如男女性功能障碍、不育与不孕、小睾丸、幼稚子宫、侏儒等。因此人体功能装置不仅是人体形态功能的局部单元，也是针灸"切经"和针灸治疗的局部单元，这也许就是经络诊治的奥秘。

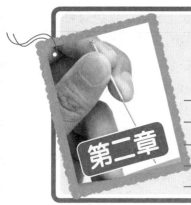

掌握针刺疗法

◎针刺疗法是以中医理论为指导，运用针刺防治疾病的一种方法。针刺对手法很有讲究，其方向、角度、深度都有特殊的要求。要掌握针刺疗法，不仅要熟知针刺过程，更要对禁忌证有充分了解。

针刺的施治器具

随着社会生产力的发展，针刺的工具也有了不断地改进；古代的针具除砭石外，还有骨针、竹针、陶针、青铜针、金针、银针，一直发展到今天的不锈钢针。金属针具的应用，应该开始于青铜器时代，在承袭"砭石、针石、镵石"的基础上，经过漫长的历史时期，不断改进和逐渐完善形成了九针。九针是指具有九种不同形状的金属针具，具有不同的治疗用途。九针的硬度可与砭石相媲美，其弹性、韧性、锋利的程度更优于砭石，还可以制造得很精巧。在治疗上保留了砭石切肿排脓的功能，由于它有九种不同的形状还极大地扩展了用途，具有多种治疗功能。（九针的长度指的是针身的长度，不是整个针的长度。）

九针包括：

（1）镵针：针头大，针尖锐利，除去末端一分尖锐外，有1.5寸的针柄，共长1.6寸。镵针主要用来刺人体阳分的浅表部位。即可以用于针刺皮肤疾患。

（2）员针：针身为圆柱形，针尖椭圆如卵，长1.6寸。员针主要适应治疗肌肉的病症即主治邪在分肉之间的疾患，用于针刺肌肉的疾患，亦可作按摩用。

（3）鍉针：针身较大，针尖圆而微尖，如黍粟一样，长3.5寸。鍉针主要适应治疗血脉的病症，主要是用以按摩经脉，而不致刺入皮肤，陷入肌肉，能流通气血。即用来针刺脉络疾患。

（4）锋针：针身为圆柱形，针锋锐利，三面有锋棱，长1.6寸。锋针可作刺络放血之用，主治痈疡痹症等疾患，也可以针刺筋的疾患。

（5）铍针：针身模仿宝剑的剑锋制成，针尖如形如剑锋之利，阔2.5分，长4寸。主治痈脓和寒热不调的病症，可用作切开排脓。凡病脓疡者，可取铍针，也可以针刺骨的疾患。

（6）员利针：针身略粗，针尖稍大，圆而且锐利，长1.6寸。主治痈证和痹证，深刺之，可以治暴痛。此类针也用来调和阴阳。

（7）毫针：针尖纤细如蚊喙，长3.6寸。毫针最细，适于刺入各经的孔穴，即可祛除邪气又可扶养正气，主治寒热痹痛、邪在经脉的疾病。也可用来补益精气。

（8）长针：针身长，针尖锋利，长7寸。主治邪气深着，日久不愈的痹症。凡病在内部深层的疾患，可以取用长针，这种针也可以祛除风邪。

（9）大针：针尖形如杖，略圆，似锋针，长4寸。大针主治关节内有水汽停留的疾患，用以泻水。这种针也可用以通利九窍，祛除三百六十五节的邪气。

目前临床上以毫针应用最为广泛，有各种型号。其他的针具或不再使用，或发展成为新的针灸工具。如现在的皮肤针代替镵针，三棱针即锋针，火针代替大针，而芒针则由长针发展而来。现代的毫针基本上都是用不锈钢材料做的，比古代的毫针要精细多了，为了保障病人安全，我国已制定了针灸针的相关的质量标准（GB国标）。通常，一根毫针的结构如下：

针尾：温针灸放置艾绒之处。

针柄：必须牢固、不能有锈蚀和松动。

针身：挺直、光滑、坚韧而富有弹性，无斑驳、锈痕，发生曲折就要停止使用。

针尖：形如松针为值，无钩曲、卷毛，不宜过于尖锐，须圆而不钝。

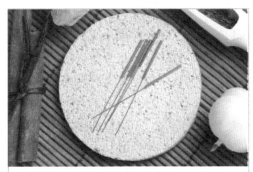

◎现代的毫针基本用不锈钢材料做成，比古代的毫针要精细很多。

选择体位

针刺时常用的体位，主要有以下几种：

（1）仰卧位：适宜于取头、面、胸、腹部腧穴和上、下肢部分腧穴。

（2）侧卧位：适宜于取身体侧面少阳经腧穴和上、下肢的部分腧穴。

（3）伏卧位：适宜于取头、项、脊背、腰尻部腧穴和下肢背侧及上肢部分腧穴。

（4）仰靠坐位：适宜于取前头、颜面和颈前等部位的腧穴。

（5）俯伏坐位：适宜于取后头和项、背部的腧穴。

（6）侧伏坐位：适宜于取头部的一侧、面颊及耳前后部位的腧穴。

在临床上除上述常用体位外，对某些腧穴则应根据腧穴的具体不同要求采取不同的部位。同时也应注意根据处方所取腧穴的位置，尽可能用一种体位而能针刺处方所列腧穴时，就不应采取两种或两种以上的体位。同时应根据患者体质、病情等具体情况灵活掌握。对初诊、精神紧张或年老、体弱、病重的患者，应尽量采取卧位，以防病人感到疲劳或出现晕针的现象。

针刺的过程

❶ 选择针具

应选择有一定的硬度、弹性和韧性的针具，临床上有金质、银质和不锈钢三种。

金质、银质的针，弹性较差，价格昂贵，故较少应用。临床应用一般以不锈钢为多。选针具应根据病人的性别、年龄的长幼、形体的肥瘦、体质的强弱、病情的虚实、病变部位的表里浅深和所取腧穴所在的具体部位，选择长短、粗细适宜的针具。如男性、体壮、形肥且病变部位较深者，可选稍粗稍长的毫针。反之若女性、体弱、形瘦，而病变部位较浅者，就应选用较短、较细的针具。至于根据腧穴的所在具体部位进行选针，一般是皮薄肉少之处和针刺较浅的腧穴，选针宜短而针身宜细；皮厚肉多而针刺宜深的腧穴宜选用针身稍长、稍粗的毫针。临床上选针常以将针刺入腧穴至之深度，而针身还应露在皮肤上稍为宜。如应刺入0.5寸，可

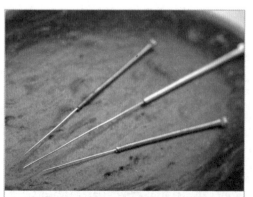

◎皮薄肉少之处和针刺较浅的腧穴，宜选针短且针身细的针具。

选1.0寸的针，应刺入1.0寸时，可选1.5寸的针。

❷ 选择体位

针刺时患者体位选择是否适当，对腧穴的正确定位，针刺的施术操作，持久地留针以及防止晕针、滞针、弯针，甚至折针等，都有很大影响。如体位选择不当，在针刺施术时，或留针过程中。病人常因移动体位而造成弯针、滞针，甚至发生折针事故。又如病重体弱，或精神紧张的病人，采用坐位，易使病人感到疲劳，往往易于发生晕针。因此根据病情选取腧穴的所在部位，选择适当的体位，既有利于腧穴的正确定位，又便于针灸的施术操作和较长时间的留针而不致疲劳的原则。

❸ 消毒针刺

针灸前必须做好消毒工作，其中包括针具消毒，腧穴部位的消毒和医者手指的消毒。

（1）针具器械消毒：方法很多，应尽量采用高压蒸气灭菌法。高压蒸气灭菌：将毫针等针具用布包好，放在密闭的高压蒸汽锅内灭菌。一般在1.0~1.4千克/平方厘米的压力、115~123℃的高温下保持30分钟以上，才可达到灭菌要求。

或用75%酒精消毒。将针具置于75%酒精内，浸泡30分钟，取出拭干使用。置针的用具和镊子等，可用2%来苏溶液与

1：1000的升汞溶液浸泡1~2小时后应用。对某些传染病患者用过的针具，必须另行放置，严格消毒后再用。

（2）腧穴的消毒：在需要针刺的腧穴部位消毒时，可用75％酒精棉球拭擦即可。在拭擦时应由腧穴部位的中心向四周绕圈擦拭。或先用25％碘酒棉球拭擦，然后再用75％酒精棉球涂擦消毒。当腧穴消毒后，切忌接触污物，以免重新污染。

（3）医者手指的消毒：医生手指消毒：医生的手，在施术前要用肥皂水洗刷干净，或用酒精棉球涂擦后，才能持针操作。施术时医者应尽量避免手指直接接触针体，如必须接触针体时，可用消毒干棉球作间隔物，以保持针身无菌。

❹ 进针法

在进行针刺操作时，一般应双手协同操作，紧密配合。

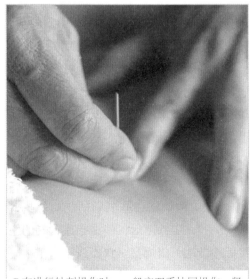

◎在进行针刺操作时，一般应双手协同操作，紧密配合。

临床上一般用右手持针操作，主要是以拇、食、中二指挟持针柄，其状如持毛笔，故右手称为"刺手"。左抓切按压所刺部位或辅助针身，故称左手为"押手"。

刺手的作用，是掌握针具，施行手法操作；进针时，运指力于针尖，而使针刺入皮肤，行针时便于左右捻转，上下提插和弹震刮搓以及出针时的手法操作等。

押手的作用，主要是固定腧穴位置，夹持针身协助刺手进针，使针身有所依附，保持针垂直，力达针尖，以利于进针，减少刺痛和协助调节、控制针感。

具体的进针方法，分为单手进针法、双手进针法和管针进针法：

（1）单手进针法：术者以拇指、食指持针，中指端抵住腧穴，指腹紧靠针身下段。当拇、食指向下用力按压时，中指随之屈曲，将针刺入，直刺至所要求的深度。实际上，此法是以刺手的中指代替了押手的作用，具有简便、快捷、灵活的特点。该法多用于较短毫针的进针。

（2）双手进针法：即左右双手配合，协同进针。根据押手辅助动作的不同，又分为指切进针法、夹持进针法、提捏进针法、舒张进针法四种。

指切进针法：以左手拇指或食指指甲切压在穴位上，右手持针，紧靠指甲缘将针刺入皮肤。适用于较短毫针刺入肌肉丰厚部的穴位。

夹持进针法：用左手拇、食两指夹持棉球，裹住针尖，直对腧穴，当押手两指下按时刺手顺势将针刺入穴位。适用于长针的进针。

舒张进针法：用押手拇、食指将穴区皮肤撑开绷紧，右手持针从两指间刺入。多用于皮肤松弛或有褶皱部的穴位，如腹部穴位。

提捏进针法：用押手拇、食指将穴区皮肤捏起，刺手持针从捏起部侧面或上端刺入。适用于头面等皮肤浅薄处的穴位。

（3）管针进针法：即备好玻璃或金属制成的针管，针管长度比毫针短2～3毫米，以便露出针柄，针管的直径以能顺利通过针尾为宜。进针时押手持针管，将针装入管内，针尖与针管下端平齐，置于应刺的腧穴上，针管上端露出针柄2～3毫米，用右手食指叩打针尾或用中指弹击针尾，即可使针刺入，然后退出针管，再运用行针手法。本法进针痛苦小，适用于疼痛敏感者。

❺ 行针法

行针亦名运针，是指将针刺入腧穴后，为了使之得气，调节针感以及进行补泻而实施的各种针刺手法。

基本手法：行针的基本手法，是针刺

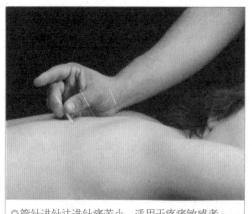

◎管针进针法进针痛苦小，适用于疼痛敏感者。

的基本动作，常用的有以下两种：

（1）提插法：是将针刺入腧穴的一定深度后，使针在穴内进行上、下进退的操作方法。使针从浅层向下刺入深层为插；由深层向上退到浅层为提。至于提插幅度的大小、层次的有无、频率的快慢以及操作时间的长短等，应根据病人的体质、病情和腧穴的部位以及医者所要达到的目的而灵活掌握。

（2）捻转法：是将针刺入腧穴的一定深度后，以右手拇指和中、食二指持住针柄，进行一前一后地来回旋转捻动的操作方法。至于捻转角度的大小，频率的快慢，操作时间的长短等，应根据病人的体质、病情和腧穴的特征以及医者所要达到的目的，灵活运用。

以上两种基本手法，既可单独应用，也可相互配合运用，在临床上必须根据病人的具体情况，灵活掌握，才能发挥其应有的作用。

辅助手法：是进行针刺时用以辅助行针的操作方法。常用的有以下几种：

（1）循法：是以左手或右手于所刺腧穴的四周或沿经脉的循行部位，进行徐和地循按或循摄的方法。此法在未得气时用之可以通气活血，有行气、催气之功。若针下过于沉紧时，用之可宣散气血，使针下徐和。

（2）刮柄法：亦名划柄法。是将针刺入腧穴一定深度后，使拇指或食指的指腹抵住针尾，用拇指、食指或中指爪甲，由下而上地频频刮动针柄的方法。此法在下得气时，用之可激发经气，促使得气。

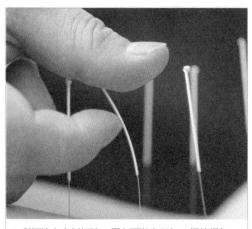

◎刮柄法亦名划柄法，用之可激发经气，促使得气。

（3）弹柄法：是将针刺入腧穴的一定深度后，以手指轻轻叩弹针柄，使针身产生轻微的震动，而使经气速行。

（4）搓柄法：是将针刺入腧穴一定深度后，以右手拇、食、中三指持针柄向单向捻转，如搓线状，每搓2～3周或3～5周，但搓时应与提插法同时配合应用，以免使肌肉纤维缠绕针身。此法有行气、催气和补虚泻实的作用。

（5）摇柄法：是将针刺入腧穴一定深度后，手持针柄进行摇动，如摇橹或摇辘轳之状。此法若直立针身而摇，多自深而浅地随摇随提，用以出针泻邪。若卧针斜刺或平刺而摇，一左一右，不进不退，如青龙摆尾，可使针感单向传导。

（6）震颤法：是将针刺入腧穴一定

深度后，右手持针柄，用小幅度、快频率的提插捻转动作，使针身产生轻微的震颤，以促使得气或增强祛邪、扶正的作用。

⑥ 留针

将针刺入腧穴行针施术后，使针留置穴内，称为留针。

留针的目的是加强针刺的作用和便于继续行针施术。一般病症只要针下得气而施以适当的补泻手法后，即可出针或留针10～20分钟；但对一些特殊病症，如急性腹痛、破伤风、角弓反张、寒性、顽固性疼痛或痉挛性病症，即可适当延长留针时间，有时留针可达数小时，以便在留针过程中做间歇性行针，以增强、巩固疗效。

⑦ 出针

在行针施术或留针后即可出针。

出针时一般先以左手拇、食指按住针孔周围皮肤，右手持针做轻微捻转，慢慢将针提至皮下，然后将针起出，用消毒干棉球揉按针孔，以防出血。若用除疾、开阖补泻时，则应按各自的具体操作要求，将针起出。出针后病人应休息片刻方可活动，医者应检查针数以防遗漏。

针刺的方向、角度和深度

① 进针角度

针刺的角度，是指进针时针身与皮

肤表面所形成的夹角。它是根据腧穴所在位置和医者针刺时所要达到的目的结合而定。

一般分下列三种角度：

（1）直刺：针身与皮肤表面呈90度角或接近垂直刺入。常用于肌肉较丰厚的腰、臀、腹、四肢等部位的腧穴。

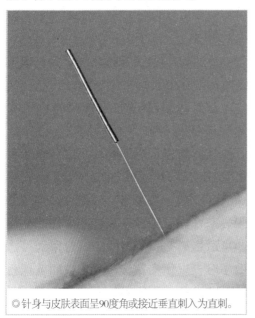

◎针身与皮肤表面呈90度角或接近垂直刺入为直刺。

（2）斜刺：针身与皮肤表面呈45度角左右倾斜刺入。斜刺法适用于针刺皮肉较为浅薄处，或内有重要脏器，或不宜直刺深刺的腧穴和在关节部的腧穴，在施用某种行气、调气手法时，亦常用斜刺法。

（3）横刺：又称平刺或沿皮刺。即将针身倾斜与皮肤表面呈15～25度角沿皮刺入。适用于皮肉浅薄处，有时在施行透穴刺法时也用这种角度针刺。如头皮部、颜面部、胸骨部腧穴，透穴刺法中的横透法和头皮针法、腕踝针法，都用平刺法。

❷ 针刺方向

针刺方向，是指进针时和进针后针尖所朝的方向，简称针向。针刺方向一般根据经脉循行方向，腧穴分布部位和所要求达到的组织结构等情况而定。有时为了使针感到达病所，也可将针尖对向病痛处。针刺方向虽与针刺角度相关，如头面部腧穴多用平刺，颈项，咽喉部腧穴多用横刺，胸部正中线腧穴多用平刺，侧胸部腧穴多用斜刺，腹部腧穴多用直刺，腰背部腧穴多用斜刺或直刺，四肢部腧穴一般多用直刺等。但进针角度主要以穴位所在部位的特点为准，而针刺方向则是根据不同病症治疗的需要而定。仅以颊车穴为例，若用作治疗颔病、颊痛、口噤不开等症时，针尖朝向颞部斜刺，使针感放射至整个颊部；当治疗面瘫、口眼歪斜时，针尖向口吻横刺；而治疗痄腮时，针尖向腮腺部斜刺；但治疗牙痛时则用直刺。

❸ 针刺的深度

针刺深度，是指针身刺入腧穴皮肉的深浅。掌握针刺的深度，应以既要有针下气至感觉又不伤及组织器官为原则。每个腧穴的针刺深度，在临床实际操作时，还必须结合患者的年龄、体质、病情、腧穴部位、经脉循行深浅、季节时令、医者针法经验和得气的需要等诸多因素作综合考虑，灵活掌握。正如《素问·刺要论》指出："刺有浅深，各至其理……深浅不得，反为大贼"，强调针刺的深度必须适当。怎样正确掌握针刺深度，必须注意以下几个方面。

年龄

《灵枢·逆顺肥瘦》说："婴儿、瘦人，浅而疾之；壮士、肥人，深而留之；

老年体弱，气血衰退；小儿娇嫩，稚阴稚阳，均不宜深刺。青壮之龄，血气方刚，可适当深之"。

体度患者的体质、体形，有肥瘦、强弱之分

《素问·三部九候论》云："必先度其形之肥瘦，以调其气之虚实"，张志聪亦说："知形之肥瘦，则知用针之深浅"。可见，对形瘦体弱者，宜相应浅刺；形盛体强者，可适当深刺。

部位

凡头面和胸背部腧穴针刺宜浅，四肢和臀腹部腧穴针刺可适当深刺。

经络

经络在人体的分布和属性是有深有浅，属阴属阳之不同。古代文献认为经脉较深，刺经可深，络脉较浅，刺络宜浅；阳经属表宜浅刺，阴经属里宜深刺。如《灵枢·阴阳清浊》所云："刺阴者，深而留之；刺阳者，浅而疾之"。大凡循行于肘臂、腿膝部位的经脉较深，故刺之宜深；循行于腕踝、指蹠部位的经脉较浅，故刺之应浅。

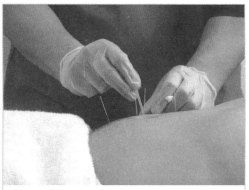

◎针刺深度，须结合患者的年龄、体质、病情、腧穴部位等诸多因素作综合考虑。

病情

《灵枢·卫气失常》指出："夫病变化，浮沉深浅，不可胜穷，各在其处。病间者浅之，甚者深之，间者小之，甚者众之，随变而调气"；《灵枢·终始》亦说："脉实者，深刺之，以泄其气；脉虚者，浅刺之，使精气无泻出，以养其脉，独出其邪气"，说明针刺深浅必须根据病性病机辨证而施。

手法

《医学入门》云："补则从卫取气，宜轻浅而针，从其卫气随之于后而济其虚也；泻则从荣弃置其气，宜重深而刺，取其荣气迎之于前而泻夺其实也"，《难经》指出："刺营无伤卫，刺卫无伤营"，均说明针刺手法中的深浅要心中有数，有的放矢。如当深反浅，则未及于营而反伤于卫；当浅反深，则诛伐太过而损及于荣。

时令

人体与时令息息相关，针刺必须因时而异，《素问·诊要经终论》说："春夏秋冬，各有所制"。在针刺深度上既要根据病情，又要结合时令。《灵枢·本输》说："春取络脉诸荣大经分肉之间，甚者深取之，间者浅取之；夏取诸输孙络肌肉皮肤之上；秋取诸合，余如春法；冬取诸井诸输之分，欲深而留之。"一般认为春夏宜浅刺，秋冬宜深刺，个规律是根据《难经》所说的"春夏者，阳气在上，人气亦在上，故当浅取之；秋冬者、阳气在下，人气亦在下，故当深取之"。如果不按时令规律，那么就要像《素问·四时刺逆从论》指出的"凡此四时刺者，大逆之病，不可不从也。反之，则生乱气相淫病焉"。

针感

施针时针下酸麻胀重感应大、出现快的，以及精神紧张、惧怕针刺的患者，针刺应当浅些；感应迟钝或感应小的患者，针刺应当深些。正如《针灸大成》所说："凡刺浅深，惊针则止"，意思是说针刺深浅从针感来讲，以得气为度。针刺的角度、方向和深度，这三者之间有着不可分割的关系。一般而言，深刺多用直刺，浅刺多用斜刺或平刺。对延髓部、眼区、胸腹、背腰部的腧穴，由于穴位所在处有重要脏腑、器官，更要掌握好针刺的角度、方向和深度，以防针刺意外的发生。

取穴的正确性，不仅指其皮肤表面的位置，还必须与正确的针刺角度、方向和深度结合起来，才能发挥腧穴的治疗作用。因此，不能简单地将腧穴看作是一个小点，而应有一个立体的腧穴概念。

禁忌证

（1）患者在过度饥饿、暴饮暴食、醉酒后及精神过度紧张时，禁止针刺。对身体瘦弱，气虚血亏的患者，进行针刺时手法不宜过强，并应尽量选用卧位。

（2）妇女怀孕三个月者，不宜针刺小腹部的腧穴。孕妇的少腹部、腰骶部、会阴部及身体其他部位具有通气行血功效，针刺后会产生较强针感的穴位（如合谷、足三里、风池、环跳、三阴交、血海等），禁止针刺。月经期禁止针刺。妇女怀孕个月以内者，下腹部禁针；怀孕3个

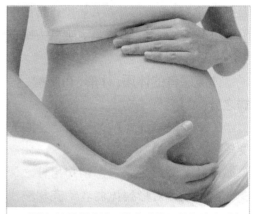

◎对孕妇的针刺疗法须格外谨慎，以免造成不良后果。

月以上者，腹部及腰骶部不宜针刺。三阴交、合谷、昆仑、至阴等穴有通经活血作用，在怀孕期亦应予禁刺。如妇女行经时，若非为了调经，亦不应针刺。即使在平时，妇女也应慎用。对有习惯性流产史者，尤须慎重。

（3）患者严重的过敏性、感染性皮肤病者，以及患有出血性疾病（如血小板减少性紫癜、血友病等），不宜针刺。

（4）小儿囟门未闭时头顶部禁止针刺。

（5）重要脏器所在处，如胁肋部、背部、肾区、肝区不宜直刺、深刺，肝、脾肿大、肺气肿患者更应注意。大血管走行处及皮下静脉部位的腧穴如需针刺时，则应避开血管，使针刺斜刺入穴位。

（6）对于儿童、破伤风、癫痫发作期、躁狂型精神分裂症发作期等，针刺时不宜留针。

（7）有皮肤感染溃疡、瘢痕或肿瘤的部位，不宜针刺。

（8）常有自发性出血或出血不止的患者，不宜针刺。

注意事项：

（1）患者在过于饥饿、疲劳及精神紧张时，不宜立即进行针刺治疗。对身体瘦弱、气血亏虚的患者，应取卧位。针刺手法不宜过重。

（2）在位于神经干或神经根部位的腧穴进行针刺时，如病人出现电击样放射感，应立即停针或退针少许，不宜再做大幅度反复捻转提插，以免损伤神经组织。

（3）针刺眼区和项部的风府、哑门等穴以及脊椎部的腧穴，要注意掌握一定的角度，更不宜大幅度的提插、捻转和长时间的留针，以免伤及重要组织器官，产生严重的不良后果。

（4）对尿潴留等患者在针刺小腹部腧穴时，也应掌握适当的针刺方向、角度、深度等，以免误伤膀胱等器官出现意外的事故。

针刺的金针法

《金针赋》，全称是《梓岐风谷飞经走气撮要金针赋诗》，为明代针灸家徐凤所著，专论刺法，对后代影响很大。《金针赋》里有下针十四法；调气与运气法；飞经走气四法；治病八法。下面我们详述一下。

① 下针十四法

针刺基本手法，窦汉卿《针经指南》中归纳为下针十四法。即动、摇、进、退、搓、盘、弹、捻、循、扪、摄、按、爪、切等法。《金针赋》对此作了总结归纳，把它连贯起来说："爪而切之，下针之法；摇而退之，出针之法；动而进之，催针之法；循而摄之，行气之法；搓则去病；弹则补虚；肝腹盘旋，扪为穴闭；重沉豆许曰按，轻浮豆许曰提；一十四法，针要所备。"

② 调气与运气法

《金针赋》将能调节控制针刺感应向一定方向扩散传布的针刺方法称为调气、运气法："调气之法，下针至地之后，复人之分。欲气上行，将针右捻；欲气下行，将针左捻。……气不至者，以手循摄，以爪切掐，以针摇、动、进、捻、搓、弹。直待气到，以龙虎升腾之法，按之在前。使气在后；按之在后，使气在前；运气走到疼痛之所，以纳气之法，扶针直插，复向下纳，使气不回。"运气次到疼痛之所，上指使针刺感应趋向于病痛部，也就上说使"气到病所"。

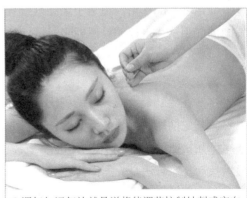

◎调气与运气法就是说将能调节控制针刺感应向一定方向扩散传布的方法。

《针经指南》曾提到："捻针，使气下行到病所。"近人多称之为"行气法"。主要应用捻针法或指压法，也可配合使用温灸法捻针法，虽可促使针感的产生和扩散，但《金针赋》所述以左捻或右捻来控制针感的上行或下行，则较难掌握。而以手指按前或按后的方法，则是一种较好的使气到病所的方法。如要使气向上，可用左手拇指紧压穴位下方"闭其下气"，则气得以上行；如要使气向下，可紧压穴位上方"闭其上气"，则气得以下行。运气后再将针直插按纳，使气不回流，称为"纳气法"。《针灸大成·经络迎随设为问答》："有病道远者，必先使气直到病所。"说明针刺时出现"气到病所"现象，可以加强治疗效果。

❸ 飞经走气四法

飞经走气包括青龙摆尾、白虎摇头、苍龟探穴、赤凤迎源四法。简称"龙虎龟凤"，均属"通经接气大段之法"。"若关节阻涩，气不过者"，可起"过关过节催运气"的作用。适用于经络气经接气的催气手法，以促使针感通经过关而达病所。

青龙摆尾

本法在《针灸大成·三衢杨氏补泻》中称"苍龙摆尾"。《金针赋》："青龙摆尾，如扶船舵，不进不退，一左一右，慢慢拨动。"针法是：斜向浅刺或先深后浅，针尖刺向病所，然后将针柄缓缓摆动，好像手扶船舵或左或右以正航向一样，以推动经气的远行。

白虎摇头

《金针赋》："白虎摇头，似手摇铃，退方进圆，兼之左右，摇而振之。"方，指提插；圆，指捻转。针法是：将针捻入，并用中指拨动针体使针左右摇动，再予上提，同时进行摇振，有如用手摇铃一般，可以推动经气。

苍龟探穴

《金针赋》："苍龟探冷冻，如入土之象，一退三进，钻剔四方。"针法是：将针刺入穴位后，退到浅层，然后更换针尖方向，上下左右多向透刺，逐渐加深，如龟入土探穴四方钻剔，有通行经气的作用。

赤凤迎源

《金针赋》："赤凤迎源，展翅之仪，入针到地，提到天，候针处摇篮，复进其元（指人部、中层），上下左右，四围飞旋。"针法是：先将针刺入深层得气扯再上提到浅层，候针自摇，再插入中层，然后用提插捻转，结合一捻一放，形如赤凤展翅飞旋，有通行经气的作用。

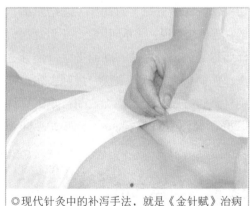

◎现代针灸中的补泻手法，就是《金针赋》治病八法中的主要内容。

❹ 治病八法

《金针赋》描述了烧山火、透天凉、阳中隐阴、阴中隐阳、子午捣臼、进气与龙虎交战、留气、抽添等手法，称为治病八法。成为后世补泻手法中的主要内容。由于这些手法的操作步骤较多，所以对其中一些动作规范化，定出了一定的次数。即分别以九或六作为基数，一般补法用九阳数，泻法用六阴数。如补法用三九二十七，或七七四十九（少阳），或九九八十一（老阳）数。泻法用三六一十八，或六六三十六（少阴），或八八六十四（老阴）数。"指下玄微，胸中活法，一有未应，反复再施。"

❺ 烧山火、透天凉

烧山火一法，为针刺补法的综合应用。通过手法使阳气入内，可使病人在局部或全身出现有温热感，所以称作"烧山火"。

《金针赋》："烧山火，治顽麻冷痹。先浅后深，用九阳而三进三退，慢提紧按，热至紧闭插针，除寒之有准。"《针灸大成·三衢杨氏补泻》："烧山火能除寒，三进一退热涌涌。……凡用针之时，须拈运入五分之中，行九阳之数……渐渐运入一寸之内，三出三入，慢提紧按。若觉针头沉紧，其针插之时。热气复生，冷气自除。未效，依前再施也。"针法是：视穴位的可刺深度，分作浅、中、深三层或浅、深两层操作。先浅后深，每层（部）依次各作紧按慢提（或用捻转）法九数，然后退针至浅层，称之为一度。

如此反复施术数度，使之能引起温热感。本法也可结合其他补泻手法中的补法同用，如在病人呼气时进针插针，吸气时退针出针，出针后迅速扪闭针孔等。《医学入门》："扳倒针头，令患人吸气五口，使气上行，阳回阴退。"

《素问·针解篇》："刺虚则实之者，针下热也，气实乃热也。"所以说烧山火适用于顽麻冷痹等虚寒之证。

《金针赋》："透天凉，治肌热骨蒸。先深后浅，用六阴而三出三入，紧提慢按，徐徐举针，退热之可凭。"《针灸问对》："一次疾插入地，三次慢按至天，故曰疾按慢提。"《针灸大成·三衢杨氏补泻》："透天闵能除热，三退一进冷冰冰。……凡用针时，进一寸内，行六阴之数……若得气，做一日和尚撞一天钟退而伸之，退至五分之中，三入三出，紧提慢按，觉针头沉紧，徐徐举之，则闵气自生，热前不见古人自除。如不效，依前法再施。"针法是：针刺入后直插深层，分为浅、中、深三层或浅、深两层操作。先深后浅，依次在每一层中各紧提慢按

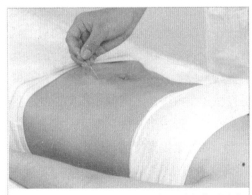

◎在针灸中要把握好入针的深度，对各种不同病症，要用不同手法和深度。

（或捻转）六数，称之为一度。如此反复施术数度，使之能引起凉感。本法也可结合其他补泻手法中的泻法同用，如在病人吸气时进针插针，在呼气时退针出针，出针时摇大其孔，不扪其穴等。

透天凉一法与烧山火相对，为针刺泻法的综合应用。通过手法使阴气向外，可使病人出现凉感，所以称作"透天凉"。《素问·针解篇》："满而泄之者，针下寒也，气虚乃寒也。"所以说透天凉适用于肌热骨蒸等热证。

综合来看，烧山火与透天凉两法主要以徐疾法中的三进一退或一进三退和提插法中的紧按慢提或紧提慢按结合九六数等法组合而成。

三进一退，即分三步（浅、中、深三层）依次逐步推进，而一次直接退针。三进而一退，体现了徐进疾出的补法原则。一进三退则相反，一次推进到深层，再分三步依次逐步退针。一进而三退，体现了疾进徐出的泻法原则。

紧按慢提在《医学入门》中为"慢提急按"。紧与慢是指上下提插时用力地轻或重和动作的快或慢。紧，指较快较重；慢，指较缓较轻。既紧按，相对的就有慢提，这样一快一慢及一重一轻的一插一提就形成了紧按慢提这一连续动作。紧提慢按（急提慢按）则与此相反。既紧提就有慢按，形成了一快一慢及一重一轻的一提一插的紧提慢按法。根据《难经》的记载，补法须"从卫取气""推而内（纳）之"，所以采用以按纳为主的紧按法。泻法须"从荣（营）置气""动面

伸之"，所以采用以抽提为主的紧提法。

应用烧山火或透天凉法，以选用肌肉比较丰厚处的穴位为宜，头面、胸壁、肢端等肌肉浅薄处的穴位不宜使用。当得气感应强时，手法也不宜太重，重复次数不要太多。经过数度操作而始终未引起温热或凉感的，更不可强为其难。

❻阳中隐阴、阴中隐阳

阳中隐阴（阳中之阴）为先补后泻法。《金针赋》："阳中之阴，先寒后热。浅而深，以九六之法，则先补后泻也。"《针灸大成·三衢杨氏补泻》："凡用针之时，先运入五分，乃行九阳之数，如觉微热，便运一寸之内，却行六阴之数，以得气，此乃阳中隐阴，可治先寒后热之证，先补后泻也。"针法是：视穴位的可刺深度，分浅（五分）、深（一寸）两层操作。先在浅层行补法——紧按慢提九数，再进入深层行泻法——紧提慢按六数。

阴中隐阳（阴中之阳）与阳中隐阴对称，为先泻后补法。《金针赋》："阴中之阳，先热后寒。深而浅，以六九之方，则先泻后补也。"《针灸大成·三衢杨氏补泻》："凡用针之时，先运一寸，乃行六阴之数，如觉微凉，即退至一分之中，却行九阳之数，以得气，此乃阴中隐阳，可治先热后寒之证，先泻后补也。"针法操作顺序与阳中隐阴相反，进针后先在深层行泻法——紧提慢按六数，再退到浅层行补法——紧按慢提九数。

阳中隐阴和阴中隐阳两法主要由徐疾

法和提插法，亦可用捻转法组合而成，均属补泻兼施法，适用于虚实夹杂之证。

❼子午捣臼、龙虎交战

子午捣臼是一种捻转提插相结合的针刺手法。子午，指左右捻转；捣臼，指上下提插。《金针赋》："子午捣臼，水蛊膈气。落穴之后，调气均匀，针行上下，九入六出，左右转之，千遭自平。"针法是：进针得气后，先紧按慢提九数，再紧提慢按六数，同时结合左右捻转，反复施行。本法导引阴阳之气，补泻兼施，又有消肿利水作用，可用于水肿、气胀等证。

龙虎交战则通过左右反复交替捻转以达到镇痛的效果。龙，指左转，虎，指右转；左转右转两法反复交替进行称"交战"。《金针赋》："龙虎交战，左撚九而右撚六，是亦住痛之针。"意思是进针后先以左转为主，即大指向前用力捻转九数；再以右转为主，即大指向后用力捻转六数，如此反复施行多次。也可分浅、中、深三层重复进行。《针灸大成·三衢杨氏补泻》："龙虎交战手法，三部俱一补一泻。……凡用针时，先行左龙则左拈，凡得九数，阳奇零也。却行右虎则右拈，凡得六数，阴偶对也。乃先龙后虎而战之，以得气补之，故阳中隐阴，阴中隐阳，左捻九而右捻六，是亦住痛之针，乃得返复之道，号曰龙虎交战，以得邪尽，方知其所，此乃进退阴阳也。"

子午捣臼与龙虎交战两法均以捻转为主。左转为"子"为"龙"（阳），右转为"午"为"虎"（阴）。《医学入门》："从子至午，左行为补；从午至子，右行为泻。"左转用九阳数，右转用六阴数。

❽进气、留气与抽添法

《金针赋》："进气之决：腰背肘膝痛，浑身走注疼。刺九分，行九补，卧针五七吸，待气上行。"意思是进针后刺入深层（九分）施行补法，如紧按慢提九数，然后留针片刻。进气法主要是在深层施行补法。

留气法由徐疾和提插法组合而成。《金针赋》："留气之决，疹痕癖癥，针刺七分，用纯阳，然后乃直插针，气来深刺，提针再停。"意思是进针后刺入中层（七分），施行补法，如紧按慢提九数，然后将针直插至深层，再提针回原处，使气留针下而消积聚。《针灸大成·三衢杨氏补泻》："留气法能破气，伸九提六。留气运针先七分，纯阳得气十分深，伸时用九提时六，癥痕消溶气块匀。凡用针之时，先运入七分之中，行纯阳之数，若得气，便深刺一寸中，微伸提之，却退至原处；若未得气，依前法再行，可治癥痕气块之疾。"

抽添法。抽，指上提法；添，指按纳。本法操作时要浅、深、上下提插搜寻，一提再提，一按再按，所以用"抽添"为名。《金针赋》："抽添之诀，瘫痪疮癞。取其要穴，使九阳得气，提按搜寻，大要运气周遍，扶针直插，复向下纳，回阳倒阴。"意思是进针后先提插或捻转九数以促使行气，再向周围做多向提插，然后再向下直刺按纳。

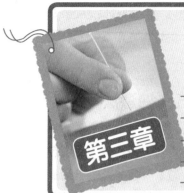

针法的基本操作方法

第三章

◎要了解针法的基本操作方法，不仅要了解行针的基本手法，如提插法、捻转法等；更要了解影响针灸治疗效果的因素，如辩证因素、穴位因素等。只有结合起来研究，才能尽量保证针灸疗法的进展顺利。

行针与得气

得气，古称"气至"，近称"针感"，是指毫针刺入腧穴一定深度后，施以提插或捻转等行针手法，使针刺部位获得"经气"感应，谓之得气。"得气"是针刺治疗过程中的感觉，包括两个方面：一是病人对进针后的针刺感觉，又称"针感"；施术者根据针感掌握刺激的手法操作，以达到有效的刺激程度。二是施术者手指对针刺入皮肤以后的感觉，又称"手感"，施术者根据手感去寻找、调整针感，使针感达到治疗疾病所需要的程度。《金针梅花诗钞》指出："夫气者，乃十二经之根本，生命之泉源。进针之后，必须细察针下是否已经得气。下针得气，方能行补泻、除疾病"。

❶ 得气的意义

得气，是施行针刺产生治疗作用的关键，得气与否及气至的迟速，不仅关系到针刺的治疗效果，也是判定患者经气盛衰、病候预后、正确定穴、行针手法、针

治效应的依据。因此，在临床上若刺之而不得气时，就要分析经气不至的原因。或因取穴定位不准确，或为针刺角度有误，深浅失度，对此就应重新调整腧穴的针刺部位、角度、深度。另外应运用催气、候气法。古今医家无不重视针刺得气，得气的意义如下：

（1）得气与否和疗效有关。《灵枢·九针十二原》说："刺之要，气至而有效"。针刺的根本作用在于通过针刺腧穴，激发经气，调整阴阳，补虚泻实，达到治病的目的。针刺气至，说明经气通畅，气血调和，并通过经脉、气血的通畅，调整"元神"（人体内在调整功能），使元神发挥主宰功能，则相应的脏腑器官、四肢百骸功能亦起到平衡协调，消除病痛。所以，针刺得气与否和针治疗效有其密切的关系。

（2）得气迟速与疗效有关。针下气至的速迟，虽然表现于腧穴局部或所属经络范围，但是能够观测机体的正气盛衰和

病邪轻重，从而对判断病候好转或加重的趋向以及针治效果的快慢等有一个基本了解。《针灸大成》说："针若得气速，则病易痊而效亦速也；若气来迟，则病难愈而有不治之忧"。一般而论，针后得气迅速，多为正气充沛、经气旺盛的表现。正气足，机体反应敏捷，取效相应也快，疾病易愈。若针后经气迟迟不至者，多因正气虚损、经气衰弱的表现。正气虚，机体反应迟缓，收效则相对缓慢，疾病缠绵难愈。若经反复施用各种行针候气、催气手法后，经气仍不至者，多属正气衰竭，预后每多不良。临床常可见到，初诊时针刺得气较迟或不得气者，经过针灸等方法治疗后，逐渐出现得气较速或有气至现象，说明机体正气渐复，疾病向愈。

（3）得气，是施行补泻手法的基础和前提，《针灸大成》说："若针下气至，当察其邪正，分清虚实"。说明针下得气，尚有正气、邪气之分。如何分辨，则根据《灵枢·终始》所说"邪气来也紧而疾，谷气来也徐而和"的不同，辨别机体的气血、阴阳、正邪等盛衰情况，施以或补或泻的刺法。

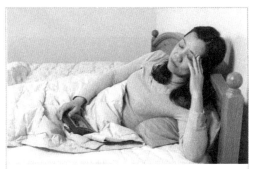

◎久病体衰、病症属虚者，针下出现感应较慢、较弱，不容易得气。

❷ 影响得气的因素

一般情况下，毫针刺中腧穴后，运用一定的行针手法即能得气。如不得气或气至不够理想时，就要分析原因，针对有关影响得气的因素，采取相应方法，促使得气。影响针刺得气的因素很多，主要有下述几个方面。

（1）与患者的关系。针刺得气与患者的精神状态、体质强弱和机体阴阳盛衰等情况密切相关。一般地说，新病、体形强壮、病症属实者，针后出现感应较快、较强；久病体衰、病症属虚者，针下出现感应较慢、较弱，甚至不得气。有些患者阳气偏盛、神气敏感，容易得气，并可出现循经感传。

多数患者机体阴阳之气无明显偏颇者，气血润泽通畅，脏腑功能较好，故针刺时感应既不迟钝，亦不过于敏感，得气适时而平和。如属阴气偏盛的患者，多需经过一定的行针过程方有感应，或出针后针感仍然明显存在等，因人而异。

（2）与医者的关系。"中气穴，则针游于巷"（《灵枢·邪气脏腑病形》），如取穴不准，操作不熟练，未能正确掌握好针刺的角度、方向、深度和强度，或施术时患者的体位和行针手法选用不当等，都是影响针刺不能得气或得气较慢、较弱的因素。若医者在施术时精神不集中、注意力分散、不能"治神"，也会影响针刺得气。

（3）与环境的关系。环境对于机体无时无刻不在发生影响，就气候而言，在晴天、气候较温暖时，针刺容易得气；而阴天、气候较寒冷时，针刺得气较慢或不易得气。如《素问·八正神明论》所说："天温日明，则人血淖液而卫气浮，故血易泻，气易行。天寒日阴，则人血凝泣而卫气沉，……是以因天时调气血也"。环境的因素很多，除气候的阴晴，冷热外，还有空气、光线、湿度、海拔高度、电磁、音响、气味、卫生等，都会对针刺得气产生直接或间接的影响。

❸ 促使得气的方法

针刺时，如不得气或得气较迟者，在分析其原因后，要采取相应措施，促使得气，以发挥针刺治疗的效果。具体方法如下。

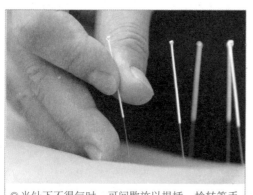

◎当针下不得气时，可间歇施以提插、捻转等手法，以待气至此。

（1）纠偏法：腧穴是脏腑、经络之气输注于体表的特定部位，刺中腧穴，才能得气。针刺不得气或得气不满意，可能是因为腧穴的体表定位不准确，或者虽然腧穴定位准确而针刺入腧穴内的角度、方向、深度和强度不恰当所致。所以，针刺时既要取穴准确，更要掌握好不同穴位的针刺角度、方向、深度和强度，以达到得气为准。如果腧穴的定位相差较大，应出针重新定准腧穴正确位置后，再行针刺。

（2）候气法：《针灸大成》说："用针之法，以候气为先"。当针下不得气时，需取留针候气的方法等待气至，此为静留针候气法。亦可采用间歇运针，施以提插、捻转等手法，以待气至此为动留针候气法。留针候气，要有耐心，不可操之过急。

（3）益气法：对于少数机体虚弱、正气不足而致针刺不易得气的患者，可根据其具体情况，在其他已得气的腧穴（如足三里、气海、关元等具有强身保健的腧穴）上加强补的手法，或在未得气的腧穴上施以温针灸法、艾灸法以温经益气；或加服适当的补益药物，使机体正气渐复，经气充实，促使针刺得气。

得气及其表现

进针后使针刺部位产生经气感应的手法，现代称为"针感"。实际是经络的气血集中在被针灸的穴位处的一种表现。气血在经络中运行，通常按照五十营的方式进行，也就是气血的高潮28分钟出现一次，其他时间处于低潮。

针下是否得气，可从临床两方面来分析判断。一是患者对针刺的感觉和反应，另一是医者对刺手指下的感觉。当针刺腧穴得气时，患者的针刺部位有酸胀、麻重等自觉反应，有时或出现热、凉、痒、痛、抽搐、蚁行等感觉，或呈现沿着一定的方向和部位传导和扩散现象。少数患者还会出现循经性肌肤动、震颤等反应，有的还可见到受刺腧穴部位循经性皮疹带或红、白线状现象。当患者有自觉反应的同时，医者的刺手亦能体会到针下沉紧、涩滞或针体颤动等反应。若针刺后未得气，患者则无任何特殊感觉或反应，医者刺手亦感到针下空松、虚滑。《灵枢·邪气脏腑病形》说："中气穴，则针游于巷"，就是对针下得气的描述。历代医家对针刺得气的临床表现也作了生动细致的形象描述，都说明了针刺得气的临床表现以及得气与未得气反应迥然不同的体会。

行针的基本手法

行针亦名运针，是指将针刺入腧穴后，为了使之得气，调节针感以及进行补泻而实施的各种针刺手法。

行针的基本手法，是针刺的基本动作，常用的有以下两种：

（1）提插法：针尖刺入腧穴的一定深度后，将针从深层提到浅层为提，再从浅层插向深层为插，如此反复上下提插，称为提插法。一般来说，提插幅度大而且频率快的，刺激量就大，提插幅度小而频率慢的，刺激量就小。针刺达到一定深度后，用右手中指指腹扶持针身，指端抵住腧穴表面，拇、食二指捏住针柄，将针由深至浅层，再由浅层插至深层，如此反复地上提下插。提插的幅度、频率及时间，应根据病人的体质、病情和腧穴的部位以及医者所要达到的目的而灵活掌握。

（2）捻转法：针尖刺入一定深度后，以右手拇指和中、食二指持住针柄，将针左右来回捻动，反复多次，这种行针手法，称为捻转法。捻转的幅度一般在180~360度，不可单向捻转，以免造成肌纤维缠住针身而产生疼痛和行针困难。至于捻转角度的大小、频率的快慢、操作时间的长短等，应根据病人的体质、病情和腧穴的特征以及医者所要达到的目的灵活运用。

以上两种基本手法既可单独应用，也可相互配合运用，在临床上必须根据病人的具体情况灵活掌握，才能发挥其应有的作用。

行针的辅助手法

针刺操作时，为了取得较好的针感，除运用基本手法外，还有进行针刺时用以辅助行针的操作方法，包括循、刮、弹、摇、震颤等。

循法：是用手指顺着经脉的循行路线，在所刺腧穴的四周或沿经脉的循行部位，进行徐和地循按或循摄的方法。本法可激发经气的运行，用于催气。若针下过于沉紧时，用之可宣散气血，使针下徐和。

刮柄法：亦名划柄法。是将针刺入腧穴一定深度后，用拇指指腹抵住针尾，以食指或中指指甲由下而上地频频刮动针柄的方法。可加强针感和促使针感的传递，促使得气。

弹柄法：毫针刺入一定深度后，以手指轻轻叩弹针柄或针尾，使针身轻微震动，使经气速行，以加强针感。

摇柄法：毫针刺入一定深度后，手持针柄轻轻摇动针体。此法若直立针身而摇，多自深而浅地随摇随提，用以出针泻邪。若卧针斜刺或平刺而摇，一左一右，不进不退，如青龙摆尾，可使针感单向传导。

震颤法：毫针刺入一定深度后，以右手拇、食、中三指捏住针柄做小幅度、快频率的提插动作，使针身发生轻微震颤，以增强针感或起到增强祛邪、扶正的作用。

常用针刺的补泻手法

针刺补泻，是根据《灵枢·经脉》中"盛则泻之，虚则补之"的治疗原则而确立的两种不同的针刺方法。补法是指能鼓舞人体正气，使低下的功能恢复旺盛的方法；泻法是指能疏泻病邪，使亢奋的功能恢复正常的方法。

我国古代针灸医家在长期的医疗实践中，总结和创造了很多针刺补泻手法。临床常用的几种基本单式补泻手法有：

疾徐补泻：进针慢、退针快，少捻转为补；进针快、退针慢，多捻转为泻。

呼吸补泻：呼气时进针，吸气时退针为补；吸气时进针，呼气时退针为泻。

开合补泻：出针后迅速按压针孔为补；出针时摇大针孔而不立即按压为泻。

提插补泻：先浅后深，重插轻提，提插幅度小，频率慢操作时间短为补；先深后浅，轻插重提，提插幅度大，频率快操作时间长为泻。

迎随补泻：进针时针尖随着经脉循行去的方向刺入为补法。针尖迎着经脉循行来的方向刺入为泻法。

捻转补泻：针下得气后，捻转角度小，用力轻，频率慢，操作时间短者为补法。捻转角度大，用力重，频率快，操作时间长者为泻法。

另外还有很多复杂的复式手法，临床上常用的有烧山火和透天凉两种。

烧山火因可使病人局部或全身出现温热感而得名，适用于治疗麻冷顽痹等寒证。操作方法是：将穴位纵向分为天、地、人三部，将针刺入天部（上1/3），得气后行捻转补法，再将针刺入人部（中1/3），得气后行捻转补法，然后再将针刺入地部（下1/3），得气后行捻转补法，即慢慢地将针提到天部。如此反复操作三次，即将针按至地部留针。在操作过程中，或配合呼吸补泻法中的补法，即为烧山火法，多用于治疗冷痹顽麻，虚寒性疾病等。

透天凉因可以使病人在局部或全身出现寒凉感而得名，适用于热证出自《针灸大全》。其法将预定针刺深度分为浅（天部）、中（人部）、深（地部）三层，将针刺入腧穴应刺深度的下1/3（地部），得气后行捻转泻法，再将针紧提至中1/3（人部），得气后行捻转泻法，然后将针紧提至上1/3（天部），得气后行捻转泻法，将针缓慢地按至下1/3，如此反复操作3次，将针紧提至上1/3即可留针。在操作过程中，或配合呼吸补泻法中的泻法，即为透天凉法，多用于治疗热痹、急性痈肿等热性疾病。此外，临床上对于虚实不明显的病症一般采用平补平泻的方法。针刺补泻的效果还与疾病的性质、患者的体质及腧穴的特性有关：

（1）机能状态：针刺对人体在病理情况下不同的机能状态，具有一定的双向性调整作用，如机能低下而呈虚证时，针刺可以起到补虚的作用；若机体邪盛而表现为实证时，针刺可以泻实。

（2）腧穴特征：许多腧穴有一定的特异性。有的能够补虚，如足三里、气海、关元、膏肓俞等穴；有的可以泻实，如十宣、少商、曲泽等。

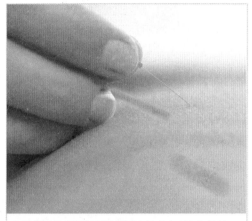

◎进针时针尖随着经脉循行去的方向刺入为补法。

影响针灸治疗效果的因素

（1）辩证因素：辩证论是祖国医学的特色和精华所在，它以脏腑、气血证治为基础，以经络辩证为核心，以八纲辩证为纲领。针灸疗法就是在整体观念指导下，根据脏腑经络学说，使用四诊八纲理论，将临床所见的各种不同症候按脏腑疾患，经络证候和相应组织病症的形式分析归纳、辨证论治。辩证不准确便不能达到预期的治疗效果。

（2）穴位因素：长效针灸疗法治疗疾病，是通过腧穴进行的，选取穴位是否正确、配穴是否正确、定穴位置是否正确，都对提高治疗效果有所帮助。

（3）补泻手法因素：病有虚实治有补泻。补益与疏泻。中医治疗上的两个重要原则。补，主要用于治疗虚症；泻，主要用于治疗实证。不同的补泻方法对机体的效应也不同，对其起反应的感受器及传入纤维类别就可能有所差异，而且即使同一感受器因术式不同。其反应特性也不一样，反应的时间、空间上组合方式也会因此改变，使用补法能使网状内皮细胞吞噬能力增强，泻法却能抑制其吞噬功能，由于补泻时使中枢神经系统能强或减弱，从而引起运动从属时值的延长和缩短。

（4）精神因素：精神因素会导致人体患病，也可导致病情转化，长效针灸时精神因素影响疗效主要有患者与医者两方面因素。患者如对自己的病情焦虑，思之惧之，可能加重病情而影响疗效。在长效针灸操作时，患者如紧张、恐惧，则会导致晕针，影响医者操作，或缺乏对医者的信任，不能坚持治疗，同样会影响到治疗效果。医者在针刺治疗前，也应先与患者做好解释工作，消除其恐惧心理。

（5）个体差异因素：个体差异也是影响针灸治病效果的因素之一，往往有的人同一种病，病机也一样，选用同一种针灸穴位，但疗效不一样，这可能与个体差异有关。个体差异一般主要指受治疗者的功能状态而言，包括生理、心理、病理、遗传等因素不同的功能状态，对同一治法呈现不同的反映，如体质、病变性质、敏感、耐受力等。

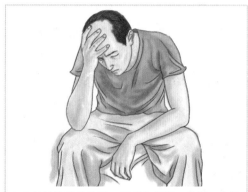

◎在长效针灸操作时，患者如紧张、恐惧，会导致晕针，影响医者操作。

留针法

留针法属于针灸学的刺法范畴，是针刺施术过程中的一个重要环节，也是直接影响针刺疗效的重要因素之一。早在《灵枢·九针十二原》就载有："毫针者，尖如蚊虻喙，静以徐往，微以久留之……"《医宗金鉴》又特设"留针歌"，并加注解说："留针者，凡出针至于天部，入针至于地部，须在皮肤肌肉间徐徐容留，令荣卫宣散，方可出针入针。"临床多用于对针感耐受性较差的慢性、虚弱性患者。此外，病情属虚或寒需行补法时，按"寒则留之"也用本法。

❶ 操作方法

（1）静留针法：将针刺入腧穴后，不行针，让其安静、自然地留置穴内，静留以待气至。

（2）动留针法：将针刺入腧穴先行针待气至后，留置一定时间，或在留针中间再施以行针手法后复留针，叫动留针法。本法主要用于针后气不至者，可时动针，时留针，直至气至，气不至，无问其数，延长行针和留针时间，直到气至后出针。

（3）提留针法：将针由深部提至浅部，留置于皮下，过一定时间后出针，叫提留针法。

❷ 临床应用

（1）留针以候气：进针后气不至，留针片刻，具有候气，待气而至的作用。

候气时，可以安静等待，也可以间歇运针，施以各种催气手法，直到气至。

（2）留针以调气：进针得气后留针一定时间，有调气、行气作用，使过盛、不足的经气进行自我调节的。气不至者留针可使气至，气已至者留针可使邪去，这种双向调节作用，往往在调气留针中可得到发挥。

（3）留针以逐邪扶正：留针有去除阳邪、阴邪，使谷气至而扶正逐邪的作用。

（4）留针可协助补泻：虚寒留针，可补虚进阳；实热留针，可清热泻实。

❸ 注意事项

（1）留针要辨证而施：因病、因人、因季节根据腧穴特性确定留与不留，留长留短，留深留浅。以病而论，刺急脉宜深而留，刺缓脉宜浅而留少，刺涩脉宜随其逆顺而久留。以人而论，体质肥壮者，宜深而久留；消瘦者，宜浅而留短。以季节而论，春夏宜刺浅而留短，秋冬宜

刺深而留长。留针时间，短则3~5分钟，长则1~2小时，如有需要可用皮内针等留针1~2天，关键是根据病情、针下是否得气和补泻需要来决定留针时间。

（2）婴幼儿肉脆好动，可一日针刺数次，不宜留针。瘦弱如皮包骨，气血两虚者，留针宜浅，时间宜短，久留易引起气脱。

（3）留针期间要时刻注意患者的面色和表情，防治晕针等以外发生。

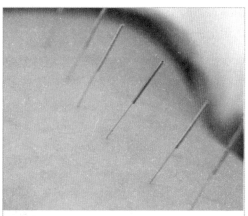

◎留针有去除阳邪、阴邪，使谷气至而扶正逐邪的作用。

出针法

出针法，又称拔针法。是针刺施术后，达到一定的治疗要求，将针拔出的操作方法。出针是整个针刺疗法过程的最后一个操作程序，标示针刺顺利结束。《灵枢·邪气藏府病形》载："刺缓者，浅内而疾发针，以去其热。刺大者，微泻其气，无出其血。刺滑者，疾发针而浅内之，以泻其阳气而去其热。"文中的"发针"就是出针。指出出针要根据病情，

或疾出，或缓出，遵循一定法度而施行。《针灸大成》认为"凡持针欲出之时，待针下气缓不沉紧，使觉轻滑，用指捻针，如拔虎尾之状也。"《针灸大全》指出："出针贵缓，急则多伤"。

❶ 操作方法

一般出针时，左手拇指用消毒干棉布或酒精棉球持针身底部，并压住穴位，

右手捻针退出。退出用棉球微用力按压片刻，可防止皮下出血，消除针后不适感。若出针后用手按扪针孔，施以"扪法"，则有补的作用；反之，出针时，摇大针孔，不加按压，施以"摇法"，则有泻的作用。浅刺穴者，可一次快速出针；深刺穴者，宜先提针及浅部，再缓慢出针。出针时要注意出针和进针的数量是否一致，防止漏针，避免意外伤害。

出针的要求是减少疼痛，防止出血，消除针后的不适和配合补泻。目前临床上常用出针法有以下几种。

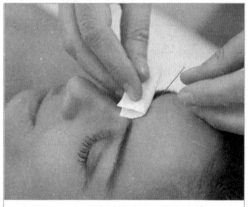

◎出针时，一般用左手持消毒干棉布或棉球按压腧穴旁，右手快速拔针而出。

（1）快速出针法：用左手持棉球按压腧穴旁，右手快速拔针而出。具有不疼痛、出针快的优点，适应于浅刺的腧穴。

（2）缓慢出针法：先用消毒的干棉球轻轻压住针刺部位，然后将针退至浅部，稍待片刻后缓慢退出。适应于深刺的腧穴，具有防止出血，减轻针刺引起的麻、胀、重、痛等不适感，不伤气血的优点。

（3）出针补泻法：补时宜慢出针，急扪闭针孔；泻时宜急出针，摇大针孔，不扪闭针孔。可参考开阖补泻法。

❷ 注意事项

（1）针下沉紧或滞针时，用力猛拔，不可急于出针，以免引起疼痛、出血，甚至折针。应留针以候邪气退，真气至，或按柔经络腧穴周围，使气血宣散。然后可稍退针少许，摇动针柄，待针下气缓不沉紧，觉得轻滑后出针。

（2）出针不可猛用暴力，无论快速出针，还是缓慢出针，用力都要柔和、均匀、遇有阻碍，调整后再予出针。

晕针

晕针是针刺治疗中较常见的异常情况，是在针刺过程中病人发生的晕厥现象。这是可以避免的，医者应该注意防止。主要由于患者心理准备不足，对针刺过度紧张，或者患者在针刺前处于饥饿、劳累等虚弱状态，或患者取姿不舒适，术者针刺手法不熟练等。如患者在针刺或

留针过程中突然出现头晕、恶心、心慌、面色苍白，出冷汗等表现，此时应立即停止针刺，起出全部留针，令患者平卧，闭目休息，并饮少量温开水，周围环境应避免嘈杂。若症状较重，则可针刺人中、内关、足三里、素髎等穴，促其恢复。经上述方法处理后如不见效并出现心跳无力，

呼吸微弱，脉搏细弱，应采取相应急救措施。

为了防止晕针，如初次接受针刺治疗或精神过度紧张，身体虚弱者，应先做好解释，消除对针刺的顾虑，同时选择舒适持久的体位，最好采用卧位，选穴宜少，手法要轻。对于过度饥饿，体质过度虚弱者，应先饮少量水后再行针刺；对于刚从事重体力劳动者，应令其休息片刻后才针刺。若饥饿、疲劳、大渴时，应令进食、休息、饮水后再予针刺，医者在针刺治疗过程中，要精神专一，随时注意观察病人的神色，询问病人的感觉，一旦有不适等晕针先兆，可及早采取处理措施，防患于未然。

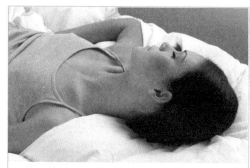

◎发生晕针时，应立即停止针刺，起出全部留针，令患者平卧，闭目静休。

滞针

在行针时或留针后医者感觉针下涩滞，捻转、提插、出针均感困难而病人则感觉痛剧时，称为滞针。滞针使针体不易被提插、捻转，不易起针。滞针的主要原因是针刺手法不当或者患者精神过分紧张，使患者的针刺处发生肌肉强直性收缩，致肌纤维缠裹在针体上。出现滞针后，不要强行行针、起针。

医生用手指在滞针部位轻轻叩打，使紧张的皮肤和肌肉缓解，或在滞针的针柄上施灸，或在滞针附近的穴位另刺一针，即可缓解滞针现象。如因单向捻动幅度过大，可将针向相反方向捻转，待针体松动后即可出针。

为了防止滞针，针刺前应向患者做好解释工作，不使患者在针刺时产生紧张，并在针刺前将针体擦净，不可使用针体不光滑，甚至有锈斑或者弯曲的毫针。针刺时一旦出现局部肌肉挛缩造成体位移动时，应注意术者手不能离开针柄，此时可用左手按摩针刺部位，缓慢使患者恢复原来体位，轻捻针体同时向外起针，不得留针。另外，在行针时应注意不要大幅度向单方向捻转针体，捻转针时应注意和提插手法结合，避免在行针时发生滞针。

弯针

针刺在穴位中的针体，于皮下或在皮外发生弯曲，称弯针。在皮外的弯针多是由于留针被其他物体压弯、扭弯。起针时应注意用手或镊子持住弯针曲角以下的针体，缓慢将针起出。发生在皮下的弯针，多在走针时被发现，是由于患者在留针或行针时变动了体位，或肌肉发生挛缩，致使针刺在关节腔内、骨缝中、两组反向收缩的肌群中的针体发生弯曲。另是由于选穴不准确，手法过重、过猛，使针刺在骨组织上也会发生针尖弯曲或针尖弯成钩状。因针身弯曲在病人体内，可是针柄改变了原来的刺入方向，捻转和出针均感到困难，病人感觉疼痛。起针时发现在皮下的弯针，若由病人移动体位所致，应先令患者将变动的肢体缓慢恢复到原来进针时姿态，并在针刺穴位旁适当按摩，同时用右手捏住针柄做试探性、小幅度捻转，找到针体弯曲的方向后，顺着针体弯曲的方向起针，若针尖部弯曲，应注意一边小幅度捻转，一边慢慢提针，同时按摩针刺部

位，减少疼痛。切忌强行起针，以免钩撕肌肉纤维或发生断针。

为防止弯针，针刺前应先使患者有舒适的体位姿势，全身放松。针刺时手法要轻，指力均匀；刺后嘱病人不要变动体位。留针时，针柄上方不要覆盖过重的衣物，不要碰撞针柄。这样就可以有效地预防弯针。

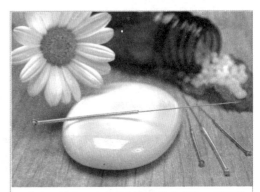

◎为防止滞针，须在针刺前将针体擦净，不可使用针体不光滑，甚至有锈斑或者弯曲的毫针。

断针

断针即对病人实施针灸治疗时，针灸针折断于患者肌肤内的现象。

断针常见原因是针根部锈蚀，在针刺时折断。如果自针根部折断时，部分针体仍暴露在皮肤外，可立即用手或镊子起出残针。另一个原因是因滞针、弯针处理不当或强行起针，造成部分针体断在皮下或肌肉组织中。此时应令患者肢体放松，不得移动体位，折针时，如果针身残端露于皮肤之外，应嘱病人不要变动体位，用镊子下压残针周围皮肤，使针体暴露，再用镊子夹出。如残针完全陷入皮肤，针尖到达对侧皮下，可揉按断端针孔，使针从另

一端透出皮肤，随之拔出。若针体折断在较深的部位时，则需借助于X光定位，手术取针。

为了防止断针，应注意在针刺前仔细检查针具，对于针柄松动、针根部有锈斑、针体曾有硬性弯曲的针，应及时剔弃不用。折针最易发生在根部。如果针具的质量欠佳，可针体被腐蚀生锈，或针刺手法过重，病人因强刺激而肌肉突然收缩等，均可引起断针。针刺时，切忌用力过猛。留针期间患者不应随意变动体位，当发生滞针、弯针时，应及时正确处理。

血肿

血肿是指针刺部位出现的皮下出血而引起的肿痛，皮肤隆起，也称皮下血肿。出现皮下血肿时，应先持酒精棉球压按在针孔处的血肿上，轻揉片刻。如血肿不再增大，不需处理。若微量的皮下出血而局部小块青紫时，可以自行消退。如经上述按揉血肿继续增大，可加大按压并冷敷，然后加压包扎，48小时后局部改为热敷，消散瘀血。

为了防止血肿的发生，针刺前应仔细检查针具，针尖有钩的不能使用。针刺时一定要注意仔细察看皮下血管走行，避开血管再行针刺。出针时应立即用消毒干棉球揉按压迫针孔。

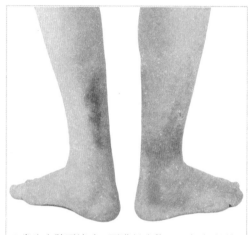

◎发生血肿不消时，可进行冷敷，48小时后局部改为热敷。

三棱针疗法

三棱针疗法是用特制的三棱形不锈钢针，刺破穴位或浅表血络，放出少量血液，以治疗疾病的一种方法。本疗法由古代砭石刺络法发展而来。传说最初使用砭石治病的是伏羲氏，晋皇甫谧《帝王世纪》中提到伏羲氏"尝百草而制九针"。《内经》所记载的九针中的"锋针"，就是近代三棱针的雏形，"络刺""赞针""豹文刺"等法，都属于刺络放血法的范围。目前临床应用三棱针疗法十分普遍。

现代对刺络的机理研究报道颇为丰富，如有学者认为针刺四缝穴，挤出少量血液放黄色液体，能使血清钙、磷上升，碱性磷酸酶活性降低，有助于小儿骨骼生长发育。又刺四缝可使肠胰蛋白酶、胰淀粉酶与胰脂肪酶增加，胆汁分泌量增加，而有助于食物的消化吸收。有人报道刺络通过微循环的变化能导致身体的应激反应，影响神经体液机能状态，达到抑制变态反应的目的。也有学者认为刺络疗法可以调整机体免疫功能。

本疗法简便、快速、安全有效，具有消炎、消肿、止痛、清热等作用，临床上有确切疗效。

❶ 针具

三棱针用不锈钢制成，针长约6厘米，针柄较粗，呈圆柱形，针身呈三棱形，三面有刃，针尖锋利。针具使用前可用高压消毒，也可在75%的酒精内浸泡30分钟。

② 刺法

根据病情及部位的需要，可选用下列各种刺法。

（1）点刺法：手持三棱针，对准所要放血的部位或络脉迅速刺入0.05～0.1寸，随后迅速退出，以出血为度。出针后不要按闭针孔，让血液流出，并可轻轻挤压穴位，以助排血。随后，以消毒干棉球压住针孔，按揉止血。

（2）挑刺法：用三棱针挑破治疗部位的小血管，挤出少量血液。

（3）丛刺法：用三棱针集中在一个较小的部位上点刺，使之微微出血。

（4）散刺法：用三棱针在病变局部的周围进行点刺，根据病变部位大小，可刺10～20针以上，针刺深浅须依据局部肌肉厚薄、血管深浅而定。由病变外围向中心环形点刺，达到祛瘀生新，疏经络的目的。

（5）泻血法：以橡皮管结扎于针刺部位上端，令局部静脉充盈，左手拇指按压于被刺部位到此为下端，局部消毒后，右手持三棱针对准被刺部位的静脉，迅速刺入0.05～0.1寸深，即将针迅速退出，使血液流出，亦可轻按静脉上端，以助瘀血排出。

③ 强度与疗程

三棱针疗法强度与点刺的深浅、范围

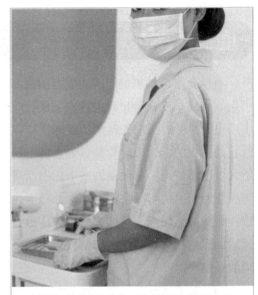

◎在使用三棱针疗法之前，须对针具进行消毒处理。

以及出血的多少有关。病情轻的、范围小的、体质差的患者，宜采用浅刺、少刺、微出血的轻刺激。反之，病情重的、范围大的、体质好的患者，应采用深刺、多刺、多出血的强刺激。

疗程也要看出血多少和病情轻重而定。一般浅刺微出血，可每日2次或1次；如深刺多出血，每周可放血2～3次，可每隔1～2周放血1次。

④ 作用

三棱针疗法对急、热、实、瘀、痛证有很好的功效。传统认为其治疗机理是通过改善局部气血运行，以达到清热解毒、消肿止痛、通经活络、行瘀导滞、平肝息风、安神定志、醒脑开窍的作用。

（1）开窍醒神。对于热陷心包、痰火扰心、痰迷心窍，以及暴怒伤肝、肝阳上亢等所致的口噤握固，神昏谵语，不省人事，便闭不通等实证者，用刺络放血可收到开窍启闭、醒神回苏的作用。临床常用于治疗昏迷、惊厥、癫狂及中暑等重危证者。

（2）泄热祛邪。刺络放血法具有良好的清热泻火、宣畅气机的作用，尤其适用于外感发热和各种阳盛发热。此法临床上常用于治疗某些急性传染病及感染性疾病。

（3）化瘀通络。刺络放血法具有疏通经络，宣畅气血，祛除瘀滞的作用。适用于气血郁结经络或血瘀局部诸症。临床用于治疗血瘀所致的血管神经性疼痛、中风后遗症，以及各种因损伤引起的肿胀、疼痛等病症。

（4）调气和营。刺络放血能调和营卫，适用于因气血悖行、营卫逆乱而致的眩晕、头痛、胸闷胁痛、腹痛泄泻、失眠多梦等病症。

（5）解毒急救。对于一氧化碳急性中毒、酒精中毒、感染性中毒，以及虫蛇咬伤、疮疖痈疽等有较好的解毒功效，使毒邪随血出而得泄。

⑤ 禁忌证

有高热、急性炎症及心力衰竭等症时，慎用头针治疗。

⑥ 注意事项

（1）有自发性出血倾向者，不宜使用本法。

（2）身体瘦弱、气血亏虚的患者，不宜采用本疗法。

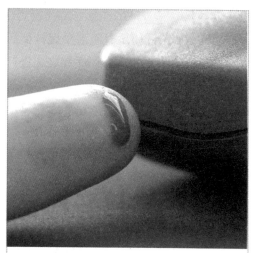

◎刺络放血适用于因气血悖行、营卫逆乱而致的眩晕、头痛、胸闷胁痛、腹痛泄泻、失眠多梦等病症。

皮肤针疗法

皮肤针疗法为丛针浅刺法，是以多支短针浅刺人体一定部位（穴位）的一种刺法。它是我国古代"半刺""浮刺""毛刺"等针法的发展。《灵枢·官针》："半刺者，浅内而疾发针，无针伤肉，如拔毛状"，"浮刺者，傍入而浮之，以治肌急而寒者也"，"毛刺者，刺浮痹皮肤

也"。皮肤针可以疏通经络、调和气血，促使机体恢复正常，从而达到防治疾病的目的。

① 针具

皮肤针有梅花针和滚筒式皮肤针两种。梅花针临床较常用。

（1）梅花针，由针组束、针头、针柄三部分组成。针柄是手握的部分，由塑料、胶木等富有弹性的材料制成。长28～30厘米。针头是嵌装针组束的部分。针组束由5～7枚不锈钢针嵌在针头上构成，针尖外露0.2厘米。

（2）滚筒式皮肤针这种针外形呈滚筒样，由金属制成，筒上固定有若干排短针，针尖外露0.2厘米，有一个针柄。

❷ 操作

（1）梅花针使用时医者手握针柄后段，食指压在针柄中段，用手腕之力进行弹刺，使针尖垂直叩打在经常规消毒后的皮肤上，并立即提起，反复进行。叩打部位，可沿经络循行路线，也可选择有关腧穴，亦可在患者的脊柱两侧或患部叩打。叩刺分为三种：轻刺、重刺和中等刺法。轻刺用力较小，针尖接触皮肤的时间愈短愈好。重刺用力稍大，针尖接触皮肤的时间可稍长。不论轻刺、重刺都应注意运用腕部弹力，使针尖刺到皮肤后，由于反作用力而使针弹起，这样可减轻针刺部位的疼痛。中等度刺法，用力介于轻刺、重刺之间。

（2）滚筒式皮肤针使用时以拇、食指捏住针柄中段，其余三指握于针柄末端，在皮肤一定部位上推行、滚动。

❸ 主治病症

（1）皮神经炎、神经性皮炎、药物性皮炎、荨麻疹、湿疹。

用梅花针法。病变部位平坦，范围较

大者，可甩滚筒式皮肤针法，轻叩刺或重叩刺。取脊柱两侧阳性物（指脊柱两侧结节、条索状等物，下同）处，患部或患部周围皮肤，配风池、大椎、曲池、血海、三阴交等穴。

（2）近视、远视、睑腺炎、急性结

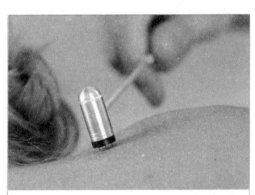

◎梅花针使用时，医者手握针柄后段，用手腕之力进行弹刺。

膜炎、共同性斜视、麻痹性斜视。

用梅花针法，轻叩刺。取脊柱两侧阳性物处（对睑腺炎者重叩刺肩胛区内小米粒大、高出皮肤、淡红色、压之不退色的丘疹），配大椎、风池、百会、太阳、攒竹、四白、内关、光明、心俞、肝俞、脾俞、肾俞等穴。

（3）神经性耳聋、过敏性鼻炎、急性扁桃体炎。

用梅花针法，轻叩刺。取脊柱两侧阳性物处，耳聋配翳风、听宫、风池、百会、外关、肝俞、胆俞；鼻炎配肺俞、风池、迎香；急性扁桃体炎配大椎、翳风、大小鱼际处、合谷。

（4）头痛。

用梅花针法，轻叩刺。取脊柱两侧阳性物处，外感头痛配大椎、风池、太阳、大鱼际、小鱼际处；内伤头痛配风池、太阳、内关、足三里；后头痛配风池、天柱、后顶；前头痛及额痛配前顶、上星、印堂、合谷；偏头痛配取率角、太阳、外关；头顶痛配百会、三阴交、至阴；全头痛配足三里、合谷。

（5）肋间神经痛。

用梅花针法。轻叩刺支沟及患部肋间隙，并可重叩刺脊柱两侧阳性物处。

（6）感冒、急性支气管炎。

用梅花针法。轻叩刺大椎、风门、肺俞、风池、外关、合谷等穴处，并可重叩刺脊柱两侧阳性物处。

（7）急性胃炎、胃神经症、膈肌痉挛。

用梅花针法。轻叩刺胃俞、膈俞、中脘、内关、足三里等穴处，并可重叩刺脊柱两侧阳性物处。

❹ 注意事项

（1）注意检查针具，发现针尖有钩毛或缺损，针锋参差不齐者，须及时修理。

（2）针具及需针刺的局部皮肤均应消毒。重刺后局部皮肤须用酒精棉球消毒，并应注意保持针刺局部清洁，以防感染。

（3）对局部皮肤有创伤及溃疡者，不宜使用皮肤针疗法。

皮内针法

皮内针法又称"埋针法"，它是将特制的图钉型或麦粒型针具刺入皮内，固定留置一定时间，给皮部以弱而长时间的刺激，调整经络脏腑功能，达到防治疾病目的的一种方法。它是毫针留针

◎局部皮肤有创伤及溃疡者，不宜使用皮内针疗法。

法的发展，对提高某些疾病的临床效果有一定作用。针刺入皮肤后，固定留置一定的时间，给腧穴以长时间的刺激，可调整经络脏腑功能，达到防治疾病的目的。

❶ 器具药物

目前用得较多的皮内针针具为颗粒式（麦粒式）和揿钉式两种。麦粒型，一般长1厘米，针柄形似麦粒；揿钉型，长0.2~0.3厘米，针柄呈环形。前一种针身与针柄成一直线，而后一种针身与针柄呈垂直状。以揿钉式更较方便而稳妥，故使用更广泛。针刺部位多以不妨碍正常的活动处腧穴为主，一般多选用背腧穴、四肢穴和耳穴等。

❷ 操作方法

由于皮内针要在皮内留置较长的时间，选取的穴位应该不妨碍人体正常的活动，故多选用耳穴。耳穴指分布在耳郭上的腧穴。耳郭，从全息现象来认识是一个倒置的胎儿，所以耳穴的分布与胎儿的结构相似。

具体操作有以下两法：

（1）颗粒型皮内针刺法：皮肤严格消毒后，以镊子夹住针柄，对准腧穴，沿皮下将针斜刺入真皮内，进针0.5～1.0厘米，再以长条胶布顺针身的进入方向粘贴固定。本法多用于体穴或耳穴透穴时。

（2）揿针型皮内针刺法：皮肤严格消毒后，用镊子夹住针圈，对准穴位直压刺入，使针圈平附于皮肤上，再以小块胶布粘贴固定。本法多用于耳穴。

皮内针可根据病情决定其留针时间的长短，一般为3～5天，最长可达1周。若天气炎热，留针时间不宜过长，以1～2日为好，以防感染。在留针期间，可每隔4小时用手按压埋针处1～2分钟，以强加刺激，提高疗效。

❸ 适应病症

多用于易反复发作、久治不愈的慢性病症和某些需要久留针的疼痛性疾病，如神经性头痛、偏头痛、肋间神经痛、三叉神经痛、坐骨神经痛、胆绞痛、胃痛、心绞痛等。也适宜于高血压、哮喘、月经不调、遗尿等慢性病症。

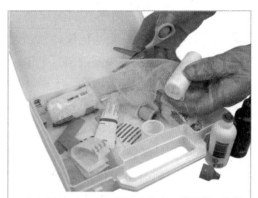

◎皮内埋针一定要重视无菌消毒，最好用一次性针具。

❹ 注意事项

皮内埋针一定要重视无菌消毒。皮内针针具最好用一次性针具，或浸泡于75%乙醇中，临用时以消毒镊子夹出。埋针后，如病人感觉刺痛或活动不便时，应取出重埋。夏天埋针，因出汗多而易发生感染，埋针局部如有疼痛不适，即应取出。

（1）关节附近不可埋针，因活动时会疼痛。胸腹部因呼吸时会活动，亦不宜埋针。

（2）埋针处不宜水浸泡。夏季多汗时，要检查埋针处有无汗浸皮肤发红等。如见发红、疼痛要及时检查，有感染现象立即取针。埋针发生疼痛可以调整针的深度、方向，调整无效时，可能有炎症发生，应取针。

（3）患者可以用手指间断按压针柄，以加强刺激量，提高效果。但应注意手的卫生。

（4）若埋针处已发生感染，应给予常规外科包扎处理。如有发热等全身反应时，适给予抗生素或中药清热解毒药治疗。

耳针疗法

耳针疗法，是以毫针、皮内针、艾灸、激光照射等器具，通过对耳郭穴位的刺激以防治疾病的一种方法。

《金匮真言论》说："南方赤色，入通于心，开窍于耳，藏精于心"，《灵枢·脉度》说："肾气通于耳，肾和则耳能闻五音矣"；《千金方》说："心气通于舌，非窍也，其通于窍者，寄见于耳，荣华于耳"；《灵枢·五阅五使》说："耳者，肾之官也"；《证治准绳》说："肾为耳窍之主、心为耳窍之客"；《杂病源流犀烛》说："肺主气，一身之气贯于耳"。而《厘正按摩要术》在汇集前人经验基础上，提出了耳背与五脏的关系，指出"耳珠属肾，耳轮属脾，耳上轮属心，耳皮肉属肺，耳背玉楼属肝"的生理联系。与病理相关的如《素问·脏器法时论》说："肝病者……虚则目无所视，耳无所闻"；《素问·玉机真脏论》说："脾为孤脏……其不及则令人九窍不通"；《证治准绳》说："肺气虚则少气……是以耳聋"。而察耳的形态、色泽等改变；可"视其外应，以知其内脏"的病变，如《灵枢·本脏》说：耳"黑色小理者肾小……耳薄不坚者肾脆"；《证治准绳》说："凡耳轮红润者生，或黄或黑或青而枯燥者死，薄而白、薄而黑者皆为肾败"。现代科学表明，耳与脏腑器官在生理上密切联系，不仅存在着相关性，而且具有相对特异性，这为耳针法诊治疾病提供了客观依据。

在手足六阳经经脉循行中，有的直接入耳中，有的分布于耳郭周围。手足六阴经经脉循行，虽不直接上行至耳，但通过各自的经别与阳经相合，间接地上达于耳。所以《内经》中所记述的经脉循行分

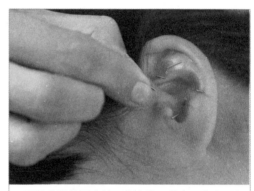

◎耳针疗法是以毫针、皮内针、艾灸、激光照射等器具对耳郭穴位进行刺激。

布，充分说明耳与经络之间存在着密切的联系。《灵枢·口问》说："耳者，宗脉之所聚也"，可见耳与经络的关系在《内经》时期已奠定了基础。后世医著又多有阐述，如《医学真经》说："十二经脉，上终于耳，其阴阳诸经，适有交并"；《丹溪心法》说："盖十二经络，上络于耳""耳为诸宗脉客所附"；《类经国翼》说："手足三阴三阳之脉皆入耳中"；《奇经八脉考》一书还从奇经八脉角度，阐述了耳和经络的关系。

❶ 耳郭与耳穴

耳郭是外耳的组成部分，位于下颌

窝和颞骨、乳突之间，呈垂直方向生长。耳的前外面凹陷，后内面隆凸。主要结构有：

（1）耳轮：是耳郭外缘向前卷曲的部分。

（2）耳轮结节：是耳轮后上方的不太明显的小结节。是动物耳尖的遗迹，又称达尔文结节。有的人明显，有的人不太明显。

（3）耳轮尾：在耳轮末端，与耳垂交界处。

（4）耳轮脚：指耳轮深入耳腔的横形突起。

（5）耳轮棘：在耳轮与耳轮脚的交界处，因该处有软骨突起如棘状，故名。

（6）对耳轮：与耳轮相对，上部有分叉的隆起部分。上面的分叉称对耳轮上脚，下面的分叉称对耳轮下脚。

（7）三角窝：指对耳轮上下脚之间构成的三角形凹窝。

（8）耳舟：是耳轮与对耳轮之间的凹沟。

（9）耳屏：是耳郭前面的瓣状突起，又称耳珠。在外耳道开口的前缘。

（10）对耳屏：耳垂上部与耳屏相对的瓣状突起。

（11）屏间切迹：耳屏与对耳屏之间的凹陷。

（12）屏上切迹：耳屏上缘与耳轮脚之间的凹陷。

（13）屏轮切迹：耳屏与对耳轮之间的凹陷。

（14）耳垂：耳郭最下部无软骨的皮垂。

（15）耳甲腔：耳轮脚以下的耳甲部。

（16）耳甲：由对耳屏、弧形对耳轮体部与对耳轮下脚围成的凹窝。几乎占耳郭的大部分。

（17）耳甲艇：耳轮脚以上的耳甲部。

（18）外耳：外耳道的开口。是在耳甲腔内，被屏遮盖着的空窍。

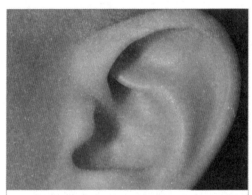

◎耳与脏腑器官在生理上密切联系，不仅存在着相关性，而且具有相对特异性。

（19）上耳根：指耳郭上缘与耳根附着处。

（20）下耳根：指耳郭下缘与耳根附着处。

❷ 耳郭的组织结构

耳郭以弹性纤维软骨为支架，并附有韧带、脂肪、结缔组织和退化的肌肉，以及覆盖在外层的皮下组织和皮肤等结构。耳郭的神经分布极为丰富，有躯体神经的耳大神经、枕小神经、枕大神经；有脑神经的三叉神经、面神经、舌咽神经和迷走神经、副神经；还有交感神经的纤维参加。各类神经分支相互重叠、吻合，交织网状的神经丛，使耳郭与躯体神经、中枢神经有密切的联系。其中脊神经有来自颈丛的耳大神经和枕小神经，脑神经有来自三叉神经分支的耳颞神经、面神经耳支、迷走神经分支和舌咽神经分支合成的耳支及来自颈动脉丛的交感神经。耳郭的动脉，来自颈外动脉的分支颞浅动脉和耳后动脉，在耳郭深部沿软骨膜行走。颞浅动脉在外耳门前方分出三支，主要供应耳郭前面，耳后动脉从下耳根沿耳郭背面上行，主要供应耳郭背面。耳郭静脉起于耳郭浅层，前面汇成2～3支较大静脉，经颞浅静脉注入颈外静脉。耳背小静脉亦汇成3～5支，经耳后静脉进入颈外静脉。耳郭的淋巴多成网状，主要流入耳郭周围的淋巴结。根据其流向分成前、后、下三组，前组流入耳前淋巴结和腮腺淋巴结，后组流入耳后淋巴结和乳突淋巴结，下组流入耳后淋巴结，三组淋巴结均汇入颈上淋巴结。

③ 耳穴的分布

　　耳穴在耳郭上的分布有一定的规律，一般与头脑、面部相应的耳穴多分布在耳垂和对耳屏；与上肢相应的耳穴多分布在耳舟；与躯体和下肢相应的耳穴多分布在对耳轮体部和对耳轮上下脚；与腹腔脏器相应的耳穴多分布在耳甲艇；与胸腔脏器相应的耳穴多分布在耳甲腔；与消化道相应的耳穴多分布在耳轮脚周围；与耳鼻咽喉相应的耳穴多分布在耳屏四周。由此看来，耳朵犹如一个倒置的胎儿，这为耳针

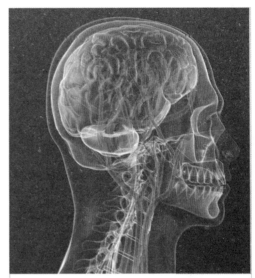

◎耳郭的神经分布极为丰富，与躯体神经、中枢神经有密切的联系。

疗法的临床应用提出了完整的理论依据。

④ 操作方法

耳穴辅助诊断方法

　　人体有病时，往往会在耳郭上的一定部位出现各种阳性反应，如相关部位的耳穴电阻值下降、痛阈值降低、皮肤色泽、形态改变等。耳郭上耳穴部位的阳性反应，既是辅助诊断的依据，也是治疗疾病的刺激点，因而探查阳性反应点是正确使用耳穴诊治的重要操作内容。耳穴探查方法很多，常用的有：

　　肉眼观察法：用肉眼或放大镜在自然光线下，观察耳郭上变形、变色，如鳞屑、水疱、丘疹、硬结、软骨增生、色素沉着以及血管的形状、颜色变异等。

　　压痛点探查法：用弹簧探针或毫针柄，以均匀的压力，在耳郭与疾病相应的部位，由中央向周围、自上而下、自外

而内地探压，最痛的敏感点就是要找的穴位。

电测定法：采用目前常用的测定皮肤电阻的"良导点测定仪"或用耳穴电子探测仪器，测定耳穴的电阻，电阻低的耳穴可通过指示灯、音响、仪表反映出来，即是要找的穴位临床应用时，应互相参照，有机结合，才能全面了解阳性反应点的位置与变化，摒除假阳性，为耳针诊治提供依据。

处方选穴原则

耳针法临床常用的处方选穴原则主要有：按部处方选穴法，即根据病人患病部位，选取相应耳穴，如胃病取胃穴、目病取眼穴，肩痹取肩关节穴等；辨证处方选穴法，根据藏象、经络学说，选取相应耳穴，如骨痹、耳聋耳鸣、脱发等取肾穴，因肾主骨，开窍于耳，其华在发，故取肾穴主之；又如偏头痛，属足少阳胆经的循行部位，可取胆穴治之。

此外还有根据现代医学理论取穴法，如月经不调取内分泌穴，消化道溃疡取皮质下、交感穴等。根据临床实践经验取穴法，如神门穴有较明显的止痛、镇静作用，耳尖穴对外感发热、血压偏高等有较好的退热、降压效果等。上述耳针处方选穴原则，既可单独使用，亦可配合互用。选穴时要掌握耳穴的共性和特性，用穴要少而精。

操作程序

首先要定准耳穴。根据处方所列耳穴，在穴区内探寻阳性反应点，做好标记，为施治的刺激点。要严格消毒，耳郭

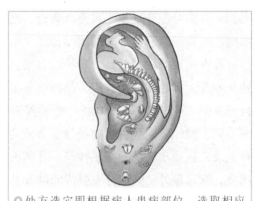

◎处方选穴即根据病人患病部位，选取相应耳穴。

组织结构特殊，使用耳针法时，必须实施两次消毒法，即除了针具与医者手指消毒外、耳穴皮肤应先用2％碘酊消毒，再用75％乙醇消毒并脱碘；正确选用刺激方法。耳穴的刺激方法较多，应根据患者、病情、穴位、时令等具体情况灵活选用。

刺激方法

耳针法的刺激方法很多，目前临床常用的有下列几种：

毫针法：即用毫针刺激耳穴以治疗疾病的方法，一般采用0.5寸、1寸的28、30号毫针。进针时，医生用左手拇食两指固定耳郭，中指托着针刺部位的耳背，这样既可掌握针刺的深度，又可减轻针刺时的疼痛，用右手持针，在选定的反应点或耳穴处进针。进针的方法有捻入法和插入法两种。针刺的深度应视耳郭局部的厚薄、穴位的位置而定，一般刺入2～3分深即可达软骨，其深度以毫针能稳定而不摇摆为宜，但不可刺透耳郭背面皮肤。大多数耳穴垂直进针，以刺入软骨为度，个别穴位以水平位进针，如交感、耳迷根等。刺激强度应根据患者的病情、体质、耐痛度而

灵活掌握。针刺手法以小幅度捻转为主。若局部感应强烈，可不行针。留针时间一般是20~30分钟，慢性病、疼痛性疾病可适当延长，小儿、老年人不宜多留。起针时，左手托住耳背，右手起针，并用消毒干棉球压迫针孔，以防出血，必要时再用2%碘酒棉球涂擦1次。一般来说，急性病症，两侧耳穴同用；慢性病症，每次用一侧耳郭，两耳交替针刺，7~10次为一疗程，疗程间歇2~3天。耳针疗效的高低与取穴的准确有关，为提高疗效，特别是对疼痛一类的急性病，可采用一穴多针法。

电针法：指将传统的毫针法与脉冲电流刺激相结合的一种方法。利用不同波形的脉冲电刺激，强化针刺耳穴的刺激作用，从而达到增强疗效的目的。凡适合耳针治疗的疾病均可采用。具体方法是将毫针分别刺入所选定的耳穴后，把性能良好的电针仪的电流输出调节旋钮拨至"0"位，然后将一对输出导线之正负极分别连接在两根毫针柄上，选择好所需的波形和频率，再打开电针仪的开关，慢慢调节电流输出旋钮，使电流强度逐渐增大至所需

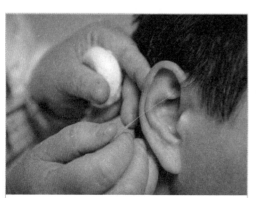

◎用毫针刺激耳穴时，其深度以毫针能稳定而不摇摆为宜，但不可刺透耳郭背面皮肤。

的刺激量。治疗完毕后可先将旋钮拨回"0"位，再关闭电源开关，撤去导线，最后起针。一般每次通电时间以10~20分钟为宜，疗程与毫针法相同。治毕将电位器拨回零位，再关闭电源，撤走电线，然后起针。电针法临床常用于神经系统疾病、内脏痉挛病、哮喘，还应用于耳针麻醉等。

埋针法：指将皮内针埋于耳穴内，作为一种微弱而持久的刺激，达到治疗目的的方法。皮内针有颗粒式和揿钉式两种，具有持续刺激、巩固疗效等作用，适用于一些疼痛性疾病、慢性病，或因故不能每天接受治疗的患者，也可用于巩固某些疾病治疗后的疗效。操作方法是严格消毒局部皮肤，医者左手固定耳郭，绷紧耳针处的皮肤，右手用镊子夹住消毒的皮内针柄，轻轻刺入所选耳穴内，一般刺入针体的2/3，再用胶布固定。在用环形揿钉状皮内针时，因针环不易拿取，可直接将针环贴在预先剪好的小块胶布上，再按揿在耳穴内。一般仅埋患侧单耳，每次埋针3~5穴，每日自行按压3~5次，留针3~5天，10次为一个疗程。必要时也可埋两耳。若埋针处痛甚时，可适当调整针尖方向和深浅度，埋针处不要淋湿浸泡，夏季埋针时间不宜过长，埋针后耳郭局部跳痛不适，需及时检查埋针处有无感染；若有感染现象，起针后，针眼处红肿或有脓点，当立即采取相应措施。

压籽法：指选用质硬而光滑的小粒药物种子或药丸等贴压耳穴以防治疾病的方法，又称压豆法、压丸法，是在耳毫

针、埋针治病的基础上产生的一种简易方法。此法适用于耳针治疗的各种病症，特别适宜于老人、儿童、惧痛的患者和需长期进行耳穴刺激的患者。不仅能收到毫针、埋针同样的疗效，而且安全、无创、无痛，且能起到持续刺激的作用，易被患者接受。压籽法所用材料可因地制宜，植物种子、药物种子、药丸等，凡是具有表面光滑，质硬无副作用，适合贴压穴位面积大小的物质均可选用，一般选用王不留行籽，其他的比如油菜籽、莱菔子、六神丸、喉症丸、绿豆、小米等也可使用。植物药物种子和小药丸操作方法是先在耳郭局部消毒，将材料黏附在0.5厘米×0.5厘米大小的胶布中央，然后贴敷于耳穴上，并给予适当按压，使耳郭有发热、胀痛感（即"得气"）。一般每次贴压一侧耳穴，两耳轮流，3天1换，也可两耳同时贴压。在耳穴贴压期间，应嘱患者每日自

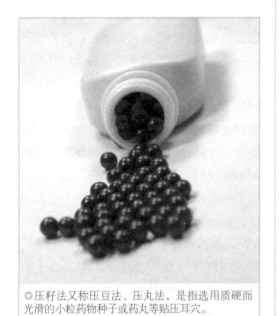

◎压籽法又称压豆法、压丸法，是指选用质硬而光滑的小粒药物种子或药丸等贴压耳穴。

行按压3～5次，每次每穴1～2分钟。使用此法时，应防止胶布潮湿或污染；耳郭局部有炎症、冻疮时不宜贴压；对胶布过敏者，可缩短贴压时间并加压肾上腺、风溪穴，或改用毫针法；按压时，切勿揉搓，以免搓破皮肤，造成感染。临床应用中，也有根据病情需要选用一些药液将王不留行籽或其他压耳的种子浸泡，可起到压耳与药物的共同治疗作用以提高疗效。

温灸法：指用温热作用刺激耳郭以治疗疾病的方法，有温经散寒、疏通经络的功效，多用于虚证、寒证、痹证等，温灸的材料可用艾条、艾绒、灯芯草、线香等。艾条灸可温灸整个耳郭或较集中的部分耳穴。艾炷灸时，先用大蒜汁涂在选好的耳穴上，然后将麦粒大小的艾炷黏附其上，用线香点燃施灸，当皮肤感到灼热即换炷再灸，一般每次灸1～3穴，每穴灸3～9壮，此法适用于面瘫、腰腿痛、疟腮、缠腰火丹、痹证等。灯芯草灸，即将灯芯草的一端浸蘸香油后，用火柴点燃，对准耳穴迅速点灸，每次1～2穴，两耳交替，将一段蘸油的灯芯草，竖置在患者耳穴上，点燃灯草，在燃尽时会发出轻微的爆声。灯草灸适用于疟腮、目赤肿痛、缠腰火丹等。若需对单个耳穴施灸时，可将卫生线香点燃后，对准选好的耳穴施灸，香火距皮肤约1厘米，以局部有温热感为度，每穴灸3～5分钟，适用于腰腿痛、落枕、肩凝症等。温灸耳穴，应注意不要烧燃头发和烫伤皮肤。

刺血法：用三棱针在耳郭皮肤上刺出血的治疗方法，有镇静开窍、泄热解毒、

消肿止痛、去瘀生新等作用，用于实热、阳闭、瘀血、热毒等多种病症。操作方法是先按摩耳郭使其充血，常规消毒后，左手固定耳郭，右手持针具用点刺法在耳穴处放血3～10滴，然后用消毒干棉球擦拭、按压止血。一般隔日1次，急性病可1天2次。孕妇、出血性疾病和凝血功能障碍者忌用，体质虚弱者慎用。

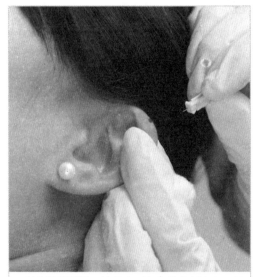

◎刺血法即是用三棱针在耳郭皮肤上刺出血，通常放血3～10滴。

水针法：即药物穴位注射法，是用微量药物注入耳穴，通过注射针对耳穴的刺激及注入药物的药理作用达到治疗疾病目的的方法。又称"耳穴封闭"法。根据病情选用相应的注射药液，所用针具为1毫升注射器和26号注射针头。将抽取的药液缓慢地注入耳穴的皮下或皮内，注入后，局部隆起药物肿泡，此时可产生痛、胀、红、热等反应。每次1～3穴，每穴注入0.1～0.3毫升，隔日1次，7～10次为一疗程。使用本法应注意严格消毒，做到无菌操作；凡能导致过敏反应的药物，如青霉素、普鲁卡因，需先做皮肤过敏试验、阴性者方可使用；要了解所选药物的药理作用、禁忌证、有效期，对有较大副作用和刺激性的及超过有效期的药物都不使用；注入前注意将针芯回抽，如无回血，才缓慢推注药液。

磁疗法：是用磁场作用于耳穴治疗疾病的方法，具有镇痛、止痒、催眠、止喘和调整自主神经功能等作用，适用于各类痛证、哮喘、皮肤病、神经衰弱、高血压等。如用直接贴敷法即把磁珠放置在胶布中央直接贴于耳穴上（类似压籽法），或用磁珠或磁片异名极在耳郭前后相对贴，可使磁力线集中穿透穴位，更好地发挥作用。间接贴敷法则是用纱布或薄层脱脂棉把磁珠（片）包起来，再固定在耳穴上，这样可减少磁珠（片）直接接触皮肤而产生的某些副作用。磁疗时，采用的磁体不宜过多过大，磁场强度不宜过强，有5%～10%的患者在行磁疗时出现头晕、恶心、乏力、局部灼热或刺痒等不良反应，若持续数分钟不消失时，可将磁体取下，即可消失。

光针法：又称耳穴激光照射，是用对人体组织有刺激作用和热作用的激光照射耳穴以治疗疾病的方法，以小功率的气体激光器刺激耳穴，以获取治疗作用，是古老的耳针和现代激光技术相结合的一种新疗法。此法无痛无创，简便易行；适应证广，特别适宜于治疗高血压、哮喘、心律不齐、痛经、过敏性鼻炎、复发性口疮等。目前临床常用的是氦－氖激光治疗

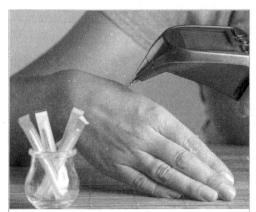

◎目前，光针法在临床上常用的是氦－氖激光治疗仪。

仪，使用时，应调节电压至红色激光束稳定输出时，即可顺序照射耳穴，每次照1～3穴，每穴照3～5分钟，10次为一疗程。如电压不稳定，激光光束有闪烁现象，应随时调整，以免影响疗效。切忌眼睛直视激光束，以免损伤，必要时可戴防护镜。

按摩法：是在耳郭不同部位用手进行按摩、提捏、点掐以防治疾病的方法，常用的方法有自身耳郭按摩法和耳郭穴位按摩法。前者包括全耳按摩、手摩耳轮和提捏耳垂。全耳按摩，是用两手掌心依次按摩耳郭腹背两侧至耳郭充血发热为止；手摩耳轮，是两手握空拳，以拇食两指沿着外耳轮上下来回按摩至耳轮充血发热为止；提捏耳垂，是用两手由轻到重提捏耳垂3～5分钟。以上方法可用于多种疾病的辅助治疗和养生保健。耳郭穴位按摩法是医生用压力棒点压或揉按耳穴，也可将拇指对准耳穴，食指对准与耳穴相对应的耳背侧，拇食两指同时掐按。此法可用于耳针疗法的各种适应证。

适应范围

耳针在临床治疗的疾病很广，不仅用于治疗许多功能性疾病，而且对一部分器质性疾病也有一定疗效。其适应证举例如下：

（1）各种疼痛性疾病，如对头痛、偏头痛、三叉神经痛，肋间神经痛、带状疱疹、坐骨神络痛等神经性疼痛；扭伤、挫伤、落枕等外伤性疼痛；五官、颅脑、胸腹、四肢各种外科手术后所产生的伤口痛；麻醉后的头痛、腰痛等手术后遗痛，均有较好的止痛作用。

（2）各种炎症性病症如对急性结膜炎、中耳炎、牙周炎、咽喉炎、扁桃体炎、腮腺炎、气管炎、肠炎、盆腔炎、风湿性关节炎、面神经炎、末梢神经炎等，有一定的消炎止痛功效。

（3）一些功能紊乱性病症如对眩晕症、心律不齐、高血压、多汗症、肠功能紊乱、月经不调、遗尿、神经衰弱、癔症等，具有良性调整作用，促进病症的缓解和痊愈。

（4）过敏与变态反应性病症如对过敏性鼻炎、哮喘、过敏性结肠炎、荨麻疹

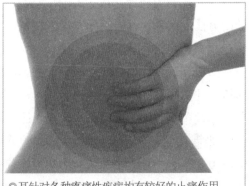

◎耳针对各种疼痛性疾病均有较好的止痛作用。

（5）内分泌代谢性病症如对单纯性甲状腺肿、甲状腺功能亢进、经绝期综合征等，会有改善症状、减少药量等辅助治疗作用。

（6）一部分传染病症如对菌痢、疟疾、青年扁平疣等，有恢复和增强机体的免疫防御功能，加速疾病的治愈。

（7）各种慢性病症如对腰腿痛、肩周炎、消化不良、肢体麻木等，有改善症状、减轻痛苦的作用。耳针除上述病症外，还可用于针刺麻醉中（耳针麻醉）。也可用于妇产科方面，如催产、催乳等。也能用于预防感冒、晕车、晕船，以及预防和处理输血、输液反应。还可用于戒烟、减肥，国外还用于戒毒等。

注意事项

（1）严格消毒，防止感染。耳郭暴露在外，结构特殊，血液循环较差，容易感染，且感染后易波及软骨，严重者可致软骨坏死、萎缩而导致耳郭畸变，故应重视预防。一旦感染，应立即采取相应措施，如局部红肿疼痛较轻，可涂2.5%碘酒，每日2·3次；重者局部涂擦四黄膏或消炎抗菌类的软膏，并口服抗生素。如局部化脓，恶寒发热，白细胞增高，发生软骨膜炎，当选用相应抗生素注射，并用0.1%~0.2%的庆大霉素冲洗患处，也可配合内服清热解毒剂，外敷中草药及外用艾条灸之。

（2）耳郭上有湿疹、溃疡、冻疮破溃等，不宜用耳穴治疗。

（3）有习惯性流产的孕妇禁用耳针治疗；妇女怀孕期间也应慎用，尤其不宜用子宫、卵巢、内分泌、肾等穴。

（4）对年老体弱者、有严重器质性疾病者、高血压病者、严重贫血者，治疗前应适当休息，治疗时手法要轻柔，刺激量不宜过大，以防意外。

（5）耳针法亦可能发生晕针，应注意预防并及时处理。

（6）对肢体活动障碍及扭伤的患者，在耳针留针期间，应配合适量的肢体活动和功能锻炼，有助于提高疗效。

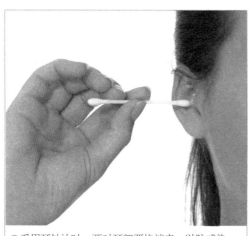

◎采用耳针法时，要对耳郭严格消毒，以防感染。

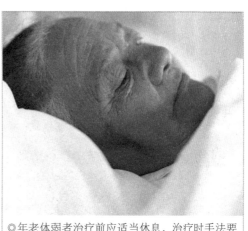

◎年老体弱者治疗前应适当休息，治疗时手法要轻柔，刺激量不宜过大，以防意外。

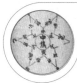

怎样进行耳压疗法

耳部的穴位

耳穴是指耳郭上一些特定的刺激点。耳穴在耳郭上的分布是有其一定的分布规律可循的，如下图所示：

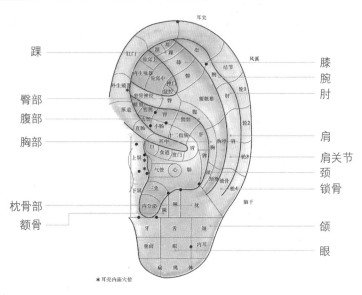

＊耳壳内面穴位

耳穴的配方原则

耳穴的取法

根据中医脏腑理论与经络循行的路线取穴。如肝明目，眼病取肝等。	根据现代医学理论取穴。如妇科病、生殖系统疾病取内分泌等。	根据疾病部位取穴。如胃病取腹，膝关节炎取膝等。	根据经验取穴。如镇静、止痛取神门等。

耳针疗法的操作方法

 如何寻找耳郭反应点

最简单的办法，是利用毫针柄的钝端或圆头玻璃棒、火柴头等在耳郭上细心地压查，当压及反应点时，病人有呼痛、蹙额、歪嘴、躲避等反应。

 耳针点的针刺操作

确定主要耳针点后，先做局部消毒，然后以毫针垂直刺入，亦可贯穿软骨。捻转的幅度、快慢、时间根据病情、体质及当时的机能状态而定，一般以能出现较强的感应为好。

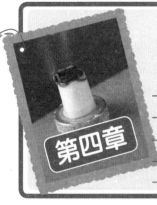

了解灸法的原理与方法

第四章

◎艾灸法是通过温热等物理刺激的作用，来进行扶正祛邪，平衡阴阳，防治疾病，康复保健。《扁鹊心法》指出："人于无病时，常灸关元、气海、命门、中脘，虽未得长生，亦可保百余年寿矣"。

什么是灸法

灸法，是指应用高温（主要是艾药或其他物质燃烧后产生的温热）或低温，或者以某些材料（对皮肤有刺激作用的药物或其他物质）直接接触皮肤表面后产生的刺激，作用于人体的穴位或特定部位，从而达到预防或治疗疾病的一种疗法。是针灸医学的主要组成部分，也是我国重要的传统非药物疗法之一。

灸法治病在中国有悠久的历史，《说文解字》："灸，灼也，从火，久声。"《灵枢·官能》："针所不为，灸之所宜。"灸法具有温阳起陷、行气活血的作用，多用于阳气衰弱、沉寒痼冷等疾患。

最初古人使用灸法治病多采用直接灸，且艾炷较大，壮数（艾炷的计数单位）较多，如《太平圣惠方》指出："灸炷虽然数足，得疮发脓坏，所患即差；如不得疮发脓坏，其疾不愈。"《医宗金鉴·刺灸心法要诀》也说："凡灸诸病，火必足气到，始能求愈。"同时古人非

常推崇应用化脓灸进行身体保健和预防疾病。现代灸法则有了长足发展，为了减轻患者接受灸疗的痛苦，多采用小艾炷少壮灸，并衍化出多种灸法，如艾条灸、药条灸（包括太乙神针灸、雷火神针灸等）、温灸器灸、温针灸、天灸、灯火灸等。根

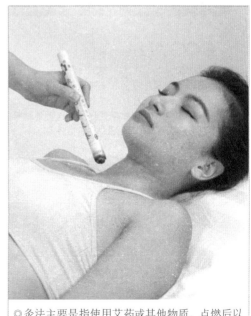

◎灸法主要是指使用艾药或其他物质，点燃后以温热性对穴位加温来进行治病的方法。

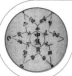

艾灸的方法

艾灸是用艾绒做成大小不同的艾炷，或用纸卷成艾条，在穴位上或疼痛处烧灼熏熨的一种治疗方法。一般用于治疗慢性和虚寒的病症，下面介绍几种常用的艾灸方法：

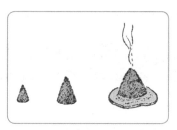

艾灸

艾粒灸　这种艾灸方法用的艾炷最小，如麦粒大，因此也叫作麦粒灸。多用于治疗贫血、消化不良等虚弱性病症，每次选用2～3穴，隔日施治。

化脓灸　用细艾绒做成如半截枣核大的艾炷，要求做得紧密耐燃。用时可先以大蒜液涂一下穴位，然后点燃艾炷，灸完一炷后擦净局部，再涂蒜液加艾炷再灸。

隔姜灸　用大片生姜作为间隔，上面放艾炷烧灼，等病人觉得灼烫，可以将姜片略提起，稍停后放下再灸。一般可灸3～5炷。多用于治疗腹痛、受寒、腹泻等疾病。

艾条灸　用艾绒卷成1.5～2厘米直径的圆柱形的艾条，一端点燃后熏灸患处，不着皮肤，以病人感到温热为准。可灸至皮肤红润发热，一般可灸10～15分钟。

温针灸　温针是在针刺之后，于针尾裹上艾绒点燃加温，可烧1～5次，多用于风湿痹痛等病症。如用银制毫针加温，传热作用更好。

艾叶的采集与艾灸的制作

艾绒的制法

艾绒的制法

每年3～5月间，采集鲜嫩肥厚的艾叶，放在日光下曝晒，干燥后放在石臼中捣碎，筛去泥沙杂梗，即成为艾绒了。如需要细绒，就要继续精细加工，粗绒经数十次晾晒、研磨、筛拣后，变成土黄色，就成为细绒了。

艾炷与艾条的制作方法

艾炷的制作方法

将制好的艾绒用拇指、食指、中指边捏边旋转，把艾绒捏紧成圆锥形艾炷。

艾条的制作方法

取纯艾绒24克，平铺在特制的桑皮纸上，将其卷成直径约1.5厘米的圆柱形。

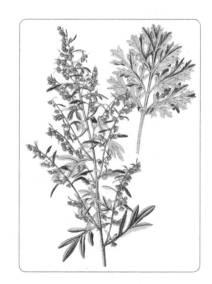

艾是一种多年生的草本植物，艾叶又有冰台、遏草、香艾、蕲艾、艾蒿等别称。《本草纲目》记载："艾以叶入药，性温、味苦、无毒、纯阳之性、通十二经、具回阳、理气血、逐湿寒、止血安胎等功效，亦常用于针灸。"

据病情不同，还常采用间接灸法，所隔物品多为姜片、蒜片、食盐、豆豉饼、附子饼等。灸法已为人类的医疗保健事业做出了较大的贡献。

灸法的历史

灸法属于温热疗法，与火的关系密切。古人在煨火取暖时，可能因偶尔不慎灼伤，结果却使身体另外一部分的病痛得到意外的减轻或痊愈，多次的重复体验，于是便主动地以烧灼之法来治疗一些病痛。这就是灸法的起源。"灸"字在《说文解字》中解释为"灼"，是灼体疗病之意。最早可能采用树枝、柴草取火熏、熨、灼、烫以消除病痛，以后才逐渐选用艾为主要灸料。艾，自古以来就在我国广大的土地上到处生长，因其气味芳香，性温易燃，且火力缓和，于是便取代一般的树枝燃料，而成为灸法的最好材料。《左传》中提到公元前581年医缓给晋景公诊病时说过的"攻之不可，达之不及"这样一段话，其中"攻"字，一般认为应当作"灸疗"。非医药文献中最早提及"灸"字的，则见于《庄子·盗跖》篇："丘所谓无病而自灸也"。《孟子·离娄》篇，还提出了艾灸"今之欲王者，犹七年之病，求三年之艾也"。

以后历代出现许多针灸方面的著作，如晋代皇甫谧的《针灸甲乙经》、唐代孙思邈的《备急千金要方》都大力提倡针灸并用。唐代王焘的《外台秘要》则弃针而言灸，可见当时对灸的重视。以后从宋代王执中的《针灸资生经》，明代高武的《针灸聚英》、杨继洲的《针灸大成》，到清代廖润鸿的《针灸集成》无不注重灸法。历代灸法的专著还有很多，如公元3世纪就有《曹氏灸方》，唐代有《骨蒸病灸方》，宋代有《黄帝明堂灸经》《灸膏肓腧穴法》《备急灸法》，元代有《痈疽神秘灸经》，清代有《太乙神针》《神灸经纶》等。

从上述可知，灸疗法不仅在医学著作中已经作为一种主要疗法应用于临床，而且一些非医家在引喻射事时亦多用灸疗，这充分表明，在我国春秋战国时期，灸疗之法已经相当盛行了。

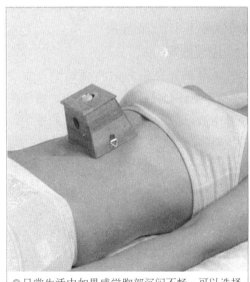

◎日常生活中如果感觉胸部沉闷不畅，可以选择艾灸中脘来缓解。

灸法的作用

❶ 灸法的作用

灸疗法和针刺法一样都通过刺激腧穴或特定部位激发经络、神经、体液的功能，调整机体各组织、系统的失衡状态，从而达到防病治病的目的。但是，和针刺法不同，灸疗法又有着自己较为独特的作用特点。灸疗法是通过温热、寒冷及其他非机械刺激的作用，来进行扶正祛邪，平衡阴阳，防治疾病，康复保健。尤其是灸法的防病保健作用在古代就得以十分重视。《备急千金要方》提到以灸疗预防"瘴疠温疟毒气"。《扁鹊心法》指出："人于无病时，常灸关元、气海、命门、中脘，虽未得长生，亦可保百余年寿矣"。

总结古往今来的实践经验，灸法主要表现为以下几个方面作用。

温经散寒

人体的正常生命活动有赖于气血的作用，气行则血行，气止则血止，血气在经脉中流行，完全是由于"气"的推送。

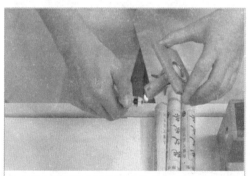

◎灸疗之法可以起到温经散寒的作用，对气血的运行有着推动效果。

寒则气收，热则气疾，气温则血滑，气寒则血涩。所以朱丹溪说："血见热则行，见寒则凝"，也就是气血的运行有遇温则散，遇寒则凝的特点。

灸法正是应用其温热刺激，起到温经通痹的作用。《灵枢·刺节真邪》篇中说："脉中之血，凝而留止，弗之火调，弗能取之"。《灵枢·禁服》亦云："陷下者，脉血结于中，血寒，故宜灸之"。通过热灸对经络穴位的温热性刺激，可以温经散寒，加强机体气血运行，达到临床治疗目的。所以灸法可用于血寒运行不畅，留滞凝涩引起的痹证、腹泻等疾病，效果甚为显著。

行气通络

经络分布于人体各部，内联脏腑，外布体表肌肉、骨骼等组织。正常的机体，气血在经络中周流不息，循序运行，如果由于风、寒、暑、湿、燥、火等外因的侵袭，人体或局部气血凝滞，经络受阻，即可出现肿胀疼痛等症状和一系列功能障

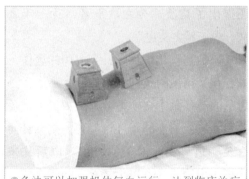

◎灸法可以加强机体气血运行，达到临床治疗目的。

碍，此时，灸治一定的穴位，可以起到调和气血，疏通经络，平衡机能的作用，临床上可用于疮疡疔肿、冻伤、癃闭、不孕症、扭挫伤等，尤以外科、伤科应用较多。

扶阳固脱

人生赖阳气为根本，阳气衰微则阴气独盛，阳气不通于手足，则手足逆冷。凡大病危疾，阳气衰微，阴阳离决等症，用大炷重灸，能祛除阴寒，回阳救脱。正如《素问·厥论》所云："阳气衰于下，则为寒厥"。此为其他穴位刺激疗法所达不到的效果。

由于艾叶有纯阳的性质，再加上火本属阳，两阳相得，往往可以起到扶阳固脱，回阳救逆，挽救垂危之疾的作用，在临床上常用于中风脱症、急性腹痛吐泻、痢疾等急症的急救。宋代《针灸资生经》中提到："凡溺死，一宿尚可救，解死人衣，灸脐中即活"。《伤寒论》指出："少阴病吐利，手足逆冷……脉不至者，灸少阴七壮"。"下利，手足厥冷，烦躁，灸厥阴，无脉者，灸之"。说明凡出现呕吐、下利、手足厥冷，脉弱等阳气虚脱的重危患者，可用大艾炷重灸关元、神阙等穴。

升阳举陷

阳气虚弱可致上虚下实，气虚下陷，出现脱肛、阴挺、久泄久痢、崩漏、滑胎等，《灵枢·经脉》篇云："陷下则灸之"，故气虚下陷，脏器下垂之症多用灸疗。李东垣认为"陷下者，皮毛不任风寒"，"天地间无他，唯阴阳二者而已，阳在外在上，阴在内在下，今言下陷者，

阳气陷入阴气之中，是阴反居其上而复其阳，脉证俱见在外者，则灸之。"因此，灸疗不仅可以起到益气温阳、升阳举陷、安胎固经等作用，对卫阳不固、腠理疏松者亦有效果。如脱肛、阴挺、久泄等病，可用灸百会穴来提升阳气，以"推而上之"，又如《类经图翼》云："洞泄寒中脱肛者，灸水分百壮"。总之，这也是灸法的独特作用之一。

拔毒泄热

灸法能以热引热，使热外出。灸能散寒，又能清热，表明对机体原来的功能状态起双向调节作用。特别是随着灸增多和临床范围的扩大，这一作用日益为人们所认识。

在古代文献中有"热可用灸"的记载，灸法治疗痈疽，就首见于《黄帝内经》，历代医籍均将灸法作为本病症的一个重要治法。唐代《备急千金要方》进一步指出灸法对脏腑实热有宣泄的作用，该书很多处还对热毒蕴结所致的痈疽及阴虚内热证的灸治作了论述，如载："小肠热满，灸阴都，随年壮"，又如"肠痈屈两肘，正灸肘尖锐骨各百壮，则下脓血，即

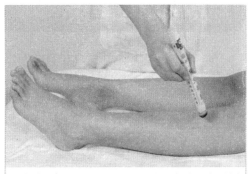

◎灸疗不仅可以益气温阳、升阳举陷、安胎固经，对卫阳不固、腠理疏松者亦有效果。

差"。"消渴，口干不可忍者，灸小肠俞百壮，横三间寸灸之"。金元医家朱丹溪认为热证用灸乃"从治"之意；《医学入门》则阐明热症用灸的机理："热者灸之，引郁热之气外发，火就燥之义也"。《医宗金鉴·痈疽灸法篇》指出："痈疽初起七日内，开结拔毒灸最宜，不痛灸至痛方止，疮痛灸至不痛时"。

历代有不少医家提出热证禁灸的问题，如《圣济总录》指出："若夫阳病灸之，则为大逆"；近代不少针灸教材亦把热证定为禁灸之列。但古今医家对此有不同见解。

防病保健

早在《黄帝内经》就提到"犬所啮之处灸三壮，即以犬伤法灸之"，以预防狂犬病。《备急千金要方》有"凡宦游吴蜀，体上常须三两处灸之，勿令疮暂瘥，则瘴疬温疟毒气不能着人。"这说明艾灸能预防传染病。《针灸大成》提到灸足三里可以预防中风。民间俗话亦说"若要身体安，三里常不干""三里灸不绝，一切灾病息"。因为灸疗可温阳补虚，所以灸

足三里、中脘，可使胃气常盛，而胃为水谷之海，荣卫之所出，五脏六腑，皆受其气，胃气常盛，则气血充盈；命门为人体真火之所在，为人之根本；关元、气海为藏精蓄血之所，艾灸上穴可使人胃气盛，阳气足，精血充，从而加强了身体抵抗力，病邪难犯，达到防病保健之功。

我国古代医家认识到预防疾病的重要性，于是提出了"防病于未然""治未病"的学术思想，现代，除了治疗作用外，灸疗的防病保健作用已成为重要保健方法之一。

❷ 灸法的作用机理

为了探讨艾灸的作用机理，近年来一些学者从不同角度进行了实验研究，取得了一些进展。艾灸对血液循环、机体免疫、神经、内分泌、呼吸、消化、生殖等系统都有一定的促进和调整作用，证明灸法的作用是通过多方面的综合因素来实现的，这为艾灸的临床应用提供了可靠的理论依据，但在其深度和广度上还有待进一步探讨和研究。

施灸的操作要求

准确地应用灸法，需要运用恰当的施灸方法、有效的控制灸量和灸感。

❶ 恰当选择施灸方法

迄今为止，国内外临床上应用的灸法种类超过百种，面对十分繁多的灸治方法，在实际操作应用时，必须针对不同情

况，选用最佳的灸法。

首先应因人而异。如老人、小儿尽量少用或不用直接艾炷灸。糖尿病患者则禁用着肤灸，因易出现严重的化脓感染，伤口不易愈合。不同的人体部位也应有所不同。如面部，宜用艾条悬起灸或艾炷间接灸，而不能用直接灸等。

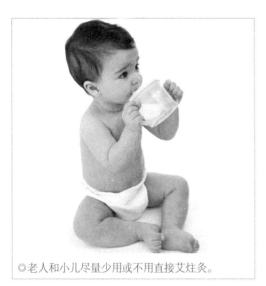

◎老人和小儿尽量少用或不用直接艾炷灸。

其次须因病而宜大量临床经验表明，采用直接灸（化脓灸）的方法，防治慢性支气管炎和哮喘有良好的效果；又如用灯火灸或火柴灸治疗流行性腮腺炎，已在大陆普遍应用；又如麻线灸治女阴白斑，铺灸治类风湿性脊柱炎等等。随着灸治方法的发展而出现的这种专病专法化的趋向，在选用灸疗时也要充分考虑到此点。总之，一定要因人因病，选择合适的灸疗。

❷ 严格掌握施灸剂量

灸量是指灸疗对机体刺激的规模、程度、速度和水平等。它是灸治所致的刺激强度和刺激时间的乘积，取决于施灸的方式，灸炷的大小、壮数的多少，施灸时或施灸后刺激效应的时间等因素。因此我们可以得出结论：艾灸剂量由艾灸强度、艾灸面积、艾灸时间三个因素决定，在前两个因素基本不变的情况下，艾灸剂量主要由艾灸时间所决定。

掌握最佳灸量，有助于提高疗效，防

止不良反应。按古今医家的经验，大致上包括以下几方面·

由天时、地理定灸量

如治疗寒证时，冬日灸量宜大，方能祛寒通痹，助阳回厥。另如北方风寒凛冽，灸量宜大；南方气候温暖，灸量宜小。

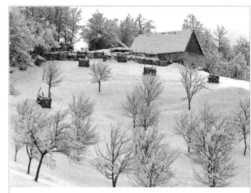

◎治疗寒证时，冬日灸量宜大，方能祛寒通痹，助阳回厥。

由年龄、体质、性别定灸量

不同的年龄、体质和性别，其阴阳气血的盛衰及对灸的耐受性不同。男女生理、病理存在差异，不同种族存在差异，相同灸量对不同机体的影响也不同。古有以年龄定灸量，称随年壮，即随年龄由小至大而递增壮数，以壮年为限度。

由病情、病性定灸量

老年或体弱之保健灸，灸量宜小，但须坚持日久。病在浅表、灸量可小；在内则灸量宜大。痈疽阴疮等，病深痼疾，故灸量亦须大。如《备急千金要方》所言："凡言壮数者，若丁壮遇病根深笃，可倍多于方数"。另如灸治急症、多数医家主张壮数宜多，如在众多著述中，灸"五十壮""百壮""二三百壮""五百壮""七八百壮"等描述随处可见。《扁鹊心书》言："大病宜灸脐下五百壮"。

《西方子明堂灸经》指出脐中穴"主泄利不止……灸百壮"等。但也有医家持不同意见，如《千金要方》认为施灸壮数应以身体部位来定，"苦卒暴百病……灸头面四肢宜多，灸腹背宜少，其多不过五十，其少不减三五七九壮。"《类经图翼》则认为应以却病为度，"故灸者必令火气直达毒处，不可拘定壮数。"

由所取部位定灸量

所取穴位皮肉浅薄者宜以小灸量，皮肉厚实者宜以大灸量。如《备急千金要方》云："头面目咽，灸之最欲生少；手臂四肢，灸之则须小熟，亦不宜多；胸背腹灸之尤宜大熟，其腰脊欲须生少。"实验也发现，肌肉浅薄之处的大椎、至阴穴，少灸则效果佳，多灸之后效反差。

由灸炷大小定灸量

《备急千金要方》云："灸不三分，是谓徒冤，炷务大也。"要求艾炷底部范围不小于3分。此间接灸而言，若直接灸则不然，艾炷可小至粟粒大。在施灸时，通过选择适当大小之艾炷以控制灸量。

由患者感觉定灸量

患者感觉分二类，一为施灸后的灼热感。根据不同病情，有的仅要求局部温热感，有的则要求有烫灼感，可按患者口述而加控制。另一类为灸的传导感觉，如隔

蒜灸中的铺灸治疗虚劳顽痹，须灸至患者自觉口鼻中有蒜味时停灸。这也是一种控制灸量的依据。

由施灸次数定灸量

将规定的壮数，一次灸完为顿灸，分次灸完称报灸。《神灸经纶》云："若并灸之，恐骨气血难堪，必分日灸之或隔日灸之"，因此可见古人对体质差者及头四肢等肌肉浅薄处，通过报灸的方式控制灸量，以防止不良反应，取得预期效果。

当然，上列各条的具体施灸量应综合考虑。不过从古代记载来看，创伤灸疗效果较佳。但对现代人来说，灼伤皮肤的灸疗往往难以接受，为增强刺激量，可采用连续多次短时间的强刺激以达到时间整合后的一次极强刺激，从而实现和创伤灸疗类似的治疗效果。

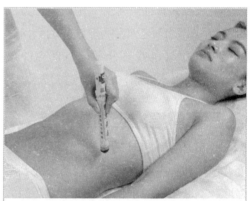

◎在艾灸过程中避免因灸一个部位时间过长灼伤皮肤，可以采用连续多次短时间来达到极强的治疗效果。

施灸的补泻手法

临床中要使灸法在治疗过程中必须根据患者病情辨证施治，合理选穴，按照治疗需要选择适宜的补泻操作来保证补泻效应的产生。灸法治病，既可补虚又可泻

实；既可温寒又可散热；既可扶阳，又可养阴。

但是自《伤寒论》提出"火逆""火劫"之说，针法属泻，灸法属补的传统观念已被奉行了1000多年，直至现代，有的针灸教材还在"灸治注意事项"中指出"凡是实证、热证及阳虚发热者，一般不宜用灸法。"

灸和针是两种各不相同的治疗方法，由于针和灸存在一个共同的特点：都是以经络学说为依据，以经穴为刺灸点，在临床上有着相辅相成的治疗作用。如果机械地认为针法属泻，灸法属补，就会无形中否定了针和灸法补泻的实际意义。因此灸法仅属温补的观点确实值得进一步商榷。

中医基本治疗原则是调整阴阳，使之平衡。阴与阳是相对而言的，补与泻也是相对而言。因此，灸法本身应该是既能补虚又能泻实，具有双重调节作用。因此灸法仅属温补的观点既不符合中医基本理论，更不符合中医实践。

近年来的临床观察表明，以艾叶为原料的灸治疗法，其灸治效应与灸术补泻方法有着密切的关系：如用泻法灸百会穴治疗急性神经血管性头痛，效果显著；用灸补法治疗遗尿疗效甚佳。对高血压患者使用艾灸泻法，结果灸后80%以上患者血压下降，对低血压患者采用艾灸补法，结果灸后全部患者血压均上升。用灸泻法治疗带状疱疹，炎后即可控制症状。可见艾灸补泻已被应用于寒热虚实各种病症中。

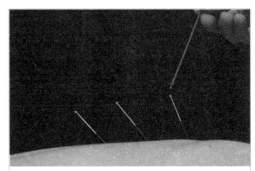

◎针和灸都是以经络学说为依据，在临床上有着相辅相成的治疗作用。

① 灸法补泻的渊源

艾灸的补泻，始载于《内经·灵枢·背腧》说："气盛则泻之，虚则补之。以火补者，毋吹其火，须自灭也。以火泻者，疾吹其火，传其艾，须其火灭也。"《针灸大成·艾灸补泻》也记载说："以火补者，毋吹其火，须待自灭，即按其穴。以火泻者，速吹其火，开其穴也。"指出灸法的补泻亦需根据辨证施治的原则，虚证用补法，而实证则用泻法。按照《针灸大成·艾灸补泻》中的意思是说艾灸补益就是将艾点燃以后使其所产生的热缓慢地传入体内，施灸后又立即快速地按住施灸的穴位，其目的是使正气聚而不散，从而达到补其不足的目的，这就是艾灸的补法。艾灸的泻法是在艾点燃之后，不断地进行吹火，以使艾火迅即燃烧，所产生的热能很快传入体内。在艾灸以后不去按压施灸的部位，其目的是使机体内所藏之热邪能随艾火之热发散到体外，达到驱邪外出，起到泻热泻实的作用。

元代朱丹溪发挥了《黄帝内经》灸疗补泻的要领，在《丹溪心法·拾遗杂论》

说"灸火有补火泻火。若补火，艾火黄至肉；若泻火，不要至肉，便扫除之"。明代李梃在《医学入门》说"虚者灸之，使火气以助元阳也；实者灸之，使实邪随火气而发散也；寒者灸之，使其气之复温也；热者灸之，引郁热之气外发，火就燥之义也。"对灸治的适应范围和灸治机理作了较详细的阐述，而且明确指出灸疗适用于寒热虚实之证。清《神灸经纶》言："灸者温暖经络宜通气血，使逆者得顺，滞者得行……"可见，灸疗补泻起源于《黄帝内经》，后经历代医家的完善发挥，内容更加完备。

古代医家不仅从理论上进行阐述，而且也积累了许多艾灸补泻实践操作的经验。列举如下。

补法：《类经图翼》介绍灸中脘，气海以治"脱血色白，脉濡细，手足厥冷……其效如神。"《古今医统大全》中

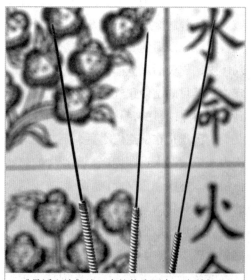

◎《丹溪心法》述，灸治热病可令"火以畅达，拔引热毒"。

言："中寒，阴寒厥冷脉绝欲死者，宜灸之气海、神门、丹田、关元，宜灸百壮。"《针灸易学》道："血崩漏下，中极、子宫灸。"

泻法：根据火性就燥，同气相求之理，或灸以引火化气，发达透泄，引热外解，是灸治实热闭郁之急重症的关键。《备急千金要方》曰："凡卒患腰肿、附骨肿、痈疽、节肿、皮游毒热肿，此等诸疾，但初觉有异，即急灸之立愈。"《丹溪心法》灸治热病可令"火以畅达，拔引热毒。"为"从治之意也"。《医学入门》曰："热者灸之，引郁热之气外发。"《寿世保元》治腹中有积，大便闭塞，心痛诸痛"以巴豆肉捣为饼，填脐中，灸三壮"等。

金代刘河间阐发火热病机，创火热论，他对外科阳证认为"疮疡者，火之属"，治之"当外灸之，引邪气出而方止"。吴亦鼎在《神灸经纶·外科证略》中说："凡疮疡初起七日以前，即用灸疗，大能破结化坚；引毒外出，移深就浅，功效胜于药力。"这都说明外科阳证可用灸疗，灸后可引毒外出，故疮病可愈。在热证方面用灸疗，朱丹溪认为此灸可使"火以畅达，拔引热毒，此从治之意也"。他用灸治阴虚证，认为"用艾灸丹田者，所以补阳，阳生阴长故也"。他已把灸治热证上升到理性认识。明代王石山认为"实者灸之，使实邪随火气而发散也……；热者灸之；引郁热之气外发，火就燥之义也"。以上这些理论对我们的临床仍然有一定指导意义。

❷ 灸法补泻的机理

现代有关灸疗补泻的作用机理实验研究的资料尚不多见。现代药理研究证明：艾叶中含有多种化学成分，能扩张血管，加速血细胞流速，有利于病变组织的修复和再生，改善血液循环，增加组织器官的血氧供应，促进炎症吸收和局限化，有利于消炎，增强新陈代谢而达到祛瘀生新之效。一般认为灸行泻法其机理有五：

（1）以热引热：使邪外出达到以热引热，使邪热泄之散之。并认为此灸火力猛峻，不能深入，很难循经深透远达，故无入里助热之弊，此同气相求之理，以热引热之法也。

（2）开辟门户，引邪外出：灸后的起疱发疮，皆为给邪以出路。

（3）温通行散、消瘀散结：因气血得热则行，行则通，通则散，故郁滞可通，火源可清，瘀毒可散。

（4）灸法扶阳、阳生阴长：灸后可扶阳养阴，益气生津。

（5）热因热用：用于阴盛格阳之真寒假热证具有救急之意。

有学者认为灸法可用于一切发热的急性传染病，不论是病毒或是细菌感染的均宜，它属于《黄帝内经》中的"从治法"及"火郁发之"的治疗原则。总之，灸法产生补泻的机理可归纳为"双重调节"作用，即当机体虚弱时灸之可补，邪实时灸之可泻。

❸ 灸法补泻的辨证施治

中医思想体系与治疗方法的最大特点

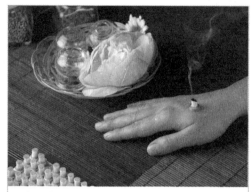

◎灸法产生补泻的机理可归纳为"双重调节"作用，即体虚时灸之可补，邪实时灸之可泻。

就是以辨证作为理法方药的施治基础。灸法是中医治疗学的主要手段之一，因此辨证施治是灸法补泻的基础。辨证的第一步就是辨发病之症，求致病之源。其次就是根据病变的性质及其发生和发展的各种规律，而制定出各种相应的措施和方法。临床中欲使灸疗产生补泻效应而达到治疗目的，必须根据病情辨证施治。

辨证选病症

补法：治疗慢性病用补法，用直接灸或隔物灸。如：慢性腹泻、慢性结肠炎、胃下垂等气虚证、气脱证、气不摄血证、血虚证、精髓之虚证、心阳暴脱证、中气下陷证、中医虚寒证、脾肾阳虚证、肾不纳气证、肾阳之虚证、冲任虚损证等。

泻法：治疗疗疮痈疽，犬蛇咬伤之类多用直接灸，而艾条温和灸可用于治疗外感风寒发热、风湿病、外伤瘀血等；扁桃体炎、腮腺炎、淋巴腺炎等急性炎症多采用灯火灸。神经性皮炎、带状宽大疱疹、鸡眼等多采用局部灸治。

辨证选灸穴

腧穴的作用主要表现在反应病症，

协助诊断和接受刺激，预防疾病两方面，其治疗作用有区域性、整体性、双向调节性、相对特异性、协同性与指抗性等特性。选用不同的腧穴灸治，也常能收到不同的补泻治疗效果。也就是说每个穴位，一般都有其主治的特异性。如气海穴为补气穴，对于气虚患者可予气海穴处行灸补法，则补益之效倍增、肺俞穴为解表散寒穴，对于风寒表证者可在肺俞穴处化脓灸或一般灸泻法则可达疏风解表，宣肺散寒的作用。又如温和灸百会，可治胃下垂、子宫脱垂及脱肛等病，而起到补气升提之功效；而用蒜泥敷灸或雀啄灸涌泉穴治疗咯血、鼻衄等症，则能泻火止血。阳气暴脱，用大艾盒灸神阙，虽火力峻猛，其功效为峻补回阳救脱；而阴寒凝结的腹痛，用缓灸疗，亦能达到逐寒外出泻法之能。这又是同一穴位产生不同的补泻作用。所以我们在临床中应用灸疗补泻时可根据

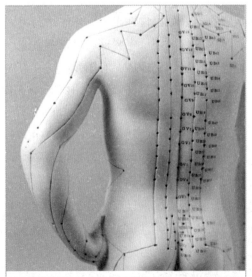

◎选用不同的腧穴灸治，也常能收到不同的补泻治疗效果。

腧穴的特性合理选穴施灸即可提高灸治疗效。

辨证选灸材

即根据不同疾病的性质，在治疗时选择相应功效的施灸药物加入艾中（药艾），或是隔于艾下（隔物灸），或施灸材料（如桃枝、桑枝、硫黄、黄蜡等），产生不同的补泻效应。如隔蒜灸解毒杀虫，隔附子灸可回阳固脱，隔姜灸可祛寒温中。此三种隔物灸就寓有补泻之意。比如《本草纲目》中认为桃枝灸，可温经散寒，治"心腹冷痛、风寒湿痹"，而桑枝灸对疮伤已溃者可"补接阳气，去腐生肌"，其补泻作用显然与前者有别。总之，在加用灸药时，应根据辩证结果充分考虑其性味、功能、主治，以产生不同的补泻效果。

辨证选灸法

在临床中只有根据患者病情合理选适当的施灸方法，才能更好地发挥其补泻作用。灯火灸疗则可以疏风解表、引气利痰、解郁开胸；化脓灸，发疱灸可以达到开辟门户，引邪外出之效。温针灸或艾炷直接灸行补法，则可以温通经脉，活血化瘀；如欲行气活血，则可用艾条温和灸；急性实热证则多用着肤灸，雀啄灸等等。另外，艾灸补泻的艾炷大小与壮数多少是一致的。一般虚证、寒证用艾补法，艾炷宜大，壮数宜多对于实证，热证用艾泻法，艾炷宜小，壮数宜少。

总之，要提高灸治疗效，必须根据患者病情辨证施治，合理选穴，选择适宜的施灸材料和方法。并通过补泻操作来保证补泻效应的产生。

❹ 灸法补泻的具体操作

灸法治病同针法一样，操作手法是关键。灸疗补泻与操作中的艾火的大小及壮数的多少密切相关。灸疗的补泻的具体操作方法，分为两个方面。

灸法补泻

灸法的种类繁多，虽均为灸法，但作用上有一定区别，可以根据不同症情，合理选择不同的灸治之法，以达到补虚泻实的作用。

补法多采用刺激性较弱的灸疗灸至皮肤略红即可。临床与实验均证实，灸疗能提高机体免疫力，增强机体代偿能力，从而强壮人体正气。故一般来讲，灸疗多为补法。如温针灸、直接灸中的无瘢痕灸、电热灸、日光灸、艾条灸的温和灸、回旋灸、铝灸及各种代灸膏等，使患者产生温和舒适感。

更为典型的是某些隔药物灸与敷灸的补泻。须根据隔物灸与敷灸时所用的药物，按药物的性味、功能、主治等予以选用。选择偏重于补的药物进行隔物灸或敷

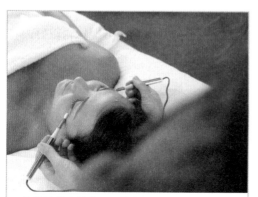

◎灸法的种类繁多，现代新型的电热灸、日光灸已逐渐为大众所接受。

灸就能起到补的作用。如附子饼隔物灸则多用于补虚助阳。治厥逆、阳痿、遗精，隔姜灸温经散寒；丁香敷灸温中降逆、温肾助阳而治虚寒腹泻、阳痿、阴冷。五倍子敷灸固精敛汗而治遗精、遗尿、自汗、盗汗；由胡椒温中散寒而治心腹冷痛等。

泻法则采用刺激性较强的灸疗，使患者产生强烈的温热刺激，以灸后发疱或形成灸疮为宜。选用偏重于泻的药物进行隔物灸或敷灸，就能起到泻的作用。如甘遂敷灸则多用于逐水泻水。也有一些旨在软坚散结、消瘀止痛、祛腐排脓的灸疗可列为泻法，如化脓灸、艾条灸中的雀啄灸、灯火灸。还有隔蒜灸解毒消肿杀虫而治痈疽疔肿癣疮，斑蝥敷灸攻毒蚀疮、破血散结而治痈疽、咽喉肿痛、瘰疬；毛茛敷灸利湿消肿止痛而治鹤膝风、恶疮痈疽、胃痛，石龙芮敷灸解毒消肿而治痈肿疮毒、蛇虫咬伤；威灵仙敷灸祛风除湿、通经止痛而治风湿痹痛，板蓝根敷灸清热解毒而治腮腺炎；甘遂敷灸泻水逐饮而治水肿，薄荷敷灸疏散风热而治流感等。

灸术补泻

系指用不同的操作技术进行补泻之法。

① 艾炷灸补泻：古代艾灸的补泻操作方法很早就有区别。补泄法首见于《灵枢·背腧》："以火补者，毋吹其火，须自灭也；以火泻者，疾吹其火，传其艾，须其火灭也。"《丹溪心法·拾遗杂论》也说："若补火，艾火芮至肉；若泻火，

不要至肉便扫除。"《千金要方》灸例亦云："灸之生熟法，腰以上为上部，腰以下为下部，外为阳部荣，内为阴部卫，故脏腑周流，名曰经络。""灸之生熟，亦宜搏而节之，法当随病迁变，大法补气务生；内气务熟，其余随宜耳。"

艾炷灸补法：即点燃艾炷后，不吹艾火，待其徐燃自灭，火力微而温和，且时间宜长，作灸壮数较多，艾炷大，灸治完毕后用手按压施灸穴位，谓之真气聚而不散，可使火力徐之缓进，发挥温通经脉，驱散寒邪，扶阳益气，行气活血，强壮机能的温补作用。

艾炷灸泻法：即点燃艾炷后，速吹旺其火，火力较猛，快燃快灭，当患者感觉局部烧灼发烫时，即迅速更换艾炷再灸。

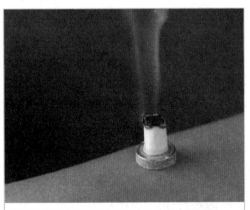

◎艾炷灸的补法与泻法在操作上有很大的区别。

泄法灸治时间较短，壮数较少，艾炷小，施灸完毕后不按其穴，则谓开其穴而邪气可散。可使火毒邪热由肌表而散，从而达到以热引热的目的。

艾炷灸的补泻关键在于操作上的徐疾和艾火的大小及艾炷的多少。一般而言，虚证可以用灸的补法，而实证即可用灸的泻法，艾炷灸的"疾徐"内寓补泻二法，即疾能行泻，徐可达补。

② 艾条灸的补泻：艾条灸的补泻，关键在操作技术上。施灸时，艾条宜小而细，用温和灸或回旋灸，每穴每次3～5分钟，可起到促进生理机能、解除过度抑制、引起正常兴奋的作用，即为补法，而施灸时，艾条大而粗，采用雀啄灸，每穴每次5～7分钟，60～100下；并根据病情适当延长时间或增加灸的强度，可起到镇静、缓解、制止、促进正常的抑制等作用，即为泻法。另外，灸疗的补泻作用与穴位功能、临床症候、灸疗刺激量的大小（包括：灸治方法、艾炷的大小、壮数的多少、距离的远近、灸疗时间的长短）、病变的部位及患者的体质等密切相关。临床上无论运用何种补泻，都应遵循辨证施治的原则，灵活运用，方能取得较好的临床效果。

施灸的注意事项与禁忌

❶ 注意事项

灸疗虽然法简方便，但在临床应用时，尚需注意以下各点，以保证其安全有效。

（1）施灸前根据患者的体质和病情，选用合适的灸疗之法，并取得患者合作。

（2）施灸前根据病情，选准穴位，令患者充分暴露施灸的部位，同时要注意采取舒适且能长时间维持的体位。

（3）腰背、腹部施灸，壮数可多；胸部四肢施灸壮数宜少；头颈部更少。青壮年施灸壮数可多，时间宜长；老人、小儿施灸壮数应少，时间宜短，孕妇的腹部和腰骶部不宜施灸。

（4）颜面部，心区，大血管部和肌腱处不可用瘢痕灸，禁灸或慎灸穴位应慎用。

（5）对于昏迷、局部知觉迟钝、知觉消失的患者或者老人、小儿患者，注意勿灸过量，用中指和食指置于施灸部位两侧，以感知施灸部位的温度，避免过分灼伤，引起不良后果。

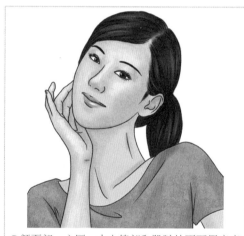

◎颜面部、心区、大血管部和肌腱处不可用瘢痕灸，禁灸或慎灸穴位应慎用。

（6）施艾灸时，一定要注意防止艾火脱落灼伤患者或烧坏患者衣服和诊室被褥等物。

（7）非化脓灸时，灸灼过度如局部出现水疱，如水疱不大，可用甲紫药水擦涂，并嘱患者不要抓破，一般数日后即可吸收自愈。如水疱过大，宜用消毒针具，引出水疱内液，外用消毒敷料保护，也可

在数日内痊愈。

（8）凡化脓灸后在化脓期或灸后起疱破溃期，均应忌酒、鱼腥及刺激性食物，因为这些食物能助湿化热、生痰助风，并可刺激皮肤不良反应，从而使创面不易收敛或愈合。如果灸疮出现感染，要及时使用消炎药。

（9）艾炷或艾条灸治疗结束后，必须要注意将燃着的艾绒熄灭，以防复燃事故发生。

❷ 灸法禁忌

灸法适应范围广泛，但和其他的穴位刺激疗法一样也有其禁忌。大致包括以下几方面。

（1）禁灸部位。古代文献中有不少关于禁灸穴位的记载，从临床实践看，其中多数穴位没有禁灸的必要。而部分在头面部或重要脏器、大血管附近的穴位，则应尽量避免施灸或选择适宜的灸疗，特别不宜用艾炷直接灸。另外，孕妇少腹部亦禁灸。

（2）禁忌病症。凡高热、大量吐血、中风闭证及肝阳头痛等症或某些传染病，一般不适宜用灸疗。

（3）其他禁忌。对于极度疲劳、过饱、过饥、醉酒、大渴、大惊、大恐、大怒者，慎用灸疗。另外，近年来还发现少数患者对艾叶发生过敏，此类患者可采用非艾灸疗或其他穴位刺激法。

（4）无自制能力的人，比如精神病患者应禁灸。

施灸过量，时间过长，局部出现水

疱，只要不擦破，可任其自然吸收，如水疱较大，可用消毒毫针刺破水疱，放出水液，再涂以甲紫。瘢痕灸者，在灸疮化脓期间一个月内慎做重体力劳动，疮面局部勿用手搔，以保护痂皮，可用无菌纱布覆盖灸疮部位并保持清洁，防止感染。

医患双方都应该知道，在治疗期间每出现一种排病反应，体内就会减少一种病邪。治疗过程中出现的各种反应，首先要弄清楚这些反应是何因引起的，如果没有外界诱因诱发，纯属在治疗过程中出现的反应，则可以认定此反应属于排病反应。对治疗过程中所出现的排病反应，应采取忍耐和任其自然的态度。最好不用药物控制，以免降低治疗效果或出现不良反应，不到万不得已不要用消炎止痛药或激素类药物。如有的病人实在痛苦难忍，或发高烧持续三天以上还不退，可用刺血、拔罐、刮痧、做温灸盒等方式来缓解。这些方法都是在给病邪以出路，是因势利导之法。而乱用清热消炎药、激素药等会使病邪内敛，导致病程变长，迁延不愈。如果患者出现剧烈腹泻，高热大汗时则应多

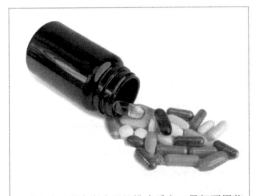

◎对治疗过程中所出现的排病反应，最好不用药物控制，以免降低治疗效果或出现不良反应。

喝糖盐水。如病人出现失眠反应，应采取忍耐的态度。病人不必有意强迫自己非睡不可，更不能吃安眠药强迫自己入睡，当度过反应期之后，睡眠会自然恢复正常，神经系统功能也会得到进一步的提高。总之，对于排病反应，应持平静态度和乐观的心情，顺其自然，以迎接疾病去根之日的来临。

灸后气血宣通，必须避风寒，节饮食，慎起居，平心静气调养以养正祛邪。包括：

心性调养

心性调养分三个方面：静心，反思与自励。

最好的心情是平静，心静哪怕是很短的时间，都会产生无比的反应。静可以给我们无比巨大的力量，令我们身心合一，它联通了自然之力，这种力量无坚不摧，无疾不除，它不损耗我们的身体的力量，还发掘我们固有的源源不断的潜能。患者应放弃短期目标，努力做到"忘掉疾病，忘掉烦恼，忘掉环境，忘掉自我"，按照无欲无求的要求去做，这样心态就平静了。

心性调养我们可以记住六君子汤——君子量大，小人气大；君子助人，小人伤人；君子不争，小人不让；君子和气，小人斗气；君子凭忠信，小人徒心机；君子不易得病，得病也易治好，小人岂能不病，病后更难治疗。每个病人体内都有一位很高明的医生，之所以仍找医生看病，是因为不知道这个事实。最佳的治病方法，莫过于调动体内医生的力量来化解疾病，如果给每位病人体内的医生提供机

会，那么，我们的健康就会保持在最佳状态。扫除内心中的恐惧，忧郁，焦虑，不断地鼓励自己，坚信自己一定会好起来，这样就为体内医生的工作清理了最大的心理障碍。

睡眠起居调养

重灸对机体来说是一个很大的刺激，消耗大量元气去疏通全身经络。因此，就必须减少能量损失并且要加强休养生息。

第一，灸后禁绝性生活，半年到一年；

第二，尽量放下一切劳作经营；

第三，每天上网，打游戏，看电视等娱乐的时间不得超过一小时；

第四，每天睡眠时间应在十至十二小时之间，因为充足高质量的睡眠是恢复生命活力的最佳途径。

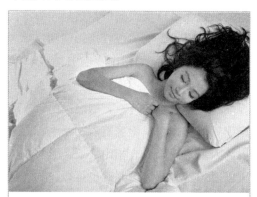

◎每天睡眠时间应在十至十二小时之间，充足高质量的睡眠是恢复生命活力的最佳途径。

饮食调养

灸后禁服一切生冷不易消化的食物。灸后多数病人胃口大开，这时，患者及家属都希望多吃一些饭，多吃些高营养的动物蛋白，这是人之常情。但实际这正是犯了灸后的大忌。尤其是肿瘤病人或有肿瘤倾向的各种慢性炎症的病人，一定要坚持清淡素食半年到一年，每餐以六七成饱为度，也可以少吃多餐。病愈后也要以素食为主，必须有节制，以防复发。

对于高血压、糖尿病等疑难病中体质属于痰湿壅盛者，灸后不仅要严格忌口，而且在灸疮完全发开（黑痂脱落）后，配合断食疗法效果更好。一般断食疗法分三个阶段，第一阶段是减食期，大约三天。第二阶段是正式断食，只能喝水，普通是五天到十天。结束断食的信号是，舌苔消退，难闻的体味消失，强烈的食欲恢复。第三阶段是增食期，三至五天，因为肠胃的消化力尚未恢复，宜先喝米汤，渐由米汤到稀饭，增至日常饮食为止。断食必须在医生指导下进行。断食结束一个月内禁止性生活。断食时新陈代谢变化剧烈，则可直接刺激自身溶解过程的进行。也就是说，断食疗法是不使用刀子的内脏手术，且比外科医生做得更自然，更精细，更有效，丝毫无损于健康而可除去百病。

运动调养

运动几乎可以代替任何药物的作用，任何药物也代替不了运动。灸后运动以散步、打拳、静坐、练六字诀等为主。散步每天五至十千米。打太极拳每天一至两个小时，静坐每天从半小时，逐渐过渡到两个小时。练六字诀可以每次30分钟，每天练三至五次。患者根据自己的兴趣选择运动方式，以动静相兼为好，平时还可以观摩学习相应的教学光盘。

灸法的种类和应用

第五章

◎灸法是针灸医学的主要组成部分，指应用高温或低温，或者以某些材料直接接触皮肤表面后产生的刺激，作用于人体的穴位或特定部位，从而达到预防或治疗疾病的一种疗法。灸法有不同的种类，主要分为艾炷灸、艾条灸。

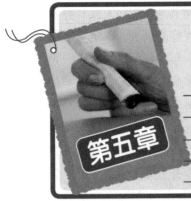

艾炷灸

艾炷灸分为着肤灸（亦称直接灸）和隔物灸（亦称间接灸）二类。着肤灸是将艾炷直接放在皮肤上施灸的一种方法。古代还称明灸、着肉灸。是我国最早应用的灸疗方法。

所谓艾炷，是用纯净艾绒搓捏成一定形状的艾丸，供灸治用。

古代，艾炷形状有圆锥形、牛角形和纺锤形等多种，现代以上尖下平的圆锥艾炷最为常用。分大、中、小三种，大艾炷高约1厘米，炷底直径亦为1厘米左右，可燃烧3~5分钟；中艾炷为大艾炷减半；小艾炷则如麦粒样。三种艾炷，形状相似。无论大小，其高度同它的底面直径大体相等。

为加强治疗效果，古人往往在艾绒中掺进某些药品，多为芳香药物如麝香、木香、雄黄等。亦据所治病症而选加，如巴豆和艾作炷，灸疮、瘰病；加铅粉治心痛等。后者，现代已很少采用。

❶ 直接灸

无瘢痕灸

无瘢痕灸，又称非化脓灸。从古文献考证，古代医家多主张用瘢痕灸，无瘢痕灸的兴起当是近现代的事。这是因为古代医家认为形成灸疮与否直接影响到疗效。如《针灸资生经》指出："凡着艾得灸疮，所患即瘥。"近现代随着生活水平的提高和西方医学的传入，瘢痕灸所带来的剧痛、体表损伤及影响美容的瘢痕等，难以为人们普遍接受。相比之下，无瘢痕灸可以避免这些缺憾，同时也可以起到类似瘢痕灸的作用。

【操作方法】

（1）点穴及置炷。参阅无瘢痕灸法。一般用小炷，艾炷如麦粒或绿豆大。

（2）燃艾。用火燃着艾炷后，医者应守护在旁边。待燃至患者感觉疼痛，医者用手轻轻拍打或抓爬穴区四周，分散患者的注意力，以减轻施灸时的疼痛，一般

3～7壮，以皮肤充血红润为度。艾炷燃尽，用浸有生理盐水的消毒敷料，拭去艾灰。再灸第二壮。对惧痛患者，可先在穴区注入2%普鲁卡因注射液 1毫升作局部麻醉后再施灸，或涂以中药局麻液。中药局麻液配制法为：川乌、细辛、花椒各30克，蟾酥1.8克。用75%乙醇300毫升浸泡24小时。使用时，取棕红色上清液，以消毒棉球蘸后涂于施灸穴位，1～5分钟之后可达到局部麻醉。

（3）封护。于完成所灸壮数后，以上法拭去艾灰后，可在灸穴上用防烫膏药敷抹。

【主治病症】

预防及治疗虚寒性疾病、癌症、哮喘、眩晕、慢性腹泻、慢性支气管炎、预防中风、治疗癫痫、溃疡病、脉管炎、瘰疬、痞块等。

【注意事项】

（1）无瘢痕灸艾炷的大小宜介于隔物灸与瘢痕灸之间，一般以花生米大至绿豆大为宜。具体治疗时须因人因病而选。

（2）一般情况下，无瘢痕灸后，灸处仅出现红晕，如出现小水疱，不需挑破，禁止抓痒，应令其自然吸收；如水疱较大，可用消毒注射针具吸去疱液，用甲紫药水涂抹，均不遗留瘢痕。

瘢痕灸

瘢痕灸法，又称化脓灸。系指以艾炷直接灸灼穴位皮肤，渐致化脓，最后形成瘢痕的一种灸法。瘢痕灸可以说是我国应用历史最长的一种灸法。晋唐时期最为盛行，不仅在医籍中有大量的记载，而且文学作品中也有反映，如唐代著名诗人白居易的诗中写道："至今村女面，烧灼成痕瘢"，韩愈还生动地描述了施灸的场面："灸师施艾炷，酷若猎火围"。当时的医家认为，化脓灸与疾病的疗效直接相关，如唐代医家陈延之的《小品方》中指出："灸得脓坏，风寒乃出；不坏，则病不除也。"《圣惠方》也说"灸炷虽然数足，得疮发脓坏，所患即差；如不得疮发脓坏，其疾不愈"。早用于急症灸治。

《备急灸法》所载灸治的22类急症中，有对类系用直接灸疗，直接灸须出现灸疮，是许多医家追求的目标，如《针灸资生经》还记载了引发灸疮之法"用赤皮葱三五茎去青，于（火唐）灰中煨熟，拍破，热熨疮十余遍，其疮自发"。瘢痕灸到南宋时，由于较为疼痛，不受达官贵人的欢迎，闻人耆年的《备急灸法》中提到："富贵骄奢之人，动辄惧痛，闻说火灸，嗔怒叱去。"所以从金元时代起针法，特别是针刺手法重新受到重视。然而

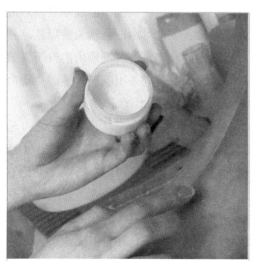

◎无瘢痕灸完成所灸壮数后，可在灸穴上用防烫膏药敷抹，以防留下瘢痕。

尽管如此，瘢痕灸仍然受到明清乃至近现代针灸医家的青睐。如清代李守先在《针灸易学》一书中形容说："灸疮必发，去病如把抓。"现代的临床实践也证实，在某些病症，主要是急难病症的治疗上，瘢痕灸与包括无瘢痕灸等在内的各种灸法相比，其疗效优势还是相当明显的。

【操作方法】

（1）点穴。施灸之前先要点定穴位。患者体位应保持平直，处于一种舒适而又能持久的位置。暴露灸穴，取准穴点，并作一记号。点定穴点后，嘱患者不可随意变动体位。

（2）置炷。用少许蒜汁或凡士林先涂抹于灸穴皮肤表面，然后，将艾炷粘置于选定的穴位上。多用中、小艾炷。近年来有贴敷艾炷的新型产品面世，可直接贴敷于穴区施灸。

（3）燃艾。用火点燃艾炷尖端。如

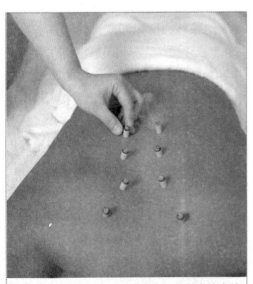

◎在急难病症的治疗上，瘢痕灸较各种灸法疗效更为显著。

为中等艾炷，点燃后直至艾炷燃尽，即用镊子去灰，另换一壮；如用小艾炷灸，至患者有温热感时，不等艾火烧至皮肤即持移去，再在其上安一艾炷，继续按上法施灸。对某些病程长和症情顽固者，亦可在患者感到灼热后，继续灸3～5秒钟。此时施灸部位皮肤可出现一块较艾炷略大一点儿的红晕，隔1～2小时后可出现水疱。

（4）每日或隔日1次，7～10次为一疗程。

【主治病症】

哮喘、慢性腹泻、肱骨外上髁炎、急性乳腺炎、皮肤疣等病症。

【注意事项】

（1）敷贴灸疮。不可采用护疮膏类及药纱布。也不可以一见到脓液用清疮消毒之法后再敷贴胶布，只需采用棉球擦干脓液后即敷贴胶布。

（2）护理灸疮。化脓灸要求灸后局部溃烂化脓，这是无菌性化脓反应，脓色较淡，多为白色。灸疮如护理不当，造成继发感染，脓色可由白色转为黄绿色，并可出现疼痛及渗血等，则须用消炎药膏或玉红膏涂敷。若疮久不收口，多因免疫功能较差所致，应做治疗。

（3）注意调养。为了促使灸疮的无菌性化脓反应，要注意调养。对此，《针灸大成》曾有论述，可做参考："灸后不可就饮茶，恐解火气；及食，恐滞经气。须少停一二时，即宜入室静卧，远大事，远色欲，平心定气，凡百俱要宽解。尤忌大怒、大劳、大饥、大饱、受热、冒寒。至于生冷瓜果亦宜忌之。唯食茹淡养胃之

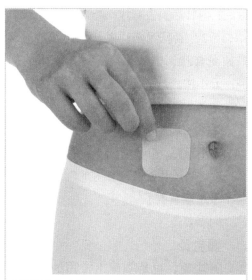

◎瘢痕灸的术后护理只需采用棉球擦干脓液后敷贴胶布即可。

物，使气血流通，艾火逐出病气。若过厚毒味，酗醉，致生痰液，阻滞病气矣。鲜鱼鸡羊，虽能发火，止可施于初灸十数日之内，不可加于半月之后。"

② 间接灸

隔姜灸

隔姜灸，在明代杨继洲的《针灸大成》即有记载："灸法用生姜切片如钱厚，搭于舌上穴中，然后灸之"。之后在明代张景岳的《类经图翼》中提到治疗痔疾"单用生姜切薄片，放痔痛处，用艾炷于姜上灸三壮，黄水即出，自消散矣"。在清代吴尚先的《理瀹骈文》和李学川的《针灸逢源》等书籍中有亦有载述。现代由于取材方便，操作简单，已成为最常用的隔物灸法之一。灸治方法与古代大体相同，亦有略加改进的，如在艾炷中增加某些药物或在灸片下面先填上一层药末，以

加强治疗效果。

【操作方法】

取生姜一块，选新鲜老姜，沿生姜纤维纵向切取，切成直径2～3厘米，厚0.2～0.3厘米厚的姜片，大小可据穴区部位所在和选用的艾炷的大小而定，中间用三棱针穿刺数孔。施灸时，将其放在穴区，置大或中等艾炷放在其上，点燃。待患者有局部灼痛感时，略略提起姜片，或更换艾炷再灸。一般每次灸5～10壮，以局部潮红为度。灸毕用正红花油涂于施灸部位，一是防皮肤灼伤，二是更能增强艾灸活血化瘀，散寒止痛功效。近年来，亦有针灸工作者采用隔姜行化脓灸法，对某些病症有较好的效果。其施灸方法及灸后护理可参照化脓灸法。

【主治病症】

一切虚寒性疾病，如虚寒性呕吐、泄泻、脘腹隐痛、阳痿、不孕症等。

【注意事项】

（1）隔姜灸用的姜应选用新鲜的老姜，宜现切现用，不可用干姜或嫩姜。

（2）姜片的厚薄，宜根据部位和病

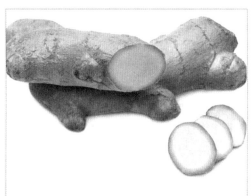

◎隔姜灸用的姜应选用新鲜的老姜，宜现切现用，不可用干姜或嫩姜。

症而定。一般而言，面部等较为敏感的部位，姜片可厚些；而急性或疼痛性病症，姜片可切得薄一些。

（3）在施灸过程中若不慎灼伤皮肤，致皮肤起透明发亮的水疱，须注意防止感染，处理方法可参照无瘢痕灸法。

隔蒜灸

隔蒜灸，又称蒜钱灸。本法首载于晋代葛洪的《肘后备急方》。而隔蒜灸一名，则最见于宋陈自明的《外科精要》。古人主要用于治疗痈疽，宋代医家陈言在所撰《三因极一病症方论》卷十四中有较详细的论述：痈疽初觉"肿痛，先以湿纸复其上，其纸先干处即是结痈头也……大蒜切成片，安其送上，用大艾炷灸其三壮，即换一蒜，痛者灸至不痛，不痛者灸至痛时方住。"该书还提到另一种隔蒜灸法，即隔蒜泥饼灸："若十数作一处者，即用大蒜研成膏作薄饼铺头上，聚艾于饼上灸之"。在明代《类经图翼》中又作进一步的发挥："设或疮头开大，则以紫皮大蒜十余头，淡豆豉半合，乳香二钱，同捣成膏，照毒大小拍成薄饼，置毒上铺艾灸之"，发展成隔蒜药饼灸法。

现代在灸治方法上基本上沿袭古代，有医者将其发展为铺灸（将作专节论述）；在治疗范围上则有所扩大，如用以治疗肺结核及疣等皮肤病症。

【操作方法】

分隔蒜片灸和隔蒜泥灸两种。

（1）隔蒜片灸：取新鲜独头大蒜，切成厚0.2～0.3厘米的蒜片，用针在蒜片中间刺数孔。放于穴区，上置艾炷施灸，

每灸3～4壮后换去蒜片，继续灸治。

（2）隔蒜泥灸：以新鲜大蒜适量，捣如泥膏状，制成厚0.2～0.4厘米的圆饼，大小按病灶而定。置于选定之穴区按上法灸之，但中间不必更换。

【主治病症】

多用于痈、疽、疮、疖、疣及腹中积块等。近年来还用于肺结核等的辅助治疗。

【注意事项】

同隔姜灸。

隔盐灸

隔盐灸，也是临床上常用的隔物灸之一。最早载于《肘后备急方》，主张用食盐填平脐窝，上置大艾炷施灸，用以治疗霍乱等急症。后世的医籍《备急千金要方》、《千金翼方》及元代危亦林的《世医得效方》等都有介绍。如《本草纲目》卷十一"霍乱转筋，欲死气绝，腹有暖气者，以盐填脐中，灸盐上七壮，即苏；小儿不尿，安盐于脐中，以艾灸之"。现代，在施灸的方法上有一定改进，如在盐的上方或下方增加隔物；治疗的范围也有相应的扩大，已用于多种腹部疾病及其他病症的治疗。

【操作方法】

令患者仰卧，暴露脐部。取纯净干燥之细白盐适量，可炒至温热，纳入脐中，使与脐平。如患者脐部凹陷不明显者，可预先在脐周围放一湿面圈，再填入食盐。如需再隔其他药物施灸，一般宜先填入其他药物（药膏或药末），再放盐。然后上置艾炷施灸，至患者稍感烫热，即更换艾炷。为避免食盐受火爆裂烫伤，可预先在

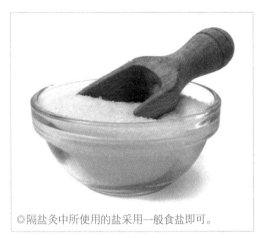

◎隔盐灸中所使用的盐采用一般食盐即可。

盐上放了一薄姜片再施灸。一般灸3～9壮，但对急性病症则可多灸，不拘壮数。

【主治病症】

本法有回阳救逆之功，多用于急性寒性腹痛、吐泻、痢疾、淋病、中风脱症等。

【注意事项】

（1）施灸时要求患者保持原有体位，呼吸匀称。尤其是穴区觉烫时，应告知医生处理，不可乱动，以免烫伤。对小儿患者，更应该格外注意。

（2）万一脐部灼伤，要涂以甲紫，并用消毒敷覆盖固定，以免感染。

隔附子灸

隔附子灸，隔物灸法之一。此法的应用首见于唐代，孙思邈《千金翼方》载"削附子令如棋子厚、正着肿上，以少唾湿附子，艾灸附子，令热彻以诸痛肿牢坚。"古人在灸治时，附子多选用成熟者加以炮制后使用，且常以醹酢（指味汁浓厚的醋）或童便浸过。如唐代王焘的《外台秘要》载崔氏疗

耳聋、牙关急不得开方："取八角附子二枚，醹酢渍之二宿，令润彻，削

一头纳耳中，灸十四壮，令气通耳中即差。"清代顾世澄的《疡医大全》提到："用附子制过者，以童便浸透，切作二、三分厚，安疮上，着艾灸之。"以治疮久成瘘。除用附子片灸外，古人还采用将附子研末制成附子饼进行灸疗。如明代薛己《外科发挥》记载，治疮口不收敛者"用炮附子去皮脐，研末，为饼，置疮口处，将艾壮于饼上灸之。每日数次，但令微热，勿令痛"。明代汪机《外科理例》说得更为明确："附子为末，唾津和为饼，如三钱厚，安疮上，以艾炷灸之。"清代《串雅外编》等对隔附子灸亦有载述。

【操作方法】

分隔附子片灸和隔附子饼灸两种。

（1）隔附子片灸：取熟附子用水浸透后，切片厚0.3～0.5厘米，中间用针刺数孔，放于穴区，上置艾炷灸之。

（2）隔附子饼灸：将附子切细研

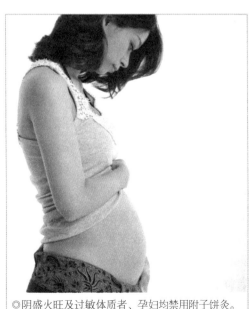

◎阴盛火旺及过敏体质者、孕妇均禁用附子饼灸。

末，以黄酒调和做饼，厚约0.4厘米，中间用针刺孔，放于穴位上置艾炷灸之；亦可用生附子3份、肉桂2份、丁香1份，共研细末，以炼蜜调和制成0.5厘米厚的药饼，用针穿刺数孔，上置艾炷灸之。

若附子片或附子饼被艾炷烧焦，可以更换后再灸，直至穴区皮肤出现红晕停灸。

【主治病症】

附子辛温大热，有温肾壮阳之功，适宜治疗阳痿、早泄、遗精及疮疡久溃不敛、指端麻木等病症。近年来又用以治疗痛经、桥本氏甲状腺炎、慢性溃疡性结肠炎等。

【注意事项】

（1）施灸时要注意室内通风。

（2）附子饼灸须在医务人员指导监视下进行。

（3）应选择较平坦不易滑落的部位或穴位处施灸，灸饼灼烫时可用薄纸衬垫灸处下，以防灼伤皮肤。

（4）对阴盛火旺及过敏体质者、孕妇均禁用附子饼灸。

艾条灸

艾条灸又称艾卷灸。系指用纸包裹艾绒卷成长圆筒状，一端点燃后，在穴位或病所熏灼的一种灸治方法。艾条灸疗最早见于明代朱权的《寿域神方》，后又在艾绒中加入某些药物，称"雷火神针""太乙神针"等。如《本草纲目》载有以"雷火针"治顽痹及闪挫肿痛；《种福堂公选良方》载"百发神针"治腰痛、疝气、痛疽、发背、对口等。现代遂演变为单纯艾条灸和药物艾条灸二类。纯艾条，亦称清艾条，指单纯用艾绒放在细棉纸中卷制而成，长20厘米，直径1.7厘米，每支重约30克（内有艾绒24克），可燃烧1小时左右。药物艾条又称药艾条，即在艾绒中加入药末（每支加6克）后卷制而成。药物处方颇多，比较常见的为：肉桂、干姜、丁香、木香、独活、细辛、白芷、雄黄、苍术、没药、乳香、川椒各等分研末。

悬灸

温和灸

温和灸，又称温灸法，是指将艾条燃着端与施灸部位的皮肤保持一定距离，对准穴位进行熏灼，在灸治过程中使患者只觉有温热而无灼痛的一种艾条悬起灸法。温和灸，一直为古人所倡导，如《旧唐书》提到："吾初无术耳，但未尝以元

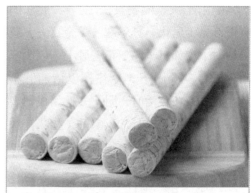

◎温灸法是使患者只觉有温热而无灼痛的一种艾条悬起灸法。

气佐喜怒，气海常温耳。"当然这里所说的"常温"，指的是艾炷隔物灸，与艾条悬起灸有类同之处。温和灸，由于火力不强，古代医家也认识到起效较慢，多用于保健。现代，应用范围有较大的扩展。

【操作方法】

一般多用清艾条，亦有医者根据病症的要求加入某些药物，制成药艾条，但灸治的方法相同。

将艾条燃着一端，在所选定之穴位上空熏灸。先反复测度距离，至患者感觉局部温热舒适而不灼烫，即固定不动（一般距皮肤约3厘米）。每次灸10～15分钟，以施灸部位出现红晕为度。在胸腹及四肢穴区施灸时，可交由患者自行灸治。每日1～2次，一般7～10次为一疗程。

【主治病症】

可用慢性气管炎、冠心病、疝气、胎位不正等及其他多种慢性病症。还常用于保健灸。

【注意事项】

（1）灸治时，应注意艾条与皮肤之间既要保持一定距离又要达到足够的热力。特别要注意不同病症与患者之间的差异。

（2）温和灸不宜用于急重病症或慢性病症的急性发作期。

雀啄灸

雀啄灸法也是近代针灸学家总结出来的一种艾条悬灸法。是指将艾条燃着端对准穴区一起一落地进行灸治。施灸动作类似麻雀啄食，故名。此法热感较其他悬灸法为强，多用于急症和较顽固的病症。

【操作方法】

取清艾条或药艾条一支，将艾条燃着端对准所选穴位，采用类似麻雀啄食般的一上一下忽近忽远的手法施灸，给以较强烈的温热刺激。一般每次灸治5～10分钟左右。亦有以艾条靠近穴区灸至患者感到灼烫提起为一壮，如此反复操作，每次灸3～7壮。不论何种操作，都以局部出现深红晕湿润或患者恢复知觉为度。对小儿患者及皮肤知觉迟钝者，医者宜以左手食指和中指分置穴区两旁，以感觉灸热程度，以避免烫伤。雀啄法治疗一般每日1～2次，10次为一疗程，或不计疗程。

【主治病症】

主要用于感冒、急性疼痛、高血压病、慢性泄泻、网球肘、灰指甲、疖肿、脱肛、前列腺炎、晕厥急救以及某些小儿急慢性病症等的治疗。

【注意事项】

（1）不可太接近皮肤，尤其是失去

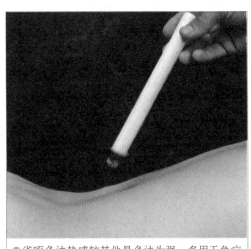

◎雀啄灸法热感较其他悬灸法为强，多用于急症和较顽固的病症。

知觉或皮肤感觉迟钝的患者和中小儿患者以防烫伤。如灸后局部出现水疱，可参照前述的有关方法处理。

（2）临床上雀啄灸多可配合三棱针点刺或皮肤针叩刺。应注意穴区局部消毒。

回旋灸

回旋灸法又称熨热灸法。是指将燃着的艾条在穴区上方作往复回旋的移动的一种艾条悬起灸法。本法能给以较大范围的温热刺激。回旋灸的艾条，一般以纯艾条即清艾条为主，近年来，临床上也有用药艾条施灸，取得较好的疗效。

【操作方法】

回旋灸的灸条分为清艾条（包括无烟艾条）和药艾条。回旋灸的操作法有两种：一种为平面回旋灸。将艾条点燃端先在选定的穴区或患部熏灸测试，至局部有灼热感时，即在此距离作平行往复回旋施灸，每次灸20～30分钟。视病灶范围，尚可延长灸治时间。以局部潮红为度。此法灸疗面积较大之病灶；一种为螺旋式回旋灸，即将灸条燃着端反复从离穴区或病灶最近处，由近及远呈螺旋式施灸，本法适用于病灶较小的痛点以及治疗急性病症，其热力较强，以局部出现深色红晕为宜。

【主治病症】

本法适于病损表浅而面积大者，如神经性皮炎、牛皮癣、股外侧皮神经炎、皮肤浅表溃疡、带状疱疹、褥疮等，对风湿痹症及周围性面神经麻痹也有效果。另可用于近视眼、白内障、慢性鼻炎，以及排卵障碍等。

【注意事项】

（1）灸治时，应注意艾条与皮肤之间既要保持一定距离，又要达到足够的热力。特别要注意不同病症与患者之间的差异。

（2）温和灸不宜用于急重病症或慢性病症的急性发作期。

实按灸

艾条按压灸法，又称实按灸，为传统的艾条灸法之一。本法与艾条悬起灸相对应，系指将艾条一端点燃后，隔布或绵纸数层按有穴位上，使热气透入肌肤的一种灸治方法。按压灸法是艾条最早应用的施灸方法，首见于明代朱权的《寿域神方》："用纸实卷艾，以纸隔之，点穴于隔纸上，用力实按之，待腹内觉热、汗出，即差。"当时，为单纯用艾绒。之后又在艾绒中加入某些药物，亦即在艾绒中加入复方中药药末后卷制而成。称之为药艾条。药物处方颇多，因处方不同，而又分别称之为"雷火神针""太乙神针"等。近现代在此基础上又有所发展。一方面是对原有方法的革新；另一方面出现了一些新的艾条按压灸法，诸如：隔布按灸法（运动灸）、灸笔灸等。在操作的方法上和应用的范围上有一定拓展。主要用于风寒湿痹，痿证和虚寒证的治疗。

温针灸

温针灸法，又称温针、针柄灸及烧针柄等。是一种艾灸与针刺相结合的方法。温针之名首见于《伤寒论》，但其方法不详。本法兴盛于明代，明代高武《针灸聚英》及杨继洲之《针灸大成》均有载述："其法，针穴上，以香白芷作圆饼，套针上，以艾灸之，多以取效。……此法行于山野贫贱之人，经络受风寒者，或有效。"近代已不用药饼承艾，但在方法也有一定改进。其适应证已不局限于以风湿疾患，偏于寒性的一类疾病为主，如骨关节病、肌肤冷痛及腹胀、便溏等。而扩大到多种病症的治疗。

【操作方法】

温针灸的主要刺激区为体穴、阿是穴。先取长度在 1.5 寸以上的毫针，刺入穴位得

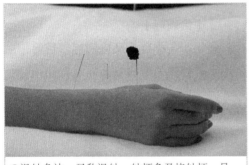

◎温针灸法，又称温针、针柄灸及烧针柄，是一种艾灸与针刺相结合的方法。

气后，在留针过程中，于针柄上或裹以纯艾绒的艾团，或取约2厘米长之艾条一段，套在针柄之上，无论艾团、艾条段，均应距皮肤2~3厘米，再从其下端点燃施灸。在燃烧过程中，如患者觉灼烫难忍，可在该穴区置一硬纸片，以稍减火力。每次如用艾团可灸3~4壮，艾条段则只需1~2壮。近年，还采用帽状艾炷行温针灸。帽状艾炷的主要成分为艾叶炭，类似无烟灸条，但其长度为2厘米，直径1厘米，一端有小孔，点燃后可插于针柄上，燃烧时间为30分钟。因其外形像小帽，可戴于毫针上，故又称帽炷灸。帽炷温针灸，既无烟，不会污染空气；同时，它的作用时间又长，是一种较为理想的温针灸法。

【主治病症】

风寒湿痹症、骨质增生、腰腿痛、冠心病、高脂血症、痛风、胃脘痛、腹痛、腹泻、关节痛等。

【注意事项】

（1）温针灸要严防艾火脱落灼伤皮肤。可预先用硬纸剪成圆形纸片，并剪一至中心的小缺口，置于针下穴区上。

（2）温针灸时，要嘱咐患者不要任意移动肢体，以防灼伤。

温灸器灸

随着现代高科技对针灸学科的渗透，近年来在艾灸疗器中出现了一些科技含量较高、功能较多的灸疗器。如有的艾灸仪具有艾灸与磁疗同时进行，不燃烧，无污

染，温度可调，自动控温等特点。当磁性灸头中的磁作用于艾绒及穴位时，可加速穴位局部的血液循环。而设在磁环中的加热部分在对艾绒加热的同时也对穴位进行了加热，使皮下毛细血管舒张，使磁化及加热后的艾绒的挥发物和有效成分迅速渗透到穴位中，即起到了磁疗和艾灸的目的。为充分体现传统艾灸的作用和功能，有的艾灸仪还设计有隔物灸槽、温针灸孔，在施灸的同时可进行隔物灸和温针灸。还可实施发疱灸和化脓灸，并可随时设定和检测被灸穴位温度，而不会无意灼伤患者。

各种多功能艾灸仪的研制，是对传统艾灸的一次革新，为祖国传统医学灸疗的研究和总结，提供了现代化的仪器。常用的有温灸盒和温灸筒。

❶ 灸具制备

多数灸具用优质木材、水牛角（具有清热解毒，凉血散血功效）等精加工而成。由灸罩、筒体、灸帽、螺杆、螺母、套箍，纸棒、艾条、按摩头、刮痧板等组成。可以多角度、多部位直拉施以灸疗和按摩。也可根据病症配合刮痧治疗。由于灸罩有接灰作用，灸帽有闭火功能，不会灼伤人体和烧坏衣物，使用安全。加之灸条与灸罩之距离由螺母、螺杆控制，温度可调节，从而实现灸疗的补与泻。手持筒体又可用按摩头或灸帽在人体体表进行点穴、叩击、按摩以及刮痧。医者可根据患者病情用于治疗疾病，患者也可在医师的指导下，实现自我治疗养身保健。

❷ 具体操作

（1）颈肩痹病者。先用按摩头点按、推揉。叩击颈肩部疼痛点及肩井、风池、肩髃、肩贞、曲池、手三里等穴位10分钟，再灸治以上部位或穴位（灸疗以痛点为主）10～15分钟，每日一次，每隔2～4日加用刮痧板蘸上紫草油推刮颈椎两侧华佗夹脊穴及大椎与肩髎连线部位3～5分钟，见皮肤起紫红色瘀斑为度。

（2）风湿性关节痛者：先灸治关节疼痛点，上肢关节痛加灸曲池、手三里、小海。内关、阳池、养老、合谷等穴10～15分钟，每日一次；下肢关节病加灸环跳、承扶、风市、委中、血海、足三里、阳陵泉、昆仑穴10～15分钟，再用按摩头在以上穴位施以点、按、揉、叩击等法10分钟，每日一次，不论上肢或下肢关节病，均可根据疼痛部位施以刮痧疗法3～5分钟，隔3日一次。

【主治病症】

适用于各类灸疗适应病症。目前，主要用于各种骨关节病、牙痛、胃痛、月经

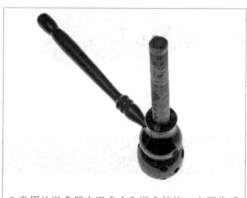

◎常用的温灸器有温灸盒和温灸筒等，多用优质木材、水牛角等制成。

痛、腹泻、冠心病等。

【注意事项】

（1）多功能艾灸器的功能较多，医者应熟练掌握操作技术及适应病症。

（2）患者应用多功能艾灸器自我治疗或保健时，必须在医生指导下进行。

其他灸法

❶ 威灵仙敷灸

【操作方法】

（1）灸药制备

取威灵仙之新鲜嫩叶若干，捣成糊状，加入少量红糖（亦可不加）。拌匀后，搓成小团，如黄豆大，备用。

（2）具体操作

取2.5×2.5厘米的胶布一块，中央剪一小孔，如黄豆大。贴于所选穴区，每穴一块。将小团威灵仙置于小孔中，再覆盖一层胶布固定，并以手指在敷药穴区轻按半分钟，加强药物对穴位的刺激作用。一般30~40分钟左右，局部皮肤有蚁走感或有轻度辣感，即可将胶布及药物去掉。隔日1次，同一穴区宜7~10日后再取。7~10次为一疗程。

【主治病症】

百日咳、扁桃体炎、痔血、腮腺炎、睑腺炎、结膜炎等病症。

【注意事项】

（1）由于个体差异，不论敷灸时间多久，应注意局部如果出现蚁走感后，最多不超过5分钟，宜将药去掉，避免刺激过强。

（2）不少穴区往往于敷灸后1日始出现局部水疱，要注意保护，防止感染。

❷ 蒜泥灸

用大蒜施灸，在古代文献中还有"水灸""内灸"的记载。所谓水灸，是指用大蒜在体表外擦，如《理瀹骈文》："痦瘵用大蒜擦脊梁，名水灸"。内灸则指内服生大蒜，如《医心方》载：将大蒜"合皮截却二头吞之，名为内灸"。目前临床已罕见应用。

【操作方法】

取大蒜若干（最好为紫皮蒜），捣成泥膏状。亦可根据病症需要，在蒜泥中配入中药细末，调匀。取3~5克贴敷于穴区，外以消毒敷料固定。每次敷灸时间为1~3小时，以局部发痒、发红或起疱为度。每日或隔日1次，每次取1~2穴，穴区宜轮换，7~10次为一疗程。

【主治病症】

咯血、急慢性咽喉炎、扁桃体炎、衄血、肺结核病等。

【注意事项】

（1）由于个体差异，蒜泥敷贴后不同患者反应不一，宜严密观察，掌握敷贴时间。

（2）敷贴后，如水疱较大，用消毒针引出疱液后，涂甲紫药水，加盖消毒敷料，以防感染，直至其愈合。

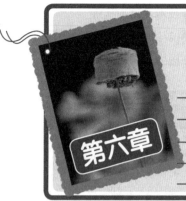

常见病的针灸治疗方法与操作

第六章

◎通过针灸，可以治疗一些常见的疾病。比如，内科有咳嗽、胃痛等，外科则有颈椎病、肩周炎等。通过了解它们的病因病机和临床表现，辅以适当的治疗，很快就能"药未到""病先除"了。

内科疾病

❶ 咳嗽

咳嗽既是独立性的病症，又是肺系多种疾病的一个症状。"咳"指有声无痰，"嗽"指有痰无声，临床一般声痰并见，故并称咳嗽。根据发病原因，可分为外感咳嗽和内伤咳嗽两大类。外感咳嗽是由六淫外邪侵袭肺系引起，内伤咳嗽则为脏腑功能失调，内邪干肺所致。

咳嗽多见于上呼吸道感染、急、慢性支气管炎、支气管扩张、肺炎、肺结核等。

【病因病机】

咳嗽的病因有外感、内伤两大类。外感六淫之邪，从口鼻、皮毛而入。肺合皮毛，开窍于鼻，肺的卫外功能减退或失调，肺气被郁，宣发、清肃功能失常，影响肺气出入，而致咳嗽。内伤咳嗽，多因脏腑功能失调，如肺阴亏损，虚热内灼，肺失清润；或过食肥甘，脾虚失运，聚湿生痰，上渍于肺，肺气不宣；或情志不遂，郁怒伤肝，肝气郁结，气郁化火，火盛灼肺，阻碍清肃；或肾虚而摄纳无权，肺气上逆，均可导致咳嗽。

咳嗽虽分内因、外因，但可互相影响而致病，外邪迁延日久，可转为内伤咳嗽；肺虚卫外不固，或肺阴亏损，则易受外邪引发咳嗽，故两者可互为因果。

【辨证】

（1）外感咳嗽

【临床表现】

主症：咳嗽病程较短，起病急骤，或兼有表证。

兼见咳嗽声重，咽喉作痒，咳痰色白、质稀，头痛，恶寒发热，鼻塞流清涕，形寒无汗，肢体酸痛，苔薄白，脉浮紧者，为外感风寒；咳嗽，兼见咯痰黏稠、色黄，喉燥咽痛，身热头痛，汗出恶风，鼻流黄涕，苔薄黄，脉浮数者，为外感风热。

（2）内伤咳嗽

【临床表现】

主症：咳嗽起病缓慢，病程较长，可

兼脏腑功能失调症状。

兼见咳嗽反复发作，痰多、色白、黏稠，因痰而嗽，痰出咳平，胸脘痞闷，神疲纳差，苔白腻，脉濡滑者，为痰湿侵肺；气逆咳嗽阵作，引胁作痛，痰少而黏，咳时面赤，咽干口苦，苔黄少津，脉弦数者，为肝火灼肺；干咳，咳声短促，以午后黄昏为剧，痰少黏白，或痰中带血，潮热盗汗，形体消瘦，两颧红赤，神疲乏力，舌红少苔，脉细数者，为肺阴亏虚。

【治疗】

（1）外感咳嗽

治法：疏风解表，宣肺止咳。以手太阴、手阳明经穴为主。

主穴：肺俞、列缺、合谷。

配穴：风寒者，加风池、风门；风热者，加大椎、曲池；咽喉痛者，加少商放血。

操作：针用泻法，风热可疾刺，只针不灸；风寒留针或针灸并用，或针后在背部腧穴拔火罐。

方义：肺主皮毛，司一身之表，肺与大肠相表里，列缺为肺之络穴，散风祛邪，宣肺解表。

合谷为大肠之原穴，选合谷与列缺，原络相配，加强宣肺解表的作用。取肺之背腧穴使肺气通调，清肃有权。

小贴士

（1）咳嗽常见于多种呼吸系统疾病，临证必须明确诊断，必要时配合药物治疗。

（2）平时注意保暖、慎起居，避风寒。嗜烟、酒者，应戒绝。

（2）内伤咳嗽

治法·肃肺理气，止咳化痰。以手、足太阴经穴为主。

主穴：肺俞、太渊、三阴交。

配穴：痰浊阻肺者，加丰隆、阴陵泉、足三里；肝火灼肺者，加鱼际、行间；肺阴亏虚者，加列缺、膏肓；咯血者，加孔最。

操作：毫针平补平泻法，或加用灸法。

方义：内伤咳嗽，肺阴亏虚，肺失清肃，取肺俞润肺调气，清肃之令自行。太渊为肺经原穴，本脏真气所注，取之肃理肺气。三阴交疏肝健脾，化痰止咳。

❷ 肺结核

肺痨是具有传染性的慢性虚损性疾患。以咳嗽、咯血、胸痛、潮热、盗汗及身体逐渐消瘦等为特征。由于劳损在肺，故称肺痨，历代有"痨瘵""骨蒸""传尸""虚劳"等之称。

西医学的肺结核属中医的"肺痨"范畴。

【病因病机】

肺痨致病因素，一为外因感染，一为正气不足，内伤体虚，气血不足，阴精耗损。其病位在肺，其中与脾肾两脏关系密切，同时也可涉及心肝。病理性质主要为阴虚。本病多由禀赋不足，酒色劳倦，或常与肺痨病人接触，始则肺阴受损，久则肺肾同病，阴虚火旺，烁伤肺络，亦有肺病及脾，导致气阴两虚。

【临床表现】

咳嗽，咯血，潮热盗汗，一般以阴虚多见。

初起咳嗽不已，精神疲乏，食欲减退，形体日渐消瘦，胸中隐痛，时见痰中带血，颜色鲜红；继则咳嗽加剧，干咳少痰，午后潮热，骨蒸，两颧红艳，盗汗，甚则咯血，心烦失眠，性情急躁易怒，男子遗精，女子月经不调，舌质红，脉细数，为阴虚火旺；如出现大肉削脱，声音嘶哑，口舌生糜，大便溏薄，面浮肢肿，舌质光绛，脉微细者，乃阴阳两虚之象，为重症。

【治疗】

治法：养阴清热，扶正固本。以手太阴、足少阴、足阳明经穴及背腧穴为主。

主穴：太渊、肺俞、尺泽、膏肓、太溪、然谷、足三里。

配穴：肾阴亏虚者，加肾俞、三阴交；潮热、盗汗者，加合谷、复溜；咯血者，加鱼际、孔最；胸痛者，加内关；纳少者，加中脘、脾俞；遗精者，加关元、志室；月经不调者，加血海、三阴交。

操作：尺泽、然谷用毫针泻法，其余主穴用补法。

方义：本病为肺阴亏虚，阴虚火旺，虚火灼津，取肺之背腧穴肺俞以养阴益肺。膏肓为主治诸虚百损之要穴，具有理肺补虚之效。肺经合穴尺泽，配肾经荥穴

小贴士

（1）给予合理膳食，忌食辛辣，戒绝烟酒。

（2）针灸治疗的同时可配合中草药和抗结核药物。

（3）处理好患者痰液，消毒其餐具，防止疾病传播。

然谷，可清虚热而滋阴津。补胃经合穴足三里，意在培补后天之本。

❸ 胃痛

胃痛又称胃脘痛，是以上腹部反复性发作性疼痛为主的症状。由于疼痛位近心窝部，古人又称"心痛""胃心痛""心腹痛""心下痛"等。《医学正传》说："古方九种心痛……详其所由，皆在胃脘而实不在心也。"后世医家对胃痛与心痛，有了明确的区分。

胃痛常见于现代医学的急、慢性胃炎、胃和十二指肠溃疡、功能性消化不良、胃肠神经症、胃黏膜脱垂等病。

【病因病机】

胃痛发生的常见原因有外邪犯胃、饮食伤胃、情志不畅和脾胃虚弱等。胃主受纳、腐熟水谷，若寒邪客于胃中，寒凝不散，阻滞气机，可致胃气不和而疼痛；或因饮食不节，饥饱无度，或过食肥甘，损伤脾胃，气机受阻，胃失和降引起胃痛；或因情志不畅，气郁伤肝，肝失条达，横逆犯胃，亦可发生胃痛；若劳倦内伤，久病脾胃虚弱，或禀赋不足，中阳不足，胃失温养，中焦虚寒而痛；亦有气郁日久，瘀血内结，气滞血瘀，阻碍中焦气机，而致胃痛发作。总之，胃痛发生的总病机分为虚实两端，实证为气机阻滞，不通则痛；虚证为胃腑失于温煦或濡养，不荣则痛。

【治疗】

治法：和胃止痛。以足阳明、手厥阴经穴及募穴为主。

主穴：内关、中脘、足三里。

配穴：寒邪犯胃者，加神阙；饮食停滞者，加天枢、梁门；肝气犯胃者，加太冲、期门；气滞血瘀者，加膈俞；脾胃虚寒者，加气海、关元、公孙、脾俞、胃俞；胃阴不足者，加三阴交、太溪。

操作：足三里用平补平泻法，疼痛发作时，持续行针1~3分钟，直到痛止或缓解。内关、中脘均用泻法。余配穴按虚补实泻方法操作。寒气凝滞、脾胃虚寒者，可用灸法。

方义：足三里为足阳明胃经下合穴，"合治内腑"，可疏理胃腑气机，和胃止痛。中脘为胃之募穴，腑之所会，可健运脾胃，调理气机。内关宽胸解郁，行气止痛。

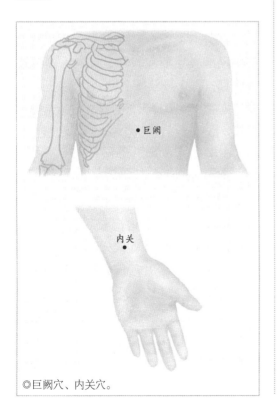

◎巨阙穴、内关穴。

（1）针灸对胃脘疼痛、上腹胀满不适、嗳气、恶心等症状效果较好。

（2）胃痛的临床表现有时可与肝胆疾患及胰腺炎相似，临床须注意鉴别诊断。

（3）溃疡病出血在穿孔等重症时，应及时采取急救措施或外科治疗。

（4）平时注意规律饮食，忌食辛辣刺激食物。

❹ 胃下垂

胃下垂是指站立时，胃的下缘达盆腔，胃小弯弧线最低点降至髂嵴连线以下，称为胃下垂。以腹胀（食后加重、平卧减轻）、恶心、嗳气及胃痛（无周期性、节律性、疼痛性质与程度变化很大）等为主要临床表现。该病的发生多是由于膈肌悬吊力不足，肝胃、膈胃韧带功能减退而松弛，腹内压下降及腹肌松弛等因素，加上体形或体质等因素，使胃呈低张的鱼钩状，即为胃下垂所见的无张力型胃。以30 ~ 50岁患者多见，女性多于男性。

【治疗】

芒针

（1）取穴

主穴：巨阙、剑突下1寸。

配穴：承满（右）、鸠尾。

（2）治法

仅取常用二穴，如主穴无效，则改用配穴。每次仅取一穴。选28~32号7~8寸之长芒针。患者平卧，腹肌放松，调匀呼吸。

巨阙穴刺法：针尖快速入皮，使针

体沿皮下直刺至左侧脐旁肓俞穴处。然后，手提针柄与皮肤呈45度角匀速缓慢上提，以术者感到针尖沉重，患者感到脐周与下腹部有上提感为佳。如无此针感，宜出针重新进针，或在剑突下1寸处进针。提针速度宜慢，第一次要求20分钟，以后可缩短为3分钟。

剑突下1寸刺法：以28号8寸毫针，迅速入皮，与皮肤成30度角沿皮下刺至脐左侧0.5寸处，待出现上述针感后，改为15度角，不作捻转，缓慢提针40分钟，出针前行抖动手法10～15次。针后均平卧2小时。

右承满穴刺法：28号7寸芒针成45度角快速刺入皮下，直透针至左侧天枢穴。待有沉胀感，先大幅度捻转7～8次，然后再向同一方向捻转，使针滞住。边退针，边提拉。病人有上腹部空虚、胃向上蠕动感。此时医者可用手压下腹部，往上推胃下极。退针时宜慢，每隔5分钟将滞针松开，退出全程之1/3，再向同一方向捻转，使针滞住。如此，共分3次，将针退出，共提退15分钟。最后，将针柄提起成90度角，抖针7～8次后，出针。用胶布在髂嵴连线前后固定。嘱病人仰卧30分钟，再向右侧卧20分钟，最后复原位平卧2～3小时。每周1次，共治3次。一般不超过10次。

鸠尾穴刺法：先令患者卧于硬板床上，在脐左下方相当于胃下弯部位找到压痛明显处，作为止针点。以32号8寸芒针，从鸠尾穴速刺进针，沿皮下边捻针，边进针，直达止针点。之后，右手持针作逆时针方向捻转，当针柄出现沉涩感时，缓慢将针退出，须使针下始终保持一定的紧张度。同时，左手虎口托住胃下极，用力缓慢上推。患

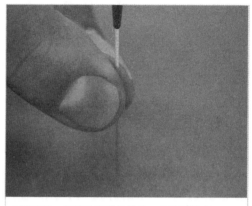

◎进针后，须使针下始终保持一定的紧张度。

者可有胃上升感，当提至离皮下约2毫米时，将针再作逆时针方向捻转，左手拇指按压住针尖，右手将针垂直抖提3～5次后出针，针刺提退过程10～15分钟。针后平卧3小时。20天左右治1次，3次为一疗程。

（3）疗效评价

疗效评判标准：痊愈，主要症状消失，钡餐透视检查，胃下极回到正常部位；显效，主要症状明显减轻，钡餐透视检查，胃下极较原上提3毫米以上；有效，主症好转，胃下极较原来有所上提；无效，治疗前后，症状、体征均无改善。

电针

（1）取穴

主穴：胃上、提胃、中脘、气海。

配穴：内关、脾俞、足三里。

胃上穴位置：下脘穴旁开4寸。

提胃穴位置：中脘穴旁开4寸。

（2）治法

以主穴为主，每次选2～3次，年老体弱者加足三里、脾俞，恶心呕吐加内关。气海穴直刺1～1.5寸，中脘、胃上、提胃均向下呈45度角斜刺1.5～2寸。接通间动

电疗机，负极接中脘穴，正极分5叉，分别接双胃上、双提胃及气海，用疏密波，通电量以病人腹肌出现收缩和能耐受为宜，每次持续刺激20～30分钟。如无间动电疗仪，可用一般市售电针仪，采用断续波或疏密波。为加强疗效，可用维生素B₁₂100微克（1毫升）或苯丙酸诺龙1/3支（25毫克/1毫升），穴位注射足三里（上述系每穴用量）。电针每日1次，穴位注射可隔日1次。电针12次为1疗程（穴位注射6次），疗程间隔3～7日。

（3）疗效评价

疗效评判标准：痊愈：症状消失，X线钡餐透视，胃角切迹回复正常；显效：症状明显减轻，胃角切迹较治前上升大于2毫米；有效：症状减轻，胃角切迹较治前上升，但小于2毫米；无效：治疗前后症状、体征均无改善。

头针

（1）取穴

主穴：胃区。

配穴：中脘、足三里（均为体穴）。

（2）治法

主穴每次必取，28号1.5寸毫针从发际快速刺入，沿皮下或肌层捻转进针2毫米，持续捻转3分钟，捻转频率为200次/分左右，留针15～30分钟，每隔5～10分钟以同样手法行针1次，每日针1次，配穴隔日针1次，2穴均取，针刺得气后施补法。12天为一疗程。疗程间隔3～5天。

体针

（1）取穴

主穴：中脘、建里、天枢、气海、胃

上、提胃、足三里。

配穴：内关、上脘、脾俞、胃俞、梁门、公孙。

（2）治法

主穴每次取1～2穴，配穴2～3穴。腹部穴采取仰卧位。建里穴宜双针同时刺入，进针直至得气，天枢穴用4寸毫针，针尖呈15度角向脐下之气海穴方向斜刺，捻转进针。所有腹部穴位，均采用由浅至深的三刺法：一刺法是针刺入5分左右，施雀啄法，促进经气流动，直至针下得气，然后再将针刺至8分左右，用同样手法，促使酸胀感强烈，并向上、下腹部扩散，然后三刺至所需深度（一般刺至1.2～1.5寸），手法同前，患者觉胃体有酸胀紧缩之感，再向左或右同一方向捻转3～4下，稍停半分钟，再捻转1次，针感强烈后出针。针背部穴时，患者俯卧，针尖斜向椎间孔方向进针1～1.5寸，采用补法。留针30分钟。四肢穴直刺，施补法，亦留针20～30分钟。每日或隔日1次。治疗后平卧1～2小时。10次为一疗程，疗程间隔5～7天。

穴位埋植

（1）取穴

主穴：分2组。一组左肩井、脾俞、胃俞；二组右肩井、神阙、中脘。

配穴：足三里、气海、关元。

（2）治法

一般仅用主穴，每次一组，两组交替。疗效不显时可加配穴。均采用注线法，以0/2或0号肠线，预先剪成2～2.5毫米长，穿入12号腰穿针内。刺入穴内，至得气后，注入肠线。注意，肩井穴不可刺入太深，以防损伤肺尖，造成气胸。透穴时，肠线长度不够，宜作接力注线，或改用大号三角皮肤缝合针穿线。注线完毕，将针孔用小块消毒敷料覆盖。10～15天1次。

⑤ 呕吐

呕吐是临床常见病症，由于胃失和降，气逆于上引起的病症。古代文献以有声有物谓之呕，有物无声谓之吐，有声无物谓之干呕。因两者常常是同时出现，故称呕吐。

【病因病机】

导致呕吐的病因主要有外邪犯胃，饮食不节，情志失调，病后体虚。如风、寒、暑、湿之邪或秽浊之气，侵犯胃腑，致胃失和降，气逆于上则发呕吐；或饮食不节，暴饮暴食，过食生冷肥甘，误食腐败不洁之物，损伤脾胃，导致食滞不化，胃气上逆而呕吐；或因恼怒伤肝，肝失调达，肝气横逆犯胃，胃气上逆，或忧思伤脾，脾失健运，使胃失和降而发为呕吐；

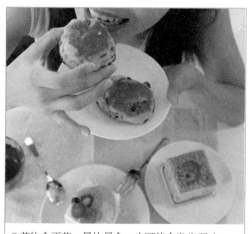

◎若饮食不节，暴饮暴食，也可能会发生呕吐。

或因劳倦内伤，中气耗损，脾虚不能化生精微，积于胃中，饮邪上逆，也可能会发生呕吐。

【辨证】

（1）实证

【临床表现】主症：发病急，呕吐量多，吐出物多酸臭味，或伴恶寒发热。

兼见呕吐清水或痰涎，头身疼痛，喜暖畏寒，大便溏薄，为寒邪客胃；食入即吐，呕吐酸苦热臭，口干而渴，喜寒恶热，大便燥结，为热邪内蕴；呕吐清水痰涎，头眩心悸，苔白腻，为痰饮内阻；呕吐多在食后精神受刺激时发作，平时多烦善怒，为肝气犯胃。

（2）虚证

【临床表现】主症：病程较长，发病较缓，时作时止，吐出物不多，气味腐臭。

兼见饮食稍有不慎，呕吐即易发作，时作时止，食欲缺乏，脘部痞闷，大便不畅，倦怠乏力，舌淡苔薄，脉弱无力者，为脾胃虚寒。

【治疗】

治法：和胃降逆，理气止呕。以手厥阴、足阳明经穴及相应募穴为主。

主穴：中脘、内关、足三里。

配穴：寒吐者，加上脘、胃俞；热吐者，加合谷，并可用金津、玉液点刺出血；食滞者，加建里、天枢；痰饮者，加丰隆；肝气犯胃者，加阳陵泉、太冲；脾胃虚寒者，加脾俞、胃俞、三阴交；腹胀者，加天枢；肠鸣者，加脾俞、大肠俞；泛酸干呕者，加公孙。

操作：足三里平补平泻法，内关、中脘用泻法。虚寒者，可加用艾灸。呕吐发作时，可在内关穴行强刺激并持续行针1~3分钟。

方义：内关为手厥阴经络穴，宽胸理气，降逆止呕。足三里为足阳明经合穴，疏理胃肠气机，和降胃气。中脘乃胃之募穴，理气和胃止呕。

⑥ 呃逆

呃逆，又称膈肌痉挛，是指胃气上逆，膈肌痉挛，气逆上冲，喉间呃呃连声，声短而频，不能自止的一种病症。正常人有时也会发生呃逆，属于生理性的。但如呃逆为持续性，并与进食无关，则常为病理性。呃逆的病因分为反射性、中枢性、代谢障碍性和精神性四类，多与各种疾病有关。

【病因病机】

本病病因有寒邪蕴积，燥热内盛，气郁痰阻，脾胃虚弱。病位在膈，病变脏腑主要在胃，涉及肺，肝，肾。

【治疗】

理气和胃，降气平呃。

针灸

（1）取穴

主穴：中魁。

（2）治法

取中魁一穴，可用针刺，亦可用灸法。刺法：患者平卧，解开衣裤，局部消毒后，用28号0.5~1寸之毫针，分别于左右中魁穴同时垂直进针，针深约0.2毫米，用捻转手法，施强刺激。在进针时，嘱患者深吸气一口，再作最大限度地憋气动作。行针期间令其连续憋气3~5次即可。一旦呃逆停止，即令患者作腹式深呼吸，留针30分钟，每隔5分钟运针1次。灸法：适宜重症呃逆。可在中魁穴上涂少许凡士林，然后置麦粒大小艾炷点燃，连续5~7壮，每日1~2次，若灸瘢有渗液，可涂甲紫药水，并用消毒纱布覆盖。

电针

（1）取穴

主穴：鸠尾、天鼎、膻中。

配穴：内关、天突、列缺、足三里。

（2）治法

主穴每次任选1穴，配穴可取1~2穴，配合应用。鸠尾穴，以5~6寸长之毫针，按25度角将针迅速刺入皮下，然后卧针，平透至建里或下脘穴，留针半小

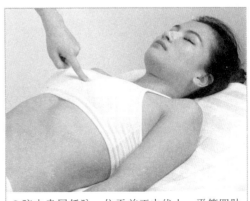

◎膻中隶属任脉，位于前正中线上，平第四肋间，两乳头连线的中点。

时。如无效，加刺天突；以2寸毫针直刺入天突，0.2～0.3寸深，然后将针转向下方，沿胸后壁刺1～1.5寸深（刺天突穴应特别注意安全，针尖忌偏向左或右），忌捻转提插。接通电针仪，负极接鸠尾，正极接天突，用连续波，先予高频率（3000～5000次/分）、强电流（强度以患者可耐受为宜），通电1分钟。然后将电流强度与频率调节到患者感到舒适为度，继续通电30分钟。天鼎穴，可令患者仰卧，取28号2寸针，先直刺入穴位0.2寸左右，然后向天突方向透刺。当毫针刺入一定深度，触及膈神经时（此时病人可出现反射性膈肌收缩现象），接通电针仪（双侧天鼎）。先以连续波，高频率及较强的电流（病人可耐受为度）刺激1分钟，随即调至病人感到舒适的低频及较弱强度的电流。膻中穴，令患者张口作深长呼吸，针尖向上沿皮刺入穴0.3～2寸。向肘部斜刺双侧列缺穴0.2～0.5寸深，先做强刺激手法，继而循上法通电针。内关、足三里，于呃逆停止发作后针刺，得气后平补平泻法均留针15分钟，每日1次，3～5次与一疗程。

耳针

（1）取穴

主穴：耳中、胃。

配穴：肝、脾、神门、皮质下、交感、肾上腺。

（2）治法

主穴必取，每次据症酌加配穴2～3个。耳中，取0.5寸毫针浅刺泻法，持续捻转或括针柄半分钟，然后透刺至胃穴，提

插行针至得气后，用胶布固定埋针。根据症情，埋针1～2天。配穴可针刺得气后留针30分钟。一般双侧穴均取。

体针加耳针

（1）取穴

主穴：膈俞，耳中（耳穴）。

（2）治法

患者取侧卧位，膈俞穴双侧均取，医者以4根1寸毫针在该穴之上下左右约1.5厘米处斜向刺入，针尖均指向穴中，施小幅度捻转手法。同时用0.5寸毫针刺一侧的耳中穴至有胀痛感。均留20分钟后出针。每日1次。

体针

（1）取穴

主穴：陷谷

（2）治法

令患者仰卧或取坐位，双侧均取，用2寸长毫针向足心方向进针1.5寸，行大幅度捻转5分钟，同时嘱患者深吸一口气后屏住，屏气时间越长越好，然后缓慢匀速呼出，留针30分钟。在留针过程中重复此屏气动作，每隔5分钟行针一次。每日1次，持续治疗10次为一疗程。

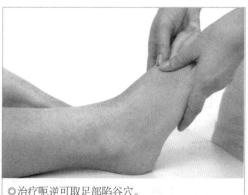

◎治疗呃逆可取足部陷谷穴。

❼ 腹痛

腹痛指胃脘以下、耻骨毛际以上部位发生疼痛，是临床上极为常见的一个症状。腹部内有肝、胆、脾、肾、大小肠、膀胱等脏腑，体表为足阳明、足少阳、足三阴经、冲任带脉所过，若外邪侵袭，或内有所伤，以致上述经脉气血等受阻，或气血不足以温养均能导致腹痛。

【病因病机】

感受外邪，饮食所伤，情志失调及素体阳虚等，均可导致气机阻滞、脉络痹阻或经脉失养而发生腹痛。外邪侵入腹中，邪滞于中，气机阻滞，不通则痛。若外感寒邪，或过食生冷，经脉受阻可引起腹痛。若感受湿热之邪，恣食辛热厚味，湿热食滞交阻，导致气机不和，腑气不通，亦可引起腹痛。或情志抑郁，肝失调达，气机阻滞，或因腹部手术后、跌仆损伤，导致气滞血瘀，络脉阻塞而引起腹痛。或素体阳虚，气血化生不足，脏腑经脉失于温养，发为腹痛。尤其是足太阴经、足阳明经别入腹里，足厥阴经抵小腹，任脉循腹里，因此，腹痛与这四条经脉密切相关。

【辨证】

（1）急性腹痛

【临床表现】

主症：胃脘以下、耻骨毛际以上部位疼痛，发病急骤，痛势剧烈，伴发症状明显，多为实证。

兼见腹痛暴急，得温则减，遇寒加剧，腹胀肠鸣，大便自可或溏薄，四肢欠温，口不渴，小便清长，舌淡，苔白，脉沉紧者为寒邪内积；腹痛拒按，胀满不舒，大便秘结或溏滞不爽，烦渴不欲饮，小便短赤，舌红，苔黄腻，脉濡数者为湿热壅滞；脘腹胁肋胀闷或痛，攻窜作痛，痛引少腹，得嗳气或矢气则腹痛酌减，遇恼怒则加剧，舌紫暗，或有瘀点，脉弦涩者为气滞血瘀。

（2）慢性腹痛

【临床表现】

主症：胃脘以下、耻骨毛际以上部位疼痛，病程较长，腹痛缠绵，多为虚证，或虚实兼夹。

兼见腹痛缠绵，时作时止，饥饿劳累后加剧，痛时喜按，大便溏薄，神疲怯冷，胃纳不佳，面色不华，苔淡，薄白，脉沉细者为脾阳不振。

【治疗】

（1）基本治疗

治法：通调腑气，缓急止痛。以足阳

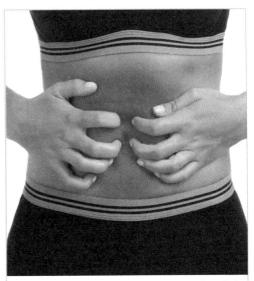

◎腹痛指胃脘以下、耻骨毛际以上部位发生疼痛症状，在临床上极为常见。

明、足太阴、足厥阴经及任脉穴为主。

主穴：足三里、中脘、天枢、三阴交、太冲。

配穴：寒邪内积者，加神阙、公孙；湿热壅滞者，加配阴陵泉、内庭；气滞血瘀者，加曲泉、血海；脾阳不振者，加脾俞、肾俞、章门。

操作：太冲用泻法，关元用补法，其余主穴用平补平泻法。寒证可用艾灸。腹痛发作时，足三里用持续的强刺激1~3分钟。

方义：足三里为胃之下合穴；中脘乃腑会、胃之募穴；天枢位于腹部；三穴连用可通调腑气。三阴交调理足三阴经之气血。肝经原穴太冲，疏肝气而调气机，通则不痛。

（2）其他治疗

耳针法：选胃、小肠、大肠、肝、脾、交感、神门、皮质下。每次以2~4穴，疼痛时用中强刺激捻转，亦可用揿针或王不留行籽按压。本法适用于急慢性肠炎引起的腹痛。

皮肤针：选局部阿是穴2~3个，用皮肤针轻轻叩刺，适用于气滞血瘀腹痛。

小贴士

（1）针灸治疗腹痛效果较好，止痛迅速。

（2）针灸治疗同时应结合其他检查，明确病因。

❽ 痢疾

痢疾是夏秋季常见的肠道传染病，以腹痛腹泻，里急后重，痢下赤白脓血为主要临床表现。一般分为湿热痢、寒湿痢、疫毒痢、噤口痢、休息痢五种类型。

现代医学的急性细菌性痢疾、中毒性菌痢、阿米巴痢疾，均可参照本节论治。

【病因病机】

痢疾多由饮食生冷、不洁之物，或感受时令之邪所致。外邪与食滞阻碍肠腑，气机不利，大肠传导功能失职，湿热相搏，壅滞腑气，肠络受损，而致下痢脓血，形成湿热痢；寒湿困脾，脾失健运，邪留肠中，气机阻滞，形成寒湿痢；感受疫毒之邪，毒邪熏灼肠道，热毒内盛，引动内风，蒙蔽清窍，而成疫毒痢；若疫毒上冲于胃，使胃气上逆而不降，为噤口痢；若痢疾迁延日久，中焦虚弱，命门火衰，正虚邪恋，常因受凉或饮食不当而反复发作，成为休息痢。

【临床表现】

主症：大便次数增多，便中带有黏液脓血，腹痛，里急后重。

兼见下痢赤白相杂，腥臭，肛门灼热，小便短赤，或恶寒发热，心烦，口渴，舌红，苔黄腻，脉滑数者，为湿热痢；痢下赤白粘冻，或纯为白冻，脘腹胀满，喜暖畏寒，口淡不渴，头身困重，苔白腻，脉濡缓者，为寒湿痢；发病急骤，腹痛剧烈，痢下鲜紫脓血，里急后重甚，壮热口渴，烦躁不安，恶心呕吐，甚则神昏、惊厥，舌红绛，苔黄燥，脉滑数者，为疫毒痢；痢下时发时止，日久不愈，发则下痢脓血或黏液，临厕腹痛里急，饮食减少，神疲乏力，畏寒，舌淡苔腻，脉濡软或虚数者，为休息痢。

【治疗】

（1）基本治疗

治法：清热化湿，通肠导滞。以足阳明、任脉、手阳明经穴为主。

主穴：天枢、关元、上巨虚、合谷。

配穴：湿热痢者，加曲池、内庭、阴陵泉；寒湿痢者，加中脘、气海、阴陵泉；疫毒痢者，加大椎、中冲、十宣放血；噤口痢者，加内关、中脘；休息痢者，加脾俞、肾俞；久痢脱肛者，加百会、长强。

操作：关元用平补平泻法；其余主穴用泻法。急性痢疾者，每日治疗2次，每次留针30分钟；寒湿痢、休息痢可配合艾灸。大椎、中冲、十宣点刺放血。

方义：天枢为大肠募穴，关元为小肠之募穴，合谷为大肠原穴，三穴可通调大肠气血，"行血则脓血自愈，调气则后重自除"。上巨虚为大肠下合穴，合治内腑，可清理肠道湿热。

（2）其他治疗

耳针法：选大肠、直肠下段、胃、脾、肾、腹。每次3～4穴，用强刺激，留针20分钟，每日1～2次。

穴位注射法：选穴参照基本治疗，用小檗碱注射液，或用10%葡萄糖注射液，或用维生素B$_1$注射液，每穴注射0.5～1.0毫升，每日1次。

小贴士

（1）针灸治疗急性菌痢和阿米巴痢疾，临床有显著疗效。但中毒性痢疾，病情凶险，应采取综合疗法和抢救措施。

（2）病人应进行隔离，注意饮食。

⑨ 高血压病

高血压病是一种常见的慢性疾病，分为两类，少数患者的高血压继发于其他疾病，叫作继发性高血压。而在绝大多数患者中，高血压病因不明，称之为原发性高血压，主要以安静状态下持续性动脉血压增高为主要表现。本病发病率较高，且有不断上升和日渐年轻化的趋势。病因至今未明，目前认为是在一定的遗传易感性基础上由多种后天因素作用所致，与遗传、年龄、体态、职业、情绪、饮食等有一定的关系。

【临床表现】

高血压病早期约半数病人无明显症状，常在体检时偶然发现。如血压波动幅度大可有较多症状，常见头痛，头晕，头胀，眼花，耳鸣，乏力，心悸，失眠，健忘等。随着病情的发展，血压明显而持续性地升高，则可出现脑、心、肾、眼底等器质性损害和功能障碍。

（1）肝火亢盛。眩晕头痛，惊悸，烦躁不安，面红目赤，口苦，尿赤便秘，舌红、苔干黄，脉弦。

（2）阴虚阳亢。眩晕头痛，头重脚轻，耳鸣，五心烦热，心悸失眠，健忘，舌质红、苔薄白，脉弦细而数。

（3）痰湿中阻。眩晕头痛，头重，胸闷，心悸，食少，呕恶痰涎，苔白腻，脉滑。

（4）气虚血瘀。眩晕头痛，面色萎黄，心悸怔忡，气短乏力，纳差，唇甲青紫，舌质紫暗或见有瘀点，脉细涩。

（5）阴阳两虚。眩晕头痛，面色萎暗，耳鸣，心悸，动则气急，甚则咳喘，腰腿酸软，失眠或多梦，夜间多尿，时有浮肿，舌淡或红、苔白，脉细。

【治疗方法】

治则：肝火亢盛、阴虚阳亢者，滋阴降火、平肝潜阳，只针不灸，泻法；痰湿壅盛者，健脾化痰、清利头目，针灸并用，平补平泻；气虚血瘀者，益气养血、化瘀通络，针灸并用，补泻兼施；阴阳两虚者，滋阴补阳、调和脏腑，针灸并用，补法。

处方：百会、曲池、合谷、太冲、三阴交、风池。

方义：百会居于巅顶，为诸阳之会，并与肝经相通，针之泻诸阳之气，平降肝火；曲池、合谷清泻阳明，理气降压；太冲为肝经原穴，疏肝理气，平降肝阳；三阴交为足三阴经交会穴，调补脾肝肾，配伍应用以治其本。

加减：肝火亢盛加风池、行间平肝泻火；阴虚阳亢加太溪、肝俞滋阴潜阳；痰湿壅盛加丰隆、足三里健脾化痰；气虚血瘀加血海、膈俞益气活血；阴阳两虚加关

小贴士

针灸对Ⅰ、Ⅱ期高血压病有较好的效果，对Ⅲ期高血压可改善症状，但应配合降压药物治疗。高血压危象时慎用针灸。

长期服用降压药物者，针灸治疗时不要突然停药。治疗一段时间，待血压降至正常或接近正常，自觉症状明显好转或基本消失后，再逐渐减小药量。

元、肾俞调补阴阳；头晕头重加百会、太阳清利头目；心悸怔忡加内关、神门宁心安神。

操作：痰湿壅盛、气虚血瘀、阴阳两虚者，百会可加灸；太冲应朝涌泉方向透刺，以增滋阴潜阳之力；其他腧穴常规针刺。

⑩ 冠心病

冠心病心绞痛（以下简称心绞痛）指因冠状动脉供血不足，心肌急剧的、暂时的缺血缺氧所引起的临床综合征。主要表现为突然发作的胸骨后和左胸前疼痛，呈压榨性或窒息性，可向左肩、左臂直至无名指与小指放射。疼痛持续1~5分钟，很少超过10~15分钟，休息或含用硝酸甘油可缓解。心绞痛多因劳累、饱餐、寒冷、情绪激动诱发，发作时，患者面色苍白，表情焦虑，甚至可出冷汗。

【治疗】

体针（之一）

（1）取穴

主穴：分2组。一组心俞（或第五胸椎棘不旁开的夹脊穴）、内关；二组厥阴俞（或第四胸椎棘突旁开的夹脊穴）、膻中。

配穴：通里、间使、足三里、神门、巨阙。

（2）治法

主穴，二组交替；配穴，据症选1~2穴。

操作：背部穴，斜向脊柱椎体深刺，提插捻转至有酸麻感串至前胸，刮针柄2分钟；内关、间使等穴，以"气至病所"手法激发针感向上传导，能达侧胸或前胸

最佳，然后施平补平泻法2分钟。余穴用泻法。均留针15～20分钟，每隔5分钟运针一次，亦为2分钟。每日1次，发作频繁者日可2～3次。

体针（之二）

（1）取穴

主穴：神门、劳宫、后溪。

配穴：心俞、通里、郄门、内关、大陵、厥阴俞、膻中、至阳、涌泉、素髎。

（2）治法

主穴必取，根据病情酌选3～5个配穴。用毫针，以平补平泻法为主，急性期施泻法。每日1次，15次为一疗程。治疗期间，一般停服扩血管药。

耳针

（1）取穴

主穴：分2组：一组心；二组小肠、交感、内分泌。

配穴：皮质下、肾、胸、神门、缘中。

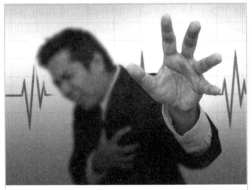

◎冠心病心绞痛多因劳累、饱餐、寒冷、情绪激动诱发。

（2）治法

一般取主穴，可二组穴位同时取，也可单取第一组。必要时酌加配穴。每次取3～5穴。症情较重时，心、小肠等主穴可

刺两根针。

在穴区探得敏感点，毫针刺入作中等强度反复捻转，留针1小时，隔5～10分钟行针一次。亦可接通电脉冲治疗仪，刺激1小时，用疏密波或密波，强度以病人能耐受为宜。另外，在应用耳针同时，要配合体针治疗，以加强效果。体针的取穴与操作，同本病体针治疗部分。

艾灸

（1）取穴

主穴：心俞、厥阴俞（或至阳）、膻中、内关。

配穴：心气虚加足三里，气阴两虚加三阴交、太溪，气滞血瘀加膈俞、三阴交。

（2）治法

包括灸器灸和艾卷灸。灸器灸法为：主穴每次取2～3穴，配穴据症而取。胸背部穴可用温灸盒或固定式艾条温灸器灸，四肢穴可用圆锥式温灸器灸疗。一般用补法，本虚标实者，施泻法。具体操作为：补法，将燃着的艾条置于灸器内，使艾条与穴位的距离3～5厘米，任其慢慢燃烧（如为温盒灸，将盖盖上），火力和缓，温灸20～30分钟，以局部皮肤出现红晕为度，停灸后，再用手指按压施灸的穴位，至患者感觉酸胀。泻法，施灸时，使艾条与穴位距离保持在2～3厘米，温盒灸，宜揭开盒盖，并用气吹火，促其燃烧火力较猛，灸5～10分钟，使局部皮肤出现红润潮湿并稍感灼烫，停灸后，不按其穴。每日或隔日1次，10次为一疗程。

艾卷灸一般仅取主穴，效不显时加配穴。患者取平卧位，充分暴露穴位。取

市售药艾卷（如无可用清艾条）一支，点燃一端后先施灸一侧内关穴，灸火距皮肤1.5～3厘米，采用温和灸法，使患者局部有温热感而无灼痛为宜，然后灸另一侧内关穴，再依次施灸膻中、心俞及至阳等，每穴均灸4分钟，以局部出现红晕为度。每日1次，6次为一疗程，休灸1天后再继续灸第2疗程。

穴位敷贴

（1）取穴

主穴：分3组。一组心俞、巨阙、内关、上巨虚；二组厥阴俞、中脘、间使、足三里；三组神阙、至阳。

配穴：气滞加肺俞、气海，血瘀加膻中、膈俞，痰浊加丰隆、太白，寒凝加关元、命门。

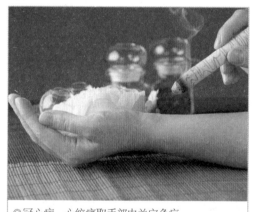

◎冠心病、心绞痛取手部内关穴灸疗。

（2）治法

以主穴为主，前两组交替使用，酌加配穴。将丹参等药物制成粟粒大小之药丸置于7毫米×7毫米见方大之胶布上，再贴于穴位上。要求选穴准确，贴压时以局部有酸、胀、麻、痛感，或向上、下传导。每次贴敷6～12个。

第3组用宁心膏（丹参、当归、川芎、红花、羌活各10份，丁香5份，苏合香5份，氮酮1份，蜂蜜适量。制成稠膏。）5克，涂于穴位，涂药直径2～4厘米，厚3～5毫米。每次敷贴1个穴位。

均隔日换贴1次，30次为一疗程。

穴位埋线

（1）取穴

主穴：心俞（双）、天池（左）、巨阙。

配穴：有慢性支气管炎者加膻中。

（2）治法

皮肤常规消毒，在穴位上下方各1.5厘米处用2%普鲁卡因注射2个皮丘，然后用大三角针带Ⅱ号羊肠线（双），从一皮丘处进针，从另一皮丘处出针。用止血钳夹住羊肠线两末端，一手持止血钳，另一手持持针器，来加上下拉动数次，之后，松开止血钳，将羊肠线两末端拉入皮下，再沿羊肠线缝合处沿皮肤剪断。再用两手指将穴位捏起，转动一下，使羊肠线两残端均埋入皮下，然后无菌包扎。

腕踝针

（1）取穴

主穴：上2。

配穴：神门。

（2）治法

主配穴同用，取左侧，均采用腕踝针刺法。进针点常规消毒，右手持针，左手拇、食指绷紧皮肤，针体与皮肤呈30度角，迅速刺破皮肤后，使针体与皮肤近于平行，紧贴真皮层，不能过深，进针要快，推针要慢，要表浅，要松弛，不引起酸、麻、胀、痛为宜，视病情进针深度为75～125毫米。留针60～120分钟，每日1次，10次为一疗程，可连续针刺10个疗程。

⑪ 心悸

心悸指患者自觉心中悸动、警惕不安，甚至不能自主的一类证候。本病症可见于多种疾病过程中，多与失眠、健忘、眩晕、耳鸣等并存，凡各种原因引起心脏频率、节律发生异常，均可导致心悸。

西医学中某些器质性或功能性疾病如冠心病、风湿性心脏病、高血压性心脏病、肺源性心脏病、先天性心脏病、各种心律失常，以及贫血、低血钾症、心神经症等，均可参照本篇治疗。

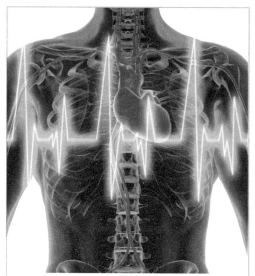

◎心悸指患者自觉心中悸动、惊惕不安，甚至不能自主的一类证候。

【病因病机】

本证的发生常与平素体质虚弱，情志所伤、劳倦、汗出受邪等有关。平素体质不强，心气怯弱，或久病心血不足，或忧思过度，劳伤心脾，使心神不能自主，发为心悸；或肾阴亏虚，水火不济，虚火妄动，上扰心神而致病；或脾肾阳虚，不能蒸化水液，停聚为饮，上犯于心，心阳被遏，心脉痹阻，而发本病。

【辨证】

主症：自觉心跳心慌，时作时息，并有善惊易恐，坐卧不安，甚则不能自主。

兼见气短神疲，惊悸不安，舌淡苔薄，脉细数，为心胆虚怯；头晕目眩，纳差乏力，失眠多梦，舌淡，脉细弱，为心脾两虚；心烦少寐，头晕目眩，耳鸣腰酸，遗精盗汗，舌红，脉细数，为阴虚火旺；胸闷气短，形寒肢冷，下肢浮肿，舌淡，脉沉细；心痛时作，气短乏力，胸闷，咳痰，爪甲唇舌紫黯，或舌有瘀点，脉沉细迟涩或结代，为心脉痹阻。

【治疗】

（1）基本治疗

治法：调理心气，安神定悸。以手厥阴、手少阴经穴为主。

主穴：内关、郄门、神门、厥阴俞、巨阙。

配穴：心胆虚怯者，加胆俞；心脾两虚者，加脾俞、足三里；阴虚火旺者，加肾俞、太溪；水气凌心者，加膻中、气海；心脉痹阻者，加膻中、膈俞；善惊者，加大陵；多汗者，加膏肓；烦热者，加劳宫；耳鸣者，加中渚、太溪；浮肿者，加水分、中极。

操作：毫针平补平泻法。

方义：心包经内关及郄穴郄门可调理心气，疏导气血。心经原穴神门，宁心安神定悸。心包之背腧厥阴俞配心之募穴巨阙，可益心气、宁心神，调理气机。诸穴配合以收镇惊宁神之效。

（2）其他治疗

穴位注射法：选穴参照基本治疗，用维生素B_1或维生素B_{12}注射液，每穴注射0.5毫升，隔日1次。

耳针法：选神门、心、皮质下、肾、肝、胆、胸、肺，毫针用轻刺激。亦可用揿针埋藏或用王不留行籽贴压。

针灸治疗心悸效果较好。本病可发生于多种疾病，治疗必须明确诊断。

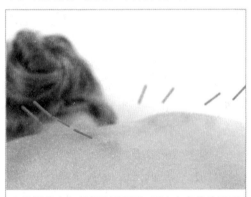

◎根据病症临床表现的不同，可在主穴外选取不同的配穴。

⑫ 癫病

癫病是由于大脑皮质突然发生过量放电引起的阵发性、短暂的功能失调，以精神抑郁、表情淡漠、沉默痴呆、语无伦次、静而少动为特征。属于中医学"郁证"的范畴，多见于西医学的忧郁症、强迫症、精神分裂症等。常因情志刺激、意欲不遂等因素而诱发，或有家族史。

中医学认为，癫痫病的发生乃阴气过旺（所谓"重阴则癫"），多因情志所伤、思虑太过、所愿不遂，以致肝气郁结，心脾受损，脾失健运，痰浊内生，痰气上逆，蒙蔽心神，神明失常，发为本病。

【临床表现】

精神抑郁，多疑多虑，焦急胆法，自语少动，悲郁善哭，呆痴叹息等。

（1）痰气郁结。精神抑郁，神志呆钝，胸闷叹息，忧虑多疑。自语或不语，不思饮食，舌苔薄白而腻，脉弦细或弦滑。

（2）气虚痰凝。精神抑郁，淡漠少语，甚则目瞪若呆，妄闻妄见，面色萎黄，大便稀溏，小便清长，舌胖而淡，苔白腻，脉滑或脉弱。

（3）心脾两虚。神志恍惚，疲乏无力、言语错乱，心悸易惊，善悲欲哭，夜寐不安，食少，舌淡，苔白，脉细弱。

（4）阴虚火旺。神志恍惚，多言善惊，心烦易躁，不寐，形瘦面红，口干，舌红、少苔或无苔，脉细数。

【治疗方法】

治则：涤痰开窍、养心安神，心脾两虚者针灸并用，补法；痰气郁结、气虚痰凝、阴虚火旺者以针刺为主，泻法或平补平泻。

处方：脾俞、丰隆、心俞、神门。

方义：脾为生痰之源，取脾之背腧穴脾俞、胃之络穴丰隆健脾胃、化痰湿以治其本；心为神之舍，取心之背腧穴心俞、心经原穴神门调养心神、醒脑开窍。标本同治，癫病当除。

加减：痰气郁结加中脘、太冲调气解郁；气虚痰凝加足三里、中脘益气健脾；心脾两虚加足三里、三阴交健脾养心、益气安神；阴虚火旺加肾俞、太溪、大陵、三阴交滋阴降火。

操作：所用腧穴均常规针刺；背腧穴注意针刺的方向、角度和深度，以防伤及内脏。

小贴士

针灸对本病有一定疗效，但在治疗前应明确诊断，与癔症、狂躁相鉴别。

在治疗过程中，家属应积极配合对患者加强护理，结合心理治疗，以提高疗效。

⑬ 坐骨神经痛

坐骨神经痛是指沿坐骨神经通路（腰部、臀部、大腿后侧、小腿后外侧及足外侧）以放射性疼痛为主要特点的综合征。

中医学对本病早有认识，主要属于"痹症"范畴，古代文献中称为"坐臀风""腿股风""腰腿痛"等。在《灵枢·经脉》篇记载足太阳膀胱经的病候中有"脊痛，腰似折，髀不可以曲，腘如结，踹（立旁换成月旁）如裂……"，形象地描述了本病的临床表现。认为腰部闪挫、劳损、外伤等原因可损伤筋脉，导致气血瘀滞，不通则痛；久居湿地，或涉水、冒雨，衣着单薄、汗出当风，风寒湿邪入侵，痹阻腰腿部；或湿热邪气侵淫，或湿浊郁久化热，或机体内蕴湿热，流注足太阳、少阳经脉，均可导致腰腿痛。主要属足太阳、足少阳经脉及经筋病症。

【临床表现】

以腰部或臀部、大腿后侧、小腿后外侧及足外侧出现放射性、电击样、烧灼样疼痛为主症。通常分为根性坐骨神经痛和干性坐骨神经痛两种，临床上以根性坐骨神经痛多见。

根性坐骨神经痛的病位在椎管内脊神经根处，常继发于腰椎管狭窄、腰椎间盘突出症、脊柱炎、脊柱裂（结核）等。主要表现为自腰部向一侧臀部、大腿后侧、小腿后外侧直至足背外侧放射，腰骶部、脊柱部有固定而明显的压痛、叩痛，小腿外侧、足背感觉减退，膝腱、跟腱反射减退或消失，咳嗽或打喷嚏等导致腹压增加时疼痛加重。

干性坐骨神经痛的病变部位在椎管外沿坐骨神经分布区，常见于髋关节炎、骶髂关节炎、臀部损伤、盆腔炎及肿物、梨状肌综合征等疾患。腰痛不明显，臀部以下沿坐骨神经分布区疼痛，在坐骨孔上缘、坐骨结节与大转子之间、腘窝中央、腓骨小头下、外踝后等处有压痛，小腿外侧足背感觉减退，跟腱反射减退或消失，腹压增加时无影响。

腰椎X光片、肌电图、CT等检查有助于本病的诊断。

【治疗方法】

（1）基本治疗

治则：疏经通络、行气止痛，针灸并用，泻法。

处方：以足太阳、足少阳经腧穴为主。

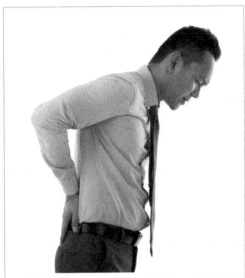

◎坐骨神经痛以腰部或臀部、大腿后侧、小腿后外侧及足外侧出现放射性、电击样、烧灼样疼痛为主症。

足太阳经型：环跳、阳陵泉、秩边、承扶、殷门、委中、承山、昆仑。

足少阳经型：环跳、阳陵泉、风市、膝阳关、阳辅、悬钟、足临泣。

方义：由于坐骨神经痛有沿足太阳经、足少阳经放射疼痛两种情况，故循经取足太阳经穴和足少阳经穴以疏导两经闭阻不通之气血，达到"通则不痛"的治疗目的。环跳为两经交会穴，一穴通两经；阳陵泉乃筋之会穴，可舒筋通络止痛，故可通用。

加减：有腰骶部疼痛者，加肾俞、大肠俞、腰阳关、腰夹脊、阿是穴疏调腰部经络之气；与天气变化有关者，加灸大椎、阿是穴温经止痛；气滞血瘀者，加膈俞、合谷、太冲化瘀止痛。

操作：诸穴均常规针刺，用提插捻转泻法，以出现沿腰腿部足太阳经、足少阳经向下放射感为佳。

（2）其他疗法

刺络拔罐：用皮肤针叩刺腰骶部；或用三棱针在压痛点刺络出血，并加拔火罐。

电针：可按循经取穴原则配方施针，可按神经节段理论选用腰部夹脊穴，行较强的高频脉冲电刺激。

穴位注射：用10%葡萄糖注射液10～20毫升，加维生素$B_1$100毫克或加维生素B_{12}100微克混合，注射腰2～4夹脊及秩边等穴，在出现强烈向下放射的针感时稍向上提，将药液迅速推入，每穴5～10毫升。疼痛剧烈时亦可用1%普鲁卡因注射液5～10毫升，注射于阿是穴或环跳穴。

小贴士

针灸治疗坐骨神经痛效果显著。如因肿瘤、结核等引起的，应治疗其原发病；腰椎间盘突出引起的可配合牵引或推拿治疗。

急性期应卧床休息，椎间盘突出者须卧硬板床，腰部宜束阔腰带。

劳动时须采取正确姿势。平时注意防寒保暖。

⓮ 失眠

失眠又称"不寐""不得眠""不得卧""目不眠"，主要是经常性入睡困难，睡眠时间不足。常见于西医学的神经衰弱、神经症以及贫血等疾病中。

中医学认为，本病的病位在心。凡思虑忧愁，操劳太过，损伤心脾，气血虚弱，心神失养；或房劳伤肾，肾阴亏耗，阴虚火旺，心肾不交；或脾胃不和，湿盛生痰，痰郁生热，痰热上扰心神；或抑郁恼怒，肝火上扰，心神不宁等均可导致失眠。

【临床表现】

轻者入寐迟缓、困难或寐而易醒，醒后不寐；重者彻夜难眠。常伴有头痛、头昏、心悸、健忘、多梦等症。

（1）心脾两虚。多梦易醒，伴心悸、健忘、头晕目眩、神疲乏力、面色不华，舌淡、苔白，脉细弱。

（2）心胆气虚。心悸胆怯，善惊多恐，夜寐多梦易惊，舌淡、苔薄，脉弦细。

（3）阴虚火旺。心烦不寐，或时寐时醒，手足心热，头晕耳鸣，心悸、健忘，颧红潮热，口干少津，舌红、苔少，脉细数。

（4）肝郁化火。心烦不能入睡，烦躁易怒，胸闷胁痛，头痛眩晕，面红目赤，口苦，便秘尿黄，舌红、苔黄，脉弦数。

（5）痰热内扰。睡眠不安，心烦，胸闷脘痞，口苦痰多，头晕口眩，舌红、苔黄腻，脉滑数。

【治疗方法】

（1）基本治疗

治则：宁心安神、清心除烦。心脾两虚者补益心脾，心胆气虚者补心壮胆，均针灸并用，补法；阴虚火旺者育阴潜阳，只针不灸，平补平泻。肝郁化火者平肝降火，痰热内扰者清热化痰，均只针不灸，泻法。

处方：神门、内关、百会、安眠。

方义：失眠一症，主因为心神不宁。治疗首选心经原穴神门、心包经之络穴内关宁心安神，为治疗失眠之主穴；百会穴位于巅顶，入络于脑，可清头目宁神志；安眠为治疗失眠的经验效穴。诸穴合用，养心安神，恰合病机。

加减：心脾两虚加心俞、脾俞、三阴交补益心脾、益气养血；心胆气虚加心俞、胆俞、丘墟补心壮胆、安神定志；阴虚火旺加太溪、太冲、涌泉滋阴降火、宁心安神；肝郁化火加行间、太冲、风池平肝降火、解郁安神；痰热内扰加中脘、丰隆、内庭清热化痰、和胃安神。

操作：所有腧穴常规针刺；背腧穴注意针刺的方向、角度和深度。以睡前2小时、病人处于安静状态下治疗为佳。

（2）其他疗法

皮肤针：自项至腰部督脉经线和足太阳膀胱经第一侧线上，自上而下，每隔1厘米叩刺一下，叩刺8～10分钟，皮肤潮红为度。每日或隔日治疗一次，10～15次

小贴士

针灸治疗失眠有较好的疗效，但在治疗前应做好各种检查，以明确病因。如由发热、咳喘、疼痛等其他疾病引起者，应同时治疗原发病。

因一时情绪紧张或因环境吵闹、卧褥不适等而引起失眠者，不属病理范围，只要解除有关因素即可恢复正常。老年人因睡眠时间逐渐缩短而容易醒觉，如无明显症状，则属生理现象。

为一个疗程。注意叩刺时用力宜轻，皮肤不要出血。

耳针：取心、脾、神门、皮质下、交感。每次选2～3穴，轻刺激，留针30分钟。每日1次。

⑮ 感冒

感冒是常见的呼吸道疾病，因病情轻重不同而分为伤风、重伤风和时行感冒。四季均可发生，尤以冬、春两季或气候剧变时多发。中医学认为，本病系感受风邪所致，与人的体质强弱密切相关。患有各种慢性病的体弱者则更易罹患。风邪多与寒、热、暑湿之邪夹杂为患，由皮毛、口鼻侵入，伤及肺卫，出现一系列的肺卫症状。

【临床表现】

以鼻塞、流涕、咳嗽、头痛、恶寒发热、全身酸楚等为主症。

（1）风寒证。恶寒重，发热轻，鼻塞，流清涕，咳嗽，痰液清稀，咽喉微痒，喷嚏，恶寒重，发热轻，无汗，头痛，肢体酸重，口不渴或虽渴但喜热饮，舌苔薄白，脉浮或浮紧。

（2）风热证。身热较重，鼻塞而干，少涕或流浓涕，咳嗽声重，咯痰色黄而黏，咽喉肿痛，恶寒轻，发热重，有汗热不解，头痛或昏胀，面红目赤，口干渴欲冷饮，舌苔薄黄，脉多浮数。

（3）暑湿证。咳声重浊不扬，咯吐白色黏痰，身热不扬，微恶风寒，汗出不畅，肢体酸重，头昏重而胀，胸脘痞闷，纳呆，腹胀，大便溏泻，尿少色黄，舌苔白腻或淡黄腻，脉濡。

【治疗方法】

（1）治则：风寒证祛风散寒、宣肺解表，针灸并用，泻法；风热证疏散风热清利肺气；暑湿证清暑化湿、疏表和里，均只针不灸，泻法。

（2）处方：风池、大椎、列缺、合谷、外关

（3）方义：风邪与寒、热、暑湿之邪夹杂伤表，故取风池、大椎、外关疏风祛邪解表；合谷祛风清暑、解表清热，列缺宣肺止咳，二穴相配乃原络配穴之法，加强宣肺解表作用。

（4）加减：风寒证加风门、肺俞祛风散寒；风热证加曲池、尺泽疏散风热；暑湿证加中脘、足三里和中化湿；邪盛体虚加肺俞、足三里扶正祛邪；鼻塞流涕加迎香宣肺通窍；头痛加印堂、太阳祛风止痛；咽喉肿痛加少商清热利咽。

（5）操作：风寒者大椎、风门、肺俞、足三里针灸并用；风热者大椎、少商用三棱针点刺出血；其他腧穴常规针刺。伤风每日1次，重伤风和时行感冒每日1～2次。

小贴士

（1）本病须与流脑、乙脑、流行性腮腺炎等传染病的前驱症状作鉴别诊断。

（2）针灸治疗本病疗效明显，但若出现高热持续不退、咳嗽加剧、咯吐血痰等症时，宜尽快采取综合治疗措施。

（3）感冒流行期间应保持居室内空气流通，少去公共场所。并可灸大椎、足三里等穴进行预防。

外科疾病

❶ 颈椎病

颈椎病又称"颈椎综合征"，是增生性颈椎炎、颈椎间盘脱出以及颈椎间关节、韧带等组织的退行性改变刺激和压迫颈神经根、脊髓、椎动脉和颈部交感神经等而出现的一系列综合征候群。表现为颈椎间盘退变本身及其继发性的一系列病理改变，如椎节失稳、松动；髓核突出或脱出；骨刺形成；韧带肥厚和继发的椎管狭窄等，刺激或压迫了邻近的神经根、脊髓、椎动脉及颈部交感神经等组织，并引起各种各样症状和体征的综合征。其病变好发于颈5～6之间的椎间盘，其次是颈6～7、颈4～5之间的椎间盘。好发于40～60岁中老年人。

西医学认为，本病是由于颈椎间盘慢性退变（髓核脱水、弹性降低、纤维环破裂等）、椎间隙变窄、椎间孔相应缩小、椎体后缘唇样骨质增生等压迫和刺激颈脊髓、神经根及椎动脉而致。

中医学认为，本病因年老体衰、肝肾不足、筋骨失养；或久坐耗气、劳损筋肉；或感受外邪、客于经脉，或扭挫损伤、气血瘀滞，经脉痹阻不通所致。

【临床表现】

发病缓慢，以头枕、颈项、肩背、上肢等部疼痛以及进行性肢体感觉和颈脖部位活动障碍为主症。颈椎病按其受压部位的不同，一般可分为神经根型、脊髓型、交感型、椎动脉型、混合型等。开始常以神经根压迫和刺激症状为主要表现，以后逐渐出现椎动脉、交感神经及脊髓功能或结构上的损害，并引起相应的临床症状。轻者头晕，头痛，恶心，颈肩疼痛，上肢疼痛、麻木无力；重者可导致瘫痪，甚至危及生命。

X线颈椎摄片可见颈椎体有唇状骨刺突出，小关节及椎间孔周围骨质密度增加，椎间孔狭小、椎节不稳、颈椎间盘突出，颈椎前突生理曲度消失。

中医上颈椎病根据症状来判断，属于"项强""颈筋急""颈肩痛""头痛""眩晕"等范畴。主要分为三种证型。

（1）风寒痹阻

夜寐露肩或久卧湿地而致颈强脊痛，肩臂冷痛酸楚，颈部活动受限，甚则手臂麻木发冷，遇寒加重。或伴形寒怕冷、全身酸楚。舌苔薄白或白腻，脉弦紧。

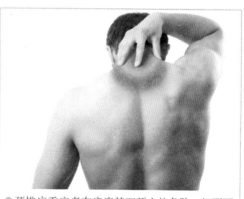

◎颈椎病重症者有瘫痪甚至死亡的危险，切不可忽视疾病的治疗。

（2）劳伤血瘀

有外伤史或久坐低头职业者，颈项、肩臂刺痛，甚则放射至前臂，手指麻木，劳累后加重，项部僵直或肿胀，活动不利，肩胛冈上下窝及肩峰有压痛，舌质紫暗有瘀点，脉涩。

（3）肝肾亏虚

颈项、肩臂疼痛，四肢麻木乏力，病程较长。伴头晕眼花、耳鸣、腰膝酸软、遗精、月经不调、舌红、少苔，脉细弱。

【治疗方法】

（1）基本治疗

治则：祛风散寒、舒筋活络，针灸并用，泻法或平补平泻。

处方：以颈项局部取穴为主。大椎、天柱、后溪、颈椎夹脊、阿是穴。

方义：大椎是督脉穴，为诸阳之会，针灸能激发诸阳经经气，通经活络；后溪、天柱分别属手足太阳经，天柱为局部取穴，后溪又为八脉交会穴之一，与督脉相通，二穴配伍可疏调太阳、督脉经气，通络止痛；颈椎夹脊穴具有疏理局部气血而止痛的作用。诸穴远近相配，共奏祛风散寒、舒筋活络、理气止痛之功。

加减：风寒痹阻者加风门、风府祛风通络；肝肾亏虚加肝俞、肾俞、足三里补益肝肾、生血养筋；劳损血瘀者加膈俞、合谷、太冲活血化瘀、通络止痛；根据压痛点所在取肩井、天宗疏通经气、活络止痛；上肢及手指麻痛甚者加曲池、合谷、外关疏通经络、调理气血；恶心、呕吐加天突、内关调理胃肠；头晕、头痛、目眩者加百会、风池、太阳祛风醒脑、明目

止痛。

操作：大椎穴直刺1～1.5寸，使针感向肩臂部传导；夹脊穴直刺或向颈椎斜刺，施平补平泻法，使针感向项、肩臂部传导；其他穴位按常规针刺。

（2）其他疗法

皮肤针：叩刺大椎、大杼、肩中俞、肩外俞，使皮肤发红并有少量出血，然后加拔火罐。

耳针：取颈椎、肩、颈、神门、交感、肾上腺、皮质下、肝、肾。每次选3～4穴，毫针强刺激，留针20～30分钟；亦可用王不留行籽贴压。

电针：取颈部夹脊穴、大椎、风池、肩中俞、大杼、大宗。每次选用2～4穴，针刺得气后，接通电针仪，刺激20分钟。

穴位注射：取大杼、肩中俞、肩外俞、天宗。用1％普鲁卡因2毫升或维生素B$_1$、维生素B$_{12}$各2毫升，每穴注射0.5毫升。

小贴士

针灸治疗颈椎病疗效非常明显，尤其可以非常明显地缓解颈项痛、肩背痛、上肢痛、头晕头痛等症状。可单用针灸，若配合按摩、外敷则疗效更佳。

长期伏案或低头工作者要注意颈部保健。工作1～2小时后要活动颈部，或自我局部按摩，放松颈部肌肉。

落枕会加重颈椎病病情，故平时应注意正确睡眠姿势，枕头要枕于颈项部，高低要适中。注意颈部保暖，避免风寒之邪侵袭。

❷ 腰椎间盘突出症

腰椎间盘突出症是腰椎间盘发生退行性变之后，多因外力使纤维环破裂，髓核突出，刺激或压迫神经根、血管或脊髓等组织而引起腰痛并且伴有坐骨神经放射性疼痛等症状为特征的一种病症。多见于男性。本病症患病率高，病程长，是影响人类健康的常见病之一。本病常给患者带来极大痛苦。

椎间盘是由髓核和纤维环及软骨板三部分组成的，人们步入30岁以后，椎间盘各部分都有不同程度的退行性和改变，其弹性和韧性都随之下降，当在劳动或体育活动腰部遭受扭闪和撞击，抬重物时用力过大、过劳等受伤而引起椎间盘纤维破裂，髓核组织从破裂口脱出。髓核一旦突出后就会刺激腰椎神经根，同时造成积液，局部循环机制受到影响，无法靠人体自身能力吸收代谢。

电针法

（1）取穴

主穴：环跳、阳陵泉、夹脊穴（受压神经相应节段）、绝骨、关元俞、大肠俞。

配穴：分二组。一组肾俞、委中、八髎、秩边、承山；二组髀关、上巨虚、足三里、冲阳。

（2）治法

如主穴疗效不明显显添加配穴。单侧型腰突症取患侧穴，双侧型或中央型腰突症取双侧。用28号3寸针，环跳进针2.2寸；余穴进针1.2寸。得气后，用G6805-2电针仪平补平泻法，中强刺激。再以一组

（单侧型）或二组（双侧型或中央型）电极分别连接环跳穴和夹脊穴。采用断续波，波宽0.1ms，固定电流以患者耐受为度，频率60Hz，留针20分钟。配穴治法相同。亦可于起针后10分钟，再在病变处贴敷"伤科一号膏"（由当归、红花、附子、黄芪、狗脊、生地、赤芍、生川草乌、生南星、生半夏、桃仁、生三七、雪上一枝蒿等组成的膏剂），每次贴敷5小时。

丹灸法

（1）取穴

主穴：阿是穴1，患侧腰部椎间隙之督脉、夹脊穴、膀胱经上之深部压痛最敏感点。

配穴：阿是穴2，患侧臀上皮神经及下肢膀胱经、胆经上之深部压痛最敏感点。

（2）治法

以麝香、硫黄等药物按比例泡制成

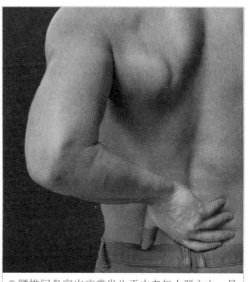

◎腰椎间盘突出症常发生于中老年人群之中，是影响人类健康的常见病之一。

每枚75毫克的丹药备用。灸治时取治疗穴位朝上体位，将所选穴用碘酒、酒精常规消毒，皮内注射1%奴夫卡因1毫升，选穴1～3个。将灸药用火柴点燃进行熏烤，燃烧完后用消毒纱布敷盖，胶布固定。治疗部位，隔日更换敷料1次，用酒精消毒皮肤。每周治疗1次，2周为一疗程。

浮针

（1）取穴

主穴：阿是穴（压痛点）。

（2）治法

病人取俯卧位，在其腰部病变的压痛点处做一记号，常规消毒后，在痛点旁开6～10厘米处，采用特制的中号浮针与皮肤呈15°～25°角快速刺入皮下（针尖向痛点），然后运针，单用右手沿皮下向前缓慢推进，可以以进针点为圆心，针尖划弧线运动，动作要柔和，不宜引起强烈刺激。当痛点消失或减轻后抽出不锈钢针芯，用胶布固定软套管，留置24小时后拨出。隔日1次，30日为一疗程。

热针

（1）取穴

主穴：九宫穴。

配穴：气滞血瘀加委中、阳陵泉、大肠俞、环跳、绝骨；肝肾亏损加肝俞、肾俞、太溪、太冲；寒湿凝滞加三焦俞、气海俞、关元俞、足三里。

九宫穴位置：根据CT诊断和临床检查以病变最显著的腰椎棘突间定为中宫，其上下棘突间分别为乾宫、坤宫，从乾、中、坤三宫左右旁开0.5～0.8寸依次为巽宫、兑宫、坎宫、离宫、艮宫、震宫。

（2）治法

一般仅取九宫穴，如需要可加配穴。患者伏卧或侧卧，取1.5～2.5寸毫针，直刺或略向上斜刺0.8～1.2寸，其进针顺序为先针中宫，再针乾宫、坤宫。然后，按巽、兑、坎、离、艮、震宫依次进针，刺入1.5～2寸，针尖斜向椎体。获得针感后，行捻转结合提插补泻手法，行针后，在坎宫、离宫加用热针，一般温度控制在41℃～45℃，常用GZH热针仪。入为寒湿凝滞，温度可控制在46℃～50℃，而肝肾亏损，则宜调节至37℃～40℃。配穴用常规针法。每次留针20～30分钟。每日或隔日1次，10次为一疗程。

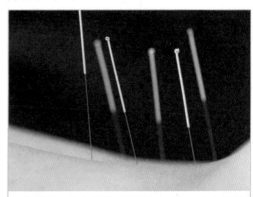

◎腰椎间盘突出症可取腰部痛点（阿是穴）进行治疗。

❸ 截瘫

截瘫，是指脊髓损伤后，受伤平面以下双侧肢体感觉、运动、反射等消失和膀胱、肛门括约肌功能丧失的一种病症。分为完全性截瘫和不完全性截瘫，前者为上述功能完全丧失，后者为还有部分功能存在的。早期为弛缓性瘫痪，3～4周后，逐渐转为痉挛性瘫痪。截瘫病因与脊髓外伤或本身病变有关。现代西医学除在脊髓损伤的急性期可采用手术治疗外，对本病症尚无理想的方法。本病症是重要的难治病之一。

目前，一般主张针灸早期应积极配合手术和闭合复位，解决脊髓损伤后的再生与恢复的条件，即解决必要的通路。现在报道的病例，多数是综合治疗的。在针灸方法上，以刺灸法为主，配合运用芒针、电针、穴位注射等，并内服中、西药物。针灸等穴位刺激，在一定条件下，对脊髓损伤有一定促进恢复和再生作用，并可在不同程度上恢复其功能障碍。故针灸对本病症的临床价值应予肯定。

【临床表现】

患者双下肢或四肢瘫痪痿软，筋脉弛缓，小便癃闭或失禁，大便失禁或排出困难，舌红苔白，脉弦细或沉细。兼有肺热者，则伴发热、咳嗽、心烦、口渴，舌红苔黄，脉细数。兼有湿热熏蒸者，则伴身重，胸脘满闷，小便赤涩热痛，尿混浊，或足发热，舌苔黄腻，脉濡数。兼有肝肾阴虚者，则伴腰背酸软，头晕目眩，下肢发凉，舌红，脉沉细或细数。

【治疗方法】

体针

（1）取穴

主穴：损伤平面上（1～2个棘突）和下（1～2个棘突）的督脉穴和夹脊穴，膈俞。

配穴：分4组。一组关元、天枢中

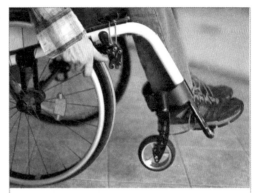

◎截瘫的临床表现为双侧肢体感觉、运动、反射等消失和膀胱、肛门括约肌功能丧失。

极；二组秩边、殷门、委中、昆仑；三组髀关、足三里、伏兔、冲阳；四组绝骨、环跳、阳陵泉、丘墟。

（2）治法

主穴每次均取，配穴第一组每次取2～3穴，余每次取一组。左手食指和中指固定所要针刺穴位的上、下两个棘突点间的皮肤，右手持针，针尖垂直刺入1.5～2.5寸，缓慢均匀提插，体会指下感觉，以测知针尖所遇之阻力。如因骨折或脱位使棘突间发生改变时，可按照损伤平面上下选取督脉穴的原则，加用其他督脉穴。当手下感到弹性阻力（为刺中黄韧带），局部胀、重、酸感时，仍可继续针刺。一旦指下有空虚感，且病人自觉针感向双侧下肢或会阴部放射，则不得深刺，稍将针外提。施平补平泻手法。配穴，应尽量使之得气，施平补平泻手法。留针20～40分钟。每日或隔日1次，10次为一疗程，疗程间隔3～5天。

综合法

（1）取穴

主穴：分2组。一组百会、前顶、夹

脊（从受伤脊柱上2椎体至第5骶椎，旁开2寸）、环跳、承山、肾俞、承扶、殷门、昆仑；二组百会、前顶、曲池、外关、合谷、足三里、三阴交、大肠俞、阳陵泉、太冲、八风。

配穴：小便失禁加关元、气海、八髎，大便失禁加天枢、支沟。

（2）治法

以电针为主，每次取主穴一组，据症加配穴，分别在头部、四肢、背部穴通连续波，频率60～80次/分，刺激量以可耐受为度。留针30分钟。灸法：电针腹部时取关元、气海；针背部时取肾俞、大肠俞。在电针留针时用灸盒施灸30分钟，以局部潮红为度。腰及下肢穴位注射，每次取3～4穴，交替应用。药物为维生素B_1、B_{12}以及硝酸-叶菥碱，每穴0.5毫升。以上方法均每日1次，10次为一疗程，疗程间隔2～3日。

❹ 肩周炎

肩关节周围炎简称肩周炎，为肩关节周围软组织退行性炎性病变，是以肩部酸重疼痛及肩关节活动受限、强直为主要表现的临床综合征。属于中医学的"肩痹"范畴。中医学根据其发病原因、临床表现和发病年龄等特点而有"漏肩风""肩凝症""冻结肩""五十肩"之称。女性发病率高于男性。

本病的发生与慢性劳损有关，患者可有外伤史。主要病理系慢性退行性改变，多继发于肱二头肌腱腱鞘炎、冈上肌腱炎或肩峰下滑囊炎。某些患者与感染性病灶

或内分泌功能有关。如得不到有效的治疗，有可能严重影响肩关节的功能活动，妨碍日常生活。本病早期肩关节呈阵发性疼痛，常因天气变化及劳累而诱发。

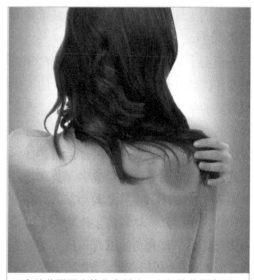

◎肩关节周围炎简称肩周炎，与慢性劳损有关，患者可有外伤史。

中医学认为，本病的病变部位在肩部的经脉和经筋。五旬之人，正气不足，营卫渐虚，若局部感受风寒，或劳累闪挫，或习惯偏侧而卧，筋脉受到长期压迫，遂致气血阻滞而成肩痹。肩痛日久，局部气血运行不畅，气血瘀滞，以致患处肿胀粘连，最终关节僵直，肩臂不能举动。

【临床表现】

本病早期以剧烈疼痛为主，功能活动尚可；后期则以肩部功能障碍为主，疼痛反而减轻。

肩周炎病人早期以肩部酸楚疼痛为主，夜间或冬季尤甚；静止时疼痛剧烈，肩活动不灵活，有强硬感，局部怕冷，然后疼痛逐渐影响到颈部及上肢，肩部受

到牵拉时，可引起剧烈疼痛。肩活动受限，甚至肩部耸起（扛肩现象），抬臂上举困难，也不能外展，不能做梳头、脱衣、叉腰等动作；掏衣裤口袋也感困难，有人甚至根本不敢活动。病初肩部肌肉常较紧张，后期则有萎缩现象。后期肩部的各种活动受到限制，肌肉萎缩明显，而疼痛反而不明显。病情迁延日久，常因寒湿凝滞、气血瘀阻导致肩部肌肉萎缩，疼痛反而减轻。一部分患者经自己的活动和锻炼，有自愈趋势，大部分患者须经有效的治疗方能恢复。

【治疗方法】

治则：疏筋通络、行气活血，针灸并用，泻法。风门，中渚，支沟，后溪，腕骨，委中。

处方：以肩关节局部取穴为主。

肩髃，肩前，肩贞，阿是穴，肩井，阳陵泉，中平穴（足三里下1寸）。

方义：局部近取肩髃、肩前、肩井、肩贞，配局部阿是穴，针刺泻法并加艾灸，可祛风散寒、疏经通络；循经远取阳陵泉能舒筋活络、通经止痛；中平穴系现代新发现的治疗肩周炎的经验效穴。诸穴远近相配，使病邪得祛，筋脉舒通，气血调和，疼痛自止。

加减：太阴经证加尺泽、阴陵泉；阳明、少阳经证加手三里、外关；太阳经证加后溪、大杼、昆仑；痛在阳明、太阳经加条口透承山。

操作：肩前、肩贞切忌向内斜刺、深刺；阳陵泉深刺或透向阴陵泉；条口透承山可用强刺激；肩部针后还可加拔火罐并

行走罐；局部畏寒发凉可加灸；余穴均按常规针刺。凡在远端穴位行钊时，均令患者活动肩部。

小贴士

（1）肩周炎患者在调护方面应该注意肩部保暖，不要受凉。

（2）经常地适当运动，可做柔软体操、太极拳等，不仅使局部血液循环畅通，还可以加强肩关节囊及关节周围软组织的功能，从而预防或减少肩周炎的加重。

（3）肩周炎发生后，最重要的是及早进行患侧主动的和被动的肩关节功能锻炼。无论是哪种活动，患人都会感到疼痛，而且肩部功能的恢复不会很快，但只要坚持下去，是可以痊愈的。

❺ 腰肌劳损

慢性腰肌劳损是由于外力经常反复地牵拉或挤压，使腰部的肌肉、韧带、筋膜、椎间盘乃至椎骨发生组织结构、理化性能的微细病变，积久成疾而出现腰痛及运动障碍，又称功能性腰痛，其中包括了臀筋膜综合征、腰椎横突综合征、棘间韧带损伤，以及腰痛广泛、固定面活动基本正常的积累性腰肌劳损。

检查患部，除局部的压痛和叩击痛以外，一般无其他阳性体征。压痛点部位的不同可以鉴别具体不同性质的劳损。

X线检查多无明显的异常发现，有时偶见骨骼的先天性畸形、椎间盘椎体内突出、椎体楔形变形、椎骨退行性变等表现。

此外，慢性腰肌劳损还需与梨状肌综合征相鉴别，后者在梨状肌部位压痛明显，并伴有干性坐骨神经痛体征。

【临床表现】

本病的主要症状为腰痛，疼痛多弥散而不固定，轻者仅感腰部不适或隐痛，或长时间处于某一姿势而感腰痛发作，变换姿势，稍加活动或休息则立感轻松。按压、叩击腰部，其疼痛亦可减轻。重者则腰痛持续，时轻时重，甚至可向臀部及股后部放射。站立时间稍久则痛甚，需挺腰或两手撑扶臀部，或坐卧片刻，症状方可减轻，并感腰部僵硬，活动受限。过于疲劳、受寒着凉都可使症状加剧。

臀筋膜综合征在臀上部臀上皮神经出口处当有压痛，腰板横突综合征则于第三腰椎横突处有明显的压痛，局封可使之消失，棘间韧带损伤可在棘突间有压痛点，在前屈位时加重。

【治疗】

主穴：肾俞、大肠俞、腰阳关、上髎、委中、阳陵泉、昆仑。

配穴：臀筋膜综合征：环跳、居髎、

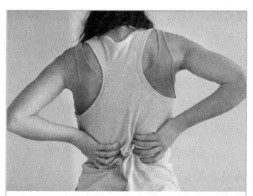

◎慢性腰肌劳损是由于外力经常反复地牵拉或挤压，积久成疾而出现腰痛及运动障碍。

压痛点；腰椎横突综合征：压痛点、气海俞；棘间韧带损伤：相应节段夹脊穴；梨状肌综合征：梨状肌中部之压痛点、秩边、居髎。

❻ 急性腰扭伤

急性腰扭伤指腰部因过度劳损或外伤而引起的关节周围的肌肉、肌腱、韧带、血管等软组织损伤，受伤部位以肿胀疼痛、关节活动障碍为主要表现的病症。但无骨折、脱臼、皮肤损伤。一般症状于扭伤后数小时至数日内加重。

【治疗】

体针（之一）

（1）取穴

主穴：水沟（或左右旁开1厘米处）、后溪（或睛明）、腰痛穴。

配穴：委中、命门、阳关、大肠俞、合谷。

腰痛穴位置：手背，指总伸肌腱两侧，腕背横纹下1寸处，一手两穴。

（2）治法

一般仅取主穴，效果不理想时加配穴，均按损伤部位选穴。腰脊正中损伤：水沟，直刺1~2分，反复捻转，持续2分钟；或水沟旁开1厘米处，左手拇、食指将患者上唇捏住，右手以2寸毫针，从左侧进针，对侧出针，来回拉动强刺激5~10秒。在上述针刺同时，医者站于患者身后，紧扶患者腰腹交界处（章门、京门穴附近），帮助其活动腰部20次，如前俯后仰，左右旋转等。腰软组织损伤（面积较小者）：后溪，取对侧或痛侧，往合谷方向进针，亦可由合谷透至后溪，深刺1～1.5寸，大幅度捻转提插，强刺激2分钟；或睛明，取痛侧，针入0.5～1.0寸（宜缓慢进针，防止损及血管），得气后轻轻捻转，不可提插捣针。同时，亦如上法活动其腰部。腰软组织损伤（面积较大，痛引胁肋者）：腰痛穴，取对侧，两针均向掌心斜刺，深0.8～1.0寸，得气后，大幅度捻转提插，强刺激2分钟。并按上法活动其腰部。上述均留针15分钟，运针1～2次。

如尚有余痛或疼痛减轻不明显，深刺大肠俞，激发针感放射至足跟，委中刺血，命门、阳关及腰部压痛最明显处，针后加拔罐。

体针（之二）

（1）取穴

主穴：委中、阿是穴。

配穴：华佗夹脊、肾俞、志室、腰眼。

阿是穴位置：腰背部压痛点在腹部之对应处即是。如压痛点在督脉，即在任脉与痛点对应处取穴。

（2）治法

先嘱患者俯卧硬板床上，双手置于头上部，术者双手拇、食指，在腰骶椎间及两侧腰肌逐一按压，查出压痛点。脊正中损伤：医者用右手掌根放于压痛点处，左手迭于右手光背上，轻轻按揉，乘患者呼气时，用力猛按一至三下。然后先针委中，深刺至1.5寸，捻转提插使针感传至足；继针华佗夹脊（取痛点二侧之夹脊穴）和阿是穴，均泻法不留针。腰软组织

损伤：委中，针法同上；阿是穴，施泻法；酌选配穴，深刺，平补平泻。亦不留针。每日1次。

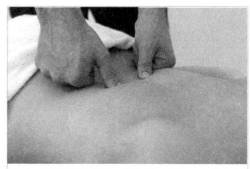

◎体针疗法进针之前，应先用双手拇、食指在患者腰骶椎间及两侧腰肌逐一按压，查出压痛点。

头针

（1）取穴

主穴：枕上正中线，枕上旁线。

配穴：阿是穴。

阿是穴位置：腰部压痛点（下同）。

（2）治法

上述穴位均取。先针主穴，用28～30号1.5寸长之毫针。正中腰痛以枕上正中线为主，两侧腰痛以枕上旁线为主，交叉取穴。针向下斜刺1寸左右，深度以达到帽状腱膜为主度，并要求产生一定针感（多为酸、痛、胀），然后持续捻针2～3分钟，捻转频率控制在100～150次/分，捻转角度控制在360～720度。同时令病人作腰部前屈、后伸、左右侧弯及旋转运动，留针20～30分钟。如症状未完全缓解，可再捻针2～3分钟。并在阿是穴针刺，得气后提插捻转2分钟，使出现较强烈的针感，不留针或留针10分钟。为巩固疗效，头针可留1～2小时，或让病人带回家中自行取出。

指针加艾灸

（1）取穴

主穴：阿是穴。

（2）治法

以拇指腹按压阿是穴，由轻渐重，患部有酸胀得气感后持续1～2分钟，并缓慢放松，反复5～7次后施以插法，亦由轻到重，得气后持续1/2～1分钟并缓慢放松，配合指揉法。然后施隔姜灸4～6壮，灸毕于局部回旋揉动片刻。每日1～2次。

耳针

（1）取穴

主穴：腰痛点、阿是穴。

配穴：腰骶椎、神门、肾、交感、内分泌。

腰痛点位置：在对耳轮上脚与对耳轮下脚起始部的突起下方处。

阿是穴位置：对耳轮正中压痛点。

（2）治法

主穴取1穴以0.5～1寸28号毫针进针后迅速捻转，患部有酸胀、烧灼感时活动腰部，10～30分钟后起针。余穴用王不留行籽敷贴，嘱患者每日按压3～4次，每次每

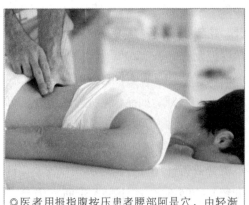

◎医者用拇指腹按压患者腰部阿是穴，由轻渐重，然后施以插法和隔姜灸法。

穴按压5～6下，隔日换药1次。

❼ 踝关节扭伤

在外力作用下，关节骤然向一侧活动而超过其正常活动度时，引起关节周围软组织如关节囊、韧带、肌腱等发生撕裂伤，称为关节扭伤。轻者仅有部分韧带纤维撕裂、重者可使韧带完全断裂或韧带及关节囊附着处的骨质撕脱，甚至发生关节脱位。关节扭伤日常最为常见，其中以踝关节最多，其次为膝关节和腕关节，其病因多由剧烈运动或持重过度、跌仆、牵拉以及过度扭转，使受外力的关节超越正常活动范围而引起的关节周围软组织损伤，经气运行受阻，气血瘀滞而致局部肿痛，甚至关节活动受限。

【临床表现】

扭伤部位肿胀疼痛，皮肤呈现红、青、紫等色。新伤局部微肿、肌肉压痛，表示伤势较轻；如红肿、疼痛较甚，关节屈伸不利，表示伤势较重。陈伤一般肿胀不明显，常因风寒湿邪侵袭而反复发作。扭伤部位常发生于颈、肩、肘、腕、腰、髀、膝、踝等处。

【治疗方法】

治则：通经活络、消肿止痛，针刺为主（陈伤者可灸），泻法。

处方：以局部和邻近取穴为主。

颈部：大椎、天柱、风池、后溪。

肩部：肩髃、肩髎、臑俞、肩贞。

肘部：曲池、小海、天井、少海。

腕部：阳池、阳溪、阳谷、外关、大陵。

腰部：肾俞、腰阳关、腰眼、委中。

髋部：环跳、秩边、居髎、承扶。

膝部：膝眼、鹤顶、梁丘、阳陵泉、膝阳关。

踝部：解溪、昆仑、申脉、照海、丘墟。

方义：以扭伤部位局部及邻近取穴为主，可有效地发挥疏通经络、行气活血、消肿止痛的作用，使患处损伤组织功能恢复正常。

加减：各部扭伤均可加阿是穴；颈部和腰脊扭伤可加相应夹脊穴。

操作：各腧穴按常规操作；在远端部位行针时，应配合做扭伤部位的活动；陈旧性损伤可在针刺的基础上加灸。

小贴士

（1）针灸治疗软组织扭挫伤效果良好。受伤后适当限制扭伤局部的活动，避免加重损伤。

（2）扭伤早期应配合冷敷止血，然后予以热敷，以助消散。

（3）急性期不宜勉强活动腰部，而宜休息。

（4）病程长者要注意局部护理。运动宜适度，避免再度扭伤。局部要注意保暖，避免风寒湿邪的侵袭。

❽ 落枕

落枕是指急性单纯性颈项强痛，活动受限的一种病症，系颈部伤筋。轻者4~5日自愈，重者可延至数周不愈；如果频繁发作，常常是颈椎病的反应。

落枕属于西医的颈肌劳损、颈项纤维组织炎、颈肌风湿病、枕后神经痛、颈椎肥大等病。

【病因病机】

睡眠姿势不正，或枕头高低不适，或因负重颈部过度扭转，使颈部脉络受损；或风寒侵袭颈背部，寒性收引，使筋络拘急；颈部筋脉失和，气血运行不畅，不通而痛。颈项侧部主要由手三阳和足少阳经所主，因此，手三阳和足少阳筋络受损，气血阻滞，为本病的主要病机。

【临床表现】

主症：颈项强痛，活动受限，头向患侧倾斜，项背牵拉痛，甚则向同侧肩部和上臂放射，颈项部压痛明显。

本病属手三阳和足少阳经筋证；兼见恶风畏寒者，为风寒袭络；颈部扭伤者，为气血瘀滞。

【治疗】

（1）基本治疗

治法：调气止痛，舒筋通络。以局部阿是穴及手太阳、足少阳经穴为主。

主穴：落枕穴、阿是穴、肩井、后溪、悬钟。

配穴：风寒袭络者，加风池、合谷；气血瘀滞者，加内关及局部阿是穴点刺出血；肩痛者，加肩髃、外关；背痛者，加天宗。

操作：毫针泻法。先刺远端穴落枕、后溪、悬钟，持续捻转，嘱患者慢慢活动颈项，一般疼痛可立即缓解。再针局部的腧穴，可加艾灸。

方义：落枕穴是治疗本病的经验穴。

手太阳、足少阳循行于颈项侧部，后溪、悬钟分属两经腧穴，与局部阿是穴合用，远近相配，可疏调颈项部经络气血，舒筋通络止痛。

（2）其他治疗

刺络拔罐法：取风池、肩井、阿是穴，以三棱针点刺穴位出血，再拔火罐10～15分钟即可。

耳针法：选颈、颈椎、神门。毫针中等刺激，持续运针时嘱患者徐徐活动颈项部。

小贴士

针灸治疗本病疗效极好，常立即见效，针后可配合推拿和热敷。

睡眠时应注意枕头的高低要适度，避免风寒。

中老年人反复出现落枕时，应考虑可能是颈椎病。

❾ 腰痛

腰痛又称"腰脊痛"，是以自觉腰部疼痛为主症的一类病症。本证常见于西医的腰部软组织损伤、肌肉风湿、腰椎病变及部分内脏病变。

【病因病机】

病因主要与感受外邪、跌扑损伤和劳欲太过等因素有关。感受风寒，或坐卧湿地，风寒水湿之邪浸渍经络，经络之气阻滞；或长期从事较重的体力劳动，或腰部闪挫撞击伤未全恢复，经筋、络脉受损，瘀血阻络；上述因素可导致腰部经络气血阻滞，不通则痛。素体禀赋不足，或年老精血亏衰，或房劳过度，损伐肾气，"腰为肾之府"，腰部脉络失于温煦、濡养，可产生腰痛。

腰部从经脉循行上看，主要归足太阳膀胱经、督脉、带脉和肾经（贯脊属肾）所主，故腰脊部经脉、经筋、络脉的不通和失荣是腰痛的主要病机。

【辨证】

主症：腰部疼痛。

疼痛在腰脊中部，为督脉病症；疼痛部位在腰脊两侧，为足太阳经证；腰眼（肾区）隐隐作痛，起病缓慢，或酸多痛少，乏力易倦，脉细者，为足少阴经证，即肾虚腰痛。

兼见腰部受寒史，值天气变化或阴雨风冷时加重，腰部冷痛重着、酸麻，或拘挛不可俯仰，或痛连臀腿者，为寒湿腰痛；腰部有劳伤或陈伤史，劳累、晨起、久坐加重，腰部两侧肌肉触之有僵硬感，痛处固定不移者，为瘀血腰痛。

【治疗】

（1）基本治疗

治法：活血通经。以局部阿是穴及足太阳经穴为主。

主穴：腰眼、阿是穴、大肠俞、委中。

配穴：寒湿腰痛者，加腰阳关；瘀血腰痛者，加膈俞；肾虚腰痛者，加肾俞、命门、志室。

操作：主穴均采用泻法。寒湿证加艾灸；瘀血证加刺络拔罐；肾虚证配穴用补法，肾阳虚加灸法。

方义：腰眼、阿是穴、大肠俞。可

疏通局部经脉、络脉及经筋之气血，通经止痛。委中为足太阳经穴，"腰背委中求"，可疏调腰背部膀胱经脉之气血。

（2）其他治疗

皮肤针法：选择腰部疼痛部位，用梅花针叩刺出血，加拔火罐。适用于寒湿腰痛和瘀血腰痛。

耳针法：取患侧腰骶椎、肾、神门，毫针刺后嘱患者活动腰部；或用揿针埋藏或用王不留行籽贴压。

男科疾病

❶ 阳痿

阳痿是指青壮年时期，由于虚损、惊恐或湿热等原因，使宗筋失养而弛纵，引起阴茎萎弱不起，临房举而不坚的病症。

西医学的性神经衰弱，内分泌机制紊乱，生殖器官神经性损害，海绵体炎，睾丸炎以及某些慢性疾病表现以阳痿为主者，可参考本篇施治。

【病因病机】

本病由房劳纵欲过度，久犯手淫，以致精气虚损，命门火衰，引起阳事不举；或思虑忧郁，伤及心脾，惊恐伤肾，使气血不足，宗筋失养而导致阳痿；亦有湿热下注，宗筋受灼而弛纵者，但为数较少。

【辨证】

主症：阳事不举，不能进行正常性生活。

阴茎勃起困难，时有滑精，头晕耳鸣，心悸气短，面色㿠白，腰酸乏力，畏寒肢冷，舌淡白，脉细弱，为虚证；如阴茎勃起不坚，时间短暂，每多早泄，阴囊潮湿、臊臭，小便黄赤，舌苔黄腻，脉濡数，为实证。

【治疗】

（1）基本治疗

治法：补益肾气。以任脉、足太阴经及背腧穴为主。

主穴：关元、三阴交、肾俞。

配穴：肾阳不足者，加命门、太溪；肾阴亏虚者，加复溜；心脾两虚者，加神门、脾俞、足三里；惊恐伤肾者，加志室、胆俞；湿热下注者，加会阴、阴陵泉；气滞血瘀者，加太冲、血海、膈俞；失眠或多梦者，加内关、神门、心俞；食物缺乏者，加中脘、足三里；腰膝酸软者，加命门、阳陵泉。

操作：主穴用毫针补法。可用灸。针刺关元针尖略向下斜刺，使针感向前阴放散。

方义：本病主要为肾气虚衰，肾虚宗筋弛缓，阳事不举。关元为元气所存之处，补之使真元得充，恢复肾之作强功能。三阴交为足三阴经交会穴，补益肝肾，健运脾土。肾俞以培补肾气。

（2）其他治疗

耳针法：选精宫、外生殖器、睾丸、内分泌、皮质下、神门。每次以2~3穴，中等刺激，留针15分钟，每日或隔日1次。或用揿针埋藏或用王不留行籽贴压。

穴位注射法：选关元、三阴交、肾俞、足三里。可以鹿茸精、胎盘组织液、黄芪注射液、当归注射液、丙酸睾酮5毫克或维生素B150毫克，每次每穴注入药液0.5~1.0毫升，隔日1次。

小贴士

（1）针灸对原发性阳痿可获满意疗效，对继发者，应治疗原发病。

（2）配合心理治疗，予以精神疏导，消除其紧张心理。

❷ 遗精

遗精是指不因性生活而精液遗泄的病症，因梦而泄称"梦遗"；无梦或清醒时精液自行流出为"滑精"。梦遗多因相火妄动，其证属实；滑精多为肾虚，精关不固，其证属虚。青壮年偶有遗精，过后无其他症状者，多属精满自溢现象，不需治疗。

【病因病机】

本病多由情志失调，或劳伤过度，或饮食不节，湿热下注等，使肾气不能固摄

而致遗精。若劳神太过，思慕不已，心火亢盛，肾阴暗耗，心肾不交，引动相火，扰动精室，可致遗精；若嗜食甘肥辛辣，蕴湿生热，湿热下移，淫邪发梦，精室不宁，导致遗精；若恣情纵欲，房室无度，或梦遗日久，或频犯手淫，以致肾气虚惫，阴虚则虚火妄动，精室受扰，阳虚则封藏失职，精关不固，均可导致遗精。

【辨证】

主症：每周两次以上，或一日数次，在睡梦中发生遗泄，或在清醒时精自滑出，并有头昏，耳鸣，精神萎靡，腰酸腿软等。

兼见少寐多梦，梦则遗精，小便短赤，精神不振，体倦乏力，善恐健忘，头晕目眩，心中烦热，心悸，口干，舌红，脉细数者，为心肾不交；遗精频作，或尿时少量精液外流，小便热赤混浊，或尿涩不爽，口苦或渴，心烦少寐，口舌生疮，大便臭溏，后重不爽，或见脘腹痞闷，恶心，苔黄腻，脉濡数者，为湿热下注；遗精频作，甚至滑精，头晕目眩，面色少华，腰膝酸软，耳鸣健忘，失眠，畏寒肢冷，舌淡苔薄，脉沉细者，为肾精亏损，精关不固。

【治疗】

治法：益肾固摄。以任脉、足太阴及背腧穴为主。

主穴：关元、三阴交、志室。

配穴：心肾不交者，加心俞、神门、内关、太溪；湿热下注者，加阴陵泉；肾精亏损者，加肾俞、太溪；失眠者，加神门、厉兑；头昏者，加百会；自汗者，加

阴郄、足三里；少气者，加灸肺俞。

操作：主穴用毫针补法。

方义：关元为足三阴经与任脉交会穴，是人体元气的根本，用以振奋肾气。三阴交乃足三阴经之交会穴，补益肝肾。志室又名精宫，固精收涩。

小贴士

针灸治疗遗精效果较好，由于某些器质性疾病引起者，须同时治疗原发病。

针灸治疗的同时，应指导患者消除心理负担，克服诱发遗精因素，讲究精神卫生，建立良好的生活习惯，坚持适当的体育锻炼。

---

❸ 精子缺乏症

也称精液异常症，包括精子总数减少、精子活动力低下以及畸形精子数增高等。另外，精液量过多或过少，精液黏度过大，不液化和酸碱度异常等影响精子的运动和生存的症候，也包括在内。它是男性不育的主要原因。现代西医学，主要采用激素或某些药物治疗，但疗效并不令人满意。

【治疗】

针灸（之一）

（1）取穴

主穴：分2组。一组大赫、曲骨、三阴交、中极、关元；二组八髎、肾俞、命门。

（2）治法

每次取1组，隔日交替轮用。第1组，先针大赫、曲骨、三阴交，得气后，施轻刺激补法，留针。即在关元、中极二穴行隔姜灸，灸3壮，艾炷大小以灸区出现红晕为度；第2组先针八髎，得气后，灸肾俞、命门，亦为3壮。留针15～20分钟，留针期间，每隔5～10分钟运针1次。15次为一疗程，未愈者停针5～7天后，继续下一疗程。

针灸（之二）

（1）取穴

主穴：分2组。一组气海、关元、三阴交；二组肾俞、次髎、太溪。

配穴：中极、足三里、照海、命门。

（2）治法

主穴每次选一组，两组交替轮用。酌配辅穴。针下腹部穴，直刺或针芒略向下，提插为主，反复探寻，使针感下传；背部穴直刺0.8～1寸左右，以捻转为主施以补法，并插上2厘米长之艾条段，点燃，施温针。三阴交、太溪，针芒向上，以右手拇指按压该穴下方，使针感上传；足三里、照海，直刺施以平补平泻之法。留针15～20分钟。取针后，腹部及下肢穴可轮流用艾条按雀啄法薰灸，约15分钟，以局部潮红为度。每日或隔日1次，10次为一疗程，疗程间休息5～7天。

针灸（之三）

（1）取穴

主穴：分2组。一组关元、足三里；二组肾俞、三阴交。

配穴：太溪、八髎、中极、血海。

（2）治法：

每日选一组，关元配足三里，肾俞配三阴交，交替轮用。关元直刺或向下斜

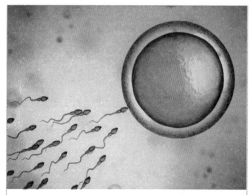

◎足量的健康精子是成功受孕的基础，精子缺乏症是男性不育的主要原因。

刺1～1.5寸，肾俞向脊椎方向斜刺1.5寸。足三里、三阴交直刺1.5～2寸，各穴皆行提插捻转补法，留针15～20分钟，每隔5分钟左右运针1次。偏阳虚加灸肾俞、关元；偏阴虚者补太溪；痰湿瘀血加八髎、中极、血海，行泻法。每日针灸1次，连续治疗25日间歇5天，3个月为一疗程，一般治疗1～3个疗程。

❹ 射精不能症

射精不能症通常是指阴茎虽然能正常勃起和性交，但就是达不到性高潮和获得性快感，不能射出精液；或是在其他情况下可射出精液，而在阴道内不射精。两者统称为不射精症。由于这种病主要见于青壮年。目前，现代西医学对射精不能症，特别对功能性射精不能症除心理治疗外，尚无理想方法。

【治疗】

针灸（之一）

（1）取穴

主穴：曲骨（或关元）、阴廉、大敦。

配穴：体虚加足三里、肾俞；失眠加三阴交、百会。

（2）治法

主穴每次取3穴，曲骨或关元穴，深刺以出现电击感至龟头为宜，阴廉以局部酸胀即可，留针30分钟（包括温针10～15分钟）。大敦穴采用雀啄灸法，灸5分钟。配穴，据症而取，快速进针，得气后施捻转1～2分钟，针感弱者可采取慢搓手法，促使感应强烈，针15～20分钟。每日针灸1次，10～15次为一疗程，停针3～5天后，再行下一疗程。

针灸（之二）

（1）取穴

主穴：分2组。一组中极、太溪、关元；二组肾俞、次髎、命门。

（2）治法

每次一组，两组交替轮用。中极、太溪和肾俞、次髎，先予以针刺，轻刺激捻

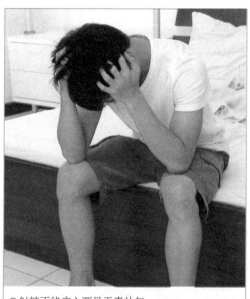

◎射精不能症主要见于青壮年。

转补法，待病人有酸、胀、麻后，再灸关元穴或命门穴。用隔姜灸法，灸3壮。灸毕取针。每日1次，15次为一疗程。如疗效不显，可停3~5天后再针灸一疗程。

⑤ 前列腺炎

慢性前列腺炎是前列腺长期慢性充血所造成的以症状复杂、病程迁延、顽固难愈、容易复发，且可造成男性不育、性功能障碍而严重影响患者生活质量，使其精神与肉体遭受极大折磨的一种发病率非常高且让人十分困惑的成年男性疾病。

慢性前列腺炎当属于中医学的"精浊""劳淋""白淫""淋""浊""遗精""早泄"等范畴。临床常表现为湿、毒、瘀、虚之症。其病因病机主要为外感毒热之邪留恋不去，或性事不洁，湿热留于精室，精浊混淆，精离其位；或相火旺盛，所愿不遂或忍精不泄，肾火郁而不散，精离之位；或房事过度，以竭其精，精室空虚，湿热乘机袭入精室，精被所逼，不能收藏，使湿热蕴结下注膀胱化为白浊；肾气亏虚，瘀血阻滞，肾火郁而不散，或湿热久滞不除，精道气血瘀滞故迁延难治。

患者一般有尿道炎、尿道梗阻、尿路感染以及前列腺炎病史。临床以尿频、尿急、尿痛，排尿时尿道不适或灼热等尿路刺激症状；排尿后和便后常有白色分泌物自尿道口流出；有时可有血精，性功能障碍，睾丸及腹股沟、腰骶、会阴疼痛酸胀不适，但查体又无其他异常发现的临床主症。通过肛诊可以摸到患者前列腺有轻度增大，表面软硬不均，有轻压痛；有的患者前列腺表面可触及硬节样凸起，但并不坚硬（这是纤维化的一种表现），中央沟存在。实验室做包括前列腺液常规检查、尿液和前列腺液的分段定位培养，前列腺液pH值测定对确诊有帮助。必要时可行尿道内窥镜检查、膀胱测压等，以进一步了解其他部位存在的病变。

采用针灸治疗慢性前列腺炎不但可大大减少西药内服给患者带来的诸多副作用、依赖性和由于前列腺本身的解剖、生理、病理的特殊性是药物极不容易渗透到腺体内致使前列腺感染得不到有效控制的不足，且效果显著。

【治疗】

选取秩边、水道、关元、中极、曲骨。

令患者排空小便后取仰卧位将小腹部充分暴露，常规消毒后毫针直刺关元、中

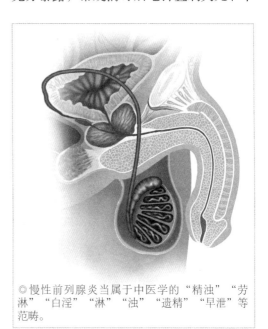

◎慢性前列腺炎当属于中医学的"精浊""劳淋""白淫""淋""浊""遗精""早泄"等范畴。

极穴各1寸，施小幅度捻转提插手法以患者龟头或尿道口出现酸胀感为度。每隔10分钟加强手法一次。

取新鲜生姜切成厚约5毫米的片，在其中间用粗毫针刺几个针眼，平放于曲骨穴上，将纯艾绒用手捏成如小花生米大小的艾炷放于姜片上，用线香从艾炷顶端点燃令其自燃成艾灰后，换另一鲜姜片再放相同纯艾炷同法施灸（在灸治过程中如果患者有灼烫感马上换新的姜片，防止烫伤患者）。针灸50分钟后起针去掉姜片患者换取俯卧位取7寸长毫针从一侧秩边穴处针身与患者躯体矢状面呈20度角进针，水平面平行方向透刺至水道穴，施以小幅度提插捻转手法1分钟许以患者觉会阴部、睾丸部、小腹部有酸麻胀感为度，留针30分钟并隔10分钟加强手法一次。隔日针灸治疗一次，15次一疗程。

方中秩边为足太阳膀胱经穴，膀胱经与肾经互为表里，其内行线与前列腺有着密切的关联，针刺秩边可以激发经气，既有助于前列腺生精、藏精、泻精的作用，也可以疏通经脉、行气止痛。水道为足阳明胃经穴，《针灸甲乙经》言："三焦约，大小便不通，水道主之。"秩边透刺水道能是局部气血旺盛、脉络通畅。关

元属任脉，别名三结交、下纪、次门、丹田、大中极，是足三阴、任脉之会穴；小肠募穴，有培补元气、导赤通淋、强壮的作用。中极属任脉，为足太阳膀胱经的募穴，《针灸甲乙经》载本穴是足三阴与任脉之会，擅长小便不利、遗溺不禁、阳痿、早泄、遗精、白浊等生殖器和泌尿系疾病。曲骨属任脉，系足厥阴肝经与任脉之会，有通利小便、调经止痛、补肾利水、理气活血之功效。诸穴共用再配合导气至病所的针刺手法，是患者自觉前列腺部、睾丸部、尿道部、会阴部均有发胀、发热、舒快感更是提高疗效的关键。

小贴士

对于急性的泌尿生殖系统感染，如急性前列腺炎、急性附睾炎、急性精囊炎等，应给予积极彻底治疗，防止其转为慢性前列腺炎。

调节性生活，不要频繁手淫，并应注意性生理卫生，以防止前列腺的过度充血及生殖器官感染的发生。

注意生活起居，养成良好生活习惯，防止过分疲劳，忌烟酒，不吃辛辣刺激性食物。多饮水，不憋尿保持尿路通畅，有利于前列腺分泌物的排出。

妇科疾病

❶ 痛经

痛经系指妇女正值经期或经行前后，出现周期性的小腹疼痛，或痛引腰骶，甚至剧痛晕厥者。其主要临床表现为，月经期1~2天开始时疼痛逐步或迅速加剧，行经第1天达高峰，呈阵发性痉挛性下腹和腰骶部绞痛，重者可出现脸色发白、出冷

汗、全身乏力，四肢厥冷乃至晕厥等。痛经可分继发性和原发性两类，针灸主要用于原发性痛经。

针灸治疗痛经方法颇多，而且疗效好、见效快、简便，病人治疗的同时不影响工作生活，治疗用不仅有即时止痛效果，而且能预防痛经发作，避免长期服用镇痛药所产生的毒副作用。

【治疗】

体针

（1）取穴

主穴：分2组。一组承浆、大椎；二组十七椎下、阿是穴。

配穴：承山、三焦俞、肾俞、气海俞。

阿是穴位置：下腹部压痛点。

（2）治法

主穴每次取一组，效不显时加用或改用配穴。承浆穴，以28号1寸针向下斜刺5分，待患者有针感后，快速行提插捻转手法约30分钟，留针30分钟，每隔10分钟行针1次。大椎穴将针刺入皮下，向深部缓慢进针，使针感向背部下方传导，亦留针30分钟。十七椎下，以28号1.5～2寸针快速刺入皮下后，针尖定位于第五腰椎棘突下，向下斜刺捻转提插，针感要求向下达子宫，并朝会阴方向放射，待剧痛缓解后可根据症情，持续提插捻转行针5～10分钟，予以留针30分钟。阿是穴用艾卷作温和灸，距离以局部温热不灼烫皮肤为度。承山穴双侧均取，以6寸毫针速刺入皮，缓慢匀速捻转进针，以有强烈针感为度，留针15～30分钟。其他穴位，亦

用提插捻转，使针感扩展到小腹部，留针15分钟。上法每日1次，不计疗程，以愈为期。

体针（之二）

（1）取穴

主穴：按证型分3组。一组气滞血瘀：中极、气海、三阴交；二组气血两虚：血海、关元、足三里、脾俞；三组寒湿凝滞：命门、带脉、归来、地机。

配穴：肾俞、次髎、地机、天枢。

（2）治法

据所辨之证型取主穴，酌加配穴。用28号2寸长之毫针，迅速破皮，然后沿皮下刺入1.5寸。针刺的方向，四肢穴均向上，腹背部穴均向下。然后施行提插加小捻转的补泻行针手法，气滞血瘀型用泻法，寒湿凝滞型用平补平泻手法，气血两虚型用补法。但刺激手法宜轻。留针20～30分钟，每隔3～5分钟运针1次。

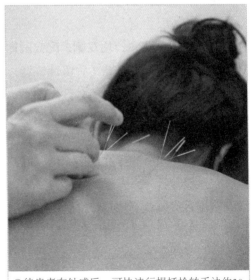

◎待患者有针感后，可快速行提插捻转手法约30分钟。

针后、关元、足三里及归来可以艾卷作温和灸15分钟。每日1次，不计疗程，以愈为期。

皮肤针

（1）取穴

主穴：行间、公孙、隐白、太冲、关元、三阴交。

（2）治法

主穴均取。常规消毒后，用七星针以腕力进行弹刺，刺时要求落针要稳、准，针尖与皮肤保持垂直。每分钟叩刺70～90次。每穴叩刺约1分钟，中等强度刺激，以局部微出血为度。于每次月经来潮前3天治疗，每日1次，3次为一疗程，观察3个疗程（三个月）。

温针

（1）取穴

主穴：太冲、足三里、三阴交、内关、肾俞。

配穴：关元、命门。

（2）治法

主穴每次取二穴，均双侧，配穴酌加1穴。以28号毫针针刺得气后留针，选一

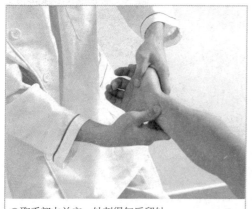

◎取手部内关穴，针刺得气后留针。

对主穴行温针。其方法为：用薄铁皮卷成高3～5厘米，直径2～4厘米圆筒，在筒壁上穿5～7排孔，每排8～10孔，在筒下端1.5厘米处作一铁箅内装满艾绒。先将鲜姜片中间穿孔套于针体贴于皮肤上，点燃筒下端艾绒套在针体上，并行固定，随时从底部用吸球打气助燃。当皮肤有灼热感时再加姜生片垫上，保持筒内一定温度。于月经来潮3～5日行第1次温针，以后每周1次，3次为一疗程。

电针

（1）取穴

主穴：中极、关元、曲骨、三阴交、血海。

配穴：太冲、地机、商丘、足三里、合谷。

（2）治法

以主穴为主，如效果不显，加用或单纯改用配穴。主穴之前面四穴用28号毫针刺之得气后，连接电针仪，用连续波，频率为200次/分，强度以患者能耐受为度。红外线照射曲骨穴。每次均为30分钟。配穴亦施以电针，方法同上。每日1次。

皮肤针加艾灸

（1）取穴

主穴：胸椎9～腰椎3之督脉段。

（2）治法

患者取俯卧位，常规消毒后用七星针作中等度叩刺，3～5遍，之后用艾条作温和灸10～15遍，最后用艾条雀啄灸法从上向下依次在主穴每一椎体棘突下各灸5分钟，以不烫伤皮肤为度。每日2次，6日为一疗程。

2 闭经

经闭，俗称闭经。女子年逾16周岁，月经尚未来潮，或月经周期已建立后又中断6个月以上或月经停闭超过3个月经周期者，称闭经。前者称原发性闭经，后者称继发性闭经。至于青春期前、妊娠期、哺乳期以及绝经期的闭经都属生理现象。另一种分类法是根据闭经的原因，按部位分为全身性疾病所致的闭经、下丘脑－垂体性闭经、肾上腺皮质功能失调性闭经、甲状腺功能失调性闭经、子宫性闭经、卵巢功能失调性闭经以及使用避孕药后所致的闭经。

中医学认为月经的产生是脏腑。气血、天癸、冲任协调作用于胞宫的结果。肾、天癸、冲任、胞宫是产生月经的主要环节，其中任何一个环节发生障碍都可导致闭经。

【病因病机】

经闭多由素体气虚，肾气未充，或多产堕胎，耗伤精血；或失血过多等均可导致血海空虚，而产生经闭。七情内伤，肝失疏泄，肝气郁结，气结则血滞，或脾失健运，痰湿内盛，阻于冲任；或饮冷受寒，血为寒凝，冲任阻滞不通，胞脉闭阻而致闭经。基本病理分为虚、实两类，实者主要有瘀滞与寒凝，虚者主要有血虚与肾虚。病位主要在肝，与脾、肾有关。

【临床表现】

主症：年过16周岁而月经尚未来潮，或以往有过正常月经，现停止月经在三个周期以上。

兼见月经超龄未至，或先经期错后，月经逐渐稀发，渐至经闭，属血枯经闭。头晕耳鸣，口燥咽干，腰膝酸软，五心烦热，潮热盗汗，舌红苔少，脉弦细者，为肝肾不足；头晕目眩，心悸气短，食物缺乏，神疲肢倦，舌淡苔薄白，脉沉缓者，为气血亏虚。兼见已往月经正常，骤然经闭不行，伴有腹胀刺痛等实象，属血滞经闭。情志抑郁，或烦躁易怒，胸胁胀满，小腹胀痛拒按，舌质紫暗或有瘀斑，脉沉弦者为气滞血瘀；经闭，小腹冷痛，形寒肢冷，喜温暖，苔白，脉沉迟者为寒凝。形体肥胖，胸胁满闷，神疲倦怠，白带量多，苔腻，脉滑者为痰湿阻滞。

【治疗】

（1）血枯经闭

治法：养血调经。以任脉、足阴明经穴为主。

主穴：归来、关元、足三里、脾俞。

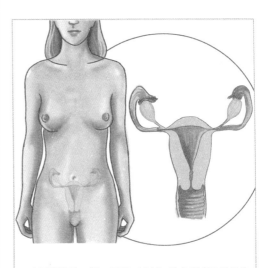

◎中医学认为，肾、天癸、冲任、胞宫是产生月经的主要环节，其中任何一环发生障碍都可导致闭经。

配穴：气血不足者，加气海、血海、脾俞、胃俞；肝肾不足者，加肝俞、肾俞；心悸者，加内关；潮热盗汗者，加太溪；纳呆者，加中脘。

操作：毫针补法，可施灸。

方义：关元为任脉与足三阴经交会穴，可补下焦真元而化生精血。足三里、归来为胃经穴，补脾胃而化生气血。血海充盈，则月事以时下。

（2）血滞经闭

治法：活血调经。以任脉、足太阴经、足阳明经穴为主。

主穴：中极、三阴交、归来。

配穴：气滞血瘀者，加血海、太冲；痰湿阻滞者，加阴陵泉、丰隆；寒凝者，加命门、腰阳关、神阙；胸胁胀满者，加内关。

操作：毫针泻法，寒湿凝滞者可施灸法。

方义：中极为任脉穴，能调补冲任，疏通下焦。三阴交、归来，通胞脉而调和气血。气调则血行，冲任调达，经闭自可通。

小贴士

（1）经闭者首先要注意做早期妊娠的鉴别。

（2）本病有功能性或器质性疾病所致，又有生殖系统疾病或全身性疾病，或先天发育不全所致之分，针灸效果各不一样。因此，必须进行认真检查，以明确发病原因，采取相应的治疗措施。

（3）保持心情舒畅，加强体育锻炼，增强体质，劳逸结合及生活起居有规律。

---

❸ 缺乳

产后乳汁分泌甚少，不能满足婴儿需要称为"缺乳"，亦称乳少。本证不仅可出现于产后，在哺乳期亦可出现。

【病因病机】

乳汁由气血化生，赖于肝气的疏泄与调节。缺乳的主要病机为乳汁生化不足或乳络不畅。常见病因有气血虚弱，肝郁气滞，痰浊阻滞。素体气血亏虚，或孕期、产后调摄失宜，则乳汁化生乏源；或产后情志不遂，肝气郁滞，则乳汁不通；或素体肥胖，痰湿内盛，或产后膏粱厚味，脾失健运，痰湿阻滞乳络，遂至缺乳。从经络循行上讲，胃经过乳房，中医有"乳头属肝，乳房属胃"之说，因此，本病主要与肝、胃有关。

【临床表现】

主症：产后没有乳汁分泌，或分泌量甚少，或在产褥期、哺乳期乳汁正行之际，乳汁分泌减少或全无。

兼见乳汁清稀，乳房柔软无胀感，面色苍白，唇甲无华，神疲乏力，食少便溏，舌淡，苔薄白，脉虚细者，为气血不足；兼见产后乳汁不行或乳少，乳房胀满疼痛，乳汁质稠，甚至身有微热，情志抑郁，胸胁胀闷，脘痞食少，舌红或正常，苔薄黄，脉弦者，为肝气郁滞。

【治疗】

治法：调理气血，通络下乳。以足阳明经及任脉穴为主。

主穴：乳根、膻中、少泽。

配穴：气血不足者，加脾俞、胃俞、

足三里；肝气郁结者，加太冲、内关、肝俞；食少便溏者，加天枢、足三里；失血过多者，加肝俞、膈俞；胸胁胀满者，加期门；胃脘胀满者，加中脘、足三里。

操作：少泽点刺出血，其余主穴用平补平泻法。

方义：乳房为足阳明经所过，乳根可调理阳明气血，疏通乳络。膻中为气会，可调气通络。少泽为通乳的经验要穴。

小贴士

（1）应积极早期治疗，在乳少发生最迟不超过1周，缺乳时间越短，针灸疗效越好。

（2）哺乳期应保持心情舒畅，避免过劳，保证充足睡眠，掌握正确哺乳方染，可多食高蛋白流质食物。

---

❹ 习惯性流产

凡妊娠不到20周，胎儿体重不足500克而中止者，称流产。习惯性流产是指连续自然流产三次及三次以上者，中医称为"滑胎"。 中医学认为滑胎多系肾气不足，冲任不固所致，主张在未发病前予以防治，主补肾健脾，固气养血之法。西医学认为习惯性流产多与孕妇黄体功能不全、甲状腺功能减退、先天性子宫畸形、子宫发育异常、宫腔粘连、子宫肌瘤、染色体异常、自身免疫等有关。其临床症状以阴道出血，阵发性腹痛为主。本病以连续性、自然性和应期而下为特点。

在中医古籍中，都有关于针灸治疗本病的记载。如《针灸资生经》、《类经图翼》及《神灸经纶》等医学著作。

【病因病机】

中医学认为导致滑胎的机理有二。其一为母体冲任损伤；其二为胎元不健。胎儿居于母体体内，全赖于母体肾以系之，气以载之，血以养之，冲任以固之。若先天肾气不足，或孕后不节房事，冲任虚衰，系胎无力而致滑胎；或肾中真阳受损，命门火衰，宫寒以致胎元不固；或久病及肾，冲任精血不足，胎失濡养，而致滑胎。

【治疗】

体针（之一）

（1）取穴

主穴：分2组。一组中极、归来、漏谷、足三里；二组子宫、曲骨、地机、三阴交。

配穴：内关。

（2）治法

二组主穴，怀孕不足5个月者，针第一组穴位；怀孕时间超过5个月者，胎位下坠至临盆者针第二组穴位。腹痛甚者加内关。下腹部穴位，进针得气后用补法；下肢穴位平补平泻法。留针15～30分钟。每日1次，连续治疗15次为一疗程。

体针（之二）

（1）取穴

主穴：分9组。一组曲泉、太冲；二组阳陵泉、带脉；三组神门、少海；四组支沟、阳池；五组阴陵泉、地机；六组天枢、足三里；七组尺泽、太渊；八组曲池、臂臑；九组太溪、石关。

（2）治法

上述9组穴位，按妊娠或流产好发的

不同月份选用不同的穴组，如妊娠或流产好发于1月，取第1组，妊娠或流产好发于2月，取第2组，依次类推。在防治时，具体取法为：预防性针灸，据其流产好发的月份选取，隔日1次，10次为一疗程，治疗三个疗程。治疗性针灸，在妊娠出现流产的先兆症状时，选与妊娠月份相应组的经穴针刺，隔日一次，不计疗程，当症状缓解后停止治疗，继续观察。上述均用补法，留针30分钟。

温针灸法

（1）取穴

主穴：百会。

配穴：三阴交、血海、关元、外关、足三里、行间。

（2）治法

主穴必取，配穴酌情交替选用。用银、铜合成的银针，粗细约20号，向前横刺百会穴，施以捻转手法，行针得气后留

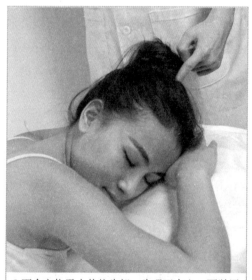

◎百会穴位于人体的头部，头顶正中心，可以通过两耳角直上连线中点，来简易取此穴。

针，在针尾装艾卷，点燃加温，每段长约3寸，三阴交、血海、关元、足三里、外关等穴均直刺，施以提插手法，行间穴向上斜刺，得气后加强刺激。

❺ 慢性子宫颈炎

慢性子宫颈炎是妇科疾病中最为常见的一种。经产妇女较为多见。临床主要表现为白带增多，呈乳白色或微黄色，或为黏稠状脓性，有时为血性或夹杂血丝。一般通过妇科检查不难诊断。宫颈局部多表现为糜烂、子宫颈肥大、子宫颈管炎、子宫颈腺体囊肿及子宫颈鳞状上皮化生等。

【病因病机】

中医学认为本病的主要病机是湿邪伤及任带二脉，使任脉不固，带脉失约。湿邪是导致本病的主要原因，但有内外之别。脾肝肾三脏功能失调是产生内湿之因，外湿多因久居湿地，或涉水淋雨，或不洁性交等，以致感受湿热毒邪。

【临床表现】

（1）白带增多：有时为慢性子宫颈炎的唯一症状。通常为黏稠的黏液或脓性黏液。有时分泌物中可带有血丝或少量血液，也可有接触性出血。由于白带的刺激可引起外阴瘙痒。

（2）疼痛：下腹或腰骶部经常出现疼痛，有时疼痛可出现在上腹部、大腿部及髋关节，每于月经期、排便或性生活时加重，尤其当炎症向后沿子宫骶韧带扩展或沿阔韧带底部蔓延，形成慢性子宫旁结缔组织炎，子宫颈主韧带增粗时疼痛更甚。每触及子宫颈时，立即引起髂窝、腰

骶部疼，有的患者甚至可引起恶心，影响性生活。

（3）膀胱及肠道症状：慢性子宫颈炎可通过淋巴道播散或直接蔓延波及膀胱三角区或膀胱周围的结缔组织，因而膀胱一有尿液即有便意，出现尿频或排尿困难症状，但尿液清澈，尿常规检查正常。有些病例，炎症继续蔓延或经过联结子宫颈及膀胱三角区、输尿管的淋巴径路，发生继发性尿路感染。成年妇女的慢性肾盂肾炎发生率比男性多数倍，可能与此情况有关。肠道症状的出现较膀胱症状为少，有的患者在大便时感到疼痛。

（4）其他症状：如月经不调、痛经、盆腔沉重感、不孕等。

【治疗】

腕踝针加体针法

（1）取穴

主穴：下一穴。

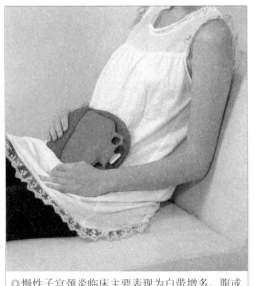

◎慢性子宫颈炎临床主要表现为白带增多，腹或腰骶部出现疼痛，常引起月经不调、痛经症状。

配穴：气海、关元、归来。

下一穴位置：内踝尖上3寸，跟腱前1横指。

（2）治法

一般仅取主穴，效不显时加配穴1~2穴。下一穴刺法：取30号毫针长1.5寸，针尖向穴位近心端成30度角快速刺皮，随即将针柄放平，使针体紧贴皮下，匀速缓慢进针1~1.5寸，患者应感到无任何针感。留针20~30分钟。配穴，宜直刺，使会阴部具放射感，施平补平泻手法，亦留针同样时间。每日1次，连续治疗10次为一疗程，停针3~5天，继续下一疗程。

❻ 子宫脱垂

子宫脱垂是指女性子宫下脱，甚至脱出阴户之外，或阴道壁膨出，统称为子宫脱垂。中医学称为"阴挺"。子宫脱垂多与分娩时产伤等有关，现代西医学对此尚乏理想的治疗方法。

【病因病机】

子宫脱垂与分娩损伤有关，产伤未复，中气不足，或肾气不固，带脉失约，日渐下垂脱出。亦见于长期慢性咳嗽、便秘、老年体衰之体，冲任不固，带脉提摄无力而导致子宫脱垂。

【临床表现】

（1）腰骶部酸痛。尤以骶部为甚，劳动后更加明显，卧床休息后可缓解。此外，患者感下腹、阴道、会阴部下坠，也以劳累后加重。

（2）阴道脱出肿物。患者自述有球形物自阴道内脱出，于行走、体力劳动时更加明显，卧床休息后自行还纳。脱垂严重者，终日掉在外面，不能自行还纳。

（3）泌尿道症状。多数子宫脱垂患者，当其大笑、剧烈咳嗽、体势用力时，腹腔压力突然增加，引起尿失禁而尿液外溢。少数子宫脱垂患者，排尿困难，导致尿潴留，需用手指将膨出的膀胱向前推举后方能排尿。其原因为膀胱膨出严重，胀大的膀胱位置低于尿道。

（4）月经改变、白带多。由于盆腔脏器脱垂，导致血循环障碍，局部瘀血，影响正常月经，可使月经过多。此外，由于血循环障碍脱出脏器并发溃疡、感染，致使白带增多，并伴有血性分泌物。

【治疗】

（1）取穴

主穴：百会、子宫、气海、关元、三阴交、大赫、维道、曲骨、横骨。

配穴：脾俞、肾俞、足三里、太溪。

（2）治法

主穴每次选4个，轮替使用，百会穴每次必取。配穴酌取2个。子宫、气海、维道向耻骨联合方向呈45度角斜刺，关元、曲骨、横骨、大赫均直刺。腹部诸穴深度为1.5～2寸，得气后，以捻转补泻为主，当病人自觉阴道或子宫有上提感时，嘱其收紧小腹，同时深吸气，医者随即把运针之大拇指向前一推，以增强针感，促使子宫上提。下肢穴微向上刺，背部穴宜向脊椎方向刺，施以补法。百会穴用艾条作雀啄法熏灸15～20分钟。本法留针要求2～3小时，（背部穴不留针），病情轻，病程短者，留针1～2小时，每日或隔日1次。久留针者，一般治疗1～2次，如疗效不满意，可持续治疗。

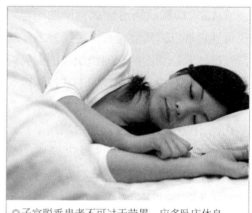

◎子宫脱垂患者不可过于劳累，应多卧床休息。

❼ 慢性盆腔炎

慢性盆腔炎是指女性内生殖器及其周围结缔组织、盆腔腹膜的慢性炎症，部分为急性盆腔炎未能彻底治愈，或患者体虚，病成迁延所致。起病缓慢，病情反复顽固不愈。其主要临床表现为月经紊乱、白带增多、腰腹疼痛及不孕等，如已形成慢性附件炎，则可触及肿块。

【病因病机】

本病的主要病机为湿热瘀结，气滞血瘀，寒湿凝滞，气虚血瘀。

【临床表现】

下腹部疼痛，痛连腰骶，可伴有低热起伏，易疲劳，劳则复发，带下增多，月经不调，甚至不孕。

【治疗】

穴位激光照射法

（1）取穴

主穴：子宫。

配穴：分3组。一组肾俞、关元俞、

中极、气海、血海、关元、足三里、三阴交；二组八髎；三组子宫、内分泌、盆腔、卵巢（均为耳穴）。

（2）治法

主穴每次必取，如为附件炎、输卵管不通等症，加取第1组配穴，每次照射共4穴；如为盆腔内肿块，加第2组配穴。效不显时，酌加第3组。

用氦氖激光治疗仪，波长6328埃。主穴加第1组配穴，输出功率为3~5毫瓦，子宫穴照射10分钟，配穴每穴照5分钟；主穴加第2组配穴，输出功率为25毫瓦，每次共照射20分钟。耳穴用导光纤维直接接触皮肤，输出功率为7毫瓦，光斑直径4毫米，面积为12.56平方毫米。每次选2~3穴，每穴照射5分钟。均为每日1次，连续治疗15次为一疗程。

艾灸法

（1）取穴

主穴：中极、气海、归来。

配穴：大肠俞、次髎。

（2）治法

以主穴为主，效不显时加配穴。每次取2~3穴。操作可用传统法隔姜灸，亦可

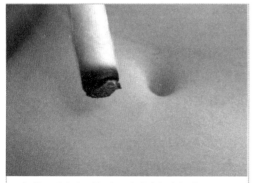

◎慢性盆腔炎亦可用雀啄灸法灸气海等穴。

用经穴灸疗仪灸照。传统法为：取纯艾做成直径1.5厘米，高1.8厘米的艾炷，置于0.4厘米厚之鲜姜片上点燃，每穴灸3壮，每壮需6~7分钟。灸照法为：用经穴灸疗仪，灸头固定在穴位上，穴上置0.2厘米厚之鲜姜片，每次灸照20分钟，温度以病人感到舒适为度。上述均为每日1次，10次为一疗程，疗程间隔3~5天。需2~3个疗程。

体针法

（1）取穴

主穴：关元、归来、水道、足三里、三阴交、蠡沟。

配穴：腰酸加肾俞、腰阳关、次髎、委中；白带多加地机、阴陵泉、丰隆；月经不调加照海、行间；腹胀加带脉、气海；炎性肿块加府舍。

（2）治法

每次选主穴2~3穴，据症酌加配穴。关元穴针感要求放射至阴道，水道、归来宜往附件部放散，手法要求提插轻匀，并配合小幅度捻转，重在激发得气。以停针时，患者感到腹内有一阵阵如发病时的腹痛感为佳。余穴得气后，作平补平泻手法。均留针15~20分钟，腹部穴留针时可加用温针。针刺时，不宜直接刺炎症部位和包块区。月经期暂不用温针。每日或隔日1次，连续治疗10次为一疗程。疗程间隔3~5天。

穴位敷贴

（1）取穴

主穴：下腹痛：归来、水道；腰痛：命门、肾俞、气海俞、腰阳关；腰骶痛：

关元俞、膀胱俞、上髎、次髎；炎性包块：阿是穴。

（2）治法

敷药制备：炮姜30克，肉桂15克，草红花24克，白芥子、胆南星各18克，麻黄、生半夏、生附子各21克，红娘子、红芽大戟各3克。用香油5斤将上药炸枯去渣，按每斤油加入樟丹240克，1.5斤油加麝香4克、藤黄面30克，摊成大膏药每张重6克，小膏药每张重3克，制好备用。

使用时将所选穴区洗净拭干，把膏药加温烘烊后贴穴，除阿是穴用大膏药，余穴均用小膏药。夏季12小时换药1次，冬季2日换药1次。月经期停用，12次为一疗程。

温针法

（1）取穴

主穴：关元、归来、足三里。

（2）治法

先让患者排空尿液，以1.5～2寸毫针刺入穴区，得气后，采用中等刺激1～2分钟。然后在针柄上套一2～3厘米长的艾段，点燃。为防烫伤，可在穴区放一纸垫，待艾段燃尽针冷后出针。每日一次，

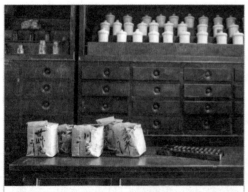

◎穴位敷贴法须先将抓好的中药炸枯去渣，再制作成膏药，加温后贴穴。

10次为一疗程，疗程间隔3天。一般要三个疗程。

❽ 崩漏

崩漏是指经血非时暴下不止或淋漓不尽，是月经的周期、经期、经量发生严重失常的病症。其发病急骤，暴下如注，大量出血者为"崩"；病势缓，出血量少，淋漓不绝者为"漏"。崩与漏出血情况虽然不同，但二者病因病机基本相同，且二者在发病过程中两者常互相转化，如崩血量渐少，可能转化为漏，漏势发展又可能变为崩，故临床多以崩漏并称。青春期和更年期妇女多见。

【病因病机】

崩漏的发生是肾—天癸—冲任—胞宫轴的严重失调。本病发生的主要机理，是由于冲任损伤，不能固摄经血，以致子宫藏泻功能失常，经血从胞宫非时妄行。若素体阳盛，外感热邪，过食辛辣，致热伤冲任，则迫血妄行；若情志抑郁，肝郁化火，可致藏血失常；若七情内伤，气滞血瘀，或崩漏日久，离经之血成瘀，瘀血阻滞冲任，血不归经发为崩漏。忧思劳倦过度，损伤脾气，统摄无权，而致冲任不固；肾阳亏损，失于封藏，使冲任不固，或肾阴不足致虚火动血，而成崩漏。本病病变涉及冲、任二脉及肝、脾、肾三脏，证候有虚有实。

【辨证】

（1）实证

【临床表现】

主症：崩漏下血量多，或淋漓不断，

血色红。

兼见经来无期，血色深红，质黏稠，气味臭秽，口渴喜饮，便秘溺黄，舌红苔黄，脉滑数者，为血热；出血量多，色紫红而黏腻，带下量多，色黄味臭秽，伴阴痒，苔黄腻，脉濡数者，为湿热；血色正常，或色暗带有血块，烦躁易怒，时欲叹息，胁肋胀痛，小腹胀痛，苔薄白，脉弦者，为气郁；漏下不止，或突然下血甚多，色紫红而黑，有块，小腹疼痛拒按，下血后疼痛减轻，舌质紫暗有瘀点，脉沉涩者，为血瘀。

（2）虚证

【临床表现】

主症：暴崩下血，或淋漓不净。

兼见血色淡，质清稀，面色萎黄，神疲肢倦，面浮肿，气短懒言，纳呆便溏，舌质淡而胖，苔白，脉沉细无力者，为脾虚；出血量多，日久不止，色淡红，少腹冷痛，腰酸肢冷，喜温喜按，大便溏薄，舌淡苔白，脉沉细而迟者，为肾阳虚；下血量少，色红，头晕耳鸣，心烦不寐，五心烦热，腰膝酸软，舌红少苔，脉细数

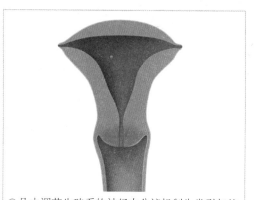

◎凡由调节生殖系的神经内分泌机制失常引起的异常子宫出血，均属崩漏范畴。

者，为肾阴虚。

【治疗】

（1）实证

治法：通调冲任，祛邪固经。以任脉、足太阴经穴为主。

主穴：关元、三阴交、公孙、隐白。

配穴：血热者，加血海；湿热者，加阴陵泉、丰隆；气郁者，加太冲；血瘀者，加地机。

操作：毫针泻法。

方义：关元为任脉穴，公孙通冲脉，二穴配合可通调冲任，固摄经血。三阴交为足三阴经交会穴，可清泻湿、热、瘀等病邪，又可疏理肝气，邪除则脾可统血。隐白为脾经的井穴，是治疗崩漏的经验要穴。

（2）虚证

治法：调补冲任，益气固经。以任脉、足太阴经、足阳明经穴为主。

主穴：气海、足三里、三阴交。

配穴：脾气虚者，加百会、脾俞、胃俞；肾阳虚者，加肾俞、命门、腰阳关；肾阴虚者，加然谷、太溪；盗汗者，加阴郄；失眠者，加神门。

操作：毫针补法，可施用灸法。

方义：气海可益气固本，调补冲任。三阴交可健脾益气，促进脾之统血

小贴士

（1）绝经期妇女反复多次出血，须做妇科检查以明确诊断，警惕肿瘤。

（2）大量出血出现虚脱时，应及时采取抢救措施。

作用。足三里可补益气血，使经血化生有源。

❾ 异常分娩

由于产力、产道和胎儿等任何一个因素异常，造成分娩过程受阻碍，胎儿娩出困难，称为异常分娩，中医称为"难产"。

【病因病机】

难产病因归纳起来主要有产力异常，产道异常，胎位异常。产力是促使胎儿从宫内分娩出的动力，包括子宫收缩力，腹肌及肛提肌收缩力等。针灸催产主要适用于子宫收缩无力，而无明显骨盆狭窄，头盆不称或软产道异常分娩。关于针灸催产的机理，研究尚不够深入，一般认为可能是通过调节神经体液的功能活动（如促使垂体后叶激素分泌增加等）而实现的。

【治疗】

（1）取穴

主穴：三阴交、合谷、足三里。

配穴：次髎、秩边、曲骨、横骨、中脘、太冲、阴陵泉。

（2）治法

以主穴为主，如催产效果不满意，据症加配穴，如血压偏高加太冲，小便不利加阴陵泉，饮食不进加中脘等。合谷、足三里施以捻转提插之补法，中等量刺激；三阴交用泻法，宜用较强刺激，能引导针感向上放射为佳。秩边，以2~28号3~4寸长毫针，刺入2.5寸左右（不可超过3寸深），以捻转结合小提插之泻法，

使针感向前放射至小腹部；曲骨、横骨，直刺8分~1寸，令针感达外阴部或整个小腹部呈重胀感。余穴采用平补平泻法。留针20~30分钟，甚至至1小时，间断予以行针。

❿ 引产

引产是指妊娠12周后，因母体或胎儿方面的原因，须用人工方法诱发子宫收缩而结束妊娠。

（1）取穴

主穴：合谷、三阴交。

配穴：秩边、次髎、至阴、血海、足三里。

（2）治法

以主穴为主，次髎配合电针，血海可止引产后腹痛，余穴加强效。体针操作：合谷、足三里，用补法，施中强度刺激；三阴交用泻法，强刺激，均宜激发针感放射至腹部；秩边深刺，使针感向前放射至

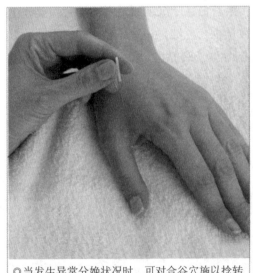

◎当发生异常分娩状况时，可对合谷穴施以捻转提插之补法进行催产。

小腹。持续捻转结合提插2~5分钟，留针20~30分钟，并行间断刺激。至阴用艾卷温灸，热力以不产生灼痛为度，灸15分钟。每日二次，连续3天为一疗程。电针操作：已破膜者，选用一侧主穴；未破膜者加双侧次髎。进针得气后，即接通电针仪，用连续可调波，中强刺激。通电时间15~30分钟。每日1~2次。引产后腹痛，取三阴交和血海，慢进快出，以中等强度捻转提插1~2分钟后出针。

皮肤科疾病

① 白癜风

白癜风是一种后天性局限性皮肤色素脱失的皮肤病。中医学称为白驳风，但在隋唐时期，亦称"白癜"或"白癜风"。如《诸病源候论》中描述："白癜者，面及颈项身体皮肉色变白，与肉色不同，亦不痒痛，谓之白癜"。目前认为，其病因病机较复杂，外因为感受风邪，跌仆损伤；内因为情志内伤，亡血失精，致气血失和或气滞血瘀，血不滋养皮肤而成本病。在治疗上采用调和气血，祛风通络，滋补肝肾，养血祛风等法，尚有一定疗效。

本病的主要临床表现为：局限性大小不等的边缘清楚的色素脱失斑病损，病损处毛发可变白，无任何自觉症状，日晒后可有灼痒感。

针灸治疗本病，首见于《备急千金要方》和《千金翼方》，倡用灸法。后世医著，如《针灸资生经》、《普济方》虽有载述，但内容与上述二书基本类似，未见明显发展。至明清针灸医籍有关记载更为鲜见。

【治疗】

耳穴压丸

（1）取穴

主穴：肺、肾上腺、内分泌、神门。

配穴：阿是穴、膈、皮质下、缘中、交感。

阿是穴位置：即白斑皮损区（以下同此）。

（2）治法

每次选主穴3~4穴，配穴1~2穴。寻得敏感点后，开始可用埋针法，将图钉形撳针刺入所选穴位，外用胶布固定，留针3~5天，再换贴，5次为一疗程。从第二疗程起改为以王不留行籽或磁珠置于0.7×0.7厘米小方块胶布上贴敷耳穴，每日按压数次，以加强刺激。症属虚寒者，手法轻，症属实热者，手法可重，每周贴换1次。以上均为贴敷一侧耳穴，两耳交替进行。在治疗过程，可在白斑处用梅花针轻度叩刺，并艾条灸至局部皮肤潮红，以加强疗效。

综合法

（1）取穴

主穴：侠下、癜风。

配穴：阿是穴。

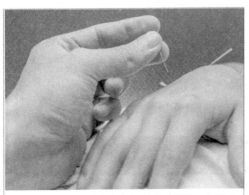

◎除主穴外，还可在白斑皮损处（阿是穴）取穴施针。

侠下穴位置：肱二头肌外侧缘中1/3与下1/3交界处稍上方。

瘢风穴位置：中指末节指腹下缘，指间关节横纹中点稍上。

（2）治法

一般仅取主穴，如效欠佳，加配穴。侠下穴，以三棱针点刺出血，未出血者可于点刺处拔罐。每次取一侧，两侧交替进行，每周点刺1次。瘢风穴，施无疤痕性着肤灸，麦粒大艾炷，灸3壮（不宜起水泡）。所用为药艾，灸药处方：五倍子、当归、川芎、桑叶、威灵仙、白蔻仁各100克，石菖蒲、白芥子各30克，全蝎10克，共研细末。亦为每周灸1次。

配穴用艾条灸法。先将白纸剪一与皮损等大之洞，以遮住周围正常之皮肤，将艾条点燃后，对准白斑处，以患者能耐受的距离为宜，可由外向内作回旋灸，逐渐缩小范围。开始时，每次将白斑灸至呈粉红色（高度充血），每日1次，连灸7~8日。以后每次灸至白斑部呈红色或接近正常肤色，改为每日灸1~2次，直至与正常肤色相同。再灸3~5次，以巩固效果。有

条件者，可于灸后用电磁波治疗器（TDP灯）对阿是穴照射20分钟。

隔药灸

（1）取穴

主穴：阿是穴。

（2）治法

先用酒精消毒阿是穴，上涂一层薄薄金黄膏，再用艾条作回旋灸30分钟，泛发者可分区施治。灸后擦净患部，每日1次，12次为一疗程。加服还原丹，大于15岁，每日3次，每次1丸；小于15岁，每日2次，每次1丸。忌食辛辣、海鲜。

❷ 带状疱疹

带状疱疹系由病毒引起的一种急性炎症性皮肤病，同时累及皮肤和神经。中医称为"缠腰火龙""缠腰火丹"。民间俗称"蛇丹""蜘蛛疮"。

其临床表现为病发突然或患部先有灼热感，皮损初起为规则片状红斑，迅速形成群集性丘疹和发亮的水疱。水疱排列成带状，各群之间皮肤正常。皮损多沿肋间神经和三叉神经走向分布，常伴有神经痛

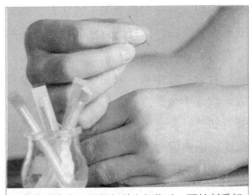

◎带状疱疹发生于腰部以上部位时，可针刺手部合谷穴治疗。

症状，严重者可发热。

【治疗】

体针

（1）取穴

主穴：阿是穴、支沟、夹脊穴、阳陵泉。

配穴：腰以上病灶：曲池、合谷、外关；腰以下病灶：太冲、三阴交、血海。

阿是穴位置：系指皮损周围（离疱疹0.5～1寸处）。

夹脊穴位置：取与皮损相应之夹脊穴。

（2）治法

一般仅需取主穴，疗效不明显时酌加1～2个配穴。阿是穴针法：以1.5～2寸毫针，呈25度角朝疱疹方向斜刺，按皮损范围，在周围进4～8针，略加捻转提插，有轻度得气感即可。相应夹脊穴，斜向脊柱深刺，使针感循神经分布线路传导。余穴均施提插捻转泻法，留针20～30分钟，5～10分钟运针1次。每日1～2次。

耳针

（1）取穴

主穴：肺、敏感点。

配穴：皮质下、交感、内分泌、肾上腺。

敏感点位置：指耳郭上，与病灶相应位压痛明显处。

（2）治法

主穴必用，配穴据症情酌取1～2穴，每次一侧。采用捻转手法，持续运针2～3分钟，刺激宜强，留针1小时。每日1～2次。另可把100克干净的墨汁和5克雄

黄粉调匀，搽在患处周围的边缘上。每日一次。

艾灸

（1）取穴

主穴：阿是穴。

（2）治法

一为艾炷灸。于阿是穴之二处（一处为先发之疱疹，一处为疱疹密集处）各置一麦粒大之艾炷，点燃后，觉灸痛即吹去未燃尽之艾炷。再以同样的方法，延伸至远端疱疹密集处各灸一壮。1次即可，如不愈，隔5天再灸1次。

二为艾卷灸，取纯艾卷或药艾卷，点燃一端后熏灸阿是穴。其熏灸方法有三种：一为用2支艾卷同时作广泛性回旋灸，以病人感觉灼烫但能耐受为度，灸治时间据皮损面积大小酌情掌握，一般约30分钟。

三为用一支艾卷在阿是穴均匀缓慢地向左右上下回旋移动。应注意艾火宏

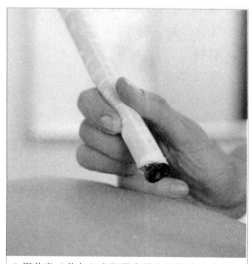

◎用艾卷（艾条）在阿是穴均匀缓慢地向左右上下回旋移动，以有灼热麻酥传感为佳。

壮，集中于疱疹顶部，以有灼热麻酥的特殊感觉沿肋间隙或经脉循行路线感传为佳。

四为"围灸法"，用艾卷在病损处由中心向周围围灸，直灸至局部潮红，患者自觉舒适，不知痛为度，通常需时30～40分钟。上述三法，可任选用，每日1次，4～7次为一疗程。

❸ 湿疹

湿疹是一种常见的由多种内外因素引起的表皮及真皮浅层的炎症性皮肤病，一般认为与变态反应有一定关系。其临床表现具有对称性、渗出性、瘙痒性、多形性和复发性等特点。也是一种过敏性炎症性皮肤病以皮疹多样性、对称分布、剧烈瘙痒反复发作、易演变成慢性为特征。可发生于任何年龄、任何部位、任何季节，但常在冬季复发或加剧有渗出倾向，慢性病程，易反复发作根据其发作情况，可分为急性湿疹、亚急性湿疹和慢性湿疹三类。

【治疗】

体针

（1）取穴

主穴：湿疹点。

（2）治法

在患者背部仔细寻找出低于皮肤，灰色发亮，针头大，散在的小点，此即湿疹点。找到后，用左手拇、食、中指捏提皮肤，右手持一寸长的毫针，直刺该点，进针七、八分，小儿可浅刺，进针后提插二、三下，快速出针不留针，每次可针10～15个湿疹点。每日或隔日1次。另可配合服用维生素C200

毫克，异丙嗪50毫克，泼尼松10毫克（小儿酌减），每日3次。

刺血

（1）取穴

主穴：肺俞、委阳。

（2）治法

令患者取俯卧位，暴露后背上部和双腿。先以三棱针点刺肺俞，然后挤压穴区出血，即在其上拔罐。之后，再点刺委阳出血加罐。每穴留罐10～15分钟。隔日1次，3次为一疗程。

皮肤针

（1）取穴

主穴：大椎、膀胱经线（大杼至白环俞段）。

配穴：血海、风市、阿是穴。

（2）治法

主穴必取，配穴酌加，慢性患者应加阿是穴。令患者取俯卧位或端坐位，以皮肤针自上而下弹刺，重点为背腰段，叩刺强度中等，至皮肤潮红为度。穴区可在直径1厘米内反复叩刺至潮红。阿是穴可从外向内围刺，法同上。每日1次，5～10次为一疗程。

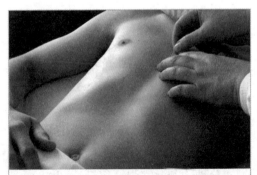

◎湿疹可在皮肤病灶部位（阿是穴）周围从外向内进行围刺。

❹ 银屑病

银屑病又叫牛皮癣，为一种无传染性的红斑鳞屑性皮肤病。

根据皮损和全身症状，可分为寻常型、关节病型、红皮型及脓疱型。以寻常型多见，针灸主要用于本型。其临床表现为皮损处出现钱币大或更大的覆有银白色鳞屑之淡红色浸润斑，境界清楚，鳞屑剥除后呈硬脂样光泽，继续剥刮则见筛状出血。发于全身，四肢伸侧多见，反复发作，与季节有关。本病病因尚未完全弄清，可能与感染、遗传或变态反应有关，现代西医学尚乏特效疗法。

【治疗】

刺络拔罐

（1）取穴

主穴：大椎、陶道、阿是穴。

配穴：头部皮损加四神聪、上星、头维；颈项加翳明；背部加天宗、肝俞、脾俞；上肢加肩髎、曲池；腰部加肾俞；下肢加新环跳、血海、梁丘、阳陵泉。夹脊胸5~6，夹脊腰2~3。

阿是穴位置：皮损区。

新环跳位置：尾骨尖旁开3寸。

（2）治法

一般仅用主穴，如效不佳可加配穴。在选配穴时应视皮损分布及消退情况按顺序自上而下选择，如背部皮损未退或未退净不宜取腰以下穴位。选穴宜少而精，主穴大椎、陶道，每次选1个，交替轮用，阿是穴仅在残留皮损时用，配穴取1~2个。刺络拔罐操作如下：选定穴位常规消毒后，先以三棱针点刺，要求轻浅快，以拔出0.3~0.4毫升血液为宜，留罐10~15分钟，头顶部穴位可点刺不拔罐。残留少数皮损，可沿皮损四周和中间点刺数下，然后拔罐。如上法疗效不显，则可在夹脊胸5~6，腰1~2，以2寸毫针成45度斜向脊柱刺入，得气留针20分钟。刺络拔罐每日或隔日1次，15次为一疗程，间隔3~5天，再行下一疗程。

体针

（1）取穴

主穴：分2组。一组大椎、膈俞、肺俞；二组曲池、血海、足三里。

配穴：头部皮损加风池；面部加迎香、素髎；下肢加三阴交、阳陵泉；上肢加支沟、合谷。

（2）治法

主穴每次取1组，两组交替轮用，据

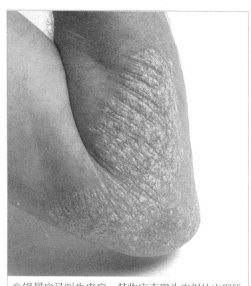

◎银屑病又叫牛皮癣，其临床表现为皮损处出现钱币大或更大的覆有银白色鳞屑之淡红色浸润斑。

皮损严重部位，加配穴。进针得气后，运用行针手法，使感应强烈，运针约1分钟，留针20～30分钟，并施以间断行针。起针后，可在主要皮损部位，以皮肤针叩至微微出血，加拔火罐15分钟。每日或隔日1次，10～15次为一疗程，疗程间隔3～5天。

刺血

（1）取穴

主穴：自大椎至腰阳关间督脉段各穴点。

（2）治法

在穴线上先进行消毒，用三棱针或粗毫针，在诸穴点刺，出血少许，如出血不畅，可加以按压。每日1次，10次为一疗程。

贴棉灸

（1）取穴

主穴：阿是穴。

阿是穴位置：皮损区。

（2）治法

先以皮肤针在阿是穴呈中等强度叩刺，至微出血，然后用脱脂棉少许摊开展平如皮损部大小的极薄片，贴于皮损部，火柴点燃后，急吹其火，使其迅速燃完，随即再换一张薄棉，如法再灸，共3～4次，以皮肤潮红为度。3天1次，5次为一疗程。

⑤ 神经性皮炎

神经性皮炎是一种常见的慢性皮肤病，以剧烈瘙痒和皮肤苔藓样变为主要特征。皮损好发于颈部、肘关节伸侧、腘窝、股部及腰骶等处，多为局限性，亦可分布比较广泛。本病多见于青年和成年人，其病因不明，但与神经精神因素有明显关系。现代西医学多采用镇静或抗组织胺药物及封闭疗法，但缺乏根治的方法。

【治疗】

艾灸

（1）取穴

主穴：阿是穴。

阿是穴位置：皮损区（下无另作说明者，相同）。

（2）治法

采用着肤灸法。先用麦粒大小之艾炷，置于阿是穴周围施灸，灸前可于灸点上先涂以蒜汁，以增加黏度，灸点之间相距1.5厘米。待艾炷燃尽后，扫去艾灰，用生理盐水轻轻拭净，盖以敷料。如为惧痛者，可于未燃尽前用压舌板压灭，并可在灸点周围以手轻拍减痛。每次只灸1壮，每周2次，更换灸点，不计疗程，至皮肤正常为止。此法不化脓，如出现水疱，可穿刺引流并用甲紫抹涂。化脓者，用消炎软膏，痊愈后不留瘢痕。

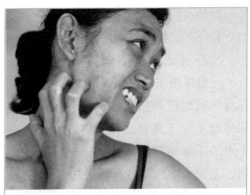

◎神经性皮炎是一种常见的慢性皮肤病，以剧烈瘙痒和皮肤苔藓样变为主要特征。

皮肤针

主穴：脊椎两侧、阿是穴（皮损区及压痛点或有条索状阳性物处）。

配穴：头面颈部皮炎加曲池、内关、太渊、合谷；上肢加内关、曲池、肺俞、心俞；会阴及腹部加脾俞、胃俞、关元、三阴交；播散型加风池、曲池、血海、足三里；下肢加血海、足三里、肾俞；巩固调理加肺俞、心俞、脾俞、太渊。

脊椎两侧位置：从颈椎至尾椎两旁离正中线约4厘米处。据皮炎的部位和性质而选用不同节段：头面颈部皮炎选颈椎两侧，上肢皮炎选颈椎4至胸椎5之两侧，下肢皮炎选腰骶椎两侧，腹及会阴部皮部皮炎选胸椎3～12及腰骶椎两侧。播散型皮炎选胸椎3～12作为重打叩刺区。

阿是穴位置：皮损区及压痛点或有条索状阳性物处。

围刺法

（1）取穴

主穴：阿是穴。

配穴：合谷、曲池、足三里、血海、三阴交。

（2）治法

主穴每次必取，配穴每次取2～3穴。取28号1.5寸长毫针，从阿是穴（即皮肤区）周围沿皮向中心进针，深度为0.5～1寸。每次据皮损大小，进10～30针不等，使针尖均集中于皮损区中心，不留针。亦可将余针拔去后仅留四周数针，接通电针仪，频率500～600次/分，连续波，强度以病人能耐受为度，电针15～20分钟。上法每日或隔日1次，10次为一疗程，疗程间

隔3日左右。配穴采用平补平泻手法，留针15～20分钟。

针灸

（1）取穴

主穴：风池、大椎、曲池、血海、阿是穴。

配穴：合谷、委中、足三里、承扶、天柱。

（2）治法

主穴每次取3～4穴，其中阿是穴必取，配穴1～2穴。一般穴位，毫针刺入得气后，捻转提插施平补平泻法，留针25～30分钟。阿是穴用围刺法，据皮损大小进针数支至十数支不等，不断捻转，使

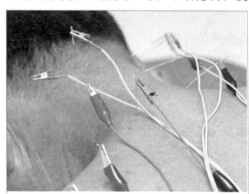

◎神经性皮炎可用电针围刺法，取阿是穴周围穴位，电针15～20分钟。

胀感向四周放散，留针30分钟。或采用艾灸法，用艾条点燃后在距灸处的皮肤约3厘米处，围绕皮损区边缘缓慢向中心移动进行熏灸，直至皮色转红，表皮发热，据皮损大小每次施灸时间为20～60分钟。在开始施灸前几分钟，痒感可能增剧，但继续施灸即可消失。也可嘱家属与病人自灸。阿是穴围刺或艾灸可同时进行，亦可隔日交替使用。上法为每日1次，10次为

一疗程，疗程间隔3～5天。如针灸欠佳者，可用皮肤针在皮质区叩刺后拔罐。

耳针

（1）取穴

主穴：分2组。一组肺、内分泌、皮质下、三焦；二组耳背静脉、膈、阿是穴。

配穴：痒甚者加神门，热甚者加耳尖，因情志不畅者加心，病久不愈者加枕，热甚瘙痒剧烈者加耳尖放血。

阿是穴位置：皮损的耳郭相应部位。

（2）治法

主穴任选1组，配穴仅与第1组穴配合，第1组穴操作：取主穴2～3穴，配穴1～2穴，均取双侧。先以毫针刺一侧耳，获胀痛等得气感后，留针1小时，留针期间可间断运针，平补平泻，每日1次，10次为一疗程。第2组穴用放血法，以消毒三棱针点刺出血，每次选1～2穴。刺血时，以左手固定耳郭，将针速刺入约2毫米深，挤出血数滴，然后用消毒棉球按揉片刻，隔日1次。上述均7次为一疗程。

刺血

（1）取穴

主穴：颈1～骶4督脉循行线、膀胱经第1和第2侧线。

配穴：耳背静脉。

（2）治法

一般仅取主穴，用28号1寸或2寸毫针5～7根撮合在一起，自上至下对经脉线进行点刺，使轻微出血，每次2～3遍，每日或隔日1次，10次为一疗程，疗程间隔7日。急性期加配穴，点刺耳背静脉，放血2～3滴，每周2次。

❻ 冻疮

冻疮是由于寒冷引起的局限性炎症损害。冻疮是冬天的常见病，主要是儿童、妇女及老年人。冻疮一旦发生，在寒冷季节里常较难快速治愈，要等天气转暖后才会逐渐愈合，以局部出现水肿性红斑、水疱，甚至溃疡，并伴搔痒、疼痛，遇热更甚为主要临床表现。患者多具有冻疮素质，每年冬季发病，且多在原病灶处。

中医学亦名冻疮，认为系肌表阳气不达，加之寒邪侵袭，致气血运行不畅，经脉被阻，气血凝滞肌肤而成。

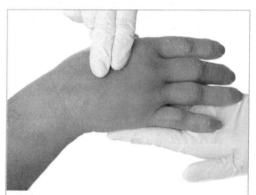

◎冻疮是由于寒冷引起的局限性炎症损害，多发生在手部、足部或耳部。

【治疗】

体针

（1）取穴

主穴：阿是穴、周围经穴。

阿是穴位置：病灶区（下同）。

（2）治法

先将穴区充分消毒，在冻疮周围穴

位浅刺，再从冻疮周围皮肤（约距冻疮边缘0.2厘米的健康皮肤）开始，围绕冻疮用28号1寸毫针缓慢刺入皮内，急出针，不宜出血。然后，在冻疮边缘，每隔0.2~0.5厘米刺1针，浅刺成一圈，再在距0.25~0.5厘米的病灶上，复刺一圈，如此逐渐向冻疮中心围刺，刺点也逐渐减少，最后在中心用粗毫针点刺1针出血。隔日1次，不计疗程。

艾灸（之一）

（1）取穴

主穴：阿是穴。

（2）治法

艾卷点燃后，以雀啄灸法，直接将燃着端接触阿是穴，以每秒钟快速点灸2~3次为宜，患处有轻度灼痛或灼热感，但不会留下疤痕。每次5~10分钟，每日或隔日1次，7次为一疗程。

刺血

（1）取穴

主穴：阿是穴。

（2）治法

选取红、肿、胀、痛最显著的部位，常规消毒，用三棱针迅速点刺，放血3~5滴。每次根据症情，取3~5处放血，每日或隔日1次，6次为一疗程，一般只需治一疗程。

体针加穴位紫外线照射

（1）取穴

主穴：阳池、阳溪、外关、合谷。

（2）治法

上穴均取，以1.5寸毫针进针后提捻转，得气后留针20分钟，行针3~4次。用

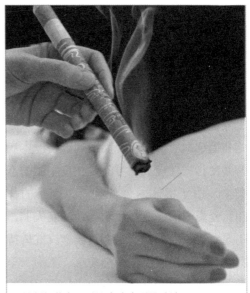

◎针刺加艾灸，对治疗冻疮更具功效。

U型管功率为500瓦紫外线治疗灯，以平均生物剂量（MED）照射双手30秒，灯距50厘米，首次剂量5MED，以后每次递增2MED，每日1次，6次为一疗程。

艾灸（之二）

（1）取穴

主穴：阿是穴。

（2）治法

视冻疮大小，将生姜切成约2毫米薄片，置于疮面上。再将艾绒做成小指腹大的艾炷，安放于姜片上施灸，当患者感到灼痛时，医者可略略来回移动姜片（注意不可离开疮面）。每处灸3~5壮，每日1次，5次为一疗程。

❼ 酒渣鼻

酒渣鼻，又称酒渣性痤疮、玫瑰痤疮、酒糟鼻等。中医别名赤鼻、酒齄鼻，俗称红鼻子或红鼻头，是一种发生于面部

中央的慢性皮肤炎症。其确切病因不明，目前大多数学者认为毛囊虫感染是发病的重要因素，但不是唯一的因素。嗜酒、辛辣食物、高温及寒冷刺激、消化、内分泌障碍等也可促发本病早期表现为在颜面中部发生弥漫性暗红色斑片，伴发丘疹、脓疱和毛细血管扩张，晚期出现鼻赘。本病常并发脂溢性皮炎。可能是在皮脂溢的基础上，由于机体内外各种有害因子的作用，使患者面部血管运动神经功能失调，引起血管长期扩张所致，临床上以红斑持久不退，出现散在性红色丘疹、脓疱，至后期鼻部组织肥厚、增生如瘤状为主要特征。其病损以鼻尖和鼻翼两侧最为显著，常发于中年人，且以妇女多见，故亦为有损美容的病症之一。目前，西医学对此尚无特效疗法。

中医学早在二千余年前就有关于本病的记述，《素问·生气通天论》云："劳汗当风，寒薄为皶。"后世多有发挥，《外科大成》指出："酒皶鼻者，先由肺经血热内蒸，次遇风寒外束，血淤凝结而成"。阐明了本病的病因病机。

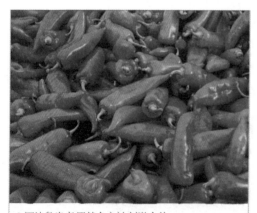

◎酒渣鼻患者须禁食辛辣刺激食物。

【治疗】

体针

（1）取穴

主穴：迎香、地仓、印堂、素髎、承浆。

配穴：口禾髎、大迎、合谷、曲池。

（2）治法

主穴可均取，配穴据皮疹分布情况而取。令患者取坐位，采取轻度捻转的进针方式，至患者有酸麻感为度，留针20～30分钟。每2～3日针刺1次。10次为一疗程。

穴位激光照射

（1）取穴

主穴：四白、迎香、素髎、颧髎。

（2）治法

每次取2～3穴，以波长为6328埃的低功率氦-氖激光器照射，功率5毫瓦，照射距离30～50厘米，每次7～15分钟，每日或隔日1次，10次为一疗程，疗程间隔3～5天。

刺血

（1）取穴

主穴：阿是穴、印堂、迎香。

配穴：上星、百会、列缺、支沟、合谷、曲池。

阿是穴位置：典型皮损处。

（2）治法

主穴为主，配穴在效果不显时酌加。先以1寸毫针点刺鼻部阿是穴，深度以微量出血量为宜，密度为每平方厘米20个刺点。针毕拭去血点（不易出血点可轻轻挤捏），再用酒精消毒，不必包扎。然后针印堂、迎香并留针30分钟，病程长者可以轻捻转提插的强化手法，配穴针法相同。均平补平泻。15次为一疗程，疗程间隔10日。

耳针

（1）取穴

主穴：外鼻、肺、肾上腺、内分泌、内鼻、面颊。

配穴：耳根部位。

（2）治法

以主穴位为主，早期仅取外鼻、内鼻、肺，用轻刺激手法；症候较重者，上穴可均取，毫针刺入，用捻转法行强刺激法，留针15～30分钟，重症宜延长至一小时，隔日1次，10次为一疗程。疗效不佳时，可配合取配穴行耳根环状注射，将维生素B_6，或生理盐水2～4毫升，从耳前皮下开始，自前向后沿耳根作环状注射一圈，两耳交替进行，隔日或每周2次，5～10次为一疗程。亦可采用刺血法，以5号注射针头，在外鼻穴点刺放血，面颊区雀啄刺放血，用直径约1厘米的消毒棉球拭去，每次用6～8个。每次1耳。余穴则可贴压王不留行籽。每周2次，10次为一疗程。

❽ 荨麻疹

荨麻疹是一种变态反应性皮肤病，为真皮局限性暂时性水肿。其临床表现为皮肤突然发生浮肿性风团损害，呈淡红色或白色，大小不一，皮损的发生和消退均甚迅速，伴有瘙痒或烧灼感。部分患者可有发热、恶心呕吐以及腹痛等全身症状。本病多为急性。慢性的可反复发作数月乃至数年的。

【治疗】

体针

（1）取穴

主穴：曲池、血海、三阴交、中脘。

配穴：后溪、委中、尺泽、大椎透身柱，神道透至阳。

（2）治法

选取2～3个主穴，配一组透穴或1个配穴。主穴进针得气后，以捻转提插之泻法，强刺激运针1～2分钟，留针20分钟，其间可反复行针2～3次；透穴，采用26号5寸长的毫针，沿皮透刺，据症情留针1～2小时。后溪、委中、尺泽均以三棱针点刺出血。

针刺加拔罐

（1）取穴

主穴：大椎、肺俞、肾俞。

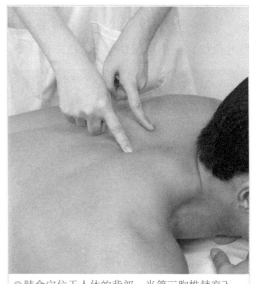

◎肺俞穴位于人体的背部，当第三胸椎棘突下，左右旁开二指宽处。

配穴：曲池、足三里、血海。

（2）治法

先针刺配穴，得气后施泻法，留针20分钟。然后针刺主穴，大椎必取，余二对穴交替轮用。至得气后（注意肺俞、肾俞不可深刺），用闪火法或用真空拔罐器抽吸法在针上拔罐（有肺气肿病史者，应慎拔罐），留罐10分钟。抽吸时，罐内负压不可过高，以局部出现红晕为度。每日一次，6次为一疗程。

穴位激光照射

（1）取穴

主穴：血海、曲池、三阴交。

配穴：伴胃肠症状加内关、足三里；喉头水肿加膻中。

（2）治法

一般取主穴1～2穴，据症加配穴。以低功率氦-氖激光器照射。功率5～7毫瓦，输出电流4～7毫安，照射距离10～20厘米，光斑直径1～2毫米。每穴照射10分钟。每次一侧穴，左右交替。亦可采用激光内灸仪，输出电流8毫安，功率同上，

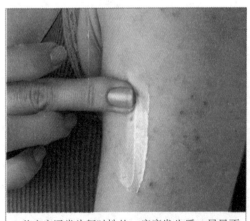

◎荨麻疹通常为暂时性的。疾病发生后，尽量不要抠抓病灶处，以防留下疤痕。

用75%酒精消毒光纤头部，插入高压消毒的空心针前端，将此针直接刺入穴位照射，留针10～15分钟。每日一次，5～6次为一疗程。

❾ 痤疮

寻常痤疮是一种毛囊、皮脂腺的慢性炎症性疾病。其临床表现为：好发于颜面及胸背部，可形成黑头粉刺、丘疹、脓疱、结节、囊肿等损害。多发于青年男女。痤疮为多因素性疾病，其发病机理至今尚未阐述清楚。现代西医学目前尚无理想的治疗方法，一般以药物内服外用为主。

寻常痤疮在中医学中相当于"肺风粉刺""面疮"等。

【治疗】

针灸

（1）取穴

主穴：分2组。一组曲池、合谷；二组后溪、劳宫。

配穴：大椎、下关、足三里、迎香、颊车。

（2）治法

主穴每次作1组，配穴酌取2～3个。穴位可轮流选用。曲池、合谷，进针得气后宜以中等度强度之平补平泻手法，留针30分钟。后溪穴透劳宫穴，施平补平泻手法，留针20分钟，出针后，从针眼中挤出血数滴。配穴用轻到中等度刺激，然后，通以电针，用断续波，强度以病人能耐受为宜，电针20分钟，取针后，面部穴和足三里穴，以艾条回旋灸10～15分钟，局部潮红为度。每日或隔日1次（后溪透劳宫

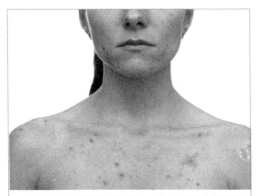

◎痤疮好发于颜面及胸背部，在中医学中相当于"肺风粉刺""面疮"等。

每周1次）。

耳穴刺血

（1）取穴

主穴：交感、热穴、内分泌、皮质下、脑点。

配穴：肾上腺、神门。

热穴位置：与对耳轮上脚内侧缘同一直线的对耳轮部。

（2）治法

每次取2~3主穴，轮流取用。疗效不显时，加配穴。用消毒三棱针快速点刺，以刚好出血为宜，不可穿透软骨，挤出血1~3滴。隔日1次，10次为一疗程。

穴位激光照射

（1）取穴

主穴：内分泌、肾上腺、肺。

（2）治法

每次取一侧耳穴，两耳交替。用氦-氖激光仪治疗，波长6328埃，功率2~3毫瓦，光导纤维芯径小于200微米，光纤数值孔径小于0.25，光纤长1米，末端输出功率2.5~1.3毫瓦。每穴照射3分钟，隔日1次，10次为一疗程，疗程间隔5~7日。

❿ 黄褐斑

黄褐斑又名肝斑，为颜面部出现的局限性淡褐色或褐色皮肤改变。在妇女分娩前后多见，也是一种影响美容的病症。中医学中把本病称作"面尘"。清代《外科证治全书》云："面尘，面色如尘垢，日久煤黑，形枯不泽，或起大小黑斑与面肤相平。由忧思抑郁，血弱不华。"其病机系肾阴不足，肾水不能上承，或肝郁气结，肝失条达，郁久化热，灼伤阴血，致使颜面气血失和而发病。

本病病因不明，一般认为与内分泌失调有关。现代西医学对其尚无理想疗法。

【治疗】

耳针加体针

（1）取穴

主穴：肾、肝、脾、内分泌。

配穴：均为体穴，按色素沉着部位选加：鼻梁配印堂、迎香；前额区配上星、阳白；颧颊区配颊车、四白；上唇配地仓。

（2）治法

每次主穴均取。采用耳穴毫针刺及贴敷相结合。即一侧耳穴针刺，方法为，以5分长之28号不锈钢毫针，在敏感点刺入，不宜过深透过耳软骨，有胀痛即可。另一侧耳以王不留行籽或磁珠贴敷。隔日1次，两耳交替轮用。配穴用针刺法，以28~30号毫针（长1.0~1.5寸），均采用向色素沉着区方向斜刺，得气后，予小幅度捻转轻刺激。耳针和体针均留针30分钟，其间行针2~3次。体针亦隔日1次，和耳针同步进行，15次

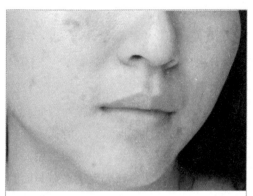

◎黄褐斑又名肝斑，中医认为由"忧思抑郁，血弱为华"所致。

为一疗程，疗程间隔7天。

针灸

（1）取穴

主穴：阿是穴、迎香。

配穴：肝俞、肾俞、气海。

阿是穴位置：病灶区（下同）。

（2）治法

上穴均取。先针配穴（双侧），进针后平补平泻，然后在针柄上置1～3厘米艾条施灸5～10分钟。针双侧迎香，待针下得气后留针15～30分钟，并在黄褐斑中央施无瘢痕灸3～7壮。每日1次，7次为一疗程，疗程间隔2～3日。

刺血

（1）取穴

主穴：耳背沟、胃、热穴。

配穴：均为体穴，分3组：一组大椎、至阳；二组身柱、筋缩；三组神道、命门。

（2）治法

采用刺血之法。耳穴刺血法：每次选1个穴区（一侧），严格消毒后，用手术刀或三棱针快速刺划出血，注意不可过

深伤及软骨，只可刺破表皮，用挤干之酒精棉球轻轻吸去渗出之血，直至血液凝固为止，随后用消毒敷料按压。出血量以每次使用2～4个棉球为宜。体针法：每次选1组穴，可用左拇、食指捏紧穴区皮肤以防痛，右手执皮肤针（梅花针）行重度叩刺，直至局部明显渗血，用闪火法拔上大号玻璃罐，每次吸拔15～20分钟，以出血3～5毫升，局部皮肤出现瘀紫或深红为度。耳体针法，同时进行，开始隔日1次，穴位轮流使用，显效后，每周1次，2～3个月为一疗程。 女性月经期间不宜治疗。

综合法

（1）取穴

主穴：分2组：一组耳尖、面颊、额、颞、外鼻；二组阿是穴。

配穴：内分泌、肾、脾、肺、缘中、内生殖器。

（2）治法

主穴为主。第一组采用刺血法，耳尖必取，按揉至耳郭充血后用消毒三棱针迅速刺入1～3毫米，出针后，用双手拇食轻挤四周，每次放血10～15滴；余穴按病灶相应部位取之，以三棱针点刺破皮为度，以渗出血珠为佳。第二组以0.5～1寸毫针直接刺在皮损区，或包围皮损区针刺。一般正中直刺一针（皮下），四周斜向中心横刺四针（皮内），留针30分钟。

配穴用王不留行籽贴压，每天按压耳穴3～4次，按压至耳郭发热或有烧灼感。

上法均每周1～2次，10次为一疗程。

皮肤针加罐

（1）取穴

主穴：华佗夹脊、督脉大椎至命门段、膈俞、肺俞。

（2）治法

上穴均取，让患者俯卧于床，常规消毒穴区后，以皮肤针先叩刺华佗夹脊，手法由轻到重，由慢到快，以局部皮肤潮红为度。再以同法叩刺大椎到命门段。接着用小号玻璃罐（罐口涂润滑油），用闪火法在上述穴区拔走罐1~2遍，不留罐。肺俞和膈俞，先以皮肤针叩刺至局部潮红，

分别拔罐，留15分钟。每日1次，10次为一疗程。

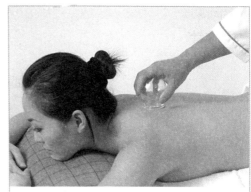

◎用闪火法，在华佗夹脊穴区及大椎到命门段走罐1~2遍。

五官科疾病

❶ 单纯性青光眼

慢性单纯性青光眼，又称开角性青光眼。本病多无自觉症状，少数可感头痛、眼胀、视物模糊等。其基本证候为眼压升高、视野缺损和视乳头凹陷。多累及双眼，以20~60岁人群常见，男性略多。本病与房水排出系统病变有关，但确切原因不明。现代西医学多采取药物控制眼压或手术治疗。

【治疗】

体针加耳穴压丸

（1）取穴

主穴：睛明、行间、还睛。

配穴：分2组。一组颊车、下关，头痛加头维或太阳，眠差加神门或内关，眼压过高加阳白或水泉；二组眼、目1、目2、肾、肝、内分泌、皮质下、交感、

太阳。

还睛穴位置：上臂三角肌下端前沿，臂3穴前5分处。

（2）治法

一般仅取主穴，如效不显，加针刺配穴第1组。无明显自觉症状，配颊车、下关，症状显著时加他穴，每次加1穴。睛明穴，用30号毫针，进针0.5~1寸，得气即可，刺激宜轻；行间用28号毫针，进针后，针芒略斜向踝部，以提插加小捻转之法，使针感明显，刺激宜重，运针半分钟；还睛穴以28号3寸长毫针，直刺，体质强者用一进三退之透天凉手法，年老体弱者用平补平泻手法。余穴均采用平补平泻手法。行间不留针，其他穴位留针30分钟。取针后，在第2组配穴中选3~5穴，用王不留行籽或磁珠贴敷，每次1侧耳，左右交替。嘱患者每日自行按压3次，每

次按压5分钟。针刺每日1次，12次为一疗程。耳穴贴敷为3日1次，4次为一疗程，疗程间隔5天。

体针

（1）取穴

主穴：分2组。一组目窗；二组曲池、人迎、百会。

配穴：神门、肝俞、肾俞、太冲。

（2）治法

主穴每次取一组，配穴酌加。目窗穴，用1寸毫针向眼部方向沿皮刺入0.5寸，使针感向眼区放射。人迎穴垂直进针，深3～5分，平补平泻，中等强度手法，曲池穴亦垂直进针，深1～1.5寸，行强刺激手法，百会穴平刺进针，深2～3分，亦用强刺激手法。配穴常规刺法。均留针20～40分钟。每日1次，10次为一疗程。

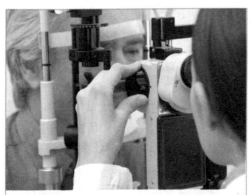

◎青光眼多无自觉症状，少数可感头痛、眼胀、视物模糊等，以20～60岁人群常见，男性略多。

❷ 急性结膜炎

急性结膜炎系细菌或病毒所致的急性流行性结膜炎症，为常见的外眼病。临床表现为睑结膜及穹窿部明显充血，眼有发烧感及轻度异物感，黏液性或黏脓性分泌物大量产生。严重者眼睑浮肿。

【治疗】

刺血

（1）取穴

主穴：耳尖、耳背静脉、压痛点。

配穴：太阳、睛明、攒竹（均体穴）。

压痛点位置：以毫针柄或火柴棒，在患者双耳垂上均匀按压，寻得相互对称压痛明显之点。此点与周围皮肤略异，肤色稍深且呈粟粒大小之结节；如测不出，可以眼点代替。

（2）治法

主穴可单取1穴，亦可结合应用。疗效不明显时再加用配穴1～2个。主穴操作：手指反复揉捏耳尖至充血，将耳前折，以三棱针挑破，或在耳背隆起最明显之血管、耳垂压痛点刺血，并用拇食指挤压，一般出血4～5滴，重者7～10滴。太阳、攒竹点刺并挤出绿豆大血珠。睛明浅刺4～5分，不作提插捻转，留针15分钟。每日1～2次，双耳交替轮用。

穴位激光照射

（1）取穴

主穴：目1、目2、眼。

（2）治法

主穴均用。氦-氖激光器，功率7毫瓦，波长6328埃，以光导纤维直接照射穴位，光斑直径3毫米。每穴照射5分钟，每天1次，7天为一疗程。

体针

（1）取穴

主穴：睛明、太阳、风池、合谷。

配穴：四白、攒竹、瞳子髎、丝竹空。

（2）治法

以主穴为主，收效不明显加用或改取配穴。以28～30毫针，太阳直刺1.5～2寸深，风池穴向同侧眼球方向直刺，轻微提插捻转，使针感向前放射至眼部，合谷穴针尖向上轻刺，促使针感向上传导。睛明穴用30～32号2.5寸毫针，深刺至1.5～2寸，送针宜轻宜慢，不提插捻转，以眼球感酸胀为度，令患者闭目静坐。余穴宜轻刺慢刺。留针15～20分钟。太阳穴出针后挤去几滴血。每日1次，不计疗程。

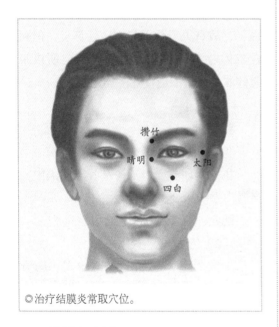

◎治疗结膜炎常取穴位。

拔罐加刺血

（1）取穴

主穴：大椎。

配穴：少泽、太阳、攒竹（上为体穴），耳尖、肾上腺、眼（上为耳穴）。

（2）治法

令患者正坐，先取配穴刺络，每次取2～3穴，对准穴区，用三棱针点刺，挤压出血数滴，然后以消毒棉球压迫穴位止血。接着，嘱其头略前倾，暴露穴区，取三棱针迅速刺入大椎穴，深0.5～0.8厘米，即去针，略作挤压，使之血出，用贴棉法或真空拔罐器吸拔，留罐15～20分钟。

每次出血量，成人以不超过10毫升为宜，皮肤最好能显现瘀斑。效不佳者，可呈梅花针样点刺即在大椎穴点刺一针，然后在大椎上、下、左、右5分处，各点刺一针，再用闪火法或抽吸法拔罐，留罐5分钟，出血15～20毫升。每日一次，不计疗程。亦可配合滴25％氯霉素眼药水或醋酸可的松眼药水。

❸ 鼻出血

鼻出血又称鼻衄，是临床常见症状之一，多因鼻腔病变引起，也可由全身疾病所引起，偶有因鼻腔邻近病变出血经鼻腔流出者。

鼻出血多为单侧，亦可为双侧；可间歇反复出血，亦可持续出血；出血量多少不一，轻者仅鼻涕中带血，重者可引起失血性休克；反复出血则可导致贫血。多数出血可自止。

【治疗】

体针

（1）取穴

主穴：上星、迎香。

配穴：大椎、合谷、行间、口禾髎。

（2）治法

主穴为主，取1～2穴。如效不显，可加用或用配穴，亦取1～2穴。上星穴用28号1.5～2寸毫针，沿头皮向囟会方向进针1.2～1.5寸，得气后频频捻转1分钟～3分钟，待血止后停用手法，如3分钟后血

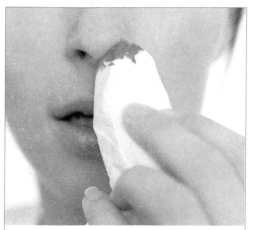

◎鼻出血多为单侧，亦可为双侧；可间歇反复出血，亦可持续出血。

仍不止，宜加用其他穴位。迎香穴，针患侧，针尖向内上方斜刺3～4分深。大椎穴用1.5寸毫针先直刺5分深，再将针尖斜向前方进针1寸，得气后施捻转泻法，以促使针感向前头顶部传导为佳。

行间，左侧鼻孔出血针右侧，右侧出血针左侧，双侧出血针双侧，针刺得气后，施提插加捻转泻法，刺激宜强。合谷、口禾髎刺法同行间。均留针15～20分钟，隔5分钟行针1次。每日1次。

其他措施

（1）针灸效果不显，如出血部位居中或渗血面较大者，可采用鼻腔填塞法治疗。

（2）反复出血，而出血点已看清的

病例，可用烧灼法，破坏出血部组织，使血管封闭，达到止血的目的。

❹ 过敏性鼻炎

过敏性鼻炎又称变应性鼻炎，是鼻腔黏膜的变应性疾病，并可引起多种并发症。以发作性鼻痒、鼻塞、喷嚏、流清水样鼻涕及鼻黏膜水肿、苍白、鼻甲肿大等为主要临床表现。

另有一型由非特异性的刺激所诱发、无特异性变应原参加、不是免疫反应过程，但临床表现与上述两型变应性鼻炎相似，称血管运动性鼻炎或称神经反射性鼻炎，刺激可来自体外（物理、化学方面），或来自体内（内分泌、精神方面），故有人看作即是变应性鼻炎，但因在机体内不存在抗原–抗体反应，所以脱敏疗法、激素或免疫疗法均无效。

【治疗】

针灸

（1）取穴

主穴：印堂、鼻通（鼻骨下凹陷中，鼻唇沟上端尽处）。

配穴：百会、迎香、合谷、风池。

（2）治法

主穴为主，酌加配穴1～2穴。印堂穴用1.5寸30号毫针，以提捏法进针，刺入2分，得气后针尖向下，沿皮下慢慢刺入1寸，用捻转结合提插，使针感到达鼻准头，内及鼻腔。鼻通穴，以1寸30号毫针，先刺入2分，得气后针尖朝向印堂方向沿皮斜透刺，至鼻腔有发胀感为宜。留针20分钟，每隔5分钟行针1次。百会穴用

艾卷作雀啄灸，灸15~20分钟。余配穴得气后，施平补平泻之法，继而接通电针仪，连续波，强度以患者可耐受为宜。持续30分钟。上述方法，针刺每日1次，灸疗日可2次。10天为一疗程。

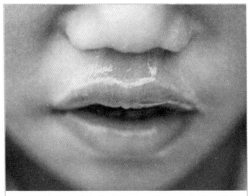

◎过敏性鼻炎以发作性鼻痒、鼻塞、喷嚏、流清水样鼻涕等为主要临床表现。

穴位激光照射

（1）取穴

主穴：迎香、合谷、足三里、风池。

配穴：流涕加上星，鼻塞加鼻通，嗅觉减退加通天。

（2）治法

以主穴为主，每次取2~3穴，据症加配穴。以氦-氖激光仪照射，波长为6328埃，出功率5毫伏，照射方向可与传统针刺方向一致，如迎香穴以患者平卧时，与水平面成45°~55°为宜，风池穴向对侧眼，合谷、足三里取垂直方向。光斑直径1.5~2毫米。一般每穴照射4~5分钟。每日1次，10~12次为一疗程。

指针

（1）取穴

主穴：分2组。一组鼻通、迎香；二组合谷、少商。

（2）治法

每次取一组穴，两组交替应用。第一组穴操作：令病人取仰卧位，医生位于病人之右侧，以右手拇指桡侧缘（预先敷以脱脂棉，防止切伤病人皮肤），切按选定的穴位。切按时，拇指伸直，其他手指自然弯曲呈半握拳状，逐渐向下用力，使局部产生酸、胀等得气感。第二组穴位操作：用双手拇指指腹（或偏峰）上敷脱脂棉，切按在选定的穴位上，缓缓用力切按，使病人得气，产生酸胀感。上述每个穴位，均需切按5分钟。每日1次，10次为一疗程，停治一月，再巩固治疗5次。

艾灸

（1）取穴

主穴：分为2组。一组大椎、肺俞；二组足三里、三阴交、合谷、曲池。

配穴：脾虚加脾俞；肾虚加肾俞。

（2）治法

主穴每次取1组，用艾条灸法。令患者取仰卧位，两手平放，两眼微闭，全身放松，自然呼吸。医者将点燃之纯艾卷对准穴位熏烤，并将艾卷上、下移动。其距离以患者能忍耐、感舒适为宜。施灸时间30~40分钟，局部应出现红晕。然后取灸药适量，用新鲜姜汁调成糊状，做成直径为1厘米的圆饼贴于各穴，上盖敷料，并用胶布固定24小时取下。第一疗程，每隔10天灸贴1次，共3次。第二疗程每隔一月贴1次，亦为3次。一般治两个疗程。

灸药制备：取苍耳子、辛夷花、徐长

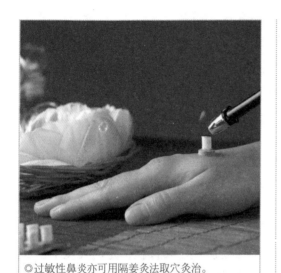

◎过敏性鼻炎亦可用隔姜灸法取穴灸治。

卿、细辛、甘遂、沉香、肉桂各等量研细末备用。

❺ 慢性鼻窦炎

慢性鼻窦炎，亦称慢性化脓性鼻窦炎。常因急性化脓性鼻窦炎反复发作未能得到适当治疗所致。以多黏液或脓性鼻涕、鼻塞、头痛及嗅觉减退或消失为主要临床症状。现代西医学除穿刺冲洗、手术疗法外，尚无理想的治疗措施。

慢性鼻窦炎多继发于急性鼻窦炎。它与变态反应体质、鼻窦引流受阻、人体抵抗力弱或病菌毒力强都有密切关系，多数病人无明显的全身症状，一般有不同程度的头昏、精神不振、易疲倦、记忆力下降等，最常见的症状是鼻塞、流脓、流鼻涕、嗅觉不灵等，并可分肺气虚寒型和脾气虚弱型。

【治疗】

体针（之一）

（1）取穴

主穴：迎香、印堂、百会、合谷。

配穴：风池、通天、上星、尺泽、列缺、攒竹。

（2）治法

以主穴为主，效不显时酌加配穴。每次取3~4穴。迎香穴用28号2寸毫针，直刺0.2~0.3寸深时，再以35~40度角斜向上刺，直刺至下鼻甲前上端，针深约1.5寸深，鼻腔可能出血数滴，但不必止血，同时有大量分泌物流出及打喷嚏等。不提插捻转，留针40分钟。印堂穴，先嘱患者正坐，前臂置于桌上或膝上，术者左拇、食指捏紧患者鼻根，微向上提，右手持针，针芒略朝下刺入穴位，然后沿鼻背中线斜行向下，进针6~7分深，针尖宜刺中鼻骨，患者感明显酸胀感。百会，针向前方平刺，至有胀重感；合谷，针向食指方向斜刺，以有明显酸、胀感为度。通天、列缺、攒竹穴，均用平补平泻法。配穴，得气后，亦施平补平泻或泻法，留针20~30分钟。每日或隔日1次，10次为一疗程。疗程间隔3~5天。

艾灸

（1）取穴

主穴：分2组。一组阳白、攒竹、鱼腰；二组四白、迎香。

配穴：足三里、阳陵泉；头顶痛加百会、太冲，额痛加内庭、行间，枕痛加玉枕、后溪、昆仑、风池。

（2）治法

主穴每次取一组，两组交替运用，用隔蒜灸法。配穴据症酌取，用常规针刺之法。灸法操作为：选独头大蒜2个，切成厚度为0.7厘米之蒜片，置于穴区，将艾绒

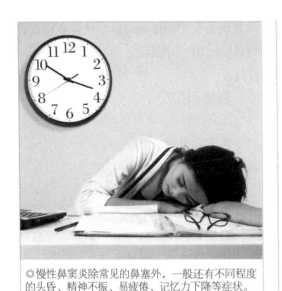

◎慢性鼻窦炎除常见的鼻塞外，一般还有不同程度的头昏、精神不振、易疲倦、记忆力下降等症状。

搓成如花生豆大的锥形艾炷放在蒜片上，用线香点燃施灸，灸时不宜太热，以患者感舒适能耐受为度，并嘱患者闭上双眼。病属急性者每穴灸3～5壮，慢性者灸5～7壮，每日灸1次，7～10次为一疗程。

体针（之二）

（1）取穴

主穴：阿是穴。

阿是穴位置：耳屏前3～3.5厘米，即下关穴前1～1.5厘米处。

（2）治法

患者取坐位或侧卧位，以28号或30号2寸长毫针垂直进针5～5.5厘米，即可刺到蝶腭神经节，如刺中该神经节，病人局部即刻有放电、喷水或齿痛感并向周围放射。有此针感后，即可起针，不留针。每次一侧，交替选用，症情重者亦可取两侧。每4～7天1次，5次为一疗程。此法进针深，针区在颅底，血管神经丰富，故医者须熟悉解剖部位，针具要严密消毒。

❻ 急性扁桃体炎

急性扁桃体炎是咽部淋巴组织的急性感染，病变以扁桃体最为显著。其临床表现为起病急骤，恶寒发热（38～40℃），咽痛，扁桃体充血肿大，上有黄白色渗出物，并伴全身酸痛乏力，头痛，以及白细胞增高等。中医称为"乳蛾""喉蛾"或"莲房蛾"。

【治疗】

体针

（1）取穴

主穴：分2组。一组颊车、少商、合谷、少商；二组扁桃穴、内庭。

配穴：天柱、鱼际。

扁桃穴位置：双侧下颌角前下0.5寸处。

（2）治法

主穴为主，每次选用一组，可单独应用，亦可交替轮用，据症情酌加配穴。每次选穴2～3个。第1组穴，头面部仅取患侧，四肢针双侧。少商、鱼际以三棱针点刺出血，余穴行提插加捻转，强刺激泻法。第2组穴，双侧均取，扁桃穴宜快速进针，针尖指向咽部，使针感达到咽部且有酸困胀之感觉。内庭用泻法。均留针15～20分钟，小儿可不留针。每日1～2次。

耳针

（1）取穴

主穴：分2组。一组咽喉、扁桃体；二组耳轮4、6耳背静脉。

配穴：少商，商阳（体穴）。

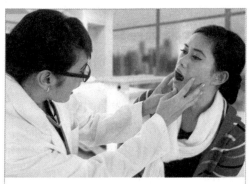

◎急性扁桃体炎如长时间得不到及时有效的治疗，就会引发全身性的并发症，如中耳炎、心肌炎、心脏病等。

（2）治法

主穴每次选一组，二组可单独用亦可交替轮用，效不佳改配穴。第一组，先寻得两穴的压痛点，毫针刺入，以捻转法行强刺激，留针30分钟到1小时；或者每穴注入0.1毫升注射用水或10单位青霉素（须先做皮肤过敏试验）；第二组，在耳轮4、6及耳背静脉明显处，以三棱针或毫针（小儿）刺破，挤出血2～3滴。少商、商阳亦可刺血。上法均每日1次。

刺血（之一）

（1）取穴

主穴：阿是穴。

阿是穴位置：病灶区。

（2）治法

令患者取坐位，头稍向后倾，助手将其头部固定。术者右手持消毒之三棱针，左手持压舌板。患者张嘴，用压舌板按压舌体，暴露病变之扁桃体。消毒后，即快速进针，刺向扁桃体，每侧用针尖点刺2～4处（如扁桃体有脓性分泌物时，则向

该处刺入），刺出血即可，让患者将血性分泌物吐出，并漱口。每日1次，2次为一疗程。

刺血（之二）

（1）取穴

主穴：少商。

配穴：合谷。

（2）治法

主穴二侧均取，用三棱针点刺约1分深，挤出1～2滴血，用消毒棉球压迫针孔。可配合以28～30号毫针直刺合谷，亦取双侧，施中强刺激，留针20分钟。每日1次，3～5次为一疗程。

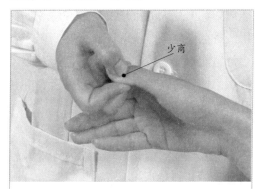

少商

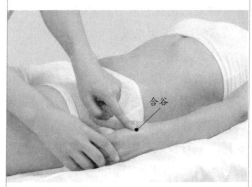

合谷

◎治疗急性扁桃体炎可以选择在少商穴和合谷穴来进行刺血治疗。

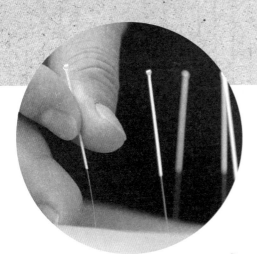

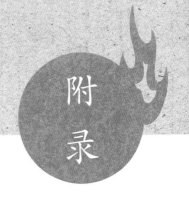

附 录

人体主要穴位详解

●穴位学名腧穴，指人体经络线上特殊的点区部位，中医可以通过针灸或者推拿、点按、艾灸刺激相应的经络点治疗疾病。穴位是中国文化和中医学特有的名词。多为神经末梢和血管较少的地方。也叫穴、穴道。

手太阴肺经的穴位

（1）中府（手太阴肺经的募穴）

【定位】前正中线旁开6寸，第一肋间隙中。

【主治】咳嗽、气喘、咽喉痛、胸中烦闷、胸痛、肩背痛、呕吐、腹痛、浮肿。

（2）云门

【定位】前正中线旁开6寸，锁骨外端下方凹陷中。

【主治】咳嗽、气喘、甲状腺肿大、肩背痛、胸痛、胸中烦热、肋间神经痛。

（3）天府

【定位】腋前皱襞上端下3寸，肱二头肌桡侧缘。

【主治】气喘、鼻衄、吐血、瘿气、上臂内侧痛。

（4）侠白

【定位】天府下1寸，肱二头肌桡侧缘。

【主治】咳嗽、气短、干呕、烦满、心痛、上臂内侧痛。

（5）尺泽（手太阴肺经的合穴）

【定位】肘横纹中，肱二头肌腱桡侧。

【主治】咳嗽、气喘、咯血、咽喉肿痛、胸膜炎、腹胀、吐泻、丹毒、肘关节及周围软组织疾患。

（6）孔最（手太阴肺经的郄穴）

【定位】太渊穴与尺泽穴连线，腕横纹上7寸处。

【主治】咳嗽、气喘、咯血、咽喉肿痛、失音、肘臂痛、麻木、肋间神经痛、痔疮。

（7）列缺（手太阴肺经的络穴）

【定位】桡骨茎突上方，腕横纹上1.5寸。

【主治】桡神经麻痹、腕关节痛、感冒、咳喘、咽痛、神经性头痛、面神经麻痹、落枕、荨麻疹、无脉症、尿血。

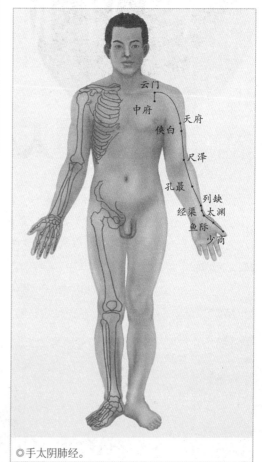

◎手太阴肺经。

（8）经渠（手太阴肺经的经穴）

【定位】仰掌，腕横纹上1寸，当桡骨茎突内侧与桡动脉之间凹陷中。

【主治】咳嗽、气喘、喉痹、胸部胀满、掌中热、胸背痛。

（9）太渊（手太阴肺经的腧穴及原穴，脉会太渊）

【定位】掌后第一横纹上，桡动脉桡侧凹陷中。

【主治】感冒、咳嗽、支气管炎、百日咳、肺结核、心绞痛、肋间神经痛、无脉症、腕关节痛。

（10）鱼际（手太阴肺经的荥穴）

【定位】第一掌骨中点桡侧，赤白肉际处。

【主治】支气管炎、肺炎、咽喉肿痛、鼻炎、心悸、乳腺炎、小儿单纯性消化不良。

（11）少商（手太阴肺经的井穴）

【定位】拇指桡侧，爪甲根角旁0.1寸处。

【主治】咳喘、咽痛、鼻衄、中暑呕吐、高热、小儿抽搐、肺炎、腮腺炎、感冒、精神分裂症、中风昏迷。

手阳明大肠经的穴位

（1）商阳（手阳明大肠经的井穴）

【定位】食指末节桡侧，指甲根角旁0.1寸处。

【主治】食指麻木、腮腺炎、咽喉肿痛、口腔炎、急性胃肠炎、下齿痛、耳鸣耳聋、晕厥、中风昏迷。

（2）二间（手阳明大肠经的荥穴）

【定位】第二掌指关节远端桡侧的赤白肉际处。

【主治】食指屈伸不利、食指痛、咽喉肿痛、鼻衄、齿痛、口干、肩背痛、大便脓血、身热、嗜睡、目痛。

（3）三间（手阳明大肠经的腧穴）

【定位】微握拳，食指桡侧，第二掌指关节后凹陷处。

【主治】手指及手背肿痛、牙龈肿痛、鼻衄、唇干、腹满、肠鸣腹泻、目痛、嗜睡、面神经麻痹、咽喉肿痛、肠炎、痢疾、肩关节痛。

（4）合谷（手阳明大肠经的原穴）

【定位】手背部第二掌骨桡侧缘的中点。

【主治】手指屈伸不利、上肢活动不利、头痛、眩晕、鼻窦炎、鼻衄、耳聋、牙痛、面神经麻痹、腮腺炎、咳嗽、臂痛、胃脘痛、三叉神经痛、便秘、痢疾、无汗、皮肤瘙痒、荨麻疹、小儿抽风、牙关紧闭。

（5）阳溪（手阳明大肠经的经穴）

【定位】在腕部，当拇指跷起时，拇短伸肌腱与拇长伸肌腱之间的凹陷中。

【主治】头痛、耳鸣耳聋、咽喉肿痛、牙痛、热病心烦、目赤、癫狂、痫症、半身不遂、腕关节疾患、臂腕痛。

（6）偏历（手阳明大肠经的络穴）

【定位】阳溪穴与曲池穴连线上，阳

溪穴上3寸。

【主治】肩臂肘腕疼痛、鼻衄、耳聋、面神经麻痹、喉痛、目赤、水肿、前臂神经痛、癫痫。

（7）温溜（手阳明大肠经的郄穴）

【定位】阳溪穴与曲池穴连线上，阳溪穴上5寸处。

【主治】上臂麻木不遂、腕臂痛、头痛、面肿、鼻衄、口舌肿痛、咽喉肿痛、肩背痛、肠鸣腹痛、面神经痛、癫痫。

（8）下廉

【定位】阳溪穴与曲池穴连线上，曲池穴下4寸处。

【主治】上肢麻木及肿痛、眩晕、目痛、腹痛、消化不良、乳腺炎。

（9）上廉

【定位】阳溪穴与曲池穴连线上，肘

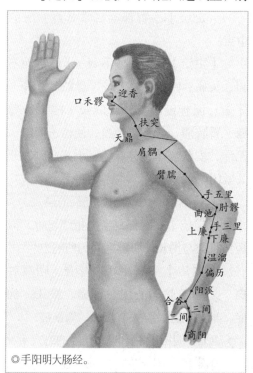

◎手阳明大肠经。

横纹下3寸处。

【主治】头痛、偏瘫，肩臂酸麻胀痛、腹痛、肠鸣、泄泻。

（10）手三里

【定位】曲池穴上2寸，握拳屈肘时，在肱桡肌呈凹陷处。

【主治】手臂麻痛、肘挛不伸、偏瘫、牙痛、咽喉肿痛、失音、腮腺炎、颈淋巴结肿大、腹胀、吐泻、腰扭伤、面神经麻痹。

（11）曲池（手阳明大肠经的合穴）

【定位】肘横纹桡侧端稍外方的凹陷中。

【主治】手臂肿痛、上肢不遂、手肘无力、咽喉肿痛、牙痛、腹痛、吐泻、痢疾、荨麻疹、热病、胸中烦闷、高血压、月经不调、肩肘关节痛、流行性感冒、胸膜炎、甲状腺肿大。

（12）肘髎

【定位】屈肘，在曲池外上方1寸，肱骨前缘处。

【主治】肘臂疼痛、拘挛麻木、嗜卧、上肢瘫痪、肘关节疾患。

（13）手五里

【定位】曲池穴与肩髃穴连线上，曲池穴上3寸。

【主治】上肢麻木疼痛、肿胀挛急、咳嗽、吐血、颈淋巴结肿大。

（14）臂臑

【定位】曲池穴与肩髃连线上，曲池穴上7寸。

【主治】肩臂疼痛、颈项拘急、颈淋巴结肿大、肩关节周围炎。

（15）肩髃

【定位】肩峰前下方。当上臂外展至水平时，在肩处出现两个凹陷，前面的凹陷即是本穴。

【主治】肩臂疼痛、半身不遂、手臂拘挛、颈淋巴结肿大、甲状腺肿大、肩周炎、风疹。

（16）巨骨

【定位】在肩端上，锁骨肩峰端与肩胛冈之间凹陷中。

【主治】肩背及手臂疼痛、屈伸不利、惊痫、吐血、瘰疬、瘿气。

（17）天鼎

【定位】锁骨上窝上，胸锁乳突肌后缘，扶突穴直下1寸。

【主治】咽喉肿痛、失音、甲状腺肿大、颈淋巴结肿大、舌肌麻痹、吞咽困难。

（18）扶突

【定位】正坐，微仰头，在颈部侧面，结喉旁开3寸，约当胸锁乳突肌的胸骨头与锁骨头之间。

【主治】咳嗽、气喘、咽喉肿痛、暴喑、瘿气、瘰疬。

（19）口禾髎

【定位】在鼻孔外缘直下，平水沟处。

【主治】鼻疮息肉、鼻衄、鼻塞、鼻流清涕、鼻炎、嗅觉减退、口噤不开。

（20）迎香（手、足阳明经的交会穴）

【定位】鼻翼外缘中点旁开0.5寸。

【主治】鼻塞、嗅觉减退或丧失、鼻衄、鼻炎、鼻窦炎、鼻息肉、面痒、面浮肿、面神经麻痹、面肌痉挛、胆道蛔虫症。

足阳明胃经的穴位

（1）承泣

【定位】双目正视，瞳孔直下，当眶下缘与眼球之间。

【主治】目赤肿痛、夜盲、急慢性结膜炎、近视、远视、青光眼、角膜炎、白内障、视神经炎、眼睑跳动、面神经麻痹。

（2）四白

【定位】双目正视，瞳孔直下，当眶下孔凹陷中。

【主治】目赤痛痒、眼睑跳动、眩晕、结膜炎、角膜炎、近视、青光眼、三叉神经痛、鼻炎、胆道蛔虫。

（3）巨髎

【定位】双目正视，瞳孔直下，与鼻翼下缘平齐处。

【主治】口眼歪斜、眼睑眴动、鼻衄、齿痛、唇颊肿、目翳。

（4）地仓

【定位】四白穴直下至嘴角平齐的地方。

【主治】口角歪斜、流涎、胃脘痛、牙痛、眼睑跳动、面神经麻痹、三叉神经痛。

（5）大迎

【定位】下颌角前方，咬肌附着部的前缘。

【主治】面颊部肿、腮腺炎、牙痛、牙关脱臼、牙关紧闭、面神经麻痹、面肌痉挛、颈淋巴结肿大。

（6）颊车

【定位】下颌角前上方一横指凹陷中，咀嚼时咬肌隆起最高点处。

【主治】牙痛、三叉神经痛、腮腺炎、咬肌痉挛、面神经麻痹、中风、失音、颈项强痛。

（7）下关

【定位】颧弓与下颌切迹所形成的凹陷处。

【主治】下颌关节炎、咬肌痉挛、中耳炎、耳鸣、耳聋、眩晕、面神经麻痹。

（8）头维

【定位】头侧部，在额角发际上0.5寸处，头正中线旁开4.5寸。

【主治】头痛、眼痛、目眩、迎风流泪、眼睑跳动、视物不明、面神经麻痹、眼轮匝肌痉挛、精神分裂症。

（9）人迎

【定位】喉结旁开1.5寸，颈总动脉之后。

【主治】咽喉肿痛、饮食难下、颈淋巴结结核、甲状腺肿大、哮喘、低血压、高血压、头痛。

（10）水突

【定位】在人迎与气舍连线中点，胸锁乳突肌前缘。

【主治】咳逆上气、喘息不得卧、咽喉肿痛、肩肿、呃逆、瘿瘤、瘰疬。

（11）气舍

【定位】锁骨内侧端的上缘，在胸锁乳突肌的胸骨头与锁骨头之间。

【主治】咽喉肿痛、咳嗽、喘息、甲状腺肿大、颈淋巴结核、呃逆、颈项强痛、肩肿。

（12）缺盆

【定位】乳中线直上，在锁骨上窝正中。

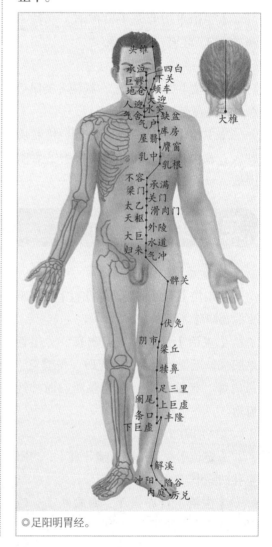

◎足阳明胃经。

【主治】咳嗽气喘、咽喉肿痛、缺盆中痛、瘰疬。

（13）气户

【定位】在乳中线上，锁骨中点之下缘。

【主治】气喘、咳嗽、胸胁胀满、吐血、呃逆、胸背胁肋疼痛。

（14）库房

【定位】在乳中线上，第一肋间隙中。

【主治】咳嗽、气逆、咳唾脓血、胸胁胀痛。

（15）屋翳

【定位】在乳中线上，第二肋间隙中。

【主治】咳嗽、气喘、咯血、胸腺炎、肋间神经痛、乳腺炎、乳腺增生、心绞痛。

（16）膺窗

【定位】在乳中线上，第三肋间隙中。

【主治】咳嗽、气喘、胸胁胀痛、乳腺炎。

（17）乳中

【定位】人体胸部，第4肋间隙，乳头中央，距前正中线4寸。

【主治】下乳、破气、顺气、鼻塞、口干、咽痛等。

（18）乳根

【定位】在乳中线上，第五肋间隙中。

【主治】咳嗽、胸痛、乳腺炎、乳汁少、噎膈、肋间神经痛、风湿性心脏病、

冠心病、心绞痛。

（19）不容

【定位】在脐上6寸，旁开2寸处。

【主治】胃炎、胃十二指肠溃疡、胃下垂、胃扩张、食欲缺乏、呕血、喘咳、胸背胁痛。

（20）承满

【定位】在脐上5寸，上脘（任脉）旁开2寸。

【主治】胃痛、呕吐、腹胀、肠鸣、食欲缺乏、喘逆、吐血、胁下坚痛。

（21）梁门

【定位】在脐上4寸，中脘穴（任脉）旁开2寸。

【主治】胃痛、呕吐、食欲缺乏、大便溏。

（22）关门

【定位】在脐上3寸，建里穴（任脉）旁开2寸。

【主治】腹痛、腹胀、肠鸣、泄泻、食欲缺乏、水肿、遗尿。

（23）太乙

【定位】在脐上2寸，下脘穴（任脉）旁开2寸。

【主治】癫狂、心烦不宁、胃痛、消化不良。

（24）滑肉门

【定位】在脐上1寸，水分穴（任脉）旁开2寸。

【主治】癫狂、呕吐、胃痛。

（25）天枢（大肠经的募穴）

【定位】脐旁2寸。

【主治】绕脐腹痛、腹胀肠鸣、肠

痛、痢疾、吐泻、肠麻痹、消化不良、痛
经、月经不调、疝气、水肿、狂证。

（26）外陵

【定位】在天枢下1寸，阴交穴（任
脉）旁开2寸。

【主治】腹痛、疝气、月经痛、心如
悬引脐腹痛。

（27）大巨

【定位】在脐下2寸，旁开2寸。

【主治】小腹胀满、疝气、小便不
利、遗精、早泄、腹直肌痉挛、肠梗阻、
膀胱炎、尿潴留。

（28）水道

【定位】在脐下3寸，旁开2寸。

【主治】小腹胀满、疝气、小便不
利、肾炎、膀胱炎、睾丸炎、尿潴留、子
宫脱垂、卵巢炎。

（29）归来

【定位】在脐下4寸，旁开2寸。

【主治】少腹疼痛、疝气、经闭、白
带、卵巢炎、子宫内膜炎、子宫脱垂、腹
股沟疝、睾丸炎。

（30）气冲

【定位】在天枢穴下5寸，曲骨穴
（任脉）旁开2寸。

【主治】外阴肿痛、腹痛、疝气、
月经不调、不孕、胎产诸疾、阳痿、阴茎
肿痛。

（31）髀关

【定位】在髂前上棘与髌骨外缘的连
线上，平臀沟处。

【主治】腰腿疼痛、筋急不得屈伸、
下肢瘫痪、足麻木、腹股沟淋巴结炎、膝

关节疼痛、股外侧皮神经炎。

（32）伏兔

【定位】在髌骨外上缘上6寸，当髂
前上棘与髌骨外上的连线上。

【主治】腰膝寒冷麻痹、脚气、腰胯
疼痛、疝气、腹胀、下肢瘫痪、股外侧皮
神经炎、膝关节疼痛。

（33）阴市

【定位】在髌骨外上缘上3寸，当髂
前上棘与髌骨底外缘的连线上。

【主治】腿膝麻痹酸痛、屈伸不利、
下肢不遂、腰痛、寒疝、腹胀腹痛。

（34）梁丘（足阳明胃经的郄穴）

【定位】在髌骨外上缘上2寸，当髂
前上棘与髌骨外上的连线上。

【主治】膝肿、膝痛、下肢不遂、急
性胃炎、胃痛、乳腺炎、乳痛。

（35）犊鼻

【定位】屈膝，髌骨下缘，髌韧带外
侧凹陷中。

【主治】膝关节疼痛、脚气、下肢
瘫痪。

（36）足三里（足阳明胃经的合穴，
胃的下合穴）

【定位】外侧膝眼直下3寸，距胫骨
前嵴一横指处。

【主治】膝胫酸痛、下肢不遂、脚
气、急慢性胃炎、胃十二指肠溃疡、急慢
性胰腺炎、肝炎、消化不良、急慢性肠
炎、痢疾、阑尾炎、便秘、水肿、休克、
神经性头痛、高血压、癫痫、神经衰弱、
精神分裂症、动脉硬化、哮喘、坐骨神经
痛、乳腺炎、头晕、耳鸣、鼻疾、心悸、

气短、中风、产后血晕、体虚羸瘦。

（37）上巨虚（大肠的下合穴）

【定位】足三里穴下3寸，胫骨前缘旁开1横指。

【主治】中风瘫痪、脚气、痢疾、肠鸣、泄泻、便秘、阑尾炎。

（38）条口

【定位】足三里穴下5寸，胫骨前缘旁开1横指。

【主治】小腿冷痛或麻痹、转筋、膝关节炎、脘腹疼痛、肩关节周围炎。

（39）下巨虚（小肠的下合穴）

【定位】足三里穴下6寸，胫骨前缘旁开1横指。

【主治】下肢瘫痪、小腹痛，腰脊痛、隐睾丸、乳腺炎、痢疾、急慢性肠炎。

（40）丰隆（足阳明胃经的络穴）

【定位】从外踝前缘平齐外踝尖处，到外膝眼连线的1/2处。

【主治】下肢酸痛及痿痹、痰多、胸痛、哮喘、头痛、头晕、咽喉肿痛、大便难、癫狂、神经衰弱、高血压、支气管炎、支气管哮喘、腓肠肌痉挛。

（41）解溪（足阳明胃经的经穴）

【定位】足背踝关节横纹的中央，两筋之间的凹陷处。

【主治】下肢痿痹、头面浮肿、面赤、目赤、头痛眩晕、眉棱骨痛、腹胀、便秘、胃热、神经性头痛、消化不良、胃炎、肠炎、癫痫、面神经麻痹、胃下垂、踝关节肿痛。

（42）冲阳（足阳明胃经的原穴）

【定位】足背最高点，可扪及足背动脉搏动处。

【主治】足痿无力、脚背红肿、胃痛腹胀、食欲缺乏、面神经麻痹、牙痛、面肿、癫痫、脉管炎。

（43）陷谷（足阳明胃经的腧穴）

【定位】足背第二、第三跖趾关节后凹陷中。

【主治】面浮身肿、目赤肿痛、肠鸣腹痛、热病、足背肿痛。

（44）内庭（足阳明胃经的荥穴）

【定位】足背第二、三趾间缝纹端。

【主治】足背肿痛、牙痛、口歪、咽喉肿痛、鼻衄、腹痛腹胀、泄泻、痢疾、热病、急慢性胃肠炎、牙龈炎、趾跖关节痛。

（45）厉兑（足阳明胃经的井穴）

【定位】第二趾外侧，距爪甲角约0.1寸的甲根处。

【主治】足痛、足胫寒冷、面肿、口歪、牙痛、鼻衄、鼻流黄涕、胸腹胀满、热病、癫狂、精神分裂症、神经衰弱、消化不良、鼻炎、齿龈炎、扁桃体炎。

足太阴脾经的穴位

（1）隐白（足太阴脾经的井穴）

【定位】足大趾内侧，距爪甲角约0.1寸的爪甲角根处。

【主治】足趾痛、月经过时不止、

崩漏、吐血、衄血、尿血、便血、癫狂、多梦、心烦善悲、心痛、昏厥、腹胀、胸满、咳喘、上消化道出血、功能性子宫出血、急性肠炎、精神分裂症、神经衰弱、休克。

（2）大都（足太阴脾经的荥穴）

【定位】足大趾内侧，第一趾跖关节前下方赤白肉际处。

【主治】足肿、足痛、腹胀、胃痛、消化不良、呕逆、泄泻、便秘、心痛、心烦、体重肢肿、热病无汗、胃肠炎。

（3）太白（足太阴脾经的腧穴及原穴）

【定位】第一跖骨小头后缘，赤白肉际处。

【主治】胃痛、腹胀、肠鸣泄泻、便秘。

（4）公孙（足太阴脾经的络穴）

【定位】第一跖骨底之前下缘凹陷中，赤白肉际处。

【主治】足肿、足痛、呕吐、胃痛、饮食不化、肠鸣腹胀、腹痛、痢疾、泄泻、多饮、水肿、便血、食欲缺乏、神经性呕吐、胃肠炎、腹水。

（5）商丘（足太阴脾经的经穴）

【定位】内踝前下方凹陷处。

【主治】足踝痛、腹胀、肠鸣、泄泻、消化不良、便秘、黄疸、癫狂、小儿抽搐、咳嗽、痔疮、神经性呕吐、胃肠炎、腓肠肌痉挛。

（6）三阴交

【定位】内踝尖直上3寸，胫骨内侧面后缘处。

【主治】脾胃虚弱、足痿痹痛、肠鸣腹胀、泄泻、消化不良、月经不调、崩漏、赤白带下、经闭、产后血晕、恶露不行、水肿、小便不利、遗尿、失眠、子宫脱垂、阳痿、遗精、疝气、阴茎痛、难产、神经性皮炎、湿疹、荨麻疹、高血压、胃肠炎、痢疾、功能性子宫出血、性功能减退、神经衰弱、小儿舞蹈病、下肢神经痛或瘫痪。

（7）漏谷

【定位】内踝上6寸，胫骨内侧面后缘。

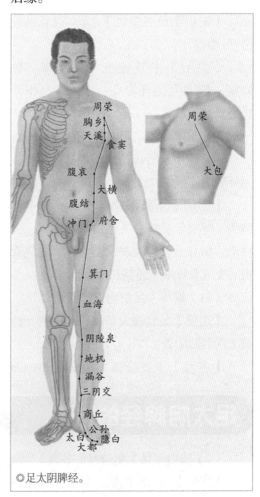

◎足太阴脾经。

【主治】腰膝麻木厥冷、足踝肿痛、腹胀肠鸣、小便不利、尿路感染、功能性子宫出血、癔病、脚气。

（8）地机（足太阴脾经的郄穴）

【定位】阴陵泉下3寸，胫骨后缘。

【主治】腿膝麻木疼痛、腹胀腹痛、食欲缺乏、泄泻、痢疾、水肿、小便不利、月经不调、痛经、腰痛、遗精、胃痉挛、功能性子宫出血。

（9）阴陵泉（足太阴脾经的合穴）

【定位】胫骨内侧髁下缘，胫骨后缘和腓肠肌之间的凹陷处。

【主治】膝关节病变、腹胀、泄泻、黄疸、水肿、小便不利或小便失禁、肠炎、痢疾、腹膜炎、尿潴留、尿路感染、阴道炎、阴茎痛、遗精。

（10）血海

【定位】屈膝，髌骨内上缘上2寸，股内侧肌隆起处。

【主治】下肢内侧及膝关节疼痛、月经不调、经闭、崩漏、痛经、小便淋涩、气逆腹胀、皮肤湿疹、皮肤瘙痒、荨麻疹、神经性皮炎、丹毒、贫血、功能性子宫出血、睾丸炎。

（11）箕门

【定位】血海上6寸，缝匠肌内侧。

【主治】小便不通、遗溺、腹股沟肿痛、五淋。

（12）冲门

【定位】平耻骨联合上缘中点旁开3.5寸。约当腹股沟外端上缘，髂外动脉搏动处外侧。

【主治】腹痛、疝气、痔痛、小便不利、胎气上冲。

（13）府舍

【定位】冲门外上方0.7寸，任脉旁开4寸。

【主治】腹痛、疝气、腹满积聚、霍乱吐泻。

（14）腹结

【定位】在府舍上3寸，任脉旁开4寸，当府舍与大横的连线上。

【主治】绕脐腹痛、疝气、腹寒泄泻。

（15）大横

【定位】在脐（神阙）旁开4寸处。

【主治】虚寒泻痢、大便秘结、小腹痛。

（16）腹哀

【定位】在脐中（神阙）上3寸，任脉旁开4寸。

【主治】绕脐腹痛、消化不良、便秘、痢疾。

（17）食窦

【定位】任脉旁开6寸，第五肋间隙中。

【主治】胸胁胀痛、腹胀肠鸣、反胃、食已即吐、噫气、水肿。

（18）天溪

【定位】在食窦上1肋，任脉旁开6寸，平第四肋间隙中。

【主治】胸部疼痛、咳嗽、乳痛、乳汁少。

（19）胸乡

【定位】在天溪上1肋，任脉旁开6寸，第三肋间隙中。

【主治】胸胁胀痛、胸引背痛不

得卧。

（20）周荣

【定位】在胸乡上1肋，任脉旁开6寸，第二肋间隙中。

【主治】胸胁胀满，咳嗽、气喘、胁肋痛，食不下。

（21）大包

【定位】在腋下6寸，腋中线上，第六肋间隙中。

【主治】胸胁痛、气喘、全身疼痛，四肢无力。

手少阴心经的穴位

（1）极泉

【定位】腋窝正中，腋动脉搏动处。

【主治】胁肋疼痛、肘臂疼痛、四肢不举、胸闷、气短、心悸、心痛、目黄、肋间神经痛、颈淋巴结核。

（2）青灵

【定位】在少海与极泉的连线上，少海上3寸，肱二头肌的尺侧缘。

【主治】目黄、头痛、振寒、胁痛、肩臂痛。

（3）少海（手少阴心经的合穴）

【定位】肘窝横纹尺侧端和肱骨内上髁之间的凹陷处。

【主治】肘臂挛痛麻木、头痛目眩、心痛、失音、腋胁痛、癔病、精神分裂症，尺神经麻痹、肋间神经痛。

（4）灵道（手少阴心经的经穴）

【定位】尺侧腕屈肌腱的桡侧，腕横纹上1.5寸。

【主治】肘臂挛急、手麻木、心悸怔忡、心痛、头晕目眩、舌强不语、腕关节炎、尺神经麻痹、癔病、精神分裂症。

（5）通里（手少阴心经的络穴）

【定位】手心向上，尺侧腕屈肌腱的桡侧，腕横纹上1寸。

【主治】腕痛指挛、上肢内后侧痛、头痛目眩、心悸、怔忡、经血过多、崩漏、扁桃体炎、心绞痛、心动过缓、神经衰弱、癔病性失语、精神分裂症、子宫内膜炎。

（6）阴郄（手少阴心经的郄穴）

【定位】尺侧腕屈肌腱的桡侧，腕横纹上0.5寸。

【主治】腕痛、心痛、心悸、惊恐、

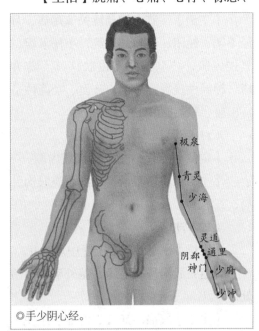

◎手少阴心经。

盗汗、失语、神经衰弱、鼻出血、胃出血、急性舌肌麻痹、子宫内膜炎。

（7）神门（手少阴心经的腧穴及原穴）

【定位】尺侧腕屈肌腱的桡侧，腕横纹尺侧端。

【主治】掌中热、心痛、心烦、健忘、失眠、目黄、胁痛、头痛目眩、呕血、吐血、大便脓血、癫狂、无脉症、神经衰弱、癔病、舌肌麻痹、产后失血、淋巴腺炎、扁桃体炎。

（8）少府（手少阴心经的荥穴）

【定位】手掌内侧第四、第五掌骨之间。

【主治】掌中热、手小指拘挛、心悸、胸痛、痈疡、阴部瘙痒、子宫脱垂、风湿性心脏病、心绞痛、心律不齐、癔病、肋间神经痛、臂神经痛。

（9）少冲（手少阴心经的井穴）

【定位】小指桡侧，距爪甲约0.1寸的爪甲根处。

【主治】上肢内后侧痛、胸胁痛、心痛、心悸、癫狂、中风昏迷、热病、脑出血、休克、癔病、胸膜炎、肋间神经痛、喉炎、小儿惊厥。

手太阳小肠经的穴位

（1）少泽（手太阳小肠经的井穴）

【定位】小指尺侧，距爪甲角约0.1寸的爪甲根处。

【主治】肩臂外后侧疼痛、头痛、项强、咽喉肿痛、热病昏迷、耳聋、耳鸣、乳腺炎、乳汁分泌不足、神经性头痛、中风昏迷。

（2）前谷（手太阳小肠经的荥穴）

【定位】握拳，第五指掌关节前尺侧，掌指横纹头的赤白肉际处。

【主治】头痛、目痛、耳鸣、咽喉肿痛、乳少、热病。

（3）后溪（手太阳小肠经的腧穴，八脉交会穴）

【定位】握拳，第五掌骨小头后方尺侧的远端掌横纹头赤白肉际处。

【主治】手指及肘臂挛急、落枕、耳聋、热病、盗汗、角膜炎、角膜白斑、扁桃体炎、急性腰扭伤、精神分裂症、癔病、癫痫。

（4）腕骨（手太阳小肠经的原穴）

【定位】在腕前方，三角骨的前缘，赤白肉际处。

【主治】头痛、项强、耳鸣、目翳、指挛臂痛、黄疸、热病、汗不出、疟疾、胁痛、颈项颔肿、消渴、目流冷泪、惊风、瘛疭。

（5）阳谷（手太阳小肠经的经穴）

【定位】腕关节尺侧，尺骨茎突与三角骨之间的凹陷处。

【主治】手腕疼痛、臂外侧痛，目赤肿痛，耳鸣耳聋、头痛目眩、腮腺炎、齿龈炎、精神病、癫痫。

（6）养老（手太阳小肠经的郄穴）

【定位】屈肘，掌心向胸，尺骨茎突桡侧缘上方的缝隙处。

【主治】肩背肘臂疼痛、急性腰扭伤、落枕、眼球充血、视力减退、半身不遂。

（7）支正（手太阳小肠经的络穴）

【定位】阳谷穴与小海穴的连线上，阳谷上5寸。

【主治】头痛、目眩、热病、癫狂、项强、肘臂酸痛。

（8）小海（手太阳小肠经的合穴）

【定位】屈肘，尺骨鹰嘴和肱骨内上髁之间的凹陷处。

【主治】肘臂疼痛、颈项肩臂外后侧疼痛、头痛、目眩、耳聋耳鸣、癫狂、精神分裂症、舞蹈病、疮疡肿痛、齿龈炎、尺神经麻痹或疼痛。

（9）肩贞

【定位】垂臂合腋，腋后纹头上1寸。

【主治】肩胛痛、肩关节周围炎、上肢瘫痪、手臂麻木疼痛、耳鸣耳聋、头痛、颈淋巴结核。

（10）臑俞

【定位】上臂内收，从肩贞直上，肩胛冈下缘凹陷中。

【主治】肩臂酸痛无力、肩肿、颈项瘰疬。

（11）天宗

【定位】肩胛冈下窝的中央凹陷处。

【主治】肩胛痛、咳嗽、气喘、肘臂外后侧疼痛、颊颔肿痛、乳痈。

（12）秉风

【定位】肩胛冈上窝中点。

【主治】肩胛疼痛、上肢酸麻、岗上肌炎、肩周炎、咳嗽。

（13）曲垣

【定位】在肩胛冈上窝内侧端凹陷处，约当臑俞与第二胸椎棘突连线的中点。

【主治】肩胛拘挛疼痛。

（14）肩外俞

【定位】第一胸椎棘突下，督脉旁开3寸，当肩胛骨脊椎缘的垂直线上。

【主治】肩背酸痛、颈项强急、上肢冷痛。

（15）肩中俞

【定位】第七颈椎棘突下，督脉旁开2寸。

【主治】咳嗽、气喘、肩背疼痛、咯血、寒热、目视不明。

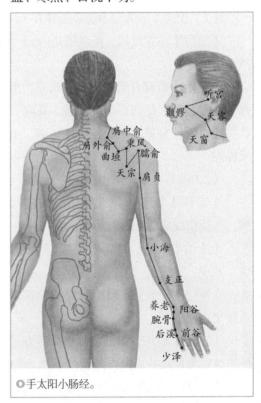

◎手太阳小肠经。

（16）天窗

【定位】下颌角后下方，胸锁乳突肌后缘。

【主治】颈项强直、咽喉肿痛、甲状腺肿大、失音、耳鸣耳聋、齿龈炎、中风、癫狂、肋间神经痛。

（17）天容

【定位】平下颌角，在胸锁乳突肌的前缘凹陷中。

【主治】耳聋、耳鸣、咽喉肿痛、咽中如梗、颊肿、瘿气、头项痛肿、呕逆。

（18）颧髎

【定位】在目外眦直下，颧骨下缘凹陷处。

【主治】口眼歪斜、眼睑瞤动、齿痛、颊肿、目赤、目黄、面赤、唇肿。

（19）听宫

【定位】耳屏和下颌关节之间，张口时出现凹陷的地方。

【主治】耳鸣、耳聋、中耳炎、聋哑、牙痛、失音、癫痫、下颌关节功能紊乱。

足太阳膀胱经的穴位

（1）睛明

【定位】目内眦角稍内上方0.1寸，靠近眼眶骨内缘处。

【主治】目赤肿痛、迎风流泪、目眦痒痛、视物不明、近视、夜盲、色盲、散光、视神经炎、视神经萎缩、视网膜炎、视网膜出血、早期白内障、鼻塞、头痛、腰痛。

（2）攒竹

【定位】眉毛内侧端，眶上切迹处。

【主治】目视不明、目赤肿痛、近视、视神经疾患、视网膜出血、夜盲、目眩、眼睑跳动、角膜白斑、头痛、面瘫。

（3）眉冲

【定位】眉头上直上入发际处。

【主治】头痛目眩、目痛、视物不明、鼻炎、鼻塞、癫痫。

（4）曲差

【定位】在神庭旁1.5寸，入发际0.5寸，当神庭与头维连线的中1/3与内1/3的连接点。

【主治】头痛、目眩、目痛、目视不明、鼻塞、鼻衄。

（5）五处

【定位】曲差直上，入发际1寸。

【主治】头痛、目眩、目视不明、癫痫、小儿惊风。

（6）承光

【定位】五处后1.5寸，五处与通天之间。

【主治】头痛、目眩、呕吐烦心、目视不明、鼻塞多涕、热病无汗。

（7）通天

【定位】在承光后1.5寸，承光与络却之间。

【主治】头痛、头重、眩晕、口、鼻塞多清涕、鼻衄、鼻疮、鼻渊、鼻室、颈项转侧难、瘿气。

（8）络却

【定位】通天后1.5寸，旁开督脉1.5寸。

【主治】眩晕、耳鸣、鼻塞、口、癫狂、痫证、目视不明、项肿、瘿瘤。

（9）玉枕

【定位】督脉旁开1.3寸，当枕外粗隆上缘之外侧。

【主治】头痛、恶风寒、呕吐、不能远视、目痛、鼻塞。

（10）天柱

【定位】哑门穴旁开1.3寸。

【主治】项强、头痛、眩晕、目赤肿痛、鼻塞、嗅觉减退、咽喉炎、肩背痛、癔病、神经衰弱。

（11）大杼（八会穴之骨会）

【定位】第一胸椎棘突下旁开1.5寸。

【主治】咳嗽、肩胛酸痛、颈项强急、咽喉肿痛、鼻塞、头痛、目眩、中风、癫痫、颈椎病。

（12）风门

【定位】第二胸椎棘突下旁开1.5寸。

【主治】咳嗽、胸满、胸背痛、痈疽发背、胸中热、发热、头痛、目眩、感冒、气管炎、百日咳、荨麻疹。

（13）肺俞（肺的背腧穴）

【定位】第三胸椎棘突下旁开1.5寸。

【主治】咳嗽、胸满、腰背痛、咽喉肿痛、盗汗、吐血、黄疸、皮肤瘙痒、荨麻疹、肺结核、肺炎。

（14）厥阴俞（心包的背腧穴）

【定位】第四胸椎棘突下旁开1.5寸。

【主治】胸满、心痛、心悸、咳嗽、烦闷、胃脘痛、呕吐、风湿性心脏病、神经衰弱、肋间神经痛。

（15）心俞（心的背腧穴）

【定位】第五胸椎棘突下旁开1.5寸。

【主治】胸引背痛、心烦、心痛、咳嗽、吐血、健忘、失眠、癫狂、冠心病、心绞痛、风湿性心脏病、神经衰弱、肋间神经痛、精神分裂症、癔病。

（16）督俞

【定位】第六胸椎棘突下旁开1.5寸。

【主治】心痛、腹痛、腹胀、肠鸣、

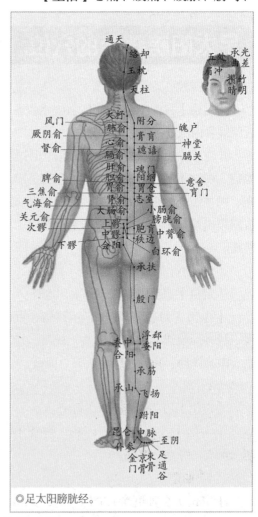

◎足太阳膀胱经。

呃逆。

（17）膈俞（八会穴之血会）

【定位】第七胸椎棘突下旁开1.5寸。

【主治】背痛、脊强、胃脘胀痛、呃逆、饮食不下、气喘、咳嗽、吐血、慢性出血性疾病、贫血、膈肌痉挛、胃肠炎、皮肤瘙痒、荨麻疹、小儿营养不良。

（18）肝俞（肝的背腧穴）

【定位】第九胸椎棘突下旁开1.5寸。

【主治】脊背痛、胁痛、目赤、目视不明、夜盲、眩晕、黄疸、吐血、衄血、癫狂、肝炎、胆囊炎、视网膜出血、胃炎、胃痉挛、肋间神经痛、神经衰弱、精神病、月经不调。

（19）胆俞（胆的背腧穴）

【定位】第十胸椎棘突下旁开1.5寸。

【主治】胁痛、腋下肿痛、口苦、舌干、咽痛、呕吐、饮食不下、黄疸、肺结核、胆囊炎、胆道蛔虫症、肝炎、胃炎、腋下淋巴结炎、肋间神经痛。

（20）脾俞（脾的背腧穴）

【定位】第十一胸椎棘突下旁开1.5寸。

【主治】背痛、胁痛、腹胀、呕吐、泄泻、痢疾、饮食不化、黄疸、水肿、胃溃疡、胃炎、胃下垂、肝炎、贫血、糖尿病。

（21）胃俞（胃的背腧穴）

【定位】第十二胸椎棘突下旁开1.5寸。

【主治】胸胁痛、胃脘痛、反胃、呕吐、肠鸣、饮食不化、噎嗝、泄泻、痢疾、胃下垂、胃痉挛、胰腺炎、糖尿病。

（22）三焦俞（三焦的背腧穴）

【定位】第一腰椎棘突下旁开1.5寸。

【主治】腰脊强痛、腹胀肠鸣、食物不化、腹泻、背肩拘急、小便不利、水肿、黄疸。

（23）肾俞（肾的背腧穴）

【定位】第二腰椎棘突下旁开1.5寸。

【主治】腰膝酸痛、目昏、耳鸣耳聋、遗精、阳痿、月经不调、白带、遗尿、小便不利、水肿、咳喘少气、癫痫、肾炎、尿路感染、半身不遂。

（24）气海俞

【定位】第三腰椎棘突下旁开1.5寸。

【主治】腰痛、腰腿不利、痛经、崩漏、痔疮、腰骶神经根炎、功能性子宫出血、下肢瘫痪。

（25）大肠俞（大肠的背腧穴）

【定位】第四腰椎棘突下旁开1.5寸。

【主治】腰脊疼痛、腹痛、腹胀、肠鸣、泄泻、便秘、痢疾、肠痈、脱肛、骶髂关节炎、坐骨神经痛、阑尾炎、肠出血。

（26）关元俞

【定位】第五腰椎棘突下旁开1.5寸。

【主治】腰痛、泄泻、小便不利、遗尿、消渴、慢性肠炎、糖尿病、贫血、慢性盆腔炎、膀胱炎。

（27）小肠俞（小肠的背腧穴）

【定位】第一骶椎棘突下旁开1.5寸。

【主治】腰腿疼、小腹胀痛、痢疾、泄泻、痔疮、小便不利、盆腔炎、肠炎、疝气、淋病、子宫内膜炎、遗精、遗尿、尿血、尿痛、带下、骶髂关节炎。

（28）膀胱俞（膀胱之背腧穴）

【定位】第二骶椎棘突下旁开1.5寸。

【主治】腰腿痛、膝足寒冷无力、腰痛、泄泻、便秘、小便不利、遗精、遗尿、痢疾、糖尿病、子宫内膜炎、性疾病、坐骨神经痛、膀胱炎、膀胱结石。

（29）中膂俞

【定位】平第三骶后孔，督脉旁开1.5寸。

【主治】痢疾、疝气、腰脊强痛、消渴。

（30）白环俞

【定位】平第四骶后孔，督脉旁开1.5寸。

【主治】白带、疝气、遗精、月经不调、腰腿痛。

（31）上髎

【定位】正当第一骶后孔。

【主治】腰骶痛、月经不调、阴挺、带下、遗精、阳痿、大小便不利。

（32）次髎

【定位】正当第二骶后孔。

【主治】腰痛、月经不调、赤白带下、痛经、遗精、疝气、小便赤淋、睾丸炎、卵巢炎、子宫内膜炎、腰以下至足麻木。

（33）中髎

【定位】正当第三骶后孔。

【主治】小腹痛、月经不调、赤白带下、腰痛、小便不利、便秘。

（34）下髎

【定位】正当第四骶后孔。

【主治】小腹痛、肠鸣、泄泻、便秘、小便不利、腰痛、白带多、子宫内膜炎、盆腔炎、尿潴留、下肢瘫痪。

（35）会阳

【定位】尾骨下端两旁，督脉旁开0.5寸。

【主治】带下、阳痿、痢疾、泄泻、便秘、痔疾。

（36）承扶

【定位】臀横纹正中。

【主治】痔疾、腰骶臀股部疼痛。

（37）殷门

【定位】臀下横纹正中直下6寸。

【主治】大腿疼、股外侧肿、腰脊强痛不可俯仰、坐骨神经痛、下肢麻痹、小儿麻痹后遗症。

（38）浮郄

【定位】腘窝上方，股二头肌腱内侧，委阳上1寸。

【主治】臀股麻木、腘筋挛急。

（39）委阳（三焦的下合穴）

【定位】腘窝横纹外侧端，股二头肌腱内缘。

【主治】腿足拘挛疼痛、腰脊强痛、小腹胀满、小便不利、腰背肌痉挛、腓肠肌痉挛、肾炎、膀胱炎。

（40）委中（足太阳膀胱经的合穴及膀胱的下合穴）

【定位】腘窝正中央的横纹上，两条大筋的中间。

【主治】膝窝筋脉挛急、下肢痿痹、腰疼、髋关节屈伸不利、中风昏迷、半身不遂、腹痛吐泻、癫痫、抽搐、衄血不止、遗尿、小便难、自汗、盗汗、疔疮、坐骨神经痛、肠炎、痔疮、湿疹。

（41）附分

【定位】第二胸椎棘突下旁开3寸。

【主治】肩背拘急、颈项强痛、肘臂麻木。

（42）魄户

【定位】第三胸椎棘突下，旁开3寸。

【主治】肺痨、咳嗽、气喘、项强、肩背痛。

（43）膏肓俞

【定位】第四胸椎棘突下，旁开3寸。

【主治】肺痨、咳嗽、气喘、吐血、盗汗、健忘、遗精、完谷不化、肩胛背痛。

（44）神堂

【定位】第五胸椎棘突下旁开3寸。

【主治】咳嗽、气喘、胸腹满满、肩痛、脊背强痛。

（45）譩譆

【定位】第六胸椎棘突下，旁开3寸。

【主治】咳嗽、气喘、肩背痛、目眩、鼻血、疟疾、热病汗不出。

（46）膈关

【定位】第七胸椎棘突下，旁开3寸。

【主治】饮食不下、呕吐、嗳气、胸中满闷、脊背强痛。

（47）魂门

【定位】第九胸椎棘突下，旁开3寸。

【主治】胸胁胀痛、背痛、饮食不下、呕吐、肠鸣泄泻。

（48）阳纲

【定位】第十胸椎棘突下，旁开3寸。

【主治】肠鸣、腹痛、泄泻、黄疸、消渴。

（49）意舍

【定位】第十一胸椎棘突下，旁开3寸。

【主治】腹胀、肠鸣、泄泻、呕吐、饮食不下。

（50）胃仓

【定位】第十二胸椎棘突下，旁开3寸。

【主治】腹胀、胃脘痛、水肿、小儿食积、脊背痛。

（51）肓门

【定位】第一腰椎棘突下，旁开3寸。

【主治】上腹痛、痞块、便秘、妇人乳疾。

（52）志室

【定位】第二腰椎棘突下，旁开3寸。

【主治】遗精、阳痿、阴痛下肿、小便淋沥、水肿、腰脊强痛。

（53）胞肓

【定位】第二骶后孔，旁开3寸。

【主治】肠鸣、腹胀、腰脊痛、大小便不利、阴肿。

（54）秩边

【定位】骶管裂孔旁开3寸。

【主治】腰骶痛、下肢痿痹、大小便不利、阴痛、痔疾。

（55）合阳

【定位】委中直下2寸，当委中与承山连线上。

【主治】腰脊痛引小腹、下肢酸痛麻痹、崩漏、疝气。

（56）承筋

【定位】当合阳与承山之间，腓肠肌肌腹中央。

【主治】小腿痛、膝酸重、腰背拘急、痔疾、霍乱转筋、腓肠肌痉挛、坐骨神经痛、下肢麻痹。

（57）承山

【定位】小腿后腓肠肌两肌腹之间凹陷的顶端。

【主治】腿痛转筋、腰背痛、腹痛、疝气、便秘、鼻衄、痔疮、癫痫、坐骨神经痛、下肢瘫痪。

（58）飞扬（足太阳膀胱经的络穴）

【定位】昆仑穴直上7寸，承山穴的外下方1寸处。

【主治】头痛、目眩、腰腿疼痛、痔疮。

（59）跗阳

【定位】足外踝后方，昆仑直上3寸。

【主治】头重、头痛、腰腿痛、下肢瘫痪、外踝红肿。

（60）昆仑（足太阳膀胱经的经穴）

【定位】外踝和跟腱之间的凹陷中。

【主治】脚跟肿痛、腰骶疼痛、头痛、目眩、疟疾、难产、坐骨神经痛、下肢瘫痪、高血压。

（61）仆参

【定位】外踝后下方，昆仑直下，当跟骨凹陷赤白肉际上。

【主治】下肢痿弱、足跟痛、霍乱转筋、癫痫。

（62）申脉（八脉交会穴）

【定位】外踝正下方凹陷中。

【主治】足胫寒冷、腰痛、目赤肿痛、头痛、眩晕、失眠、癫痫、精神分裂症、坐骨神经痛。

（63）金门（足太阳膀胱经的郄穴）

【定位】申脉穴与京骨穴连线中点，当骰骨外侧凹陷中。

【主治】头痛、癫痫、小儿惊风、腰痛、下肢痿痹、外踝痛。

（64）京骨（足太阳膀胱经的原穴）

【定位】足外侧，第五跖骨粗隆前下方凹陷的赤白肉际处。

【主治】膝痛脚挛、腰腿痛、头痛、项强、癫痫、腰肌劳损、小儿惊风、神经性头痛。

（65）束骨（足太阳膀胱经的腧穴）

【定位】第五趾骨小头后缘，赤白肉际处。

【主治】头痛、目眩、项强、癫狂、腰腿痛。

（66）足通骨（足太阳膀胱经的荥穴）

【定位】第五跖趾关节前缘，赤白肉际处。

【主治】头痛、目眩、项强、鼻衄、癫狂。

（67）至阴（足太阳膀胱经的井穴）

【定位】足小趾外侧，趾甲角旁约1分处。

【主治】足下热、头痛、鼻塞、鼻衄、胎产不下、胎位不正、难产、神经性头痛、偏瘫。

足少阴肾经的穴位

（1）涌泉（足少阴肾经的井穴）

【定位】足掌心前1/3和后2/3交界处。

【主治】足心热、下肢瘫痪、霍乱、转筋、头顶痛、头昏、头晕、眼花、失眠、咽喉痛、舌干、失音、小儿惊风、癫痫、昏厥、神经衰弱、三叉神经痛、扁桃体炎、高血压、精神分裂症、癔病、中暑、休克。

（2）然谷（足少阴肾经的荥穴）

【定位】足舟骨粗隆前缘凹隐中。

【主治】足背痛、下肢痿痹、月经不调、子宫脱垂、外阴瘙痒、遗精、阳痿、小便不利、泄泻、胸胁胀痛、咳血、小儿脐风、黄疸、咽喉炎、肾炎、膀胱炎、睾丸炎、不孕症、糖尿病。

（3）太溪（足少阴肾经的腧穴及原穴）

【定位】内踝后缘与跟腱后缘连线的中点，与内踝尖平齐处。

【主治】内踝肿痛、足跟痛、下肢厥冷、腰脊痛、头痛目眩、咽喉肿痛，牙痛，耳鸣耳聋、咳嗽、气喘、月经不调、失眠、健忘、遗精、阳痿、小便频数、咯血、消渴、哮喘、肾炎、膀胱炎、慢性喉炎、神经衰弱、贫血、下肢瘫痪。

（4）大钟（足少阴肾经的络穴）

【定位】太溪穴下0.5寸稍后，跟腱内缘。

【主治】癃闭、遗尿、便秘、咳血、气喘、痴呆、足跟痛、月经不调。

（5）水泉（足少阴肾经的郄穴）

【定位】内踝与跟腱之间的凹陷处直下1寸。

【主治】足跟痛、月经不调、痛经、闭经、子宫脱垂、小便不利、目昏花、腹痛、附件炎、膀胱炎、前列腺炎。

（6）照海（八脉交会穴）

【定位】内踝下缘的凹陷处。

【主治】月经不调、痛经、赤白带下、阴痒、子宫脱垂、疝气、小便频数、咽喉干燥、目赤肿痛、失眠、慢性咽喉炎、扁桃体炎、便秘、神经衰弱、癔病、癫痫。

（7）复溜（足少阴肾经的经穴）

【定位】太溪穴直上2寸。

【主治】足痿、腿肿、下肢瘫痪、腰脊强痛、泄泻、肠鸣、水肿、腹胀、盗汗、身热无汗、肾炎、睾丸炎、功能性子宫出血、尿路感染。

（8）交信

【定位】当太溪直上2寸，复溜前0.5寸，胫骨内侧缘的后方。

【主治】月经不调、崩漏、睾丸肿痛、五淋、疝气、阴痒、内廉痛等。

（9）筑宾

【定位】太溪穴与阴谷穴的连线上，太溪穴上5寸，腓肠肌肌腹的内下方。

【主治】癫狂、痫证、呕吐涎沫、疝痛、小儿脐疝、小腿内侧痛等。

（10）横骨

【定位】当脐中下5寸，前正中线旁开0.5寸。

【主治】阴部痛、少腹痛、遗精、阳痿、遗尿、小便不通、疝气、尿道炎等。

（11）阴谷

【定位】腘窝内侧，屈膝时，当半腱肌肌腱与半腊肌肌腱之间。

【主治】泌尿系感染、阳痿、遗精、阴茎痛、阴道炎、外阴炎等。

（12）大赫

【定位】横骨上1寸，任脉旁开0.5寸。

【主治】阴部痛、子宫脱垂、遗精、带下、月经不调、痛经、不孕、泄泻、痢疾。

（13）气穴

【定位】脐下3寸，旁开5分。

【主治】月经不调、白带、小便不通、腰脊痛。

（14）四满

【定位】横骨上3寸，任脉旁开0.5寸。

【主治】月经不调、崩漏、带下、不孕、产后恶露不净，小腹痛、遗精、遗尿、疝气、便秘、水肿。

（15）中注

【定位】横骨上4寸，任脉旁开0.5寸。

【主治】月经不调、腰腹疼痛、大便燥结、泄泻、痢疾。

（16）肓俞

【定位】脐旁开0.5寸处。

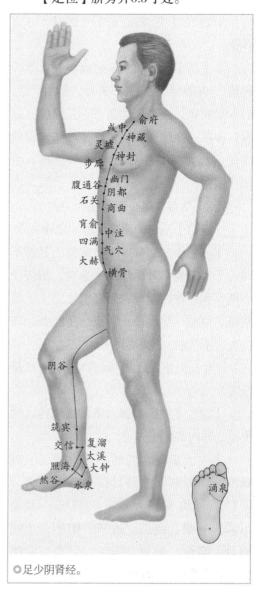

◎足少阴肾经。

【主治】绕脐腹痛、呕吐、腹胀、痢疾、泄泻、便秘、疝气、月经不调、腰脊痛。

（17）商曲

【定位】肓俞上2寸，任脉旁开0.5寸。

【主治】腹痛、泄泻、便秘、腹中积聚。

（18）石关

【定位】肓俞上3寸，任脉旁开0.5寸。

【主治】呕吐、腹痛、便秘、产后腹痛、不孕。

（19）阴都

【定位】肓俞上4寸，任脉旁开0.5寸。

【主治】腹胀、肠鸣、腹痛、便秘、不孕、胸胁痛、疟疾。

（20）腹通谷

【定位】肓俞上5寸，任脉旁开0.5寸。

【主治】腹痛、腹胀、呕吐、心悸、心痛、胸痛、暴喑。

（21）幽门

【定位】在肓俞上6寸，巨阙（任脉）旁开0.5寸处。

【主治】腹痛、呕吐、善哕、消化不良、泄泻、痢疾。

（22）步廊

【定位】在第五肋间隙中，中庭（任脉）旁开2寸处。

【主治】胸痛、咳嗽、气喘、呕吐、不嗜食、乳痈。

（23）神封

【定位】在第四肋间隙中，膻中（任脉）旁开2寸处。

【主治】咳嗽、气喘、胸胁支满、呕吐、不嗜食、乳痈。

（24）灵墟

【定位】第三肋间隙中，任脉旁开2寸处。

【主治】咳嗽、气喘、痰多、胸胁胀痛、呕吐、乳痈。

（25）神藏

【定位】第二肋间隙中，任脉旁开2寸处。

【主治】咳嗽、气喘、痰壅、胸胁胀痛。

（26）彧中

【定位】第一肋间隙中，任脉旁开2寸处。

【主治】咳嗽、气喘、痰壅、胸胁胀痛、不嗜食。

（27）俞府

【定位】锁骨下缘，任脉旁开2寸处。

【主治】咳嗽、气喘、胸痛、呕吐、不嗜食。

手厥阴心包经的穴位

（1）天池

【定位】第四肋间隙中，乳头外侧1寸处。

【主治】胸闷、心烦、咳嗽、痰多、气喘、胸痛、腋下肿痛，瘰疬、疟疾、乳痈。

（2）天泉

【定位】腋纹头下2寸，在肱二头肌的长、短头之间。

【主治】心痛、胸胁胀满、咳嗽、胸背及上臂内侧痛。

（3）曲泽（手厥阴心包经的合穴）

【定位】肘横纹，肱二头肌腱尺侧缘。

【主治】肘臂痛、心悸、咳嗽、胃痛、呕吐、泄泻、热病、风湿性心脏病、小儿舞蹈病、急性胃肠炎、支气管炎、中暑。

（4）郄门（手厥阴心包经的郄穴）

【定位】腕横纹上5寸，两筋之间。

【主治】肘臂痛、腋肿、心悸、胃痛、咳血、呕吐、热病、心肌炎、风湿性心脏病、心绞痛、胸膜炎、精神病、膈肌痉挛。

（5）间使（手厥阴心包经的经穴）

【定位】腕横纹上3寸，两筋之间。

【主治】肘臂痛、心悸、胃痛、呕吐、月经不调、癫痫、心肌炎、风湿性心脏病、荨麻疹、癔病、精神分裂病、胃炎、子宫内膜炎。

（6）内关（手厥阴心包经的络穴）

【定位】腕横纹上2寸，两筋之间。

【主治】肘臂痛、心悸、胸痛、胃痛、呕吐、呃逆、失眠、头痛、热病、风湿性心脏病、心肌炎、心绞痛、心动过速、心律不齐、胃炎、膈肌痉挛、急性胆囊炎、癔病、癫痫、甲状腺功能亢进、血管性头痛、血栓闭塞性脉管炎。

（7）大陵（手厥阴心包经的腧穴及原穴）

【定位】腕横纹中央，两筋之间。

【主治】手腕臂痛、喉痹、心悸、胸闷、皮肤湿疹、心动过速、胃炎、扁桃腺炎、精神分裂症、癫痫、腕关节肿痛。

（8）劳宫（手厥阴心包经的荥穴）

【定位】掌内侧，第二、三掌骨之间

【主治】鹅掌风、口疮、口臭、鼻衄、中风昏迷、中暑、心绞痛、口腔炎、小儿惊厥、癔病、精神分裂症、手掌多汗症、手指麻木、高血压。

（9）中冲（手厥阴心包经的井穴）

【定位】中指指尖中央。

【主治】掌中热、心烦、舌强肿痛、中风昏迷、中暑、热病、小儿惊风。

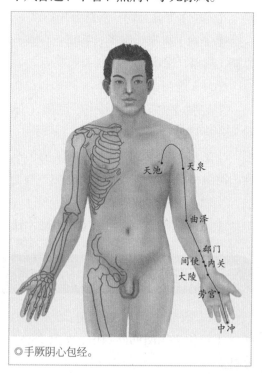

◎手厥阴心包经。

手少阳三焦经的穴位

（1）关冲（手少阳三焦经的井穴）

【定位】无名指尺侧，距爪角约0.1寸的爪甲根处。

【主治】头痛、目赤、咽喉肿痛、热病、中暑、喉炎、扁桃体炎、眼结膜炎、腮腺炎。

（2）液门（手少阳三焦经的荥穴）

【定位】第四、第五指缝间，掌指关节前凹陷处。

【主治】手背痛、喉痛、头痛、目赤、耳鸣、热病、咽喉炎、前臂肌痉挛、齿龈炎、角膜白斑。

（3）中渚（手少阳三焦经的腧穴）

【定位】手背第四、第五掌骨间、掌指关节后方凹陷处。

【主治】手指不能屈伸、肩背肘臂酸痛、目赤、耳鸣耳聋、热病、消渴、肘腕关节炎、肋间神经病。

（4）阳池（手少阳三焦经的原穴）

【定位】腕横纹中，指总伸肌腱尺侧凹陷中。

【主治】手腕痛、肘臂痛、目痛、咽喉肿痛、腕关节炎、风湿热、糖尿病。

（5）外关（手少阳三焦经的络穴，八脉交会穴）

【定位】腕关节背面中央直上2寸，在两骨之间，与内关穴相对。

【主治】手指疼痛、肘臂屈伸不利、肩痛、头痛、目赤肿痛、耳鸣耳聋、热病、腮腺炎、胸肋痛、高血压、偏头痛、偏瘫、小儿麻痹后遗症。

（6）支沟（手少阳三焦经的经穴）

【定位】腕背横纹上3寸，桡、尺两骨之间。

【主治】手指震颤、肘臂痛、胁肋痛、耳鸣耳聋、落枕、热病、呕吐、便秘、肋间神经痛、舌肌麻痹、产后血晕。

（7）会宗（手少阳三焦经的郄穴）

【定位】腕后3寸，尺骨桡侧缘。

【主治】上肢麻痹、耳鸣耳聋、癫痫、胆囊炎。

（8）三阳络

【定位】阳池穴上4寸，桡、尺两骨之间。

【主治】耳聋、痫证、上肢肌肤痛。

（9）四渎

【定位】肘尖下方5寸，桡、尺两骨之间。

【主治】暴喑、暴聋、齿痛、气短、咽阻如梗、前臂痛。

（10）天井（手少阳三焦经的合穴）

【定位】屈肘，尺骨鹰嘴上1寸凹陷中。

【主治】肘关节痛、肘臂痛、耳聋、偏头痛、胁肋痛、颈淋巴结核、甲状腺肿大、癫痫、荨麻疹、忧郁症。

（11）清冷渊

【定位】天井穴上1寸。

【主治】头痛、颈项强痛、臂痛、齿痛、癫疾。

（12）消泺

【定位】尺骨鹰嘴与肩髎穴的连线上，当臑会与清冷渊中点。

【主治】头痛、颈项强痛、臂痛、齿痛、癫疾。

（13）臑会

【定位】尺骨鹰嘴与肩髎穴的连线上，肩髎穴直下3寸，当三角肌后缘。

【主治】肩臂痛、瘿气、瘰疬、目疾、肩胛肿痛。

（14）肩髎

【定位】肩峰后下际，上臂外展平举，于肩髃穴后寸许之凹陷中。

【主治】臂痛、肩重不能举。

（15）天髎

【定位】肩井穴与曲垣穴连线的中点，当肩胛骨上角处。

【主治】肩臂痛、颈项痛、胸中烦满。

（16）天牖

【定位】乳突后下部，胸锁乳突肌后缘，在天容穴与天柱穴的平行线上。

【主治】头晕、头痛、面肿、目昏、暴聋、项强。

（17）翳风

【定位】耳垂后，正当乳突前下方与下颌角之间的凹陷处。

【主治】耳鸣耳聋、中耳炎、面瘫、下颌关节炎、腮腺炎，颈淋巴结核、牙痛。

（18）瘈脉

【定位】乳突中央、当翳风穴与角孙穴沿耳翼连线的1/3折点处。

【主治】头痛、耳聋、耳鸣、小儿惊痫、呕吐、泻痢。

（19）颅息

【定位】耳后，当翳风穴与角孙穴沿耳翼连线的1/3折点。

【主治】头痛、耳鸣、耳痛、小儿惊痫、呕吐涎沫。

（20）角孙

【定位】折耳在耳尖近端，颞颥部入发际处。

【主治】耳部肿痛，目赤肿痛、目翳、齿痛、唇燥、项强、头痛。

（21）耳门

【定位】耳屏上切迹前方，下颌骨髁

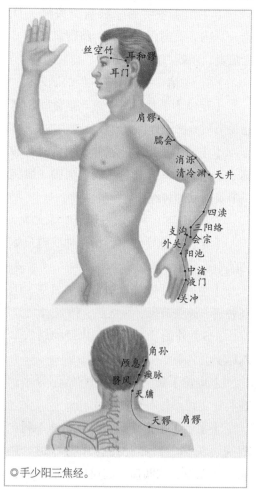

◎手少阳三焦经。

状突后缘凹陷中。

【主治】耳聋、耳鸣、齿痛，颊颌痛，唇吻强急。

（22）耳和髎

【定位】耳门前上方，平耳郭根前，鬓发后缘，当颞浅动脉后缘。

【主治】头重痛、耳鸣、牙关拘急、

颌肿、鼻肿痛、口歪。

（23）丝竹空

【定位】眉毛外端凹陷中。

【主治】目眩、目赤肿痛、结膜炎、眼睑跳动、面神经麻痹、偏头痛、牙痛、癫痫。

足少阳胆经的穴位

（1）瞳子髎

【定位】目外眦外方约0.5寸，眶骨外侧缘凹陷中。

【主治】目赤、目痛、角膜炎、视网膜出血、屈光不正、近视、视神经萎缩、三叉神经痛、面神经麻痹。

（2）听会

【定位】耳屏间切迹前，下颌骨髁状突的后缘，张口取穴。

【主治】耳鸣、耳聋、齿痛、中耳炎、咀嚼肌痉挛、面神经麻痹、头痛、半身不遂。

（3）上关

【定位】颧骨弓上缘，张口时耳前有凹陷处。

【主治】耳鸣、耳聋、中耳炎、齿痛、偏头痛、面神经麻痹、抽搐、惊痫。

（4）颔厌

【定位】鬓发中当头维穴（足阳明经）与曲鬓穴连线的上1/4与下3/4的交点处。

【主治】头痛、眩晕、目外眦痛，齿痛、耳鸣、惊痫、瘛疭。

（5）悬颅

【定位】头维穴至曲鬓穴沿发际弧形连线中点。

【主治】偏头痛、三叉神经痛、面肿、目外眦痛、角膜炎、齿痛、鼻衄。

（6）悬厘

【定位】鬓角之上际，当悬颅穴与曲鬓穴之中点。

【主治】偏头痛、面肿、目外眦痛、齿痛。

（7）曲鬓

【定位】耳前鬓发后缘直上，平耳尖正上方的发际处。

【主治】偏头痛、三叉神经痛、颌颊痛、齿痛、目赤肿痛、视网膜出血、失音、项强。

（8）率谷

【定位】耳郭尖上方，角孙穴之上，入发际1.5寸处。

【主治】头痛、眩晕、呕吐、小儿惊风。

（9）天冲

【定位】耳郭根后上方，入发际2寸，率谷穴后约0.5寸处。

【主治】头痛、齿龈肿痛、癫痫、惊恐、瘿气。

（10）浮白

【定位】耳后乳突后上方，当天冲穴与头窍阴穴的弧形连线的中点。

【主治】头痛、颈项强痛、耳鸣、耳聋、齿痛、瘰疬、瘿气、臂痛不举、足痿不行。

（11）头窍阴

【定位】乳突后上方，当浮白穴与完骨穴的连线上。

【主治】头痛、眩晕、颈项强痛、胸胁痛、口苦、耳鸣、耳聋、耳痛。

（12）完骨

【定位】乳突后下方凹陷中。

【主治】头痛、颈项强痛、颊肿、喉痹、龋齿、口眼歪斜，癫痫，疟疾。

（13）本神

【定位】前发际内0.5寸，督脉旁开3寸。

【主治】头痛、目眩、癫痫、小儿惊风、颈项强痛、胸胁痛、半身不遂。

（14）阳白

【定位】前额，目正视，瞳孔直上，眉上1寸。

【主治】头痛、目眩、目痛、外眦疼痛、眼睑瞤动、雀目。

（15）头临泣

【定位】目正视，瞳孔直上，入前发际0.5寸。

【主治】头痛、目痛、结膜炎、角膜白斑、鼻窦炎、小儿惊厥、热病、癫痫。

（16）目窗

【定位】头临泣后1寸，当头临泣与风池的连线上。

【主治】头痛、目眩、目赤肿痛、远视、近视、面浮肿、上齿龈肿、小儿惊痫。

（17）正营

【定位】目窗后1寸，在头临泣穴与风池穴的连线上。

【主治】头痛、头晕、目眩、唇吻强

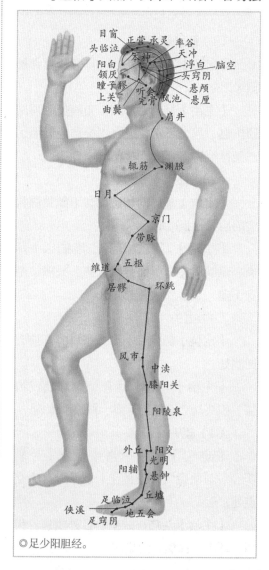

◎足少阳胆经。

急、齿痛。

（18）承灵

【定位】正营后1.5寸，当头临泣与风池的连线上。

【主治】头痛、眩晕、目痛、鼻渊、鼻衄、鼻窒、多涕。

（19）脑空

【定位】风池穴直上，与脑户穴相平处。

【主治】头痛、颈项强痛、目眩、目赤肿痛、鼻塞、鼻痛、耳聋、癫痫、惊悸、热病。

（20）风池

【定位】风府穴旁，胸锁乳突肌和斜方肌上端之间的凹陷处。

【主治】头痛眩晕、颈项强痛、目赤肿痛、鼻窦炎、耳鸣、高血压、面神经麻痹、感冒、肩周炎。

（21）肩井

【定位】大椎穴与肩峰连线的中点。

【主治】肩背痹痛、颈项强痛、乳腺炎、中风、难产、高血压、脑血管意外、小儿麻痹后遗症。

（22）渊腋

【定位】当腋中线上，第四肋间隙中。

【主治】胸满、胁痛、腋下肿、臂痛不举。

（23）辄筋

【定位】渊腋前1寸，第四肋间隙中。

【主治】胸胁痛、喘息、呕吐、吞酸、腋肿、肩臂痛。

（24）日月（胆的募穴）

【定位】乳头直下，第七肋间。

【主治】胁肋疼痛，胃脘痛、呃逆、呕吐、黄疸、急慢性肝炎、胆囊炎、胃溃疡。

（25）京门（肾的募穴）

【定位】第十二肋骨游离端下际处。

【主治】胁痛、腹胀、腰痛、泄泻、小便不利、水肿、肋间神经痛、肾炎、高血压。

（26）带脉

【定位】第十一肋端直下平脐处。

【主治】腹痛、腰胁痛、月经不调、子宫内膜炎、附件炎、盆腔炎、带状疱疹。

（27）五枢

【定位】腹侧髂前上棘之前0.5寸，约平脐下3寸处。

【主治】阴挺、赤白带下、月经不调、疝气、少腹痛、便秘、腰胯痛。

（28）维道

【定位】五枢穴前下方0.5寸。

【主治】少腹痛、腰胯痛、水肿、疝气、月经不调、子宫脱垂、附件炎、盆腔炎、肾炎、阑尾炎。

（29）居髎

【定位】髂前上棘与股骨大转子之最高点连线的中点处。

【主治】腰腿痹痛、瘫痪、足痿、疝气。

（30）环跳

【定位】侧卧屈股姿势取穴，股骨大转子高点与骶管裂孔连线的外1/3和内2/3交接处。

【主治】腰胯疼痛、下肢痿痹、膝踝肿痛、半身不遂、坐骨神经痛、髋关节疾病、风疹。

（31）风市

【定位】大腿外侧正中，腘横纹上7寸。立直时，两手自然下垂呈立正姿势，中指尖到达处即本穴。

【主治】下肢痿痹、麻木、半身不遂、遍身瘙痒、荨麻疹、中风后遗症、坐骨神经痛、膝关节炎。

（32）中渎

【定位】大腿外侧中线上，腘横纹上5寸。

【主治】下肢痿痹、麻木、半身不遂、坐骨神经痛、中风后遗症。

（33）膝阳关

【定位】阳陵泉直上3寸，股骨外上髁的外上方凹陷中。

【主治】膝膑肿痛、腘筋挛急、小腿麻木。

（34）阳陵泉（足少阳胆经的合穴，胆下合穴，八会穴之一，筋会阳陵泉。）

【定位】腓骨小头前下方的凹陷中。

【主治】膝关节炎、膝肿痛、下肢痿痹麻木、胁肋痛、小儿惊风、坐骨神经痛、肝炎、胆囊炎。

（35）阳交（阳维脉之郄穴）

【定位】外踝尖上7寸，腓骨后缘。

【主治】胸胁胀满疼痛、面肿、惊狂、癫疾、瘰疬、膝股痛、下肢痿痹。

（36）外丘（足少阳胆经的郄穴）

【定位】外踝尖上7寸，腓骨前缘。

【主治】下肢痿痹、颈项强痛、胸胁痛、癫痫、胸膜炎。

（37）光明（足少阳胆经的络穴）

【定位】外踝尖上5寸，腓骨前缘。

【主治】下肢痿痹、目痛、夜盲、乳房胀痛、白内障。

（38）阳辅（足少阳胆经的经穴）

【定位】外踝尖上4寸，腓骨前缘凹陷处。

【主治】腋下痛、胸胁痛、偏头痛、颈淋巴结炎、坐骨神经痛、膝关节炎。

（39）悬钟（八会穴之一，髓会绝骨）

【定位】外踝尖上3寸，当腓骨后缘与腓骨长、短头肌腱之间凹陷处。

【主治】腰腿痛、颈强项痛、腋下肿、半身不遂、颈淋巴结肿大、坐骨神经痛、动脉硬化症。

（40）丘墟（足少阳胆经的原穴）

【定位】外踝前下方，趾长伸肌腱外侧凹陷中。

【主治】外踝肿痛、下肢痿痹、颈项痛、目赤肿痛、疝气、中风偏瘫、胆囊炎。

（41）足临泣（足少阳胆经的俞穴，八脉交会穴）

【定位】第四、第五跖骨结合部的前方凹陷处。

【主治】足背肿痛、偏头痛、目痛、乳腺炎、胁肋痛、颈淋巴结肿大、中风偏瘫。

（42）地五会

【定位】第四、五跖骨间，当小趾伸肌腱的内侧缘。

【主治】头痛、目赤痛、耳鸣、耳聋、胸满、胁痛、腋肿、乳痛、跗肿。

（43）侠溪（足少阳胆经的荥穴）

【定位】第四、第五趾缝间，趾蹼缘后方赤白肉际处纹头上凹陷处。

【主治】足背肿痛、膝股痛、头痛、

耳鸣耳聋、目痛、眩晕、惊悸、疟疾、中风、高血压、肋间神经痛、脑血管意外。

（44）足窍阴（足少阳胆经的井穴）

【定位】第四趾外侧，趾甲角根旁

0.1寸。

足厥阴肝经的穴位

（1）大敦（足厥阴肝经的井穴）

【定位】足踇趾腓侧，趾甲角根旁0.1寸。

【主治】经闭、崩漏、子宫脱垂、功能性子宫出血、疝气、遗尿、癫痫、阴茎痛、糖尿病。

（2）行间（足厥阴肝经的荥穴）

【定位】足踇趾与次趾的趾缝后约0.5寸处。

【主治】足背肿痛、疝气、痛经、胸胁痛、目赤痛、头痛、癫痫、中风、高血压、青光眼、肋间神经痛、睾丸炎、功能性子宫出血。

（3）太冲（足厥阴肝经的腧穴及原穴）

【定位】足拇趾与次趾的趾缝后约2寸处。

【主治】足背痛、下肢痿痹、疝气、月经不调、小儿惊风、呕逆、目赤肿痛、眩晕、癫痫、高血压、尿路感染、乳腺炎。

（4）中封（足厥阴肝经的经穴）

【定位】内踝前1寸，胫骨前肌腱内缘。

【主治】疝气、遗精、小便不利、腹痛。

（5）蠡沟（足厥阴肝经的络穴）

【定位】内踝高点上5寸，胫骨内侧

0.1寸。

【主治】偏头痛、目赤肿痛、耳鸣、耳聋、咽喉肿痛、胸胁痛、热病、多梦、高血压、肋间神经痛。

面正中。

【主治】胫部酸痛、月经不调、赤白带下、子宫脱垂、子宫内膜炎、疝气、睾丸肿痛、小便不利、小腹胀满。

（6）中都（足厥阴肝经的郄穴）

【定位】内踝高点上7寸，胫骨内侧面正中。

【主治】胁痛、腹胀、疝气、小腹痛、功能性子宫出血、产后病、急性肝炎、膝关节炎。

（7）膝关

【定位】屈膝，胫骨内髁后下方，当阴陵泉穴后1寸处。

【主治】膝膑肿痛、下肢痿痹。

（8）曲泉（足厥阴肝经的合穴）

【定位】屈膝，膝内侧腘窝横纹端。

【主治】膝关节肿痛，下肢痿痹，月经不调、痛经、白带、子宫脱垂、小便不利、疝气、阳痿、遗精、头痛、目眩、癫狂。

（9）阴包

【定位】股骨内上髁上4寸，股内肌与缝匠肌之间。

【主治】月经不调、遗尿、小便不利、腰骶痛引小腹。

（10）足五里

【定位】气冲穴下3寸处，当内收长

肌的内侧缘。

【主治】少腹胀痛、小便不通、阴挺、睾丸肿痛、嗜卧、四肢倦怠、颈项瘰疬。

（11）急脉

【定位】气冲穴外下腹股沟股动脉搏动处，前正中线旁开2.5寸。

【主治】疝气、阴挺、阴茎痛、少腹痛、股内侧痛。

（12）阴廉

【定位】气冲穴直下2寸，内收长肌之外侧处。

【主治】月经不调、赤白带下、少腹疼痛、股内侧痛、下肢挛急。

（13）章门（脾的募穴，八会穴之脏会）

【定位】第十一肋骨游离端下缘。

【主治】胁痛、腹胀、肠鸣、泄泻、呕吐、黄疸、胸膜炎、肋间神经痛、胃肠炎。

（14）期门（肝的募穴）

【定位】乳头直下，第六肋间隙。

【主治】胸肋胀痛、胸中热、呕吐、

呃逆、泄泻、咳喘、肋间神经痛、肝炎、胆囊炎、胃肠神经症。

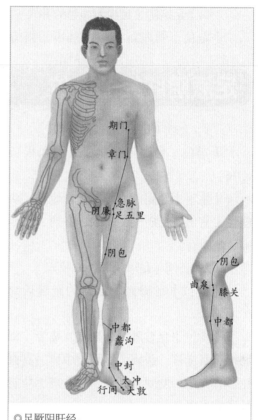

◎足厥阴肝经。

督脉的穴位

（1）长强（督脉的络穴）

【定位】尾骨尖下方的凹陷中。

【主治】泄泻、痔疾、便秘、便血、脱肛、腰脊痛。

（2）腰俞

【定位】骶管裂孔中。

【主治】腰脊强痛、腹泻、便秘、痔疮、脱肛、便血、癫痫、淋浊、月经不调、下肢痿痹。

（3）腰阳关

【定位】第四腰椎棘突下凹陷中。

【主治】腰骶疼痛，下肢痿痹、月经不调、赤白带下、遗精、阳痿、便血。

（4）命门

【定位】第二腰椎棘突下，向前和肚脐相对。

【主治】腰背强硬疼痛，带下、阳痿、遗尿、泄泻。

（5）悬枢

【定位】第一腰椎棘突卜凹陷中。

【主治】腰脊强痛、腹胀、腹痛、完谷不化、泄泻、痢疾。

（6）中枢

【定位】第十胸椎棘突下凹陷处。

【主治】黄疸、呕吐、腹满、胃痛、食欲缺乏、腰背痛。

（7）脊中

【定位】在背部，当后正中线上，第11胸椎棘突下凹陷中。

【主治】癫痫、黄疸、肠腑病症、腰脊强痛、小儿疳积。

（8）筋缩

【定位】第九胸椎棘突下凹陷处。

【主治】癫狂、惊痫、抽搐、脊强、背痛、胃痛、黄疸、筋挛拘急。

（9）至阳

【定位】第七胸椎棘突下，大约和肩胛骨下角平齐。

【主治】胸胁胀痛、腰背痛、黄疸、胆囊炎、胃肠炎、肋间神经痛。

（10）灵台

【定位】第六胸椎棘突下凹陷处。

【主治】咳嗽、气喘、项强、背痛、身热、疔疮。

（11）神道

【定位】第五胸椎棘突下凹陷中。

【主治】心痛、惊悸、怔忡、失眠健忘、中风不语、癫痫、瘛疭、腰脊痛、肩背痛、咳嗽、气喘。

（12）身柱

【定位】第三胸椎棘突下凹陷中。

【主治】身热头痛、咳嗽、气喘、惊厥、癫狂、痫证、腰脊强痛、疔疮。

（13）陶道

【定位】第一胸椎棘突下凹陷中。

【主治】头痛项强、恶寒发热、咳嗽、气喘、骨蒸潮热、胸痛、脊背酸痛、疟疾、癫狂、角弓反张。

（14）大椎

【定位】第七颈椎棘突下。

【主治】颈项强直、抽搐、肩颈疼痛、肺胀胁满、咳嗽、喘急、小儿惊风、风疹、黄疸、感冒。

（15）哑门

【定位】后正中线入发际0.5寸的凹陷处。

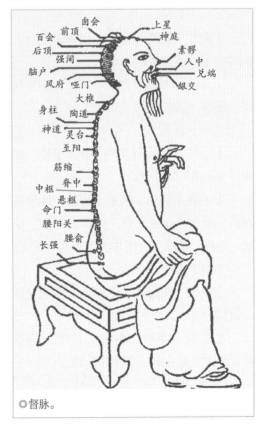

◎督脉。

【主治】舌强不语、失音、颈项强直、癫狂、痫证、癔病、抽搐、舌肌麻痹、脑膜炎、脊髓炎。

（16）风府

【定位】后发际正中直上1寸。

【主治】舌强不语、咽喉肿痛、失音、头痛、眩晕、颈项强急等。

（17）脑户

【定位】后发际正中直上2.5寸，风府穴上1.5寸，枕外隆凸的上缘凹陷处。

【主治】头重、头疼、面赤等。

（18）强间

【定位】在头部，当后发际正中直上4寸（脑户上1.5寸）。

【主治】头痛、目眩、项强、癫痫。

（19）后顶

【定位】在头部，当后发际正中直上5.5寸（脑户上3寸）。

【主治】头痛、眩晕、项强、癫狂痫证、烦心、失眠。

（20）百会

【定位】后发际正中直上7寸处，或两耳直上头顶正中处。

【主治】头痛、眩晕、头胀、健忘、脱肛、泄泻、子宫脱垂、抽搐、喘息、偏瘫、癫痫、高血压、阿尔茨海默病、休克。

（21）前顶

【定位】在前发际正中直上3.5寸（百会前1.5寸)处。

【主治】癫痫、头晕、目眩、头顶痛、鼻渊、目赤肿痛、小儿惊风。

（22）囟会

【定位】头部中线入前发际2寸处。

【主治】头痛、目眩、面赤暴肿、鼻渊、鼻衄、鼻痛、癫疾、嗜睡、小儿惊风。

（23）上星

【定位】头部中线入前发际1寸处。

【主治】头痛、眩晕、目赤肿痛、迎风流泪、面赤肿痛、鼻渊、鼻衄等。

（24）神庭

【定位】前发际正中直上0.5寸处。

【主治】头晕、目眩、鼻炎、鼻衄、目赤肿痛、夜盲、泪囊炎、结膜炎等。

（25）素髎

【定位】鼻背下端之鼻尖正中处。

【主治】鼻塞、鼻衄、鼻流清涕、鼻中息肉、鼻渊、惊厥、昏迷、新生儿窒息、休克、呼吸衰竭。

（26）人中

【定位】人中沟上1/3和下2/3的交界处。

【主治】中风、中暑、昏迷、抽搐、虚脱、休克、癔病、精神分裂症、急性腰扭伤、消渴、水肿、晕船晕车。

（27）兑端

【定位】人中沟下端之红唇与皮肤移行处。

【主治】昏迷、晕厥、癫狂、消渴嗜饮、口疮臭秽、齿痛、口噤、鼻塞。

（28）龈交

【定位】在上唇内，唇系带与上齿龈的相接处。

【主治】齿龈肿痛、口臭、齿衄、处鼻渊、面赤颊肿、唇吻强急、面部疮癣、两腮生疮。

任脉的穴位

（1）会阴

【定位】男性在阴囊根部与肛门连线的中点处；女性在大阴唇后联合与肛门连线的中点处。

【主治】昏迷、癫狂、惊痫等。

（2）曲骨

【定位】前正中线上，耻骨联合上缘中点处。

【主治】赤白带下，子宫内膜炎，产后病、遗精、阳痿、五脏虚弱等。

（3）中极（膀胱的募穴）

【定位】前正中线上，耻骨联合上缘上1寸。

【主治】肾炎、膀胱炎、盆腔炎、产后病、子宫脱垂、痛经、带下、疝气、阳痿、水肿、尿潴留。

（4）关元（小肠的募穴）

【定位】前正中线上，脐下3寸处。

【主治】少腹痛、吐泻、疝气、遗精、阳痿、早泄、尿闭、尿道炎、痛经、盆腔炎、肠炎、眩晕、小儿消化不良。

（5）石门（三焦的募穴）

【定位】前正中线上，脐下2寸。

【主治】腹痛、水肿、疝气、小便不利、泄泻、经闭、带下、崩漏。

（6）气海（肓的原穴）

【定位】前正中线上，脐下1.5寸处。

【主治】下腹痛、便秘、泄泻、闭经、崩漏、带下、子宫脱垂、阳痿、遗精、中风脱证、脘腹胀满、气喘等。

（7）阴交

【定位】前正中线上，脐下1寸。

【主治】绕脐冷痛，腹满水肿、泄泻、疝气、阴痒、小便不利、奔豚气、血崩、带下、产后恶露不止、小儿陷囟。

（8）神阙

【定位】肚脐正中。

【主治】泄泻、脱肛、脐腹痛、尿路感染、妇人血冷不孕、产后尿潴留等。

（9）水分

【定位】前正中线上，脐上1寸。

【主治】腹水、腹胀、脐周痛、反胃、泄泻、水肿、腰脊强急、肠炎、胃炎、尿路感染。

（10）下脘

【定位】前正中线上，脐上2寸。

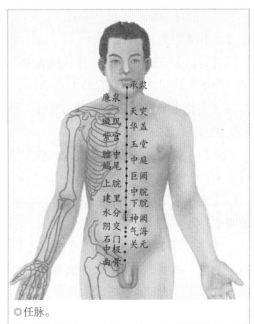

◎任脉。

【主治】腹胀、消化不良、呕逆、泄泻、胃肠炎、胃溃疡、胃痉挛。

（11）建里

【定位】位于人体的上腹部，前正中线上，当脐中上3寸。

【主治】胃脘疼痛、腹胀、呕吐、食欲缺乏、肠中切痛、水肿。

（12）中脘（胃的募穴，八会穴之腑会）

【定位】在前正中线上，脐上4寸。

【主治】胃肠疾患、喘息、失眠、癫痫、子宫脱垂、荨麻疹、食物中毒。

（13）上脘

【定位】在前正中线上，脐上5寸。

【主治】胃肠病患、咳嗽多痰等。

（14）巨阙（心的募穴）

【定位】前正中线，脐上6寸。

【主治】胸痛、心悸、呕吐等。

（15）鸠尾（任脉的络穴，膏之原穴）

【定位】剑突下，脐上7寸。

【主治】胸痛、腹胀、癫狂。

（16）中庭

【定位】在膻中穴下1.6寸，胸骨中线上，平第五肋间，胸剑联合的中点处。

【主治】胸腹胀痛、噎膈、呕吐、心痛、梅核气。

（17）膻中（心包的募穴，八会穴之气会）

【定位】前中线上，两乳头之间，平第四肋间隙。

【主治】胸闷、气短、咳嗽、心绞痛、心悸、噎嗝、产妇少乳、乳腺炎、哮喘、气管炎、肋间神经痛。

（18）玉堂

【定位】在膻中穴上1.6寸，胸骨中线上，平第三肋间隙。

【主治】膺胸疼痛，咳嗽、气短、喘息、喉痹、咽肿、呕吐寒痰、两乳肿痛。

（19）紫宫

【定位】位于胸部正中线上，平第二肋间。

【主治】咳嗽、气喘、胸痛。

（20）华盖

【定位】在膻中穴上4.8寸，胸骨中线上，平第一肋间隙。

【主治】咳嗽、气喘、胸痛、胁肋痛、喉痹、咽肿。

（21）璇玑

【定位】在胸骨中线上，约当胸骨柄中点处。

【主治】咳嗽、气喘、胸满痛、喉痹、咽喉肿痛、积食。

（22）天突

【定位】胸骨上窝正中。

【主治】哮喘、咳嗽、失音、咽喉肿痛、梅核气、噎嗝、甲状腺肿大、慢性咽炎、气管炎、喉炎、扁桃体炎。

（23）廉泉

【定位】正坐，微仰头，在喉结上方，当舌骨体上缘中点处。

【主治】舌下肿痛、舌根急缩、舌纵涎出、舌强、中风失语、舌干口燥、口舌生疮、暴喑、喉痹、聋哑、咳嗽、哮喘。

（24）承浆

【定位】下唇下正中凹陷处。

【主治】口歪、牙痛、口疮等。